Kohlhammer

Carsten Spitzer
Hans Jörgen Grabe (Hrsg.)

Kindesmisshandlung

Psychische und körperliche Folgen
im Erwachsenenalter

Verlag W. Kohlhammer

Dieses Werk einschließlich aller seiner Teile ist urheberrechtlich geschützt. Jede Verwendung außerhalb der engen Grenzen des Urheberrechts ist ohne Zustimmung des Verlags unzulässig und strafbar. Das gilt insbesondere für Vervielfältigungen, Übersetzungen, Mikroverfilmungen und für die Einspeicherung und Verarbeitung in elektronischen Systemen.

Die Wiedergabe von Warenbezeichnungen, Handelsnamen und sonstigen Kennzeichen in diesem Buch berechtigt nicht zu der Annahme, dass diese von jedermann frei benutzt werden dürfen. Vielmehr kann es sich auch dann um eingetragene Warenzeichen oder sonstige geschützte Kennzeichen handeln, wenn sie nicht eigens als solche gekennzeichnet sind.

1. Auflage 2013

Alle Rechte vorbehalten
© 2013 W. Kohlhammer GmbH Stuttgart
Umschlag: Gestaltungskonzept Peter Horlacher
Umschlagabbildung: Max Ernst »Die Jungfrau züchtigt das Jesuskind vor drei Zeugen«
© VG Bild-Kunst, Bonn 2012
Gesamtherstellung:
W. Kohlhammer Druckerei GmbH + Co. KG, Stuttgart
Printed in Germany

ISBN 978-3-17-022167-3

Inhalt

Vorwort 9

Teil A: Grundlagen

1   Epidemiologie von Kindesmisshandlung 13
    Matthias Becker und Andrea Schulz

2   Tierexperimentelle Befunde zum Einfluss von biographisch frühem Stress . . 22
    Katharina Braun und Jörg Bock

3   Psychobiologische Aspekte bei früher Traumatisierung 36
    Katja Wingenfeld und Christine Heim

4   Psychoneuroimmunologische Langzeitwirkungen traumatischer Kindheitserfahrungen 52
    Anja Fischer und Stefan M. Gold

5   Kindesmisshandlung aus kinder- und jugendpsychiatrischer Perspektive . . . 62
    Annette Streeck-Fischer

6   Folgen von Kindesmisshandlung auf Körper- und Selbstbild 78
    Felicitas Michels-Lucht und Harald Jürgen Freyberger

7   Kindesmisshandlung und Bindung 86
    Bernhard Strauß

8   Diagnostik biographisch früher Traumatisierung 103
    Katja Wingenfeld, Hans J. Grabe und Carsten Spitzer

Teil B: Krankheitsbilder

1   Substanzbezogene Störungen 119
    Ingo Schäfer

2   Psychotische Störungen 134
    Ingo Schäfer

| 3 | Frühe Traumatisierung und affektive Störungen | 146 |

Hans J. Grabe, Jessie Mahler und Matthias Becker

| 4 | Dissoziative und somatoforme Störungen | 161 |

Carsten Spitzer und Michael Dümpelmann

| 5 | Artifizielle Störungen | 181 |

Harald J. Freyberger

| 6 | Trauma und Persönlichkeitsstörungen | 191 |

Johanna Rönfeldt und Birger Dulz

| 7 | Kardiovaskuläre Erkrankungen | 205 |

Carsten Spitzer, Kim Hinkelmann und Christian Otte

| 8 | Autoimmunerkrankungen | 219 |

Carsten Spitzer und Christoph Heesen

Teil C: Behandlungsverfahren und Techniken

| 1 | Psychoanalytische Traumatherapie | 233 |

Mathias Hirsch

| 2 | Kognitiv-verhaltenstherapeutische Behandlungsansätze | 246 |

Christoph Muhtz

| 3 | Emotionsfokussierte Traumatherapie | 260 |

Jeannette Bischkopf und Lea Kreft

| 4 | Übertragungsfokussierte Psychotherapie (TFP) | 273 |

Stephan Doering

| 5 | Mentalisierungsbasierte Therapie (MBT) | 286 |

Thomas Bolm

| 6 | Die psychodynamisch imaginative Traumatherapie (PITT) | 296 |

Luise Reddemann

| 7 | Die Dialektisch-Behaviorale Therapie (DBT) | 307 |

Christian Stiglmayr und Kathlen Priebe

| 8 | Das Cognitive Behavioral Analysis System of Psychotherapy (CBASP) | 321 |

Eva-Lotta Brakemeier, Birgit Steiger, Sophie Müller-Siemens und Claus Normann

9	Imaginatives Überschreiben *Gitta Jacob und Arnoud Arntz*	339
10	Evidenzbasierte Psychotherapieansätze der Posttraumatischen Belastungsstörung *Kathlen Priebe, Christian Schmahl und Martin Bohus*	348
11	Gruppenpsychotherapie erwachsener Patienten mit traumatischen Erfahrungen im Kindesalter *Volker Tschuschke*	368

Teil D: Besondere Aspekte

1	Potenziell traumatische Kindheitserlebnisse und ihre psychischen Auswirkungen im Alter *Sandy Krammer, Keti Simmen-Janevska und Andreas Maercker*	381
2	Delinquenz und frühe Stresserfahrungen *Manuela Dudeck*	394
3	Wer missbraucht Kinder und Jugendliche? *Martin Rettenberger, Wolfgang Berner und Peer Briken*	400
4	Stigmatisierung der Opfer von Kindesmisshandlung *Georg Schomerus*	413

Verzeichnis der Autoren und Autorinnen 421

Sachwortverzeichnis 426

Vorwort

Zu Beginn unserer klinischen und wissenschaftlichen Auseinandersetzung mit den direkten und indirekten Folgen von Kindesmisshandlungen im Erwachsenenalter gab es insbesondere im deutschsprachigen Raum nur wenige Kollegen, die dieses Interesse geteilt haben. Auch in der wissenschaftlichen Literatur tauchte diese Thematik allenfalls randständig und wenig systematisiert auf. Dies hat sich – und das sehen wir durchaus als Erkenntnisfortschritt – glücklicherweise grundlegend geändert: Biographisch frühe Traumatisierungen in Form von Missbrauch und Vernachlässigung sind als relevantes Thema im »Mainstream« der Psychiatrie, Psychosomatik, klinischen und medizinischen Psychologie sowie Neurobiologie angekommen und werden hinsichtlich ihrer Bedeutung für die körperliche Gesundheit auch zunehmend von den somatischen Nachbardisziplinen zur Kenntnis genommen.

Unser Buch versucht daher, die Komplexität der Thematik, die Vielfältigkeit der Perspektiven und natürlich den aktuellen Wissensstand widerzuspiegeln. Um dem gerecht zu werden, muss ein großer Bogen gespannt werden: So widmet sich der erste Teil allgemeinen Grundlagen wie Epidemiologie, tierexperimentellen und neurobiologischen Aspekten sowie psychoneuroimmunologischen Befunden. Ergänzend werden entwicklungspsychologische Facetten aus kinder- und jugendpsychiatrischer bzw. -psychotherapeutischer Perspektive, die Auswirkungen von Kindesmisshandlungen auf Selbst- und Körperbild sowie das Bindungsverhalten dargestellt. Ein Kapitel zur Psychodiagnostik von Missbrauch und Vernachlässigung komplettiert den ersten Abschnitt. Der zweite Abschnitt beschäftigt sich intensiv mit der Bedeutung biographisch früher Traumatisierungen für die Entstehung, Aufrechterhaltung und Behandlung diverser psychischer und körperlicher Krankheiten. Neben der Darstellung von »Klassikern« wie depressiven, dissoziativen und Persönlichkeitsstörungen war es unser ausdrückliches Anliegen, auch bisher wenig beachteten Krankheitsbildern wie psychotische Störungen, kardiovaskuläre, respiratorische und Autoimmunerkrankungen im Kontext von Kindesmisshandlungen mehr Aufmerksamkeit zu schenken. Der ausführliche und vielfältige dritte Teil zeigt eindrucksvoll, dass mittlerweile reichhaltige Erfahrungen und Fertigkeiten in der psychotherapeutischen Behandlung von Erwachsenen mit Misshandlungen in Kindheit und Jugend vorliegen. In dem abschließenden vierten Teil werden besondere Aspekte aufgegriffen, die für die Thematik von Missbrauch und Vernachlässigung eminent wichtig sind, jedoch bisher eher selten und meist unsystematisch in diesem Kontext elaboriert worden sind. Dazu zählen insbesondere Kindesmisshandlungen als Thema älterer Menschen, Delinquenz und frühe Stresserfahrungen, Tätertypologien sowie die Stigmadiskussion. Es versteht sich von selbst, dass wir diesen weiten Bogen nicht alleine und ohne die tatkräftige Unterstützung vieler namhafter Kolleginnen und Kollegen hätten spannen können. Dabei sind wir als Herausgeber gleichermaßen stolz wie dankbar, dass dieser Bogen nicht nur weit, sondern auch rund geworden ist.

Vorwort

Dennoch: Trotz aller Fortschritte bleibt unser Wissen über die psychischen und körperlichen Folgen von Kindesmisshandlungen im Erwachsenenalter lückenhaft und so möchten wir unser Buch nicht ausschließlich als detaillierte Bestandsaufnahme des gegenwärtigen Kenntnisstandes verstanden wissen, sondern ebenso als Ansporn, sich weiterhin intensiv mit dieser Thematik klinisch und wissenschaftlich auseinanderzusetzen. In diesem Sinne haben wir auch das Titelbild gewählt. In seinem Gemälde »Die Jungfrau züchtigt das Jesuskind vor drei Zeugen: André Breton, Paul Éluard und dem Maler« aus dem Jahre 1926 verarbeitet Max Ernst nicht nur eigene Misshandlungen durch den strengen Vater, sondern provoziert auch durch das Unerhörte seines Bildes geradezu zu einer Auseinandersetzung und Stellungnahme.

Neben den Autorinnen und Autoren, die mit ihren Beiträgen zu dem Gelingen unseres Vorhabens entscheidend beigetragen haben, gilt unser Dank dem W. Kohlhammer Verlag, namentlich Herrn Dr. R. Poensgen, Frau M. Daus und Frau U. Döring, ohne deren Initiative dieses Buch gar nicht erst zustande gekommen wäre.

Tiefenbrunn und Stralsund,
im Oktober 2012

Carsten Spitzer
Hans Jörgen Grabe

Teil A: Grundlagen

1 Epidemiologie von Kindesmisshandlung

Matthias Becker und Andrea Schulz

> **Kapitelübersicht**
> 1 Einleitung
> 2 Kindesmisshandlung in Deutschland – das Hellfeld
> 3 Kindesmisshandlung in Deutschland – das Dunkelfeld
> 4 Internationale Befunde

1 Einleitung

Kindesmisshandlung wird zunehmend als bedeutsames Problem für Gesundheit und Gemeinwohl in Entwicklungs-, Schwellen- und Industrieländern wahrgenommen. Zur Häufigkeit und Verbreitung von Kindesmisshandlung, im Sinne von Gewalt gegen Kinder und Jugendliche und schwere Form der Verletzung des Kindeswohls, liefern unterschiedliche Datenquellen ein sehr heterogenes Bild. Abhängig von Definition, Ein- und Ausschlusskriterien für Kindesmisshandlung, herangezogener Erhebungsmethode sowie Interessenlage der Verfasser von Statistiken sind beachtliche Unterschiede in den berichteten Prävalenzzahlen zu verzeichnen. So schwanken nach Wetzels (1997) die Prävalenzen der jährlich in Deutschland von Misshandlungen betroffenen Kinder zwischen 4000 und 400 000 Fällen, wobei in einigen Quellen sogar von Millionen gesprochen wird. Es ist davon auszugehen, dass diese extremen Werte die Endpunkte eines von skandalisierend bis bagatellisierend reichenden Spektrums darstellen. Eine Annäherung an die wahren epidemiologischen Werte ist nur durch eine kritische Begutachtung der unterschiedlichen Quellen und ihren jeweiligen methodischen Besonderheiten möglich. Darüber hinaus ist es bei der Betrachtung der epidemiologischen Zahlen zwingend notwendig, zwischen offiziellen Statistiken und der geschätzten Dunkelziffer der Misshandlungsfälle zu unterscheiden. Während soziale Einrichtungen wie Jugendämter und Kinderschutzbünde sowie Polizeidienststellen und Krankenhäuser die offiziellen Daten zusammenstellen, beruhen Statistiken zur Dunkelziffer vornehmlich auf unabhängigen wissenschaftlichen Studien.

2 Kindesmisshandlung in Deutschland – das Hellfeld

Die seit 1953 vom Bundeskriminalamt (BKA) herausgegebene Polizeiliche Kriminalstatistik (PKS) liefert die von der Bundesregierung offiziell anerkannten epidemiologischen Daten zur Gewalt gegen Kinder. Sie ist die einzige jährlich aktualisierte Datenquelle, die Aufschluss über alle polizeilich erfassten Straftaten im Zusammenhang mit Kindesmisshandlung gibt. Erfasst werden alle binnen eines Jahres in Deutschland zur Anzeige gebrachten strafrechtlich relevanten Verdachtsfälle von Misshandlungen und sexuellen Missbrauchs von Kindern[1]. Nicht explizit enthalten sind Daten zum emotionalen Missbrauch und zur Vernachlässigung. Da die in der PKS ermittelten Häufigkeiten abhängig vom Anzeigeverhalten der Bevölkerung sind, bleiben nicht berichtete Straftaten im Verborgenen. Die Bereitschaft, eine erfahrene Misshandlung polizeilich zu melden, ist trotz einer stetigen Zunahme über die letzten zwei Jahrzehnte immer noch sehr gering. So berichten in einer groß angelegten repräsentativen deutschen Befragung lediglich zwischen 11,7 % und 18,0 % der Betroffenen, einen erfahrenen sexuellen Übergriff in der Kindheit polizeilich angezeigt zu haben (Bieneck, Stadler und Pfeiffer 2011). Festzustellen ist außerdem, dass Männer zumindest ihre sexuellen Missbrauchserlebnisse deutlich seltener zur Anzeige bringen als Frauen (11,9 % gegenüber 15,7 %).

Für das Jahr 2010 weist die PKS 3731 Fälle von Misshandlungen an Kindern und 11 867 Fälle sexuellen Missbrauchs an Kindern aus (▶ Tab. 1).

Tab. 1: Fallentwicklung und Aufklärung von Gewalt gegen Kinder (Bundeskriminalamt 2010)

	Erfasste Fälle			Veränderung 2009/2010		Aufklärungsquote		
	2000	2009	2010	Absolut	in %	2000	2009	2010
Misshandlung von Kindern	2 130	3 490	3 731	+248	+7,1 %	98,5 %	98,0 %	98,0 %
Sexueller Missbrauch von Kindern	15 581	11 319	11 867	+548	+4,8 %	74,4 %	83,3 %	83,9 %

Um die Entwicklung der erfassten Straftaten zu verdeutlichen, sind sowohl die insgesamt erfassten Fälle als auch die Aufklärungsquote für die Jahre 2010, 2009 und 2000 aufgeführt.

Nachdem der sexuelle Missbrauch von Kindern (§§ 176, 176 a, 176 b StGB) 2009 den niedrigsten Wert seit 1993 erreicht hatte, sind die registrierten Fälle 2010 wieder um 4,8 % auf 11 867 Fälle angestiegen. Trotz dieser leichten Zunahme verdeutlichen die Werte aus dem Jahre 2000 die durchaus positive Entwicklung. Binnen zehn Jahren ist sowohl die Zahl der registrierten Übergriffe um über 3700 Vorfälle gesunken, als auch die Aufklärungsquote um fast 10 % auf 83,9 % gestiegen. Weitaus weniger registrierte Fälle sind für Kindesmisshandlungen zu verzeichnen. Im Gegensatz zu den Missbrauchsvorfällen ist hier eine stetige Zunahme von 2130 Fällen im Jahre 2000 auf über 3700 im Jahre 2010 registriert worden. Zusammenfassend ist also festzustellen, dass die angezeigten Delikte körperlicher Misshandlungen in zehn Jahren um knapp 74 % zugenommen, die Anzeigen

---

[1] In der PKS werden alle Strafunmündigen, d. h. Personen vor dem 15. Lebensjahr, als Kinder bezeichnet.

aufgrund sexuellen Missbrauchs in diesem Zeitraum aber um 24 % abgenommen haben.

Ein etwas anderes Bild liefern Befunde aus dem alljährig vom Statistischen Bundesamt veröffentlichten Bericht zur Kinder- und Jugendhilfe in Deutschland (DESTATIS 2011). Aufgeführt werden hier alle von Jugendämtern durchgeführten vorläufigen Schutzmaßnahmen für Kinder und Jugendliche. Diese umfassen die Inobhutnahme sowie die Herausnahme eines Kindes oder Jugendlichen aus der Familie wegen einer potentiellen Gefährdung des körperlichen und geistigen Wohlbefindens. Für das Jahr 2010 zeigt sich, dass von insgesamt 36 443 durchgeführten Schutzmaßnahmen 3450 (9,5 %) aufgrund von Anzeichen für Misshandlungen und 710 (2,0 %) aufgrund des Verdachts auf sexuellen Missbrauch stattfanden. Die absoluten Zahlen widersprechen den in der PKS aufgeführten Häufigkeiten von sexuellem und körperlichem Missbrauch. Während die in der PKS für das Jahr 2010 aufgeführten sexuellen Missbrauchsanzeigen die der Anzeigen aufgrund von körperlichen Misshandlungen um rund ein Drittel überstiegen, erfolgten die durch Jugendämter durchgeführten Schutzmaßnahmen fünfmal häufiger aufgrund von körperlichem als von sexuellem Missbrauch. Die Einsätze des Jugendamtes aufgrund von Verdacht auf sexuellen Missbrauch haben seit 1995 um knapp zwei Drittel abgenommen. Im Gegensatz zu den Daten in der PKS erhöhte sich die Zahl der Schutzmaßnahmen aufgrund körperlichen Missbrauchs um 275 %.

Anders als der PKS lassen sich der Statistik der Kinder- und Jugendhilfe Hinweise zur Häufigkeit von Vernachlässigungen im Kindesalter entnehmen. So fanden fast 12 % aller 2010 durchgeführten Schutzmaßnahmen aufgrund von Vernachlässigungsfällen statt. Für knapp ein Drittel der 925 Herausnahmen aus der Familienumgebung wurde als Grund die Vernachlässigung des Kindes angegeben. Eine Betrachtung des Langzeittrends bestätigt dieses negative Bild. Seit 1995 stieg die Zahl der vorläufigen Schutzmaßnahmen durch die Jugendämter um 71 %.

3 Kindesmisshandlung in Deutschland – das Dunkelfeld

Die offiziellen behördlichen Statistiken lassen nur erahnen, mit welcher tatsächlichen Prävalenz Traumatisierungen im Kindesalter vorliegen. Eine Aufhellung des Dunkelfeldes ist in einem gewissen Rahmen durch die Erhebung repräsentativer empirischer Daten möglich. Jedoch sind die so erhaltenen epidemiologischen Zahlen je nach Güte der Studienmethodik lediglich Schätzungen von unterschiedlicher Genauigkeit. Der überwiegende Großteil der nationalen und internationalen Forschungsarbeiten beruht auf retrospektiven Aussagen von Erwachsenen zur Natur und Häufigkeit von Missbrauchserfahrungen in der Kindheit. Bei einer Interpretation dieser Angaben muss sowohl ein mögliches Verschweigen bestimmter Ereignisse aufgrund von Scham oder sozialen Faktoren als auch eventuelle kognitive Verzerrungen in Betracht gezogen werden (vgl. Bernet und Stein 1999). So berichten Widom und Morris (1997) in ihrer Studie, dass 37 % der von ihnen befragten Personen Erlebnisse eines rund 20 Jahre zurückliegenden sexuellen Missbrauchs nicht angaben. Bei einer Zeitspanne von 13 Jahren zwischen dem Missbrauch und der Befragung verringert sich der Anteil der Personen, die ihre Missbrauchserfahrungen nicht offenlegen auf 19 % (Goodman et al. 2003).

3.1 Körperlicher Missbrauch

Ein Versuch, die Dunkelziffer der Kindheitstraumatisierungen in Deutschland aufzuschlüsseln, geht vom Kriminologischen Forschungsinstitut Niedersachsen (KFN) aus (Baier et al. 2009). Im Rahmen einer groß angelegten Fragebogenuntersuchung an über 44 610 Schülern berichteten lediglich 42,1 % der Kinder ohne jegliche elterliche Gewalt aufgewachsen zu sein. Über ihre gesamte Kindheit hinweg (vor dem 12. Lebensjahr) wurden 15,3 % der Jugendlichen Opfer schwerer Gewalt durch die Eltern, wobei von diesen knapp 9 % als körperlich misshandelt bezeichnet werden können. Mit anderen Worten macht knapp jeder sechste Jugendliche Erfahrungen mit massiver körperlicher Gewalt durch die Erziehungsberechtigten. Da die Studie den Anspruch hat repräsentativ zu sein, bietet sich die Möglichkeit, auf das Gesamtausmaß der körperlichen Elterngewalt in Deutschland zu schließen. Nach Angaben des Statistischen Bundesamtes leben in Deutschland rund 8,5 Millionen Kinder dieser Altersgruppe. Somit sind knapp 1,3 Millionen Kinder von schweren Züchtigungen oder Misshandlungen betroffen.

3.2 Sexueller Missbrauch

Zur Ermittlung der Dunkelziffer des sexuellen Missbrauchs im Kindesalter existieren in der Bundesrepublik Deutschland (BRD) derzeit nur zwei repräsentative Studien. Beide Untersuchungen wurden vom KFN in Hannover an großen Stichproben durchgeführt. In der ersten Studie (1992) wurden 3289 Jugendliche und Erwachsene systematisch über eventuelle Missbrauchserlebnisse in der Kindheit befragt (Wetzels 1997). Die zweite Studie stellt eine Wiederholung und Erweiterung der ersten Befragung dar. Mithilfe eines ausführlichen Fragebogens und eines kurzen vorgeschalteten Interviews wurden insgesamt 11 428 Personen zwischen 16 und 40 Jahren nach dem Vorhandensein sexueller Missbrauchserlebnisse in ihrer Kindheit befragt (Bieneck et al. 2011). Wie auch die erste Untersuchung hat die Nachfolgestudie den Anspruch, hinsichtlich regionaler und demographischer Aspekte für die BRD repräsentativ zu sein. Der sexuelle Missbrauch wurde sowohl 1992 als auch 2011 über das Stattfinden von mindestens einer von sieben sexuellen Handlungsformen vor dem 16. Lebensjahr mit einer zum Zeitpunkt des Vorfalls mindestens fünf Jahre älteren Person definiert. Mit jeweils einem Item wurden die Entblößung des Täters bzw. exhibitionistische Handlungsformen sowie sonstige, nicht anderweitig klassifizierbare sexuelle Handlungen erhoben. Die übrigen fünf Handlungsformen wurden zu der Kategorie »sexueller Missbrauch mit Körperkontakt« zusammengefasst. Es zeigte sich, dass 3,6 % der befragten Personen in ihrer Kindheit Opfer von exhibitionistischen Handlungen wurden. Über Missbrauchserlebnisse mit Körperkontakt berichteten 4,1 % der Probanden. Während die Hälfte der berichteten Entblößungen des Täters nur einmalig vorkamen, überstiegen die wiederholten sexuellen Übergriffe mit Körperkontakt diese um das zweieinhalbfache. Frauen sind von Exhibitionismuserfahrungen viermal und von den übrigen Handlungsformen mit Körperkontakt fünfmal häufiger betroffen als Männer. Bei der Interpretation dieser Zahlen muss eine aus dem Studiendesign resultierende Einschränkung berücksichtigt werden. So ist es nicht möglich zu differenzieren, ob Mehrfachnennungen in den sieben Handlungsformen tatsächlich von einander isolierte Vorfälle darstellten oder Teil eines einzelnen sexuellen

Übergriffes waren. Somit ist nicht auszuschließen, dass die ermittelten Prävalenzen bei einer weniger detaillierten Aufschlüsselung der sexuellen Missbrauchsformen geringer ausfallen würden. Neben derartigen methodischen Besonderheiten wird die Höhe der berichteten Prävalenzen auch durch die herangezogenen definitorischen Kriterien beeinflusst. Beispielsweise variiert das herangezogene Schutzalter, unter dem sexuelle Handlungen als missbräuchlich etikettiert werden, je nach Studie zwischen dem 14. und dem 18. Lebensjahr, wobei in einigen Fällen komplett auf eine Altersgrenze verzichtet wird (vgl. Wetzels 1997). Bieneck und Mitarbeiter (2011) haben die Auswirkungen des unterschiedlich definierten Schutzalters auf die Prävalenzen untersucht. Sie schlüsselten die berichteten Missbrauchserlebnisse nach dem Zeitpunkt ihres Eintretens in die Kategorien vor dem 14. Lebensjahr, bis zum 16. Lebensjahr und einschließlich des 16. Lebensjahres auf. Bei einer Schutzaltersgrenze von unter 14 Jahren berichten 5,0 % der weiblichen und 1,4 % der männlichen Untersuchungsteilnehmer über sexuellen Missbrauch mit Körperkontakt. Unter Einschluss der zum Zeitpunkt des Missbrauchs 14- und 15-Jährigen erhöhen sich die Anteile bei den befragten weiblichen Personen auf 6,5 % und bei den befragten männlichen Personen auf 1,3 %. Es zeigte sich also, dass die große Mehrzahl der sexuellen Missbrauchsfälle bereits vor dem 14. Lebensjahr stattfindet, das Risiko Opfer sexueller Gewalt zu werden in den nachfolgenden Jahren aber weiterhin gegeben ist.

Die bereits im Hellfeld beschriebene Abnahme der sexuellen Missbrauchsvorfälle im Kindesalter kann durch die Studie von Bieneck et al. (2011) auch für das Dunkelfeld bestätigt werden. Während aus der Gruppe der Personen zwischen 31 und 40 Jahren noch 5,3 % über Missbrauchserfahrungen mit Körperkontakt berichten, sanken die Zahlen bei den 21- bis 30-Jährigen auf 4,0 %. In der Gruppe der zum Zeitpunkt der Befragung 16- bis 20-Jährigen beträgt der Prozentsatz der Betroffenen »nur« noch 1,8 %. Der innerhalb der Stichprobe dieser Untersuchung festgestellte Rückgang der sexuellen Übergriffe im Kindesalter kann auch an den Daten der 1992 durchgeführten Vorgängerstudie (Wetzels 1997) bestätigt werden. Dies zeigt, dass sich die positive Entwicklung auch stichprobenübergreifend wiederfindet. Als Ursachen für diese rückläufige Entwicklung führen Bieneck, Stadler und Pfeiffer (2011) die gesteigerte Anzeigebereitschaft der von Missbrauch betroffenen Personen an. Diese könnte einen hemmenden Einfluss auf potentielle Missbrauchstäter ausüben. Während zum jetzigen Zeitpunkt in etwa jeder dritte Täter mit einem Strafverfahren zu rechnen hat, wurde in den 1980er-Jahren gerade einmal jeder zwölfte Täter strafrechtlich verfolgt. Als weiterer Einflussfaktor für den Rückgang der sexuellen Missbrauchsdelikte ist die gesteigerte soziale und mediale Aufmerksamkeit für die Thematik des Kindesmissbrauchs zu nennen. Durch die Organisation von Opferhilfen und öffentlichen Stellungnahmen von potentiellen Tätern (z. B. Internate, kirchliche Einrichtungen) wird das Offenlegen von sexuellen Missbrauchserfahrungen fortlaufend enttabuisert. Die Thematik sexueller Missbrauch stößt auch in der Politik auf ein zunehmendes Interesse. Dies zeigt sich beispielsweise durch die 2010 von der Bundesregierung eingesetzten unabhängigen Bundesbeauftragten zur Aufarbeitung des sexuellen Kindesmissbrauchs. Aus dem Abschlussbericht dieses Expertengremiums (UBSKM 2011) sind neben epidemiologischen Kennwerten auch konkrete Empfehlungen für Hilfen und Präventionen ableitbar.

3.3 Emotionale und körperliche Vernachlässigung, emotionaler Missbrauch

Die Missbrauchsformen der emotionalen und körperlichen Vernachlässigung sowie des emotionalen Missbrauchs finden weder im wissenschaftlichen noch im gesamtgesellschaftlichen Kontext eine ausreichende Beachtung. Nur in besonders tragischen und schweren Fällen gelangen Berichte über Vernachlässigungen an die Öffentlichkeit. Als Folge dieses mangelnden Interesses existieren für die BRD sowohl im Hell- als auch im Dunkelfeld kaum verlässliche Daten zum Ausmaß dieser Kindheitstraumata. Die verfügbaren Angaben zu Prävalenzen sind zum Großteil entweder sehr kleinen und stark umgrenzten Stichproben entsprungen oder deren Quelle ist nicht nachvollziehbar (vgl. Herrmann 2005). Darüber hinaus stellen die sehr heterogenen Erscheinungsformen dieser Missbrauchsarten Wissenschaftler und Diagnostiker vor eine besondere Herausforderung. Sowohl Art als auch Dauer und Schwere der Symptomatik unterscheiden sich von Fall zu Fall teils erheblich. Weiterhin ist zu beachten, dass Vernachlässigungen in der Regel sehr gravierend und langanhaltend sein müssen, bevor ihre emotionalen und körperlichen Folgen überhaupt zu Tage treten und von der Öffentlichkeit wahrgenommen werden. Dies erschwert die Ermittlung der Punktprävalenz dieser Missbrauchsformen zunehmend.

Dass Vernachlässigungen im Kindesalter ein ernstzunehmendes gesellschaftliches Problem darstellen, wurde bereits unter Punkt 1 dieses Kapitels angedeutet. Bestätigt werden die Daten aus dem Hellfeld durch Zahlen aus der bevölkerungsrepräsentativen Greifswalder SHIP-LEGENDE-Studie (Appel et al. 2011; Grabe et al. 2010; Völzke et al. 2011). Es zeigte sich, dass von den rund 2200 befragten Probanden 55,1 % Erfahrungen mit körperlicher oder emotionaler Vernachlässigung in ihrer Kindheit machten (Becker 2011). Nahezu die Hälfte der betroffenen Personen gab an, Opfer beider Formen der Vernachlässigung geworden zu sein. In einer anderen repräsentativen deutschen Studie ergaben sich Prävalenzen von 49,5 % für emotionale und 48,4 % für körperliche Vernachlässigung (Häuser et al. 2011).

Der emotionale Missbrauch vereinigt sowohl Komponenten der aktiv-schädigenden Missbrauchsformen des körperlichen und sexuellen Missbrauchs als auch Anteile der passiv unterlassenden Formen der Vernachlässigung. Ähnlich den Vernachlässigungen liegen auch zu dieser Thematik kaum wissenschaftliche Arbeiten vor. In der Untersuchung von Becker (2011) zeigte sich, dass 11,8 % der befragten Personen über Episoden emotionalen Missbrauchs während ihrer Kindheit berichten. Mit 12 % ist der Anteil der emotional missbrauchten Personen bei Häuser und Kollegen (2011) berichteten Zahl nahezu identisch.

Die angeführten Befunde der beiden repräsentativen deutschen Studien (Becker 2011; Häuser et al. 2011) machen deutlich, dass den Kindheitstraumata der Vernachlässigung und des emotionalen Missbrauchs ein vermehrtes Forschungsinteresse zukommen sollte. Wie Jonson-Reid und Mitarbeiter bereits 2003 feststellten, kommen »Vernachlässigungen […] am häufigsten vor, verlaufen besonders oft chronisch und sind bei wiederholt erfassten Fällen häufig mit anderen Gewaltformen verknüpft« (Jonson-Reid et al. 2003).

4 Internationale Befunde

Anders als für die Bundesrepublik Deutschland lässt sich auf internationaler Ebene ein recht umfassendes Bild der Verbreitung der unterschiedlichen Arten der Kindheitstraumata zeichnen. Während die offiziellen epidemiologischen Zahlen der BRD nahezu vollständig der polizeilichen Kriminalstatistik entspringen, werden in den USA aufgrund gesetzlicher Meldepflichten zentrale Register der von verschiedenen Fachkräften gemeldeten Verdachtsfälle von Misshandlung von Kindern geführt. Das US-Department of Health and Human Services (2011) hat diese Daten für das Jahr 2010 in einem Bericht zusammengestellt. So erhielten die US-amerikanischen Kinderschutzbünde rund drei Millionen Hinweise auf potenzielle Misshandlungs-, Missbrauchs- oder Vernachlässigungsvorfälle. Hinweisgeber waren in 60 % der Fälle Personen, die aufgrund ihrer Berufstätigkeit mit den Kindern in Kontakt kamen, wie Kindergartenerzieher oder medizinisches Personal. Die restlichen 40 % der Hinweise gingen von Nachbarn, Freunden, Verwandten, anderen Behörden und anonymen Quellen ein. Von den verdächtigten Familien wurden knapp 60 % von den Behörden in ihrer häuslichen Umgebung überprüft. In einem Viertel der Fälle konnte der Verdacht bestätigt werden. Überträgt man die Prozente in absolute Zahlen, dann ergeben sich in den USA jährlich rund 700 000 Opfer von Misshandlungen im Kindesalter. Laut des Berichtes haben über 75 % (78,3 %) der Kinder eine Form der Vernachlässigung erfahren, 17,6 % wurden körperlich und 9,2 % sexuell missbraucht. Bei 8,1 % der Kinder konnten emotionale Missbrauchserlebnisse bestätigt werden. Diese Verteilung auf die Kategorien sexueller, körperlicher und emotionaler Missbrauch sowie emotionale und körperliche Vernachlässigung blieb die letzten Jahre über auf einem konstanten Niveau.

Auch wenn durch diese zusätzliche Datenquelle das Hellfeld der Traumatisierungen im Kindesalter etwas vergrößert werden kann, muss trotzdem weiterhin von einer beträchtlichen Dunkelziffer ausgegangen werden. Nach Gilbert et. al (2009) müssen die offiziell berichteten Zahlen um das zehnfache erhöht werden, um der tatsächlichen Prävalenz gerecht zu werden. Diese Prognose findet auch in einer anderen Studie Bestätigung (MacMillan, Jamieson und Walsh 2003). Nach dieser werden kanadische Kinderschutzbünde nur über etwa 5 % der Misshandlungs- und 8 % der Missbrauchsfälle in Kenntnis gesetzt. Selbst wenn Risikokinder behördlich beobachtet wurden, übersteigt die tatsächliche Missbrauchsepisodenzahl die berichtete um das vier- bis sechsfache (Everson et al. 2008).

Wie auch in Deutschland sind der körperliche und der sexuelle Missbrauch international die besterforschten Untergruppen der Kindheitstraumata, während es wenig repräsentative Untersuchungen zu emotionalem Missbrauch und Vernachlässigung gibt. In einer in Kanada durchgeführten Allgemeinbevölkerungsstudie (MacMillan et al. 1997) berichteten von knapp 10 000 befragten Personen 31,2 % der Männer und 21,1 % der Frauen, während ihrer Kindheit körperlich misshandelt worden zu sein. Ähnliche Zahlen sind für Schweden zu verzeichnen. In einer Befragung von 0,5 % der Gesamtbevölkerung zwischen 18 und 74 Jahren berichteten 29 % der Befragten über Schläge in der Kindheit (Edfeldt 1996). Diese Zahl steht im Vergleich zu 60–70 % in den USA. Bei strengerer Auslegung der Missbrauchskriterien, finden sich Zahlen zwischen 4 % in Finnland und 10 % in den USA (vgl. Wetzels 1997).

Gleich den deutschen Studien machen uneinheitliche Definitionen einen Problembereich in internationale Untersuchungen zum sexuellen Missbrauch aus. Die Prävalenzraten schwanken zwischen 9 % und 33 % bei den Frauen und 3 % bis 16 % bei den Männern. In einer Metaanalyse über Erhebungen in mehreren Industriestaaten berichten Gilbert et al. (2009) zusammenfassend, dass zwischen 5 % und 10 % der Mädchen und 1 % bis 5 % der Jungen (penetrativen) sexuellen Missbrauch während ihrer Kindheit erleben. Der Anteil Betroffener ist bedeutsam höher, wenn alle Arten sexuellen Missbrauchs betrachtet werden (15–30 % für Mädchen; 5–15 % für Jungen). Putnam (2003) hat in einer weiteren Metaanalyse alle seit 1989 zum Thema »sexueller Missbrauch« von Kindern erschienen Artikel begutachtet. Nach seinen Ausführungen macht sexueller Missbrauch rund 10 % aller offiziell registrierten Missbrauchsfälle aus. Die mittleren Prävalenzen betragen 16,8 % für Männer und 7,9 % für Frauen. Höhere Prävalenzraten körperlichen Missbrauchs finden sich in Entwicklungsländern gegenüber Schwellen- und Industrieländern. In einer Studie über 28 Entwicklungs- und Schwellenländer (Akmatov 2011), in der 123 916 Kinder im Alter zwischen 2 und 14 Jahren erfasst wurden, wies körperlicher Missbrauch in den afrikanischen Staaten die höchste (64,3 %) und in den Schwellenländern die niedrigste Prävalenz (45,5 %) auf.

Bevölkerungsbasierte Studien in Großbritannien und den USA zeigen, dass 8–9 % der Frauen und etwa 4 % der Männer über schwerwiegenden emotionalen Missbrauch in der Kindheit berichten. Deutlich höhere Prävalenzen für emotionalen Missbrauch (12,5–33,3 %) wurden in osteuropäischen Staaten ermittelt (Gilbert et al. 2009). In der ländervergleichenden Studie von Akmatov (2011) weist emotionaler Missbrauch die höchsten Prävalenzen in fast allen Ländern auf, variiert aber substanziell zwischen Entwicklungs- und Schwellenländern: 57,8 % (Schwellenländer) bis 75,9 % (Entwicklungsländer) der erhobenen Kinder berichten über emotionalen Missbrauch. Die höchsten Prävalenzen wurden in den afrikanischen Staaten (83,2 %) festgestellt.

Literatur

Akmatov MK (2011) Child abuse in 28 developing and transitional countries – results from the Multiple Indicator Cluster Surveys. Int J Epidemiol 40(1):219–227.

Appel K, Schwahn C, Mahler J, Schulz A, Spitzer C, Fenske K et al. (2011) Moderation of Adult Depression by a Polymorphism in the FKBP5 Gene and Childhood Physical Abuse in the General Population. Neuropsychopharmacology 36(10):1982–1991.

Baier D, Pfeiffer C, Simonson J, Rabold S (2009) Jugendliche in Deutschland als Opfer und Täter von Gewalt Hannover: Kriminologisches Forschungsinstitut Niedersachsen.

Becker M (2011) Der Einfluss der Resilienz als dispositionale Ressource auf den differenziellen Zusammenhang zwischen Kindheitstraumata und Depression. Ernst Moritz Arndt Universität, Greifswald.

Bernet CZ, Stein MB (1999) Relationship of childhood maltreatment to the onset and course of major depression in adulthood. Depress Anxiety 9(4):169–174.

Bieneck S, Stadler L, Pfeiffer C (2011) Erster Forschungsbericht zur Repräsentativbefragung Sexueller Missbrauch 2011. Hannover: Kriminologisches Forschungsinstitut Niedersachsen.

Bundeskriminalamt (2010) Polizeiliche Kriminalstatistik. Berlin: Bundesministerium des Inneren.

DESTATIS (2011) Statistiken der Kinder- und Jugendhilfe 2010 – Vorläufige Schutzmaßnahmen. Wiesbaden.

Edfeldt AW (1996) The swedish Aga Ban plus fifteen. In Frehsee, WH (Hrsg.) Family violence against children a challenge for society. Berlin: De Gruyter, S. 27–37.

Everson MD, Smith JB, Hussey JM, English D, Litrownik AJ, Dubowitz H et al. (2008) Concordance between adolescent reports of childhood abuse and Child Protective Service determinations in an at-risk sample of young adolescents. Child Maltreat 13(1):14–26.

Gilbert R, Widom CS, Browne K, Fergusson D, Webb E, Janson S (2009) Burden and consequences of child maltreatment in high-income countries. Lancet 373(9657):68–81.

Goodman GS, Ghetti S, Quas JA, Edelstein RS, Alexander KW, Redlich AD et al (2003) A prospective study of memory for child sexual abuse: new findings relevant to the repressed-memory controversy. Psychol Sci 14(2):113–118.

Grabe H, Schwahn C, Appel K, Mahler J, Schulz A, Spitzer C et al. (2010) Cildhood Maltreatment, the Corticotropin-Releasing Hormone Receptor Gene and Adult Depression in the General Population. Am J Med Genet B Neuropsychiatr Genet 153B(8):1489–1493h.

Häuser W, Schmutzer G, Brahler E, Glaesmer H (2011) Maltreatment in childhood and adolescence: results from a survey of a representative sample of the German population. Dtsch Arztebl Int 108(17):287–294.

Herrmann B (2005) Vernachlässigung und emotionale Misshandlund von Kindern und Jugendlichen. Kinder- und Jugendarzt 36(6):1–7.

Jonson-Reid M, Drake B, Chung S, Way I (2003) Cross-type recidivism among child maltreatment victims and perpetrators. Child Abuse Negl 27(8):899–917.

MacMillan HL, Fleming JE, Trocme N, Boyle MH, Wong M, Racine YA et al. (1997) Prevalence of child physical and sexual abuse in the community. Results from the Ontario Health Supplement. JAMA 278(2):131–135.

MacMillan HL, Jamieson E, Walsh CA (2003) Reported contact with child protection services among those reporting child physical and sexual abuse: results from a community survey. Child Abuse Negl 27(12):1397–1408.

Putnam FW (2003) Ten-year research update review: child sexual abuse. J Am Acad Child Adolesc Psychiatry 42(3):269–278.

U. S. Department of Health and Human Services, A.f.C.a.F., Administration on Children, Youth and Families, Children's Bureau. (2011) Child Maltreatment 2010. Verfügbar unter: http://www.acf.hhs.gov/programs/cb/pubs/cm 10/cm10.pdf page=31 [26.01.2012].

UBSKM (2011) Abschlussbericht der Unabhängigen Beauftragten zur Aufarbeitung des sexuellen Kindesmissbrauchs, Dr. Christine Bergmann. Berlin

Völzke H, Alte D, Schmidt C, Radke D, Lorbeer R, Friedrich N et al. (2011) Study of Health in Pomerania (SHIP) – a community cohort and repeated survey approach to comprehensively assess main health determinants among the general adult population. International Journal of Epidemiology 40(2):294–307.

Wetzels P (1997) Gewalterfahrungen in der Kindheit – Sexueller Mißbrauch, körperliche Mißhandlung und deren langfristige Konsequenzen (Bd. 8). Baden-Baden: NOMOS.

Widom CS, Morris S (1997) Accuracy of adult recollections of childhood victimization, Part 2: Childhood sexual abuse. Psychol Assess 9(1):34–46.

2 Tierexperimentelle Befunde zum Einfluss von biographisch frühem Stress

Katharina Braun und Jörg Bock

> **Kapitelübersicht**
> 1 Die Bedeutung früher emotionaler Erfahrungen für die sozio-emotionale Verhaltensentwicklung
> 2 Das Konzept der erfahrungsgesteuerten Reifung und Optimierung neuronaler synaptischer Netzwerke: epigenetische Mechanismen
> 3 Emotionale Schaltkreise im Gehirn
> 4 Auswirkungen von Stress und emotionaler Deprivation auf die Gehirnentwicklung
> 5 Schlussfolgerungen: Präventive und therapeutische Ansätze

1 Die Bedeutung früher emotionaler Erfahrungen für die sozio-emotionale Verhaltensentwicklung

Im Verlauf der frühkindlichen Entwicklung sind emotionale Erfahrungen für die Entwicklung von Gehirn und des Verhalten von zentraler Bedeutung. Bei Tier und Mensch ist die Interaktion mit stabilen und verlässlichen Bezugspersonen, in der Regel sind dies die Eltern, die erste und damit prägende frühkindliche emotionale Erfahrung. Dieser erste nachgeburtliche emotional modulierte Lernprozess wird in der Ethologie als Filialprägung bezeichnet und wurde an verschiedenen Tierarten untersucht. Wohl jedem sind die klassischen Prägungsexperimente von Konrad Lorenz an Graugansküken bekannt, die innerhalb der sogenannten »kritischen« oder »sensiblen« Phase ihrer Entwicklung lernen, sich auf ein Bezugsobjekt zu fixieren. Wenn der natürliche Bezugspartner nicht zur Verfügung steht, kann dies fälschlicherweise auch ein anderer Mensch oder ein unbelebtes Objekt sein (Lorenz 1935). Neben der Filialprägung gibt es auch andere Formen prägungsähnlichen Lernens, wie z. B. die Sexualprägung und die Gesangsprägung bei Singvögeln, letzteres vergleichbar mit dem Erwerb von Phonempräferenzen beim Menschen im Verlauf des Spracherwerbs.

Evolutionsbiologisch kann die Filialprägung als »Ur-Form« der emotionalen Bindung zwischen Neugeborenem und den Eltern betrachtet werden, die mit zunehmender Höherentwicklung der Spezies sehr viel komplexere Formen annimmt und auch bei Primaten, einschließlich des Menschen, auftritt. Die Geschwindigkeit solcher emotionalen Prägungs-Lernprozesse weist auf die kritische Bedeutung »sensibler« Phasen beim Aufbau der emotionalen Bindung hin. Nach Spitz und Bowlby liegen sensible Phasen für die Entstehung der Eltern-Kind-Beziehung beim Menschen zwischen den ersten Lebensmonaten und dem Ende des zweiten Lebensjahres (Bowlby 1995; Spitz 1996). Die Stabilität des frühkindlichen Bindungsprozesses, d.h. das Erleben zu lieben und geliebt zu werden, wirkt sich vermutlich lebenslang auf alle weiteren emotionalen Erfahrungen aus. Der Grund für diesen langanhaltenden Effekt ist – das zeigen tierexperimentelle Befunde –, dass sich durch das emotionale Erleben strukturelle neuronale Veränderungen im Gehirn vollziehen, die lebenslang erhalten bleiben.

2 Das Konzept der erfahrungsgesteuerten Reifung und Optimierung neuronaler synaptischer Netzwerke: epigenetische Mechanismen

Was vollzieht sich auf der zellulären Ebene im Verlauf der erfahrungsgesteuerten Umstrukturierung der emotionalen Gehirnsysteme? Es gibt zunehmend Befunde, die darauf hinweisen, dass die präfrontalen-limbischen Schaltkreise (siehe auch Abschnitt 3) kontinuierlich während der Kindheit und Pubertät modifiziert und adaptiert werden und damit die emotionale Wahrnehmung, Verarbeitung und Kontrolle im Erwachsenenalter determinieren. In jeder Entwicklungsphase »prägen« sich Erfahrungen und Lernvorgänge über Veränderungen der neuronalen synaptischen Verbindungen im Gehirn ein. Dies führt zu einer »Formatierung« der Verschaltungsmuster in den beteiligten funktionellen Hirnarealen und es wird vermutet, dass damit die Kapazitäten für späteres Lernen und die sozialen und emotionalen Kompetenzen gebahnt werden. Frühe Sinneseindrücke, Erfahrungen und Lernprozesse werden im gehirnbiologischen Sinne dazu genutzt (bzw. sind hierbei unabdingbare Voraussetzung, denn das Gehirn »wartet« auf Input, um sich entwickeln zu können), um die Entwicklung und Ausreifung der funktionellen Schaltkreise im Gehirn zu optimieren. Dies gilt sowohl für die Sinnessysteme, als auch für die präfrontalen und limbischen Systeme (siehe auch Abschnitt 3).

Die für die frühen Erfahrungs- und Lernprozesse charakteristische, besonders ausgeprägte neuronale Plastizität beruht auf dem entwicklungsbedingt hohen Plastizitätspotenzial des noch unreifen Gehirns. D.h. im kindlichen Gehirn läuft in den Nervenzellen die genetische, epigenetische und molekulare »Maschinerie« auf Hochtouren, so dass frühe Erfahrungen tiefergreifendere strukturelle synaptische Veränderungen hinterlassen, als dies bei Lernprozessen im erwachsenen Gehirn der Fall ist (Comery et al. 1995). Hierbei stecken die genetischen Anlagen den individuellen Rahmen für eine artspezifische und an die Umwelt angepasste Herausbildung von sozialen und kognitiven Verhaltensweisen und -Leistungen ab. Innerhalb dieses genetisch determinierten Spektrums wird die Verhaltensentwicklung über positive oder negative Umwelteinflüsse gesteuert. Bildlich gesprochen »spielt« die Umwelt auf der »Klaviatur der Gene«, indem sie ein mehr oder weniger komplexes Muster von Genen an- oder abschaltet und damit die Differenzierung und Ausreifung der Nervenzellen und die Komplexität ihrer synaptischen Vernetzungen beeinflusst.

Dieses Wechselspiel zwischen Umwelt und genetischer Ausstattung wird klassischerweise als »Epigenetik« bezeichnet. Im engeren Sinn beschreibt der Begriff Epigenetik heute allerdings meist stabile, erbliche Veränderungen der Genexpression, die nicht in der DNA-Sequenz selbst kodiert sind (Levenson und Sweatt 2005; Graeff und Mansuy 2008). Auf molekularer Ebene umfassen epigenetische Veränderungen biochemische Modifikationen der DNA und von Histon-Proteinen, den Bestandteilen des Chromatins. Hierbei entstehen direkte Modifikationen der DNA durch DNA-Methylierung und spezifische Modifikationen der Histonproteine (z.B. Acetylierung, Methylierung, Phosphorylierung etc). Während beispielsweise Acetylierung und Phosphorylierung von Histonen in der Regel zu einer Erhöhung der Genexpression führen, resultiert eine Methylierung der DNA in einer Reduktion bzw. Inhibition der Genexpression (Graeff und Mansuy 2008; Sananbenesi und Fischer 2009). Epigenetische Mechanismen dienen also dazu, bestimmte Gene an- oder auszuschalten, ohne dass der genetische Code selbst verändert werden muss. In tierexperimentellen Studien konnte nachgewiesen werden, dass epigenetische Mechanismen sowohl an der Gehirnentwicklung als auch an den synaptischen Veränderungen beteiligt sind, die durch Lernprozesse und emotionale Erfahrungen induziert werden. So konnte gezeigt werden, dass die Induktion einer Langzeitpotenzierung (LTP, ein in der neurobiologischen Grundlagenforschung gut untersuchtes zelluläres Modell für Lern- und Gedächtnisprozesse) zu Modulationen der Histonacetylierung und -phosphorylierung und auch der DNA-Methylierung im Hippocampus und Amygdala führt (Levenson und Sweatt 2005). Zudem erhöht sich nach einer Furchtkonditionierung die Acetylierung von Histon H3 (Levenson et al. 2004), während die Extinktion einer Furchtkonditionierung zu einer erhöhten Acetylierung von Histon H4 im Präfrontalcortex führt, verbunden mit einer erhöhten Expression von BDNF (Brain Derived Neurotrophic Factor) (Bredy et al. 2007). In Bezug auf epigenetische Veränderungen als Folge emotionaler Erfahrungen konnte kürzlich an adulten Ratten gezeigt werden, dass sowohl akuter als auch chronischer Stress zu differenzierten Modifikationen der Histone 3 und 4 führen (Chandramohan et al. 2007; Bilang-Bleuel et al. 2005; Hunter et al. 2009). Auch frühkindliche Erfahrungen induzieren epigenetische Mechanismen, die möglicherweise direkt in Zusammenhang mit den langfristigen Verhaltensveränderungen stehen, die infolge dieser Erfahrungen auftreten (Fagiolini et al. 2009). So führen bei Ratten und Mäusen pränataler Stress, aber auch Veränderungen des mütterlichen Pflegeverhalten nach der Geburt, bei den Nachkommen zu epigenetischen Veränderungen, die eine Veränderung der Genexpression von Stresshormonrezeptoren zur Folge haben (Champagne 2008; Darnaudery und Maccari 2008; Mueller und Bale 2008; Weaver et al. 2004). Die Nachkommen von Rattenmüttern, die ihre Jungen schlecht pflegten bzw. misshandelten, zeigen epigenetische Veränderungen, die mit einer Verminderung der Expression von BDNF im Präfrontalcortex in Zusammenhang stehen (Roth et al. 2009). Inwieweit ein direkter und kausaler Zusammenhang zwischen frühkindlichen Bindungserlebnissen oder Deprivations- und Stresserfahrungen und epigenetischen und gehirnstrukturellen Veränderungen besteht, ist bislang noch umstritten und steht daher im Fokus der aktuellen Forschung.

Welche Konsequenzen haben die epigenetischen Veränderungen für das Wachstum und die Differenzierung der Nervenzellen? Die eingangs skizzierten erfahrungsinduzierten strukturellen »Bahnungen« oder »Formatierungen« werden weniger über eine Veränderung der Anzahl der Nervenzellen bewerkstelligt, sondern über das Wachstum der bereits vorhandenen und synaptisch vernetzten Nervenzellen. Das Auswachsen der neuronalen Dendritenbäume (auf denen Informationen anderer Nervenzellen eintreffen und verarbeitet werden) und vor allem die Dichte der auf den Dendriten lokalisierten Synapsen (Volkmar und Greenough 1972; Webb et al. 2001) werden höchstwahrscheinlich über epigenetische Modifikationen verändert. In diesem Zusammenhang ist es wichtig klarzustellen, dass die intuitive Betrachtungsweise »viele Synapsen = bessere Gehirnfunktion« so leider nicht zutrifft: Auch im Gehirn gilt eher die Regel »Qualität vor Quantität«. Denn neben einem Aufbau von synaptischen Kontakten können gerade frühkindliche Erfahrungen einen Prozess induzieren, der auf dem »Darwinistischen« Selektionsprinzip basiert, einen »Wettbewerb der Synapsen«, der dem Motto »use it or lose it« folgt. D. h., aus einem initialen Überangebot von (teilweise noch unspezifisch verschalteten) synaptischen Kontakten werden über erfahrungs- und aktivitätsgesteuerte Mechanismen die nicht oder nur wenig genutzten Synapsen abgebaut, während die häufiger genutzten Synapsen verstärkt werden (Changeux und Danchin 1976; Braun und Bock 2011).

Aus dem Konzept der erfahrungsabhängigen Gehirnentwicklung lässt sich für die sensorischen, motorischen Systeme und vor allem auch für die spät und langsam reifenden präfrontalen und limbischen Schaltkreise ableiten, dass eine optimale funktionelle Entwicklung und Optimierung nur in einer anregenden, fördernden Umwelt möglich ist. Passen sich die neuronalen Netzwerke hingegen an eine negative (z. B. Stress, Misshandlung, Drogen) oder deprivierte (z. B. Vernachlässigung, Armut, Mangel- oder Fehlernährung) Umwelt an, können die präfrontalen und limbischen Regionen später in einer positiven Umwelt nicht adäquat funktionieren (Black et al. 1998; Bock et al. 2011; Bush et al. 2011), da sie den »mismatch« zwischen perinataler Umwelt und der Umwelt im Kindes- und Jugendalter zunächst nicht verarbeiten können und sich erst nach Verhaltenstraining oder Therapie neu anpassen können.

3 Emotionale Schaltkreise im Gehirn

Das *limbische System* ist ein evolutionsgeschichtlich altes Gehirnsystem, welches bei der Entstehung, der Integration und Kontrolle von emotionalen Verhaltensweisen eine kritische Rolle spielt. Darüber hinaus sind die limbischen Gehirnareale ganz essenziell an Lern- und Gedächtnisprozessen beteiligt, die durch emotionale Komponenten stark beeinflusst werden. Die Interpretation eines Gesichtsausdrucks und die Prosodie der Stimme mit dem darin zum Ausdruck gebrachten emotionalen Gefühlszustand unseres Gegenübers, ist eine entscheidende Voraussetzung für sozio-emotionale Verhaltensweisen und Empathie. Diese Funktionen werden in den Regionen des limbischen Systems und des *Präfrontalcortex* verarbeitet.

Der *Hippocampus* (»Seepferdchen«) und der Gyrus dentatus sind wichtig für verschiedene Gedächtnisfunktionen, insbesondere für die Gedächtniskonsolidierung, d. h. die Überführung von Fakten aus dem Kurzzeit- in das Langzeitgedächtnis. Schädigungen der Hippocampus-Formation führen zu anterograder Amnesie, d. h. der Patient kann keine neuen Gedächtnisinhalte bilden, erinnert sich jedoch an Ereignisse, die vor der Schädigung stattfanden. Der Hippocampus spielt zudem eine Rolle bei räumlichem Lernen, d. h. er ist Teil des »Navigationssystems« im Gehirn.

Die *Amygdala* (»Mandelkern«) ist über axonale Verbindungen mit dem Präfrontalcortex und dem Hippocampus verbunden, ebenso wie mit dem Septum und dem dorsomedialen Thalamus. Aufgrund dieser limbischen Verbindungen spielt die Amygdala eine wichtige Rolle bei sozialem Verhalten und bei der Verarbeitung und Kontrolle von Emotionen, einschließlich Liebe und Zuneigung, Angst, Furcht, Aggression und Belohnung. Tierexperimentelle Untersuchungen zeigen, dass Schädigungen der Amygdala Aggression und Furcht reduzieren (die Tiere werden »zahm«), während eine Elektrostimulation das Gegenteil erzeugt. Der postnatale Entwicklungsverlauf der menschlichen Amygdala beinhaltet eine fortschreitende Myelinisierung der Axone bis zum Ende des ersten Lebensjahres. Es wird vermutet, dass die Unreife der Amygdala im ersten Lebensjahr für das anfangs noch »unselektive« Sozialverhalten beim Säugling verantwortlich sein könnte, und dass erst mit fortschreitender funktioneller Reifung und Einbindung der Amygdala in die limbischen und präfrontalen Schaltkreise (zwischen dem 6. und 12. Lebensmonat) das Sozialverhalten selektiver wird (»Fremdeln«) (Joseph 1999).

Im Zeitraum von 4–18 Jahren kommt es beim Menschen zu geschlechtsspezifischen Volumenveränderungen im Hippocampus und der Amygdala. Während das Volumen der linken Amygdala in diesem Zeitraum nur bei den Jungen ansteigt, nimmt das Volumen des Hippocampus nur bei den Mädchen zu. Dieses Entwicklungsmuster hängt höchstwahrscheinlich mit der unterschiedlichen Expression von Hormonrezeptoren in diesen beiden limbischen Arealen zusammen. Während die Amygdala überwiegend Androgen-Rezeptoren exprimiert, dominieren im Hippocampus die Östrogen-Rezeptoren (Giedd et al. 1996). Auch für Hippocampus und Amygdala gibt es Hinweise, gibt es Hinweise, dass die Entstehung psychischer Erkrankungen mit Entwicklungsstörungen in diesen beiden Regionen einhergeht. Beispielsweise ist das Volumen der Amygdala beider Hemisphären bei Patienten mit Borderline-Persönlichkeitsstörung und mit depressiven Symptomen im Vergleich zu Patienten ohne depressive Symptomatik vergrößert (Zetzsche et al. 2006). Bei bipolaren Patienten zeigt sich in der linken Amygdala eine Verkleinerung, während sich in der rechten Amygdala und im Hippocampus kein Unterschied findet (Chen et al. 2004). Histologische postmortem Untersuchungen am Gehirn von Selbstmord-Opfern mit depressiven Symptomen ergaben, dass die Projektionsneurone in der rechten lateralen Amygdala eine erhöhte Aktivität zeigen (Gos et al. 2010), hingegen findet sich im Hippocampus eine erhöhte Dichte inhibitorischer Synapsen (Gos et al. 2009).

Der *Nucleus accumbens* spielt eine wichtige Rolle bei Belohnung, Freude, emotionalen Reaktionen (z. B. Lachen, Weinen), Aggression und Angst. Von klinischer Relevanz ist die Rolle des N. Accumbens hinsichtlich der pathologischen Form von Belohnung, der Sucht.

Der *präfrontale Cortex* (PFC) kann grob unterteilt werden in (i) *dorsolaterale*, (ii) *mediale* (incl. *anteriorer cingulärer Cortex*) und (iii) *orbitofrontale* Bereiche (OFC) (Happaney et al. 2004). Medialer und orbitofrontaler Cortex sind Teil der fronto-striatalen Schaltkreise, die mit der Amygdala und anderen limbischen Regionen verbunden sind. Aufgrund ihrer anatomischen limbischen Verschaltungen sind die präfrontalen Regionen funktionell an der Integration, Bewertung und Steuerung emotionaler Funktionen beteiligt. Die Regionen des präfrontalen Cortex vollziehen eine relativ langsame postnatale Reifung, die sich bis in die Adoleszenz und das Erwachsenenalter fortsetzt. Während dieser Zeit erhöht sich die metabolische und elektrische Aktivität in diesen Regionen (Rubia et al. 1999), die mit massiver synaptischer Reorganisation

(Huttenlocher 1979, 1997) und fortschreitender Myelinisierung (Pfefferbaum et al. 1994; Yakovlev et al. 1967) einhergeht.

Der *orbitofrontale Cortex* (OFC) spielt eine wichtige Rolle bei der sensorischen Integration und höheren kognitiven Funktionen, insbesondere bei der Entscheidungsfindung. Darüber hinaus besitzt der OFC emotionale Funktionen, z. B. die Bewertung hedonischer Aspekte von Belohnungen bzw. Verstärkern, also Funktionen, die von Bedeutung für die Planung von Verhaltensweisen im Zusammenhang mit Belohnung oder Bestrafung sind. Schädigungen des OFC führen zu vermindertem Empathievermögen und gestörtem Sozialverhalten. Darüber hinaus spielt der OFC eine wichtige Rolle bei der Impulskontrolle und der Regulation von Aggressivität. Störungen im OFC führen zu einer Disinhibition der genannten Verhaltensweisen, die sich unter anderem in Spiel- und Drogensucht äußern und zu Gewalttätigkeit führen können.

Der *cinguläre Cortex* wird cytoarchitektonisch und funktionell in einen anterioren und posterioren Anteil unterteilt. Die anteriore Region übt überwiegend »exekutive« Funktionen aus, während der posteriore Anteil eher »evaluative« Funktionen wahrnimmt (Bush et al. 2000; Mohanty et al. 2007). Allgemein spielt der cinguläre Cortex eine Rolle bei rationalen kognitiven Funktionen wie z. B. der Antizipation einer Belohnung, Entscheidungsfindung, Empathie und den damit verknüpften emotionalen Regulationsprozessen. Zudem spielt der cinguläre Cortex aufgrund seiner Verbindungen zum orbitofrontalen Cortex und zur Amygdala eine entscheidende Rolle bei der Entstehung der Eltern-Kind-Bindung (Lorberbaum et al. 2002) und ist Teil des Panic/Grief- (Panik/Trauer)-Schaltkreises, der von Panksepp und Damasio definiert wurde (Panksepp et al. 2011). MacLean (1990) und Lorberbaum et al. (2002) entwickelten die »thalamo-cingulum Theorie« des elterlichen Verhaltens. So zeigen Mütter eine erhöhte Aktivierung im anterioren cingulären, im rechten medialen präfrontalen Cortex und in verschiedenen limbischen Gehirnregionen, während sie das Weinen ihres Babys hören (Numan et al. 1997; Leckman et al. 2002). Diese Gehirnaktivierung ist bei depressiven Müttern stark reduziert (Laurent und Ablow 2011) ebenso wie bei Müttern, die durch Kaiserschnitt geboren haben (Swain et al. 2008). Kernspintomographische Studien an Studenten konnten Aktivierungen im anterioren cingulären Cortex nachweisen, wenn den Probanden Fotos ihrer neuen »Flamme« gezeigt wurden (Bartels et al. 2000). Unsere tierexperimentellen Studien zeigen, dass bereits im kindlichen Gehirn eine vergleichbare emotionale Reaktivität vorliegt. So zeigen Degu-Jungtiere (Octodon degus, Strauchratte) eine starke Aktivierung im anterioren cingulären Cortex, wenn sie mütterliche Lautäußerungen hören (Poeggel und Braun 1996). Diese Aktivierung tritt nicht auf bei Jungtieren, die von einer stummen Mutter aufgezogen wurden und daher keine Vorerfahrung mit diesem mütterlichen emotionalen Signal hatten (Braun und Scheich 1997). Dies zeigt, dass die Jungtiere – ebenso wie der menschliche Säugling (DeCasper et al. 1980) – die Bedeutung der mütterlichen Lautäußerungen und den sozio-emotionalen Kontext lernen müssen. Auch negative emotionale Ereignisse beeinflussen in hohem Maße die Aktivität in präfrontalen und limbischen Gehirnregionen. Unter akutem Trennungsstress kommt es bei Degujungen zu einer dramatischen Deaktivierung des cingulären Cortex und anderer präfrontaler und limbischer Strukturen, die sich teilweise normalisiert, wenn man den getrennten Jungtieren die Stimme ihrer Mutter präsentiert (Bock et al. 2012). Bei Affen konnte während einer Trennungssituation eine Deaktivierung im linken dorsolateralen Präfrontalcortex gezeigt werden (Rilling et al. 2001).

Der postnatale Entwicklungsverlauf des menschlichen cingulären Cortex erstreckt sich über die ersten Lebensjahre und die zunehmende synaptische Verschaltung dieser Region mit limbischen Arealen steht mit der Verhaltensentwicklung in engem Zusammenhang (Bush et al. 2000). Es wird vermutet, dass die reziproken synaptischen Verbindungen zwischen den kognitiven und emotionalen Subregionen des cingulären Cortex, die sich im Verlauf der frühen Kindheit kontinuierlich weiterentwickeln, für das Phänomen verantwortlich sind, dass bei Babys das Verhalten (z. B. Weinen) während einer Stresssituation zeitweise unterbrochen bzw. blockiert werden kann, indem man ihre Aufmerksamkeit auf ein interessantes Objekt lenkt (Harman et al. 1997; Posner et al. 1998). Zudem gibt es Hinweise, dass eine dysfunktionale Entwicklung des cingulären und orbitofrontalen Cortex für die Entstehung von Verhaltensstörungen und psychischen Erkrankungen (mit)verantwortlich ist. Beispielsweise wurde eine Hypofunktionalität im anterioren cingulären Cortex von aggressiven Kindern und Jugendlichen nachgewiesen (Stadler et al. 2007), wenn sie mit emotionalen Stimuli konfrontiert werden (Verwendung des International Affective Picture Systems).

4 Auswirkungen von Stress und emotionaler Deprivation auf die Gehirnentwicklung

Das limbische System und Teile des Präfrontalcortex sind funktional eng verknüpft mit dem autonomen Nervensystem und regulieren über den Hypothalamus endokrine Funktionen, wie z. B. die Aktivität der Hypothalamus-Hypophysen-Nebennierenrinden (HPA)-Achse und damit die Ausschüttung von Stresshormonen während einer Stress- oder Gefahrensituation. Fehlfunktionen der präfrontalen und limbischen Areale führen zur Entstehung von psychischen Erkrankungen wie Angsterkrankungen (Depression, Posttraumatische Belastungsstörungen) und Aufmerksamkeits-Hyperaktivitätsstörungen (Bock und Braun 2011; Bush et al. 2011), die häufig mit HPA-Achsen-Dysfunktionen einhergehen (McEwen et al. 1997).

Rene Spitz war einer der ersten, der systematische Beobachtungen an Heimkindern durchführte, die ohne eine Bezugsperson aufwuchsen. Er stellte fest, dass eine fehlende Mutter-Kind-Beziehung zu Fehlentwicklungen und Entwicklungsstörungen führt (Spitz 1945), einschließlich späterer Störungen des Spracherwerbs, der Persönlichkeitsentwicklung und Defiziten der intellektuellen und sozialen Fähigkeiten (Brodbeck und Irwin 1946), die längerfristig zu psychischen Erkrankungen, wie z. B. Depression, ADHD und Schizophrenie führen können (Agid et al. 2000). Vergleichbare deprivationsinduzierte pathologische Veränderungen wurden bei Affen in den klassischen Deprivationsexperimenten des Ehepaares Harlow und später in den Arbeiten von Suomi beobachtet (Harlow und Harlow 1962; Suomi 1997). Sozial depriviert aufgewachsene Affen entwickeln ähnlich wie vernachlässigte Kinder Verhaltensstörungen wie Bewegungsstereotypien, vermindertes Spiel- und Erkundungsverhalten sowie deutlich verringerte Lernleistungen. Auch bei Ratten führt Mutterentzug zu Verhaltensstörungen, die Angststörungen und depressiven Symptomen bei Menschen gleichen (Newport et al. 2002).

Spitz stellte die Hypothese auf, dass Störungen während sensibler Phasen der psychischen Entwicklung eine erhöhte psychologische Vulnerabilität gegenüber Negativerlebnissen im späteren Leben bewirken und somit die Entstehung psychischer Störungen begünstigen. Diese Hypothese lässt sich in eine neurobiologische Hypothese übersetzen, die postuliert, dass frühe emotionale Erfahrungen in die funktionelle Reifung der synaptischen Verschaltungen im Präfrontalcortex und im limbischen System eingreifen und dadurch auf neuronaler Ebene das Risiko für spätere Verhaltensstörungen erhöhen (Braun und Bogerts 2000, 2001). Diese Hypothese wird durch Befunde einer Adoptionsstudie von Michael Rutter und Kollegen an rumänischen Weisenkindern gestützt. Trotz einer bemerkenswerten Verbesserung auf der Verhaltensebene nach Adoption, zeigen sich selbst nach Jahren noch Defizite im emotionalen und sozialen Bereich (O'Connor et al. 2000). Untersuchungen mittels funktioneller Bildgebung zeigten, dass die depriviert aufgewachsenen Heimkinder an einer Unterfunktion bzw. mangelnden Aktivierbarkeit präfrontaler cortikaler Bereiche leiden (Chugani et al. 2001). Darüber hinaus ist die rechte Amygdala bei diesen Kindern vergrößert, während die linke Amygdala in Abhängigkeit von der Dauer der Heimunterbringung verkleinert ist (Mehta et al. 2009). Über die den deprivations-induzierten gehirnbiologischen Veränderungen zugrunde liegenden zellulären und epigenetischen Prozesse ist nach wie vor wenig bekannt, sie stehen daher im Fokus tierexperimenteller Forschung. Einige Studien zeigen, dass Deprivation die Ausbildung synaptischer Kontakte in verschiedenen Gehirnregionen unterdrückt. Beispielsweise wurde bei frühkindlich deprivierten Ratten eine Verminderung der perforierten Synapsen und der Länge der synaptischen Kontaktzonen in der dorsomedialen Amygdala nachgewiesen (Ichikawa et al. 1993). Im motorischen Cortex isoliert aufgezogener Affen wurde im Alter von sechs Monaten eine Verkleinerung der Dendriten und verminderte Spinedichten nachgewiesen (Struble und Riesen 1978; Bryan und Riesen 1989).

In eine ähnliche Richtung weisen tierexperimentelle Untersuchungen, bei denen der Einfluss des mütterlichen Pflegeverhaltens auf die Gehirnentwicklung untersucht wurde. Die Arbeiten von Michael Meaney und Kollegen an Laborratten zeigen, dass die Nachkommen von »schlechten«, d. h. wenig fürsorglichen Müttern (die nur wenig Körperkontakt mit ihren Jungen haben), höhere Stresshormonwerte (Corticosteron, ACTH) im Blut aufweisen sowie im Hippocampus kleinere Dendriten mit weniger Synapsen ausbilden, einhergehend mit einer reduzierten Ausbildung von NMDA-Rezeptoren und BDNF-mRNA (Champagne et al. 2008; Bagot et al. 2009). Diese Tiere zeigen darüber hinaus eine verminderte cholinerge Innervation des Hippocampus, was möglicherweise eine Ursache für das geringere räumliche Lernvermögen dieser Tiere ist (Liu et al. 2000).

Während sich die klinische und tierexperimentelle Forschung bisher vor allem auf die Bedeutung der mütterlichen Fürsorge fokussiert hat, rückt jetzt zunehmend auch der Einfluss der väterlichen Fürsorge auf die Gehirn- und Verhaltensentwicklung seiner Nachkommen in den Fokus der Forschung (Feldman 2012). Unsere eigenen Experimente an biparentalen Degus zeigen deutliche Unterschiede in den präfronto-limbischen Gehirnrealen bei Tieren, die mit beiden Eltern aufwuchsen im Vergleich zu Nachkommen von »alleinerziehenden« Müttern. Die vaterdeprivierten Tiere zeigten eine erhöhte Dichte von Schaftsynapsen (die sowohl erregend als auch hemmend sein können) im anterioren cingulären Cortex. Zudem zeigen sich niedrigere Dichten von (erregenden) Spinsynapsen im orbitofrontalen Cortex, was eine verminderte Erregbarkeit dieser Region vermuten lässt, also vergleichbar mit den o. g. Bildgebungsbefunden an den Waisenkindern. Darüber hinaus zeigen die vaterdeprivierten Tiere vergrößerte Dendritenbäume in der Amygdala, was eine erhöhte Erregbarkeit oder auch einer Vergrößerung dieser Region vermuten lässt und damit eine erhöhte Ängstlichkeit zur Folge haben könnte (Ovtscharoff et al. 2006; Helmeke et al. 2009). Zusätzlich verschieben sich bei den vaterdeprivierten Tiere auch die Gleichgewichte hemmender Neuronen, ebenso wie die dopaminerge, noradrenerge und serotonerge Innervation präfrontaler und limbischer Gehirnregionen (Seidel et al. 2011; Braun et al. 2011).

In klinischen Untersuchungen wurde eine Unterfunktion präfrontaler Regionen und des anterioren cingulären Cortex bei Patienten nachgewiesen, die an ADHS oder an Schizophrenie leiden und ebenso bei Kindern und Jugendlichen, die pathologisch aggressiv sind (Rubia et al. 1999; Stadler et al. 2007; Raine et al. 1997; Brower et al. 2001; Manoach et al. 2003). Auch hier könnte es einen Zusammenhang zwischen den gehirnfunktionellen Veränderungen und synaptischen Umbauvorgängen geben, die durch emotional-soziale Vernachlässigung und durch Stress in der frühen Kindheit ausgelöst wurden.

Eigene tierexperimentelle Befunde hierzu unterstützen diese Hypothese. Degus, die während der frühen Kindheit (beginnend mit der Geburt) täglich stundenweise von ihren Eltern getrennt wurden, d. h. wiederholt mit Trennungsstress konfrontiert wurden, entwickeln eine motorische Hyperaktivität und Aufmerksamkeitsdefizite (Braun et al. 2003). Als Adoleszente und Erwachsene zeigen die hyperaktiven Tiere eine erhöhte Dichte von erregenden Spinesynapsen im anterioren cingulären Cortex und in der CA1-Region des Hippocampus (Helmeke, Ovtscharoff und Poeggel 2001; Helmeke, Poeggel und Braun 2001; Poeggel et al. 2003), während sie in einem anderen Teil des Hippocampus, dem Gyrus dentatus und in der Amygdala weniger Spinesynapsen ausbildeten (Poeggel et al. 2003). Auch bei diesem Experiment zeigte sich, dass sich nicht nur die erregenden Synapsen verschieben, sondern auch die Balance der hemmenden Neuronen in den präfrontalen und limbischen Bereichen, ebenso wie die Innervationsdichte der dopaminergen, noradrenergen und serotonergen Fasersysteme (Braun et al. 2000; Poeggel et al. 2003; Gos et al. 2006). Ähnliche stressinduzierte gehirnbiologische Veränderungen wurden auch bei sozial isoliert aufgewachsenen Affen nachgewiesen, die Veränderungen der monoaminergen Systeme (Martin et al. 1991) und reduzierte Dendritenbäume mit verminderter Synapsendichte im motorischen Cortex (Struble et al. 1978) zeigen. Auch hier ist zu vermuten, dass die gehirnbiologischen Veränderungen mit den für diese Tiere beschriebenen Verhaltensstörungen korrelieren (Harlow et al. 1962; Suomi 1997, 1991).

Nicht nur Stresserfahrungen in der frühen Kindheit, sondern auch Stress vor der Geburt wirkt sich nachhaltig auf die neuronale Entwicklung der präfrontalen und limbischen Regionen aus. Unsere Befunde an Ratten zeigen, dass Stress während des letzten Schwangerschaftstrimesters die Entwicklung der synaptischen Verbindungen im anterioren cingulären und orbitofrontalen Cortex sowie im Hippocampus der *in utero* gestressten Nachkommen beeinflusst (Murmu et al. 2006; Bock et al. 2011). Interessanterweise führt der vorgeburtliche Stress bei männlichen und weiblichen Tieren zu ganz unterschiedlichen, teilweise sogar gegenläufigen neuronalen Veränderungen. So entwickeln pränatal gestresste Männchen im Gyrus dentatus vergrößerte Dendriten und höhere Spinesynapsendichten (was vermutlich eine Übererregbarkeit dieser Region zur Folge hat), während ihre Schwestern verkleinerte Dendriten mit weniger Spinesynapsen ausbilden (was vermutlich eine Unterfunktion in dieser Hirnregion zur Folge hat) (Bock et al. 2011).

5 Schlussfolgerungen: Präventive und therapeutische Ansätze

Lassen sich die beschriebenen hirnfunktionellen Defizite und die daraus resultierenden Verhaltensstörungen verhindern bzw. revidieren? Es gibt in der Tat tierexperimentelle Befunde, die zeigen, dass z. B. eine kurzzeitige Trennung von der Mutter positive Effekte auf das sich entwickelnde Individuum haben kann, wenn dadurch das Pflegeverhalten der Mutter positiv beeinflusst wurde: Bei Nagern reduziert eine tägliche kurzzeitige Trennung in den ersten Lebenswochen endokrine Funktionen und Verhaltensreaktionen auf Stress im adulten Alter. Die Auswirkungen von langanhaltendem Mutterentzug, wie reduzierte Wachstumshormonlevel, erhöhte Spiegel katabolischer adrenaler Glucocorticoide, reduzierte BDNF-Expression und eine erhöhte ACTH- und Corticosteron-Antwort auf Stress, können durch Streicheln der separierten Jungtiere mit weichen Haarpinseln, eine Imitation der taktilen Stimulation durch die Mutter, verhindert werden (Schanberg und Field 1987; van Oers et al. 1998). Bei unseren Untersuchungen zu pränatalem Stress zeigte sich bei Ratten, dass einige, aber nicht alle der stressinduzierten neuronalen Veränderungen verhindert oder »korrigiert« werden können, wenn man die pränatal gestressten Tiere nach der Geburt »händelt«, d. h. ihnen eine vermehrte taktile somatosensorische Stimulation zukommen lässt (Bock et al. 2011). Auch die akustische Zuwendung der Mutter (ihre Stimme) scheint therapeutische Wirkung zu haben. Degus, die mehrfach von den Eltern getrennt wurden (Trennungsstress), entwickeln veränderte Dichten von dopaminergen und serotonergen Rezeptoren. Diese stressinduzierten Veränderungen lassen sich »abpuffern«, wenn die Tiere während der Trennungssituation die Stimme ihrer Mutter hören (Ziabreva, Poeggel, Schnabel 2003; Ziabreva, Schnabel, Poeggel 2003). Auch durch pharmakologische Behandlung lassen sich gehirnbiologische Veränderungen auslösen, von denen man sich therapeutische Wirkung erhofft. Beispielsweise führt die Behandlung mit Antidepressiva zu einer erhöhten Neurogenese und erhöhter Zellproliferation im Hippocampus, wodurch möglicherweise die stressinduzierte dendritische Atrophie hippocampaler Neuronen ausgeglichen werden kann (McEwen 1999). Unsere Experimente an Degus mit ADHS-ähnlicher Verhaltenssymptomatik zeigen, dass eine Behandlung mit Methylphenidat, einem Medikament zur Behandlung der ADHS-Symptomatik bei Kindern und Jugendlichen, sowohl die Verhaltenssymptome als auch die stress-induzierten synaptischen Veränderungen »rückgängig« macht (Zehle et al. 2007).

Bei der Interpretation solcher »therapeutischer« Effekte ist jedoch eine gewisse Zurückhaltung geboten, denn noch ist es unklar, ob die Normalisierung der Verhaltensweisen auch tatsächlich mit einer funktionellen »Korrektur« der »dejustierten« limbischen Regionen einhergeht. Die bisherigen Erkenntnisse aus dem tierexperimentellen und klinischen Bereich sind jedoch vielversprechend und zukunftsweisend. Allerdings wird es nur über eine verstärkte interdisziplinäre Zusammenarbeit zwischen der Neurobiologie, Entwicklungspsychologie, Neonatalogie und Psychiatrie möglich sein, wirkungsvollere präventive und therapeutische Interventionen zu entwickeln.

Literatur

Agid O, Kohn Y, Lerer B (2000) Environmental stress and psychiatric illness. Biomedicine & Pharmacotherapy 54:135–141.

Bagot RC, van Hasselt FN, Champagne DL (2009) Maternal care determines rapid effects of stress mediators on synaptic plasticity in adult rat hippocampal dentate gyrus. Neurobiol Learn Mem Oct 92(3):292–300.

Bartels A, Zeki S (2000) The neural basis of romantic love. Neuroreport 11 (17):3829–3834.

Bilang-Bleuel A, Ulbricht S, Chandramohan Y, De Carli S, Droste SK, Reul J (2005) Psychological stress increases histone H3 phosphorylation in adult dentate gyrus granule neurons: involvement in a glucocorticoid receptor-dependent behavioural response. Europ J Neurosci 22:1691–1700.

Black JE, Greenough WT (1998) Developmental approaches to the memory process. In: Martinez JL Jr, Kesner RP (Hrsg.) Neurobiology of Learning and Memory. San Diego: Academic Press, Inc P, S. 55–88.

Bock J, Braun K (2011) The impact of perinatal stress on the functional maturation of prefronto-cortical synaptic circuits: implications for the pathophysiology of ADHD? Prog Brain Res 189:155–169.

Bock J, Murmu MS, Biala Y, Weinstock M, Braun K (2011) Prenatal stress and neonatal handling induce sex-specific changes in dendritic complexity and dendritic spine density in hippocampal subregions of prepubertal rats. Neuroscience [Epub ahead of print]

Bock J, Riedel A, Braun K (2012) Differential changes of metabolic brain activity and interregional functional coupling in prefronto-limbic pathways during different stress conditions: functional imaging in freely behaving rodent pups. Front Cell Neurosci 6:19.

Bowlby J (1995) Mutterliebe und kindliche Entwicklung. München; Basel: Ernst Reinhardt Verlag.

Braun K, Bogerts B (2000) Juvenile experience and learning modulate the functional maturation of the brain: relevance for the genesis and therapy of mental disorders. Psychotherapie Psychosomatik Medizinische Psychologie 50:420–427.

Braun K, Lange E, Metzger M (2000) Maternal separation followed by early social deprivation affects the development of monoaminergic fiber systems in the medial prefrontal cortex of Octodon degus. Neuroscience 95:309–318.

Braun K, Bogerts B (2001) Experience guided neuronal plasticity. Significance for pathogenesis and therapy of psychiatric diseases. Der Nervenarzt 72:3–10.

Braun K, Kremz P, Wetzel W, Wagner T, Poeggel G. (2003) Influence of parental deprivation on the behavioral development in Octodon degus: modulation by maternal vocalizations. Dev Psychobiol 42:237–245.

Braun K, Poeggel G (2001) Recognition of mother's voice evokes metabolic activation in the medial prefrontal cortex and thalamus of Octodon degus pups. Neuroscience 103:861–864.

Braun K, Seidel K, Weigel S (2011) Paternal deprivation alters region- and age-specific interneuron expression patterns in the biparental rodent Octodon degus. Cerebral Cortex 21:1532–1546.

Braun S, Scheich H (1997) Influence of experience on the representation of the »mothering call« in frontoparietal and auditory cortex of pups of the rodent Octodon degus: FDG mapping. J Comp Physiol A Dec 181(6):697–709.

Braun K, Bock J (2011) The experience-dependent maturation of prefronto-limbic circuits and the origin of developmental psychopathology: Implications for the pathogenesis of mental disorders. Developmental Medicine & Child Neurology 53 Suppl 4:14–18.

Bredy TW, Wu H, Crego C, Zellhoefer J, Sun YE, Barad M (2007) Histone modifications around individual BDNF gene promoters in prefrontal cortex are associated with extinction of conditioned fear. Learn Mem 14:268–276.

Brodbeck AJ, Irwin OC (1946). The speech behavior of infants without families. Child Development 17:145–156.

Brower MC, Price BH (2001) Neuropsychiatry of frontal lobe dysfunction in violent and criminal behaviour: a critical review. Journal of Neurology, Neurosurgery & Psychiatry 71:720–726.

Bryan GK, Riesen AH (1989) Deprived somatosensory-motor experience in stumptailed monkey neocortex: dendritic spine density and dendritic branching of layer IIIB pyramidal cells. The Journal of Comparative Neurology 286:208–217.

Bush G (2011) Cingulate, frontal, and parietal cortical dysfunction in attention-deficit/hyperactivity disorder. Biol Psychiatry 69 (12):1160–1167.

Champagne DL, Bagot RC, van Hasselt F (2008) Maternal care and hippocampal plasticity:

evidence for experience-dependent structural plasticity, altered synaptic functioning, and differential responsiveness to glucocorticoids and stress. J Neurosci 28(23):6037–6045.

Chandramohan Y, Droste SK, Reul JM (2007) Novelty stress induces phospho-acetylation of histone H3 in rat dentate gyrus granule neurons through coincident signalling via the N-methyl-D-aspartate receptor and the glucocorticoid receptor: relevance for c-fos induction. J Neurochem 101:815–828.

Changeux JP, Danchin A (1976). Selective stabilisation of developing synapses as a mechanism for the specification of neuronal networks. Nature 264:705–712.

Chen BK, Sassi R, Axelson D (2004) Cross-Sectional Study of Abnormal Amygdala Development in Adolescents and Young Adults with Bipolar Disorder. Biol Psychiatr 56:399–405.

Chugani HT, Behen ME, Muzik O (2001) Local brain functional activity following early deprivation: a study of postinstitutionalized Romanian orphans. Neuroimage 14:1290–1301.

Comery TA, Shah R, Greenough WT (1995). Differential rearing alters spine density on medium-sized spiny neurons in the rat corpus striatum: evidence for association of morphological plasticity with early response gene expression. Neurobiology of Learning and Memory 63:217–219.

DeCasper AJ, Fifer WP (1980) Of human bonding: newborns prefer their mother's voices. Science 208:1174–76.

Fagiolini M, Jensen CL, Champagne FA (2009) Epigenetic influences on brain development and plasticity. Curr Opin Neurobiol 19:207–212.

Feldman R (2012) Oxytocin and social affiliation in humans. Hormones and Behavior, in press.

Giedd J, Vaituzis C, Hamburger SD (1996) Quantitative MRI of the temporal lobe, amygdala, and hippocampus in normal human development: Ages 4–18 years. J Com Neurol 366:223–230.

Gos T, Becker K, Bock J (2006) Early neonatal and postweaning social emotional deprivation interferes with the maturation of serotonergic and tyrosine hydroxylase- immunoreactive afferent fiber systems in the rodent nucleus accumbens, hippocampus and amygdala. Neuroscience 140:811–821.

Gos T, Günther K, Bielau H (2009) Suicide and depression in the quantitative analysis of glutamic acid decarboxylase-Immunoreactive neuropil. J Affect Disord 113(1–2):45–55.

Gos T, Krell D, Bielau H (2010) Demonstration of disturbed activity of the lateral amygdaloid nucleus projection neurons in depressed patients by the AgNOR staining method. J Affect Disord 126(3):402–410.

Gräff J, Mansuy IM (2008) Epigenetic codes in cognition and behaviour. Beha Brain Res 192:70–87.

Happaney K, Zelazo PD, Stuss DT (2004) Development of orbitofrontal function: Current themes and future directions. Brain and Cognition 55:1–10.

Harlow HF, Harlow MK (1962) Social deprivation in monkeys. Scientific American 207: 137–146.

Harman C, Rothbart MK, Posner MI (1997) Distress and attention interactions in early infancy. Motiv Emotion 21:27–43.

Helmeke C, Ovtscharoff Jr W, Poeggel G (2001) Juvenile emotional experience alters synaptic composition in the anterior cingulate cortex. Cerebral Cortex 11:717–727.

Helmeke C, Poeggel G, Braun K (2001) Differential emotional experience induces elevated spine densities on basal dendrites of pyramidal neurons in the anterior cingulate cortex. Neuroscience 104:927–931.

Helmeke C, Seidel K, Poeggel G (2009) Paternal deprivation during infancy results in dendrite- and time-specific changes of dendritic development and spine formation in the orbitofrontal cortex of the biparental rodent Octodon degus. Neuroscience 63:790–798

Hunter RG, McCarthy KJ, Milne TA, Pfaff DW, McEwen BS (2009) Regulation of hippocampal H3 histone methylation by acute and chronic stress. Proc Natl Acad Sci USA 106:20 912–20 917.

Huttenlocher PR (1979) Synaptic density in human frontal cortex – developmental changes and effects of aging. Brain Research 163: 195–205.

Huttenlocher PR, Dabholkar AS (1997) Regional differences in synaptogenesis in human cerebral cortex. The Journal of Comparative Neurology 387:167–178.

Ichikawa M, Mastuoka M, Mori Y (1993). Effect of differential rearing on synapses and soma size in rat medial amygdaloid nucleus. Synapse 13:50–56.

Joseph R (1999) Environmental Influences on Neural Plasticity, the Limbic System, Emotional Development and Attachment: A Review. Child Psychiatry and Human Development 29 (3):189–208.

Laurent HK, Ablow JC (2011) A cry in the dark: depressed mothers show reduced neural activation to their own infant's cry. Soc Cogn Affect Neurosci.

Leckman JF, Herman AE (2002) Maternal behavior and developmental psychopathology. Biol Psychiatry 51(1):27–43.

Levenson JM, O'Riordan KJ, Brown KD, Trinh MA, Molfese DL, Sweatt JD (2004) Regulation of histone acetylation during memory formation in the hippocampus. J Biol Chem 279:40 545–40 559.

Levenson JM, Sweatt JD (2005) Epigenetic mechanisms in memory formation. Nat Rev Neurosci 6:108–118.

Liu D, Diorio J, Day JC, Francis DD, Meaney MJ (2000) Maternal care, hippocampal synaptogenesis and cognitive development in rats. Nature Neuroscience 3:799–806.

Lorberbaum JP, Newman JD, Horwitz AR (2002) A potential role for thalamocingulate circuitry in human maternal behavior. Biol Psychiatry 51(6):431–445.

Lorenz K (1935) Der Kumpan in der Welt des Vogels. Journal für Ornithologie 83:137–413.

MacLean PD (1990) Triune Brain in Evolution: Role in Paleocerebral Functions. New York: Plenum Press.

Manoach DS (2003) Prefrontal cortex dysfunction during working memory performance in schizophrenia: reconciling discrepant findings. Schizophrenia research 60:285–298.

Martin LJ, Spicer DM, Lewis MH, Gluck JP, Cork LC (1991) Social deprivation of infant rhesus monkeys alters the chemoarchitecture of the brain: I. Subcortical regions. J Neurosci 11:3344–3358.

McEwen BS, Magarinos AM (1997) Stress effects on morphology and function of the hippocampus. Annals of the New York Academy of Sciences 821:271–284.

McEwen BS (1999) Stress and hippocampal plasticity. Annual Review of Neuroscience 22:105–122.

Mehta MA, Golembo NI, Nosarti C (2009) Amygdala, hippocampal and corpus callosum size following severe early institutional deprivation: The English and Romanian Adoptees Study Pilot Journal of Child Psychology and Psychiatry 50:943–951.

Mohanty A, Engels S, Herrington JD (2007) Differential engagement of anterior cingulate cortex subdivisions for cognitive and emotional function Psychophysiology 44:343–351.

Mueller BR, Bale TL (2008) Sex-specific programming of offspring emotionality after stress early in pregnancy. J Neurosci 28:9055–9065.

Murmu MS, Salomon S, Biala Y (2006) Changes of spine density and dendritic complexity in the prefrontal cortex in offspring of mothers exposed to stress during pregnancy. European J Neurosci 24:1477–1487.

Newport DJ, Stowe ZN, Nemeroff CB (2002) Parental depression: animal models of an adverse life event. The American Journal of Psychiatry 159:1265–1283.

Numan M, Sheehan TP (1997) Neuroanatomical circuitry for mammalian maternal behavior. Ann N Y Acad Sci 807:101–125.

O'Connor TG, Rutter M (2000) Attachment disorder behavior following early severe deprivation: extension and longitudinal follow-up. English and Romanian Adoptees Study Team. Journal of the American Academy of Child and Adolescent Psychiatry 39:703–712.

Ovtscharoff Jr W, Helmeke C, Braun K (2006) Lack of paternal care affects synaptic development in the anterior cingulate cortex. Brain Res 1116:58–63.

Panksepp J, Watts D (2011) Why Does Depression Hurt? Ancestral Primary-Process Separation-Distress (PANIC/GRIEF) and Diminished Brain Reward (SEEKING) Processes in the Genesis of Depressive Affect Psychiatry 74(1) Spring 2011.

Pfefferbaum A, Mathalon DH, Sullivan EV (1994) A quantitative magnetic resonance imaging study of changes in brain morphology from infancy to late adulthood. Arch Neurol 51(9):874–887.

Poeggel G, Braun K (1996) Early auditory filial learning in degus (Octodon degus): Behavioral and autoradiographic studies. Brain Res 743:162–170.

Poeggel G, Helmeke C, Abraham A (2003) Juvenile emotional experience alters synaptic composition in the rodent cortex, hippocampus, and lateral amygdala. Proceedings of the National Academy of Sciences of the United States of America 100:16 137–16 142.

Poeggel G, Nowicki L, Braun K (2003) Early social deprivation alters monoaminergic afferents in the orbital prefrontal cortex of Octodon degus. Neuroscience 116:617–620.

Posner MI, Rothbart MK (1998) Attention, self regulation and consciousness. Philos Trans R Soc London Ser B 353:1915–1927.

Raine A, Buchsbaum M, LaCasse L (1997) Brain abnormalities in murderers indicated by positron emission tomography. Biological Psychiatry 42:495–508.

Rilling JK, Winslow JT, O'Brien D, Gutman DA, Hoffman JM, Kilts CD (2001) Neural correlates of maternal separation in rhesus monkeys. Biological Psychiatry 49:146–157.

Roth TL, Lubin FD, Funk AJ, Sweatt JD (2009) Lasting epigenetic influence of early-life adver-

sity on the BDNF gene. Biol Psychiatry 65:760–769.
Rubia K, Overmeyer S, Taylor E (1999) Hypofrontality in attention deficit hyperactivity disorder during higher-order motor control: a study with functional MRI. The American Journal of Psychiatry 156:891–896.
Sananbenesi F, Fischer A (2009) The epigenetic bottleneck of neurodegenerative and psychiatric diseases. Biol Chem 390:1145–1153.
Schanberg SM, Field TM (1997) Sensory deprivation stress and supplemental stimulation in the rat pup and preterm human neonate. Child Development 58:1431–1447.
Seidel K, Holetschka R, Poeggel G (2011) Paternal deprivation alters the development of Corticotropin Releasing Factor (CRF)-expressing neurons in the orbitofrontal cortex, amygdala and hippocampus of the biparental rodent Octodon degus. J Neuroendocrinology
Spitz RA (1945) Hospitalism: an inquiry into the genesis of psychiatric conditions in early childhood. Psychoanalytical Study of the Child 1:53–74.
Spitz RA (1996) Vom Säugling zum Kleinkind. Stuttgart: Klett-Cotta.
Stadler C, Sterzer P, Schmeck K (2007) Reduced anterior cingulate activation in aggressive children and adolescents during affective stimulation: association with temperament traits. Journal of Psychiatric Research 41(5):410–417.
Struble RG, Riesen AH (1978) Changes in cortical dendritic branching subsequent to partial social isolation in stumptailed monkeys. Developmental Psychobiology 11:479–486.
Suomi SJ (1991) Early stress and adult emotional reactivity in rhesus monkeys. Ciba Foundation Symposium 156:171–188.
Suomi SJ (1997) Early determinants of behaviour: evidence from primate studies. British Medical Bulletin 53:170–184.
Swain JE, Tasgin E, Mayes LC (2008) Maternal brain response to own baby-cry is affected by cesarean section delivery. Journal of Child Psychology and Psychiatry 49:1042–1052.
van Oers HJ, de Kloet ER, Whelan T (1998) Maternal deprivation effect on the infant's neural stress markers is reversed by tactile stimulation and feeding but not by suppressing corticosterone. The Journal of Neuroscience 18:10 171–10 179.
Volkmar FR, Greenough WT (1972) Rearing complexity affects branching of dendrites in the visual cortex of the rat. Science 176:1145–1147.
Weaver IC, Cervoni N, Champagne FA, D'Alessio AC, Sharma S, Seckl JR, Dymov S, Szyf M, Meaney MJ (2004) Epigenetic programming by maternal behavior. Nat Neurosci 7:847–854.
Webb SJ, Monk CS, Nelson CA (2001) Mechanisms of postnatal neurobiological development: implications for human development. Developmental Neuropsychology 19:147–171.
Yakovlev PJ, Lecours AR (1967) The myelogenetic cycles of regional maturation of the brain. In: Minskowski A (Hrsg.) Regional Development of the Brain in Early Life. Oxford, S. 3–10.
Zehle S, Bock J, Jezierski G, Braun K (2007) Methylphenidate treatment recovers stress-induced elevated dendritic spine densities in the rodent dorsal anterior cingulate cortex. Developmental Neurobiology 67:1891–1900.
Zetzsche T, Frodl T, Preuss UW (2006) Amygdala volume and depressive symptoms in patients with borderline personality disorder. Biol Psychiatry 60(3):302–310.
Ziabreva I, Poeggel G, Schnabel R (2003) Separation-induced receptor changes in the hippocampus and amygdala of Octodon degus: Influence of maternal vocalizations. J Neurosci 23:5329–5336.
Ziabreva I, Schnabel R, Poeggel G (2003) Mother's voice »buffers« separation-induced receptor changes in the prefrontal cortex of Octodon degus. Neuroscience 119:433–441.

3 Psychobiologische Aspekte bei früher Traumatisierung

Katja Wingenfeld und Christine Heim

Kapitelübersicht

1 Einleitung: Früher traumatischer Stress als Risikofaktor
2 Veränderungen der Hypothalamus-Hypophysen-Nebennierenrinden-Achse
3 Veränderungen der zentralen Corticotropin-Releasing-Hormon- und Noradrenalinausschüttung
4 Früher traumatischer Stress und Oxytocin
5 Veränderungen in Gehirnregionen, die an der Stressregulation beteiligt sind
6 Gen-Umwelt-Interaktionen: Variation in Genen des Stress-Systems
7 Epigenetik
8 Implikationen für Intervention

---

1 Einleitung: Früher traumatischer Stress als Risikofaktor

Lebensgeschichtlich früher traumatischer Stress führt zu zahlreichen physiologischen Veränderungen, insbesondere der Stressregulationssysteme, und stellt einen potenten Risikofaktor für psychische und somatische Erkrankungen dar. So besteht nicht nur eine höhere Prävalenz von z. B. Depressionen, Angststörungen, Essstörungen, Suchterkrankungen, somatoformen Störungen und Persönlichkeitsstörungen (Driessen et al. 2008; Heim, Bremner und Nemeroff 2006; Herman, Perry und van der Kolk, 1989; Spitzer et al. 2008; Steiger et al. 2009), sondern auch für körperliche Erkrankungen wie Schmerzstörungen, Autoimmunerkrankungen, chronisches Erschöpfungssyndrom, Herz-Kreislauferkrankungen, Übergewicht und Diabetes (Goodwin und Stein 2004; Heim et al. 2006; Romans et al. 2002; Williamson et al. 2002). Das folgende Kapitel soll einen Einblick in die Zusammenhänge zwischen frühen traumatischen Erfahrungen und psychobiologischen, insbesondere neuroendokrinen Veränderungen geben und aufzeigen, welche Mechanismen möglicherweise dem Zusammenhang zwischen frühem Stress und der Entwicklung eines Spektrums von Erkrankungen im Erwachsenenalter zu Grunde liegen. Zusammenfassend zeigt sich, dass früher Stress in Interaktion mit genetischen Variablen die Vulnerabilität für spätere Stressoren und für die Manifestation von stressabhängigen Störungen erhöht.

2 Veränderungen der Hypothalamus-Hypophysen-Nebennierenrinden-Achse

Die Hypothalamus-Hypophysen-Nebennierenrinden-Achse (HHNA) ist neben dem sympathischen Nervensystem der maßgebliche Regulator der neuroendokrinen Stressreaktion. Bei Stress wird im Hypothalamus das Corticotropin-Releasing-Hormon (CRH) freigesetzt, welches an der Hypophyse bindet und dort die Ausschüttung von Adrenocorticotropin (ACTH) in den Blutkreislauf initiiert. ACTH bewirkt auf der Ebene der Nebennierenrinde die Ausschüttung des Glucocorticoids Cortisol, welches eine Vielzahl von metabolischen und immunregulierenden Effekten im Organismus ausübt und so die Anpassung an belastende Bedingungen ermöglicht (Kirschbaum und Hellhammer 1999). Dem lipophilen Cortisol ist es möglich, die Blut-Hirn-Schranke zu passieren und über negative Feedbackmechanismen über spezifische Glucocorticoid-Rezeptoren (GR) die weitere Aktivität der HHNA zu drosseln. Entsprechende GR finden sich u. a. im Hypothalamus und Hippocampus. Eine chronische Stressexposition kann jedoch zu einer anhaltend starken Aktivierung des Stresssystems und somit zu Veränderungen im negativen Feedbacksystem und zu Veränderungen der Stresshormonkonzentration führen. GR weisen eine weite Verbreitung im Gehirn auf (z. B. Amygdala, Hippocampus, anteriorer cingulärer Kortex, präfrontaler Cortex) und sind somit auch an einer Vielzahl neuropsychologischer Funktionen, insbesondere das Gedächtnis betreffend, beteiligt (Lupien und Lepage 2001; Wolf 2003, 2006) und nehmen Einfluss auf das Verhalten.

Neben der Aktivierung der HNNA wirkt CRH als Neurotransmitter in vielen Gehirnregionen und hat so vielfältige Effekte auf das emotionale Erleben und das Verhalten. Gut bekannt sind in diesem Zusammenhang die behavioralen Veränderungen, die Depressivität und Angst widerspiegeln. Auf Veränderungen der CRH-Regulation im Zusammenhang mit frühem Stress wird in Abschnitt 3 ausführlicher eingegangen.

Bereits ältere präklinische Studien an Ratten konnten zeigen, dass früher Stress langfristige physiologische Veränderungen bewirken kann (Levine 1967). So zeigten Ratten, die in den ersten zwei Lebenswochen für mehrere Stunden von der Mutter getrennt wurden, nicht nur eine verstärkte neuroendokrine und autonome Stressreaktion, sondern auch depressionsähnliche Verhaltensweisen, eine erhöhte Ängstlichkeit und kognitive Auffälligkeiten (Ladd, Owens und Nemeroff 1996; Newport, Stowe und Nemeroff 2002). Diese Auffälligkeiten persisierten über die Lebensspanne der Tiere. Zu ähnlichen Ergebnisse kamen Studien, die Rattenkinder untersuchten, deren Mütter ein nur gering ausgeprägtes Pflegeverhalten zeigten (Meaney 2001). Weiterhin zeigte sich, dass früher Stress die Funktionalität der Glucocorticoid-Rezeptoren (GR) beeinträchtigt (Meaney und Aitken 1985; Meaney et al. 1988, 2000). Wie oben erwähnt spielen GR eine maßgebliche Rolle bei der Feedbackregulation der HHNA, da sie die negativen Feedbackprozesse der Achse mediieren (siehe auch Abschnitt 7).

Mittlerweile liegen auch Humanstudien vor, die die physiologischen Auswirkungen früher Traumatisierung untersuchten, z. B. im Kontext von Untersuchungen zu Veränderungen der HHNA bei depressiven Patienten. So konnten bei diesen Patienten beispielsweise erhöhte CRH- und Cortisol-Werte und eine verringerte Feedbacksensitivität nachgewiesen werden (Gillespie und Nemeroff 2005). Mittlerweile gibt es zunehmend Hinweise darauf, dass entwicklungsgeschichtlich frühe Faktoren diesbezüglich eine wichtige Einflussgröße darstellen. Eine Untersuchung an missbrauchten Mädchen, die noch immer unter Stressbedingungen lebten, ergab eine erhöhte ACTH-Antwort bei normaler Cortisolausschüttung nach Gabe von CRH (Kaufman et al. 1997), wobei eine andere Studie an sexuell missbrauchten Mädchen eher eine unterdrückte ACTH-Response bei normaler Cortisolreaktion im CRH-Stimulationstest zeigte (De Bellis et al. 1994). Die längerfristigen Konsequenzen, also die Auswirkungen dieser frühen Stressoren auf neurobiologische Konsequenzen im Erwachsenenalter, können auf der Basis dieser Studien jedoch nicht abgeschätzt werden. Heim et al. (2000) konnten zeigen, dass Frauen, die in ihrer Kindheit Opfer von Missbrauchserfahrungen waren, eine erhöhte Ausschüttung von ACTH während eines Stresstests (Trier Social Stress Test, TSST) hatten. Lag zusätzlich eine Depression vor, wiesen die traumatisierten Frauen zudem eine erhöhte Cortisolausschüttung auf (Heim et al. 2000). Weiterhin konnte gezeigt werden, dass Männer, die unter einer Depression litten und in ihrer Kindheit traumatisiert waren, im kombinierten Dexamethason(DEX)/CRH-Test sowohl eine verstärkte ACTH als auch Cortisolausschüttung aufwiesen (Heim et al. 2008a). Diese Ergebnisse weisen auf eine gesteigerte Reaktivität und eine gestörte Feedbacksensitivität der HHNA hin. Ein ähnlicher Befund konnte auch bei Patienten mit sozialen Ängsten gezeigt werden: Eine erhöhte Stressreaktivität zeigte sich ausschließlich bei denjenigen Patienten, die frühen Missbrauch erlebt hatten (Elzinga et al. 2010). Diese Ergebnisse stehen in Einklang mit Befunden, die eine veränderte Funktionalität der GR zeigen konnten (vgl. Abschnitt 7). Auch bei pränatal gestressten jungen Frauen fand sich eine verstärkte hormonelle Reaktion im TSST (Entringer et al. 2009). Zudem konnten erhöhte Insulin- und C-Peptid-Werte gezeigt werden und zwar unabhängig von anderen Risikofaktoren für eine Insulinresistenz (Entringer et al. 2008). Früher Stress konnte als ein unabhängiger Risikofaktor für die Ausbildung von Insulinresistenz, Diabetes und kardiovaskulären Erkrankungen identifiziert werden (Le Clair et al. 2009). Möglicherweise stellen Veränderungen der HHNA einen wichtigen mediierenden Faktor dar.

Nicht alle Studien legen jedoch eine überaktive HHNA in Folge früher Traumatisierung nahe: Eine Studie an Kindern erbrachte beispielsweise keinen Hinweis auf eine generell gesteigerte Cortisolausschüttung in einem Stresstest (Gunnar et al. 2009). In einer nicht-klinischen gesunden Stichprobe fand sich zudem, dass physische bzw. emotionale Misshandlungen in der Kindheit mit einer verringerten Cortisolreaktion in einem Stresstest und im DEX/CRH-Test im Erwachsenenalter in Zusammenhang standen (Carpenter et al. 2011, 2009). Möglicherweise reflektiert dieser Befund einen Resilienzfaktor, der vor der Entwicklung einer Depression schützt. Auf der anderen Seite wurden verringerte Cortisolwerte auch für die Posttraumatische Belastungsstörung (PTBS) berichtet (Yehuda 2002). Möglicherweise begünstigt ein Mangel an den protektiven Eigenschaften des Cortisols die Entstehung von psychischen Störungen, v.a. infolge weiterer Stressexposition. So könnte bei weiterem Stress ein Mangel an Cortisoleffekten zu einer Disinhibition zentraler Stresssysteme und damit zur Manifestation von Symptomen der Angst und Depression sowie einer prolongierten Aktivierung der HHNA führen (siehe unten).

3 Veränderungen der zentralen Corticotropin-Releasing-Hormon- und Noradrenalinausschüttung

Noch vor der Aktivierung der hormonellen Kaskade der HHNA kommt es unmittelbar nach Auftreten eines Stressors zur Ausschüttung von Noradrenalin und Adrenalin in den Blutkreislauf. Noradrenalin (NA), das zur Klasse der Katecholamine gehört, wird in Neuronen des Locus coeruleus (LC) synthetisiert, der zu verschiedenen Hirnarealen wie dem präfrontalen Cortex, der Amygdala, dem Hippocampus und Hypothalamus projiziert. In Interaktion mit dem Corticotropin-Releasing-Hormon (CRH) fördert Noradrenalin die Furchtkonditionierung und die Enkodierung emotionaler Gedächtnisinhalte und erhöht die Erregbarkeit und Vigilanz. In der Peripherie führt Stress zur Ausschüttung von Noradrenalin und Adrenalin im Nebennierenmark und leitet eine adaptive Alarmreaktion ein. NA wirkt über postsynaptische α_1-, β_1- und β_2-Rezeptoren, während der α_2-Rezeptor als präsynaptischer Rezeptor die weitere Ausschüttung des Hormons hemmt. Zwischen LC-NA-System und HHNA besteht ein enger Zusammenhang, der sehr wahrscheinlich über das CRH vermittelt wird (Pacak und Palkovits 2001). Es bestehen z. B. CRH-mediierte Verbindungen zwischen LC und Amygdala. Im LC ausgeschüttetes NA aktiviert den paraventriculären Nucleus (PVN) des Hypothalamus und aktiviert so die HHNA. Das nachfolgend ausgeschüttete Cortisol hat inhibitorische Effekte auf die HHNA, stimuliert andererseits CRH-Neurone z. B. in der Amygdala, so dass es hier zu einer verstärkten Aktivierung kommen kann (Makino, Gold und Schulkin 1994).

Früher traumatischer Stress beeinflusst das Gehirn in seiner Entwicklung. Die Ausschüttung bestimmter Hormone oder Neurotransmitter spielt hier eine entscheidende Rolle. Dies zeigt sich im Tierexperiment zum Beispiel in einer verstärkten Ausschüttung von CRH und einer erhöhten Produktion von CRH mRNA in verschiedenen Gehirnarealen, die für die Regulation von Stress und Emotionen wie Hypothalamus, LC und Amygdala wichtig sind (Plotsky et al. 2005). Dies scheint durch die Aufregulierung eines Rezeptors für CRH, des CRH-R1, vermittelt zu werden. Dieser Rezeptortyp vermittelt maßgeblich die Stressreaktion, während andere (z. B. CRH-R2) eher eine moderierende Aufgabe haben. Studien an Primaten stützen die Überlegungen, dass frühe aversive Lebensumstände die Stressregulationssysteme auf zentraler Ebene beeinflussen: Junge Primaten waren über mehrere Monate ungünstigen Versorgungsbedingungen ausgesetzt, indem die Tiere in Unsicherheit hinsichtlich der mütterlichen Zuwendung aufwuchsen (Coplan et al. 1996). Im Vergleich zu Altersgenossen, die unter günstigeren Bedingungen aufwuchsen, zeigten die gestressten Jungtiere vier Jahre später eine erhöhte Konzentration von CRH im Liquor, während die adrenale Aktivität verringert war. Eine erhöhte Konzentration von CRH in der Cerebrospinalflüssigkeit (CSF) bei erwachsenen Primaten, die früh gestresst wurden, konnte später repliziert werden (Coplan et al. 2001). Beim Menschen konnten in der Cerebrospinalflüssigkeit erhöhte CRH-Konzentrationen bei Frauen mit körperlichen Misshandlungen in der Kindheit nachgewiesen werden (Heim et al. 2008b). Dieser Befund ist im Einklang mit der Beobachtung, dass erhöhte Werte von CRH in der Cerebrospinalflüssigkeit bei depressiven Patienten in Zusammenhang mit wahrgenommenem Stress im Kindergartenalter stand und weniger mit der depressiven Symptomatik per se (Carpenter et al. 2004).

In der Cerebrospinalflüssigkeit bei der PTBS fand sich zudem eine erhöhte Menge an Noradrenalin (Geracioti et al. 2001).

Hinweise auf ein hyperaktives LC-NA-System bei diesen Patienten ergaben auch verschiedene Startle-Untersuchungen (Orr, Metzger und Pitman 2002). Interessanterweise konnte eine verstärkte Startle-Response auch bei Patienten mit einer Borderline-Persönlichkeitsstörung, eine Erkrankung, die mit einer hohen Prävalenz frühkindlichen Belastungen einhergeht, gezeigt werden (Ebner-Priemer et al. 2005). Tatsächlich gibt es Hinweise darauf, dass insbesondere frühe traumatische Erfahrungen mit einer verstärkten Startle-Reaktion in Zusammenhang stehen (Jovanovic et al. 2009). Als Ursache für eine verstärkte Startle-Response wird eine Hyperreagibilität der Amygdala diskutiert. Interessanterweise konnte in funktionellen Bildgebungsstudien gezeigt werden, dass eine verstärkte Aktivierung der Amygdala in Reaktion auf Bilder mit traurigen Gesichtern bei depressiven Patienten mit dem Vorliegen früher Traumatisierungen assoziiert ist (Grant et al. 2011). Auch eine Studie an Kindern, die unter belastenden Bedingungen aufwuchsen, zeigte eine verstärkte Amygdala-Reaktivität bei Präsentation emotionaler Gesichter (Tottenham et al. 2011). Auf strukturelle Veränderungen der Amygdala bei traumaassoziierten Störungen wird in Abschnitt 5 näher eingegangen. Neben Veränderungen des LC-NA-Systems auf zentralnervöser Ebene wurde insbesondere für die PTBS eine Vielzahl an peripheren autonomen Veränderungen beschrieben, im Wesentlichen in Form einer Hyperaktivierung mit erhöhten Herzraten- und Blutdruckwerten, insbesondere in Reaktion auf Stress oder emotionale Belastungen (Orr et al. 2002). Ein erhöhtes autonomes »Arousal« ist jedoch ein Kriterium der PTBS und somit eher ein Marker dieser Erkrankung als ein Korrelat des Traumas. Allerdings konnte auch bei Frauen mit früher Traumatisierung eine erhöhte Herzratenreaktion in einem Stresstest nachgewiesen werden (Heim et al. 2000). Insgesamt fehlen in diesem Bereich jedoch Studien, in denen klar zwischen den Korrelaten einer bestimmten Psychopathologie, wie einer Angsterkrankung und denen einer lebensgeschichtlich frühen Traumatisierung differenziert wird. Neuere Studien machen aber deutlich, dass insbesondere frühe Traumatisierungen die Funktionalität der Amygdala beeinflussen und somit die Fähigkeit einschränken, Emotionen zu regulieren (Grant et al. 2011; Tottenham et al. 2011, 2010).

4 Früher traumatischer Stress und Oxytocin

Die psychophysiologische Stressreaktion wird durch eine Vielzahl an Faktoren beeinflusst. Positive soziale Beziehungen spielen hier eine besondere Bedeutung. Wie in Abschnitt 2 beschrieben, zeigten schon Tierversuche, dass das Pflegeverhalten der mütterlichen Ratten Auswirkungen auf die Stressregulation erwachsener Tieren und somit protektive oder schädigende Wirkungen hat. In diesem Zusammenhang ist das »Bindungshormon« Oxytocin von großem Interesse. Oxytocin, welches aus der Hypophyse in die Peripherie sezerniert wird, spielt eine wichtige Rolle bei der Geburt und beim Stillen. Zentrale oxytocinerge Bahnen, welche aus dem Hypothalamus zu Vorderhirnregionen ziehen, scheinen soziales Verhalten zu fördern sowie Stress und Angst zu reduzieren (Heinrichs und Gaab 2007). Tatsächlich hat Oxytocin eine inhibitorische Wirkung auf die Aktivität der HHNA und auch in der Amygdala konnten entsprechende

Rezeptoren nachgewiesen werden (Huber, Veinante und Stoop 2005; Kirsch et al. 2005). Zudem konnte gezeigt werden, dass die Gabe von Oxytocin bei gesunden Männern zu einer verringerten Aktivierung der Amygdala bei der Betrachtung angstauslösender Bilder führte (Kirsch et al. 2005).

Veränderungen des Oxytocin-Systems wurden bislang hauptsächlich für Störungen wie z. B. Autismus, Schizophrenie und soziale Ängste diskutiert (Heinrichs, von Dawans und Domes 2009). Erste Studien legen jedoch nahe, dass Menschen, die in ihrer Kindheit traumatisiert oder emotional vernachlässigt wurden, eine verringerte Ausschüttung von Oxytocin aufweisen (Fries et al. 2005; Heim et al. 2009 b).Während die Studie von Fries und Kollegen lediglich eine periphere Messung von Oxytocin im Urin durchführten, konnte in der Studie von Heim und Mitarbeitern erstmals gezeigt werden, dass entsprechende Veränderungen auch auf zentralnervöser Ebene nachzuweisen sind. In dieser Studie wurde das Oxytocin-Niveau in der Cerebrospinalflüssigkeit bestimmt. Als besonders stark erwies sich der Zusammenhang zwischen frühen emotionalen Missbrauchserfahrungen und der Oxytocin-Ausschüttung. Dazu passend legten schon Tierstudien die Wichtigkeit des Oxytocin für die Mutter-Kind-Bindung aber auch Partnerschaftsbeziehungen nahe (Lim und Young 2006). Dementsprechend konnte auch beim Menschen gezeigt werden, dass Veränderungen im Oxytocin-System mit Bindungsstörungen (im Erwachsenenalter) in Zusammenhang stehen (Carter 1998). Bei frühen Traumatisierungen, die häufig mit einer mangelnden Eltern-Kind-Bindung assoziiert sind, scheint das Oxytocin eine wichtige Rolle zu spielen. Bei Patienten mit einer Borderline-Persönlichkeitsstörung, also einer Erkrankung mit einer hohen Prävalenz früher Traumatisierung, häufig gestörter Eltern-Kind-Bindung und starken Ängsten verlassen zu werden, konnte in einer Bildgebungsstudie bei der Aktivierung von Bindungsängsten eine verstärkte Aktivierung des anterioren Cingulums gezeigt werden (Buchheim et al. 2008). Diese Gehirnregion ist wichtig für die Emotionsregulation und hat einen hemmenden Einfluss auf die Amygdala. Interessanterweise wurden strukturelle Veränderungen des anterioren Cingulums mit genetischen Auffälligkeiten des Oxytocin-Rezeptors in Verbindung gebracht (Tost et al. 2010). Das Fehlen protektiver Faktoren, wie einer gesunden Mutter-Kind-Bindung und der damit einhergehenden physiologischen Prozesse, ist also möglicherweise an der Entstehung und Aufrechterhaltung psychischer Erkrankungen in Folgen früher Traumatisierung maßgeblich beteiligt. Es scheint, dass das komplexe Zusammenspiel von aktivierenden (CRH) und hemmenden (Oxytocin) Neuropeptiden dysreguliert ist, was zu Störungen der Stress- und Emotionsregulation führen kann.

5 Veränderungen in Gehirnregionen, die an der Stressregulation beteiligt sind

Wie schon in den vorherigen Abschnitten angedeutet, ist an der Stress- und Emotionsregulation eine Vielzahl von Gehirnstrukturen beteiligt. Eine besonders wichtige Rolle spielt der Hippocampus, da hier eine hohe Dichte an Rezeptoren für Glucocorticoide besteht, welche die Aktivität der HHNA regulieren. Somit ist der Hippocampus aber auch anfällig für potenziell schädigende Effekte von Stress. So wurde beschrieben, dass Cortisol und Stress negative Auswirkungen u. a. auf die hippocampalen Neurone und die Neoneurogenese (Sapolsky 1999) haben. Der Hippocampus spielt aber auch eine entscheidende Rolle bei Gedächtnisprozessen und der Angstkonditionierung. Eine Vielzahl an Studien untersuchte dementsprechend Veränderungen dieser Struktur. Relativ übereinstimmend konnte in strukturellen Bildgebungsstudien ein verringertes Volumen des Hippocampus bei PTSD und Depression gezeigt werden (Karl et al. 2006; Videbech und Ravnkilde 2004), aber auch bei Patienten mit einer Borderline-Persönlichkeitsstörung und Dissoziativer Identitätsstörung, ein Symptomkomplex, der ebenfalls eng mit früher Traumatisierung assoziiert ist (Vermetten et al. 2006; Wingenfeld et al. 2010). Es zeigte sich auch, dass das verringerte hippocampale Volumen bei depressiven Patienten in Zusammenhang mit dem Vorliegen einer frühen Traumatisierung stand (Vythilingam et al. 2002), ein ähnlicher Befund also, wie er teilweise für Veränderungen der HHNA bei Depression nahegelegt wurde (Heim et al. 2008 b). Weitere Studien stützen die Hypothese, dass gerade frühe Traumatisierungen zu strukturellen Veränderungen des Hippocampus führen (Bremner et al. 2003; Stein et al. 1997). Interessanterweise scheint ein verringertes Hippocampusvolumen einen Risikofaktor für die Ausbildung einer späteren PTSD darzustellen, wie eine Zwillingsstudie zeigen konnte (Gilbertson et al. 2002). Neben dem Hippocampus weisen aber auch andere Gehirnareale strukturelle Veränderungen auf, wie ein verringertes Volumen des Corpus callosum (De Bellis et al. 2002; Teicher et al. 2004) in Assoziation mit frühem Missbrauch sowie verringerte Amygdalavolumen bei der Borderline-Persönlichkeitsstörung und Dissoziation (Driessen et al. 2000; Schmahl et al. 2003; Vermetten et al. 2006). Eine Studie, in der Kinder untersucht wurden, die unter belastenden Bedingungen aufwuchsen, erbrachte ebenfalls Hinweise auf zentrale Veränderungen. Es zeigte sich ein vergrößertes Volumen der Amygdala in Kombination mit verringerten Fähigkeiten zur Emotionsregulation und erhöhter Ängstlichkeit (Tottenham et al. 2010). Veränderungen des Hippocampus konnten bei Kindern nicht nachgewiesen werden (Tottenham und Sheridan 2009). Möglicherweise entwickeln sich hippocampus-assoziierte Veränderungen erst im Verlauf der Entwicklung unter dem Einfluss chronischer Belastungen. All diese Befunde sprechen dafür, dass früher Stress das Gehirn in seiner Entwicklung maßgeblich beeinflusst und damit das Risiko für die Entstehung verschiedener (psychischer) Erkrankungen im Erwachsenenalter erhöht.

Im Hinblick auf die zentralnervösen Veränderungen in Folge früher Traumatisierung sind nicht nur strukturelle Veränderungen von Interesse, sondern auch Aktivierungsmuster im Gehirn, z. B. in Reaktion auf Stress. Für die Borderline-Persönlichkeitsstörung als auch für die PTSD wird beispielsweise ein dysfunktionales Netzwerk diskutiert, indem eine hyperaktive Amygdala nur unzureichend von anderen limbischen Strukturen, wie dem schon erwähnten cingulären Cortex, aber möglicherweise auch präfrontalen Arealen kontrolliert wird (Bremner 2007; Mauchnik und Schmahl 2010; Wingenfeld et al. 2010). Ein gestörtes Zusammenspiel limbischer und frontaler Netzwerke scheint hier von großer Relevanz zu sein. So konnte beispielsweise ein verringertes Volumen des präfrontalen Cortex in Folge früher emotionaler Traumatisierung nachgewiesen werden (van Harmelen et al. 2010). Weiterhin zeigte sich in einer Gruppe von Patienten mit verschiedenen psychiatrischen Diagnosen, dass das Vorliegen früher traumatischer Erfahrungen die Aktivität verschiedener Gehirnareale maßgeblich beeinflusst (Matz et al. 2010; Weber et al. 2009). Wie schon in Abschnitt 3 erwähnt, scheinen insbesondere Funktionen der Emotionsverarbeitung und -regulation betroffen zu sein.

6 Gen-Umwelt-Interaktionen: Variation in Genen des Stress-Systems

Genetische Dispositionen moderieren, inwieweit früherer traumatischer Stress das Gehirn, Verhalten und Stressregulationssysteme beeinflusst. Caspi und Kollegen konnten beispielsweise zeigen, dass die Träger eines bestimmten Polymorphismus, welches ein Enzym zum Abbau von Monoaminen im Gehirn kodiert, in Kombination mit frühem körperlichen Missbrauch später vermehrt antisoziales Verhalten zeigten (Caspi et al. 2002). Diejenigen mit der Genvariante, die mehr von diesem Enzym herstellte, wiesen diese späteren Auffälligkeiten nicht auf. Ein weiterer viel beachteter Polymorphismus betrifft das sogenannte Serotonin-Transporter-Gen. Störungen im Serotoninhaushalt werden unter anderem bei der Depression aber auch bei der Borderline-Persönlichkeitsstörung diskutiert. In einer Studie wurde der Frage nachgegangen, warum Stress bei manchen Menschen das Risiko für eine Depression erhöht, bei anderen aber nicht. Tatsächlich konnte gezeigt werden, dass ein bestimmter Polymorphismus des Serotonin-Transporter-Gens einen Einfluss darauf hat, wie sich Stressbelastungen auf die Depressivität und sogar Suizidalität der Patienten auswirkten (Caspi et al. 2003). Allerdings erbrachte eine erste Meta-Analyse über 14 Studien keine Evidenz für einen Zusammenhang zwischen Serotonin-Transporter-Gen, Stress und Depression (Risch et al. 2009). Eine neue Meta-Analyse, in die 56 Studien einbezogen werden konnten, zeigte hingegen deutlich, dass das Serotonin-Transporter-Gen den Zusammenhang zwischen Stress und Trauma moduliert (Karg et al. 2011). Ein möglicherweise entscheidender Faktor für die heterogene Befundlage könnte in der Erfassung von Stressoren liegen: Insbesondere in denjenigen Studien, die sich um ein möglichst objektive Definition von Stress und Trauma bemühten und/oder klinische Interviews heranzogen, konnten entsprechende Zusammenhänge gefunden werden (Uher und McGuffin 2010). In letzter Zeit wurden vermehrt Polymorphismen untersucht, die in Zusammenhang mit der Regulation der HHNA stehen, wie Polymorphismen des FKBP5-Genes, welches die Funktion des Glucocorticoid-Rezeptors moduliert und Polymorphismen des CRH-R1. CRH wirkt im Gehirn im Wesentlichen über zwei Rezeptortypen, den CRH-R1 und den CRH-R2. Mäuse mit einer reduzierten Funktion des CRH-R1 sind charakterisiert durch eine verringerte hormonelle Stressreaktion und weniger ängstliches Verhalten, während umgekehrt Tiere mit einer Störung des CRH-R2 eine verstärkte Stresssensitivität und ein ausgeprägteres Angstverhalten zeigten (Bale et al. 2000, 2002; Coste et al. 2000).

In einer großen populationsbasierten Studie konnte eine signifikante Interaktion zwischen der Ausprägung des FKBP5-Genes und physischen Missbrauch in der Kindheit in Bezug auf die Entwicklung einer späteren Depression gefunden werden, d.h. das Tragen eines bestimmten Polymorphismus stellte nur dann einen Risikofaktor für die Entwicklung depressiver Symptome dar, wenn gleichzeitig Missbrauchserfahrungen vorlagen (Appel et al. 2011). Ähnliche Befunde konnten auch für das CRH-R1-Gen nachgewiesen werden (Bradley et al. 2008; Grabe et al. 2010), wobei auch protektive Effekte bestimmter Ausprägungen des CRH-R1-Gens nachgewiesen werden konnten (Heim et al. 2009a). Interessanterweise zeigte sich in Abhängigkeit des Vorliegens dieser Polymorphismen auch Unterschiede in der Regulation der HHNA (Heim et al. 2009a; Tyrka et al. 2009). Diese Befunde konnten zumindest teilweise repliziert werden, und zwar in einer Stichprobe, in der die Traumatisierung in Kindheit und Jugend mittels retrospektiver Selbstberichte erfasst wurde (Polanczyk et al. 2009). Möglicherweise spielt hier das (emotionale) Gedächtnis für Traumatisierung eine wichtige moderierende Rolle. Weiterhin konnte gezeigt werden, dass bestimmte Veränderungen des FKBP5-Genes in Verbindung mit der Schwere kindlicher Traumatisierung die Entwicklung einer PTBS begünstigen (Binder et al. 2008). Für die spätere Traumatisierung im Erwachsenenalter konnte dieser Effekt nicht nachgewiesen werden, so dass von einem spezifischen Effekt zwischen Gen und kindlicher Umwelt ausgegangen werden kann.

7 Epigenetik

Die Einflüsse von Umweltfaktoren auf die Aktivität bzw. Deaktivität verschiedener Gene, nennt man Epigenetik. Eine der wichtigsten epigenetischen Veränderungen ist die Methylierung bestimmter DNA-Abschnitte. Im Rahmen früher Stressbelastungen wurde insbesondere das Glucocorticoid-Rezeptor-Gen untersucht. Im Rahmen einer verstärkten (endokrinen) Stresssensitivität kommt den Feedbackmechanismen der Stressregulation eine besondere Rolle zu. Sowohl bei depressiven Patienten als auch bei der Borderline Persönlichkeitsstörung in Folge früher Traumatisierung wurde eine reduzierte Feedbacksensitivität der HHNA beschrieben (Gillespie und Nemeroff 2005; Heim et al. 2008a; Wingenfeld et al. 2010). Die Expression und Sensitivität der Glucocorticoid-Rezeptoren (GR) spielt hier eine wichtige Rolle.

Wie schon für den Hippocampus mit seiner hohen Dichte an GR gezeigt, sind auch die GR selbst für die Effekte von Stress sensibel. Hier scheinen epigenetische Prozesse, wie die Methylierung von DNA-Sequenzen eine wichtige Rolle zu spielen. In einer Studie wurden die Nachkommen von Ratten mit einem ausgeprägten mütterlichen Pflegeverhalten mit solchen verglichen, die eine geringere mütterliche Fürsorge erfuhren. Es zeigte sich, dass sich die Nachkommen hinsichtlich der Methylierung der GR-Promotor-Gens unterschieden, geringere mütterliche Fürsorgeverhalten also die Expression des GR-Gens verändern kann (Weaver et al. 2004). Die Studie lieferte zudem erste Hinweise darauf, dass diese Methylierungsprozesse beispielsweise durch eine Veränderung der Umweltbedingungen oder auch pharmakologische Interventionen reversibel sein könnten. Studien am Menschen zu diesen epigenetischen Veränderungen sind äußerst schwierig, da sich diese Prozesse nicht gleichermaßen in allen Körpergeweben abspielen, sondern eben auf zentralnervöser Ebene im Gehirn. Von herausragender Bedeutung ist deshalb eine Studie, die als erste Methylierungsmuster post-mortem beim Menschen untersuchte (McGowan et al. 2009). Es konnte hippocampales Gewebe von Suizidopfern untersucht werden, die eine dokumentierte Geschichte frühen Missbrauchs aufwiesen. Verglichen mit Suizidopfern ohne Missbrach wies diese Gruppe eine verstärke Methylierung in der Promoter-Region des GR-Gens und eine verringerte GR-Expression auf. Möglicherweise tragen also derartige epigenetische Prozesse zu einer verringerten Feedbacksensitivität der HHNA und damit zu einer ungebremsten Reaktivität auf belastende Ereignisse (im Erwachsenalter) bei.

8 Implikationen für therapeutische Intervention

Abschließend soll ein kurzer Ausblick auf therapeutische Möglichkeiten gegeben werden, die das Potenzial haben, auf endokrine Veränderungen der HHNA in Folge früher Traumatisierung zu wirken. Es konnte gezeigt werden, dass sich beispielsweise die Feedbackregulation der HHNA nach Symptomverbesserung einer depressiven Phase normalisieren kann (Ising et al. 2005). Pharmakologisch werden im Wesentlichen zwei neuere Ansätze verfolgt: zum einen die Beeinflussung der CRH-Rezeptoren und zum anderen die Beeinflussung der GR jeweils mit dem primären Ziel, die Stressreaktion zu reduzieren bzw. die Feedbacksensitivität und damit die Autoregulation der HHNA zu verbessern (Berton und Nestler 2006; Gallagher, Reid und Ferrier 2009; Schule et al. 2009). So konnte im Tierexperiment nach der Gabe eines GR-Antagonisten eine Verringerung depressionsähnlichen Verhaltens in Kombination mit einer Normalisierung der HHNA Funktion beobachtet werden (Wulsin, Herman und Solomon 2010). Eine erste Studie im Humanbereich mit Patienten, die unter einer bipolaren Erkrankung litten, erbrachte ebenfalls positive Auswirkungen eines GR-Antagonisten auf die Stimmung, aber auch auf kognitive Funktionen (Young et al. 2004). Die Studienlage ist aktuell allerdings extrem dünn. Es wurden aber immer wieder auch die Effekte konventioneller Antidepressiva auf die Funktion der HHNA diskutiert, wobei insbesondere den selektiven Serotonin-Wiederaufnahme-Hemmern (SSRI) ein positiver Effekt zugesprochen wird (Mason und Pariante 2006; Pariante et al. 2004). Bei der Borderline-Persönlichkeitsstörung konnte zum Beispiel gezeigt werden, dass die Behandlung mit Fluvoxamine, einem SSRI, zu einer Reduktion der bei diesen Patienten hyperaktiven HHNA führt. Dieser Effekt war bei Patienten mit frühen Missbrauchserfahrungen besonders ausgeprägt, während das Vorliegen einer komorbiden Depression oder PTSD keinen Einfluss auf die Ergebnisse hatte (Rinne et al. 2003). Weitere Studien, die sich mit der Frage der Differenzialindikation antidepressiver Medikation bezüglich Patienten mit und ohne Traumatisierung befassen, stehen noch aus. Jedoch liegt ein interessanter Vergleich hinsichtlich des Behandlungserfolgs zwischen pharmakologischer (Nefazodon), psychotherapeutischer (CBASP) und kombinierter Behandlung vor: Untersucht wurden 681 Patienten mit einer chronischen Depression. Insgesamt erwies sich die Kombinationstherapie am erfolgreichsten. Unterteilte man aber die Patienten hinsichtlich des Vorliegens früher traumatischer Erfahrungen, erwies sich die Psychotherapie der medikamentösen Behandlung überlegen (Nemeroff et al. 2003). Eine additive medikamentöse Behandlung erbrachte nur wenig zusätzlichen Nutzen. Nun stellt sich die Frage, ob auch psychotherapeutische Interventionen zu einer Normalisierung der HHNA Aktivität führen können. In der Tat konnte eine Studie an depressiven Patienten zeigen, dass kognitiv behaviorale Therapie nicht nur zu einer Symptomverbesserung führt, sondern auch mit einer Verringerung der Cortisolausschüttung assoziiert war (Thase et al. 1996). In einer neueren Studie wurde eine rein pharmakologische Depressionsbehandlung mit einer Kombinationsbehandlung aus Psychotherapie und Medikation verglichen. Beide Behandlungen erbrachten ein deutliche Symptomreduktion, wobei die Kombinationstherapie stärker mit der Reduktion der abendlichen Cortisolausschüttung assoziiert war (Yang et al. 2009). Zudem mehren sich Hinweise darauf, dass soziale Unterstützung die akute endokrine Stressreaktion mildern kann (Heinrichs et al. 2003). Auch das in Abschnitt 4 diskutierte Hormon Oxytocin zeigte in dieser Untersuchung einen positiven Effekt auf die Stressreaktion. Möglicherweise ergeben sich aus diesen Beobachtungen neue Interventionsstrategien. Auch ein kognitiv behaviorales Stressmanagementprogramm zeigte sich effektiv in der Reduktion der endokrinen Aktivität in einem Stresstest (Gaab et al. 2003; Hammerfald et al. 2006). Das Training bestand aus dem Erlernen von Techniken zur Stressreduktion und zum Problemlösen, kognitiver Umstrukturierung, Lernen von Selbstinstruktionen und progressiver Muskelentspannung. Insgesamt erscheint der Ansatz, physiologische Veränderungen, die mit einer bestimmten Psychopathologie assoziiert sind, auch psychotherapeutisch zu beeinflussen sehr vielversprechend, wenngleich noch zu wenige Studien existieren, so dass eine abschließende Bewertung verfrüht ist.

Literatur

Appel K, Schwahn C, Mahler J, Schulz A, Spitzer C, Fenske K, … Grabe HJ (2011) Moderation of Adult Depression by a Polymorphism in the FKBP5 Gene and Childhood Physical Abuse in the General Population. Neuropsychopharmacology 36(10):1982–1991.

Bale TL, Contarino A, Smith GW, Chan R, Gold LH, Sawchenko PE, … Lee KF (2000) Mice deficient for corticotropin-releasing hormone receptor-2 display anxiety-like behaviour and are hypersensitive to stress. Nat Genet 24(4):410–414.

Bale TL, Picetti R, Contarino A, Koob GF, Vale WW, Lee KF (2002) Mice deficient for both corticotropin-releasing factor receptor 1 (CRFR1) and CRFR2 have an impaired stress response and display sexually dichotomous anxiety-like behavior. J Neurosci 22(1):193–199.

Berton O, Nestler EJ (2006) New approaches to antidepressant drug discovery: beyond monoamines. Nat Rev Neurosci 7(2):137–151.

Binder EB, Bradley RG, Liu W, Epstein MP, Deveau TC, Mercer KB, … Ressler KJ (2008) Association of FKBP5 polymorphisms and childhood abuse with risk of posttraumatic stress disorder symptoms in adults. Jama 299(11):1291–1305.

Bradley RG, Binder EB, Epstein MP, Tang Y, Nair HP, Liu W, … Ressler KJ (2008) Influence of child abuse on adult depression: moderation by the corticotropin-releasing hormone receptor gene. Arch Gen Psychiatry 65(2):190–200.

Bremner JD (2007) Neuroimaging in posttraumatic stress disorder and other stress-related disorders. Neuroimaging Clin N Am 17(4):523–538, ix.

Bremner JD, Vythilingam M, Vermetten E, Southwick SM, McGlashan T, Nazeer A, … Charney DS (2003) MRI and PET study of deficits in hippocampal structure and function in women with childhood sexual abuse and posttraumatic stress disorder. Am J Psychiatry 160(5):924–932.

Buchheim A, Erk S, George C, Kachele H, Kircher T, Martius P, … Walter H (2008) Neural correlates of attachment trauma in borderline personality disorder: A functional magnetic resonance imaging study. Psychiatry Res.

Carpenter LL, Shattuck TT, Tyrka AR, Geracioti TD, Price LH (2011) Effect of childhood physical abuse on cortisol stress response. Psychopharmacology (Berl) 214(1):367–375.

Carpenter LL, Tyrka AR, McDougle CJ, Malison RT, Owens MJ, Nemeroff CB, Price LH (2004) Cerebrospinal fluid corticotropin-releasing factor and perceived early-life stress in depressed patients and healthy control subjects. Neuropsychopharmacology 29(4):777–784.

Carpenter LL, Tyrka AR, Ross NS, Khoury L, Anderson GM, Price LH (2009) Effect of childhood emotional abuse and age on cortisol responsivity in adulthood. Biol Psychiatry 66(1):69–75.

Carter CS (1998) Neuroendocrine perspectives on social attachment and love. Psychoneuroendocrinology 23(8):779–818.

Caspi A, McClay J, Moffitt TE, Mill J, Martin J, Craig IW, … Poulton R (2002) Role of genotype in the cycle of violence in maltreated children. Science 297(5582):851–854.

Caspi A, Sugden K, Moffitt TE, Taylor A, Craig IW, Harrington H, … Poulton R (2003) Influence of life stress on depression: moderation by a polymorphism in the 5-HTT gene. Science 301(5631):386–389.

Coplan JD, Andrews MW, Rosenblum LA, Owens MJ, Friedman S, Gorman JM, Nemeroff CB (1996) Persistent elevations of cerebrospinal fluid concentrations of corticotropin-releasing factor in adult nonhuman primates exposed to early-life stressors: implications for the pathophysiology of mood and anxiety disorders. Proc Natl Acad Sci U S A 93(4):1619–1623.

Coplan JD, Smith EL, Altemus M, Scharf BA, Owens MJ, Nemeroff CB, … Rosenblum LA (2001) Variable foraging demand rearing: sustained elevations in cisternal cerebrospinal fluid corticotropin-releasing factor concentrations in adult primates. Biol Psychiatry 50(3):200–204.

Coste SC, Kesterson RA, Heldwein KA, Stevens SL, Heard AD, Hollis JH, … Stenzel-Poore MP (2000) Abnormal adaptations to stress and impaired cardiovascular function in mice lacking corticotropin-releasing hormone receptor-2. Nat Genet 24(4):403–409.

De Bellis MD, Chrousos GP, Dorn LD, Burke L, Helmers K, Kling MA, … Putnam FW (1994) Hypothalamic-pituitary-adrenal axis dysregulation in sexually abused girls. J Clin Endocrinol Metab 78(2):249–255.

De Bellis MD, Keshavan MS, Shifflett H, Iyengar S, Beers SR, Hall J, Moritz G (2002) Brain structures in pediatric maltreatment-related posttraumatic stress disorder: a sociodemographically matched study. Biol Psychiatry 52(11):1066–1078.

Driessen M, Herrmann J, Stahl K, Zwaan M, Meier S, Hill A, … Petersen D (2000) Magnetic resonance imaging volumes of the hippocampus and the amygdala in women with borderline personality disorder and early traumatization. Arch Gen Psychiatry 57(12):1115–1122.

Driessen M, Schulte S, Luedecke C, Schaefer I, Sutmann F, Ohlmeier M, … Havemann-Reinicke U (2008) Trauma and PTSD in patients with alcohol, drug, or dual dependence: a multi-center study. Alcohol Clin Exp Res 32(3):481–488.

Ebner-Priemer UW, Badeck S, Beckmann C, Wagner A, Feige B, Weiss I, … Bohus M (2005) Affective dysregulation and dissociative experience in female patients with borderline personality disorder: a startle response study. J Psychiatr Res 39(1):85–92.

Elzinga BM, Spinhoven P, Berretty E, de Jong P, Roelofs K (2010) The role of childhood abuse in HPA-axis reactivity in Social Anxiety Disorder: a pilot study. Biol Psychol, 83(1):1–6.

Entringer S, Kumsta R, Hellhammer DH, Wadhwa PD, Wust S (2009) Prenatal exposure to maternal psychosocial stress and HPA axis regulation in young adults. Horm Behav 55(2):292–298.

Entringer S, Wust S, Kumsta R, Layes I M, Nelson E L, Hellhammer D H, Wadhwa P D (2008) Prenatal psychosocial stress exposure is associated with insulin resistance in young adults. Am J Obstet Gynecol 199(5):498 e491–497.

Fries AB, Ziegler TE, Kurian JR, Jacoris S, Pollak SD (2005) Early experience in humans is associated with changes in neuropeptides critical for regulating social behavior. Proc Natl Acad Sci U S A 102(47):17 237–17 240.

Gaab J, Blattler N, Menzi T, Pabst B, Stoyer S, Ehlert U (2003) Randomized controlled evaluation of the effects of cognitive-behavioral stress management on cortisol responses to acute stress in healthy subjects. Psychoneuroendocrinology 28(6):767–779.

Gallagher P, Reid KS, Ferrier IN (2009) Neuropsychological functioning in health and mood disorder: Modulation by glucocorticoids and their receptors. Psychoneuroendocrinology 34 (Suppl 1):196–207.

Geracioti TD, Jr. Baker DG, Ekhator NN, West SA, Hill KK, Bruce AB, … Kasckow JW (2001) CSF norepinephrine concentrations in posttraumatic stress disorder. Am J Psychiatry 158(8):1227–1230.

Gilbertson MW, Shenton ME, Ciszewski A, Kasai K, Lasko NB, Orr SP, Pitman RK (2002) Smaller hippocampal volume predicts pathologic vulnerability to psychological trauma Nat Neurosci 5(11):1242–1247.

Gillespie CF, Nemeroff CB (2005) Hypercortisolemia and depression. Psychosom Med 67 Suppl 1, S26–28.

Goodwin RD, Stein MB (2004) Association between childhood trauma and physical disorders among adults in the United States. Psychol Med 34(3):509–520.

Grabe HJ, Schwahn C, Appel K, Mahler J, Schulz A, Spitzer C, … Volzke H (2010) Childhood maltreatment, the corticotropin-releasing hormone receptor gene and adult depression in the general population. Am J Med Genet B Neuropsychiatr Genet 153B(8):1483–1493.

Grant MM, Cannistraci C, Hollon SD, Gore J, Shelton R (2011) Childhood trauma history differentiates amygdala response to sad faces within MDD J Psychiatr Res 45(7):886–895.

Gunnar MR, Frenn K, Wewerka SS, Van Ryzin MJ (2009) Moderate versus severe early life stress: associations with stress reactivity and regulation in 10–12-year-old children. Psychoneuroendocrinology 34(1):62–75.

Hammerfald K, Eberle C, Grau M, Kinsperger A, Zimmermann A, Ehlert U, Gaab J (2006) Persistent effects of cognitive-behavioral stress management on cortisol responses to acute stress in healthy subjects – a randomized controlled trial. Psychoneuroendocrinology 31(3):333–339.

Heim C, Newport DJ, Heit S, Graham YP, Wilcox M, Bonsall R, ... Nemeroff CB (2000) Pituitary-adrenal and autonomic responses to stress in women after sexual and physical abuse in childhood. Jama 284(5):592–597.

Heim C, Bremner JD, Nemeroff CB (2006) Trauma spectrum disorders. In Patterson MSRC (Hrsg.) Principles of Molecular Medicine. Totowa, NJ: Humana Press, S. 1203–1210.

Heim C, Wagner D, Maloney E, Papanicolaou DA, Solomon L, Jones JF, ... Reeves WC (2006) Early Adverse Experience and Risk for Chronic Fatigue Syndrome: Results From a Population-Based Study. Arch Gen Psychiatry 63(11):1258–1266.

Heim C, Mletzko T, Purselle D, Musselman DL, Nemeroff CB (2008a) The dexamethasone/corticotropin-releasing factor test in men with major depression: role of childhood trauma. Biol Psychiatry 63(4):398–405.

Heim C, Newport DJ, Mletzko T, Miller AH, Nemeroff CB (2008b) The link between childhood trauma and depression: insights from HPA axis studies in humans. Psychoneuroendocrinology 33(6):693–710.

Heim C, Bradley B, Mletzko TC, Deveau TC, Musselman DL, Nemeroff CB, ... Binder EB (2009a) Effect of Childhood Trauma on Adult Depression and Neuroendocrine Function: Sex-Specific Moderation by CRH Receptor 1 Gene. Front Behav Neurosci 3:41.

Heim C, Young LJ, Newport DJ, Mletzko T, Miller AH, Nemeroff CB (2009b) Lower CSF oxytocin concentrations in women with a history of childhood abuse. Mol Psychiatry 14(10):954–958.

Heinrichs M, Baumgartner T, Kirschbaum C, Ehlert U (2003) Social support and oxytocin interact to suppress cortisol and subjective responses to psychosocial stress. Biol Psychiatry 54(12):1389–1398.

Heinrichs M, Gaab J (2007) Neuroendocrine mechanisms of stress and social interaction: implications for mental disorders. Curr Opin Psychiatry 20(2):158–162.

Heinrichs M, von Dawans B, Domes G (2009) Oxytocin, vasopressin, and human social behavior. Front Neuroendocrinol 30(4):548–557.

Herman JL, Perry JC, van der Kolk BA (1989) Childhood trauma in borderline personality disorder. Am J Psychiatry 146(4):490–495.

Huber D, Veinante P, Stoop R (2005) Vasopressin and oxytocin excite distinct neuronal populations in the central amygdala. Science 308(5719):245–248.

Ising M, Kunzel HE, Binder EB, Nickel T, Modell S, Holsboer F (2005) The combined dexamethasone/CRH test as a potential surrogate marker in depression. Prog Neuropsychopharmacol Biol Psychiatry 29(6):1085–1093.

Jovanovic T, Blanding NQ, Norrholm SD, Duncan E, Bradley B, Ressler KJ (2009) Childhood abuse is associated with increased startle reactivity in adulthood. Depress Anxiety 26(11):1018–1026.

Karg K, Burmeister M, Shedden K, Sen S (2011) The serotonin transporter promoter variant (5-HTTLPR), stress, and depression meta-analysis revisited: evidence of genetic moderation. Arch Gen Psychiatry 68(5):444–454.

Karl A, Schaefer M, Malta LS, Dorfel D, Rohleder N, Werner A (2006) A meta-analysis of structural brain abnormalities in PTSD Neurosci Biobehav Rev 30(7):1004–1031.

Kaufman J, Birmaher B, Perel J, Dahl RE, Moreci P, Nelson B, ... Ryan ND (1997) The corticotropin-releasing hormone challenge in depressed abused, depressed nonabused, and normal control children. Biol Psychiatry 42(8):669–679.

Kirsch P, Esslinger C, Chen Q, Mier D, Lis S, Siddhanti S, ... Meyer-Lindenberg A (2005) Oxytocin modulates neural circuitry for social cognition and fear in humans. J Neurosci 25(49):11489–11493.

Kirschbaum C, Hellhammer DH (1999) Hypothalamus-Hypophysen-Nebennierenrindenachse. In Kirschbaum C, Hellhammer D (Hrsg.):Enzyklopädie der Psychologie. Psychoendokrinologie und Psychoimmunologie. Biologische Grundlagen, Band 3. Göttingen: Hogrefe, S. 79–140.

Ladd CO, Owens MJ, Nemeroff CB (1996) Persistent changes in corticotropin-releasing factor neuronal systems induced by maternal deprivation. Endocrinology 137(4):1212–1218.

Le Clair C, Abbi T, Sandhu H, Tappia PS (2009) Impact of maternal undernutrition on diabetes and cardiovascular disease risk in adult offspring. Can J Physiol Pharmacol 87(3):161–179.

Levine S (1967) Maternal and environmental influences on the adrenocortical response to stress in weanling rats. Science 156 (772):258–260.

Lim MM, Young LJ (2006) Neuropeptidergic regulation of affiliative behavior and social bonding in animals. Horm Behav 50 (4):506–517.

Lupien SJ, Lepage M (2001) Stress, memory, and the hippocampus: can't live with it, can't live without it. Behav Brain Res 127(1–2): 137–158.

Makino S, Gold PW, Schulkin J (1994) Corticosterone effects on corticotropin-releasing hormone mRNA in the central nucleus of the amygdala and the parvocellular region of the paraventricular nucleus of the hypothalamus. Brain Res 640(1–2):105–112.

Mason BL, Pariante CM (2006) The effects of antidepressants on the hypothalamic-pituitary-adrenal axis. Drug News Perspect 19 (10):603–608.

Matz K, Junghofer M, Elbert T, Weber K, Wienbruch C, Rockstroh B (2010) Adverse experiences in childhood influence brain responses to emotional stimuli in adult psychiatric patients. Int J Psychophysiol 75(3):277–286.

Mauchnik J, Schmahl C (2010) The latest neuroimaging findings in borderline personality disorder. Curr Psychiatry Rep 12(1):46–55.

McGowan PO, Sasaki A, D'Alessio AC, Dymov S, Labonte B, Szyf M, … Meaney MJ (2009) Epigenetic regulation of the glucocorticoid receptor in human brain associates with childhood abuse. Nat Neurosci, 12(3):342–348.

Meaney MJ, Aitken DH (1985) The effects of early postnatal handling on hippocampal glucocorticoid receptor concentrations: temporal parameters. Brain Res 354(2):301–304.

Meaney MJ, Aitken DH, van Berkel C, Bhatnagar S, Sapolsky RM (1988) Effect of neonatal handling on age-related impairments associated with the hippocampus. Science 239(4841 Pt 1):766–768.

Meaney MJ, Diorio J, Francis D, Weaver S, Yau J, Chapman K, Seckl JR (2000) Postnatal handling increases the expression of cAMP-inducible transcription factors in the rat hippocampus: the effects of thyroid hormones and serotonin. J Neurosci 20(10):3926–3935.

Meaney MJ (2001) Maternal care, gene expression, and the transmission of individual differences in stress reactivity across generations. Annu Rev Neurosci 24, 1161–1192.

Nemeroff CB, Heim CM, Thase ME, Klein DN, Rush AJ, Schatzberg AF, … Keller MB (2003) Differential responses to psychotherapy versus pharmacotherapy in patients with chronic forms of major depression and childhood trauma. Proc Natl Acad Sci USA 100(24): 14 293–14 296.

Newport DJ, Stowe ZN, Nemeroff CB (2002) Parental depression: animal models of an adverse life event. Am J Psychiatry 159 (8):1265–1283.

Orr SP, Metzger LJ, Pitman RK (2002) Psychophysiology of post-traumatic stress disorder. Psychiatr Clin North Am 25(2):271–293.

Pacak K, Palkovits M (2001) Stressor specificity of central neuroendocrine responses: implications for stress-related disorders. Endocr Rev 22 (4):502–548.

Pariante CM, Thomas SA, Lovestone S, Makoff A, Kerwin RW (2004) Do antidepressants regulate how cortisol affects the brain? Psychoneuroendocrinology 29(4):423–447.

Plotsky PM, Thrivikraman KV, Nemeroff CB, Caldji C, Sharma S, Meaney MJ (2005) Long-term consequences of neonatal rearing on central corticotropin-releasing factor systems in adult male rat offspring. Neuropsychopharmacology 30(12):2192–2204.

Polanczyk G, Caspi A, Williams B, Price TS, Danese A, Sugden K, … Moffitt TE (2009) Protective effect of CRHR1 gene variants on the development of adult depression following childhood maltreatment: replication and extension. Arch Gen Psychiatry 66(9):978–985.

Rinne T, de Kloet ER, Wouters L, Goekoop JG, de Rijk RH, van den Brink W (2003) Fluvoxamine reduces responsiveness of HPA axis in adult female BPD patients with a history of sustained childhood abuse. Neuropsychopharmacology 28(1):126–132.

Risch N, Herrell R, Lehner T, Liang KY, Eaves L, Hoh J, … Merikangas KR (2009) Interaction between the serotonin transporter gene (5-HTTLPR):stressful life events, and risk of depression: a meta-analysis. Jama 301 (23):2462–2471.

Romans S, Belaise C, Martin J, Morris E, Raffi A (2002) Childhood Abuse and Later Medical Disorders in Women. an epidemiological study. Psychother Psychosom 71(3):141–150.

Sapolsky RM (1999) Glucocorticoids, stress, and their adverse neurological effects: relevance to aging. Exp Gerontol 34(6):721–732.

Schmahl CG, Vermetten E, Elzinga BM, Douglas Bremner J (2003) Magnetic resonance imaging of hippocampal and amygdala volume in women with childhood abuse and borderline personality disorder. Psychiatry Res 122(3): 193–198.

Schule C, Baghai TC, Eser D, Rupprecht R (2009) Hypothalamic-pituitary-adrenocortical system dysregulation and new treatment strategies in depression. Expert Rev Neurother 9(7):1005–1019.

Spitzer C, Barnow S, Gau K, Freyberger HJ, Grabe HJ (2008) Childhood maltreatment in patients with somatization disorder. Aust N Z J Psychiatry 42(4):335–341.

Steiger H, Richardson J, Schmitz N, Israel M, Bruce KR, Gauvin L (2009) Trait-defined eating-disorder subtypes and history of childhood abuse. Int J Eat Disord.

Stein MB, Koverola C, Hanna C, Torchia MG, McClarty B (1997) Hippocampal volume in women victimized by childhood sexual abuse. Psychol Med 27(4):951–959.

Teicher MH, Dumont NL, Ito Y, Vaituzis C, Giedd JN, Andersen S L (2004) Childhood neglect is associated with reduced corpus callosum area. Biol Psychiatry 56(2):80–85.

Thase ME, Dube S, Bowler K, Howland RH, Myers JE, Friedman E, Jarrett DB (1996) Hypothalamic-pituitary-adrenocortical activity and response to cognitive behavior therapy in unmedicated, hospitalized depressed patients. Am J Psychiatry 153(7):886–891.

Tost H, Kolachana B, Hakimi S, Lemaitre H, Verchinski BA, Mattay VS, … Meyer-Lindenberg A (2010) A common allele in the oxytocin receptor gene (OXTR) impacts prosocial temperament and human hypothalamic-limbic structure and function. Proc Natl Acad Sci USA 107(31):13 936–13 941.

Tottenham N, Sheridan MA (2009) A review of adversity, the amygdala and the hippocampus: a consideration of developmental timing. Front Hum Neurosci 3, 68.

Tottenham N, Hare TA, Quinn BT, McCarry TW, Nurse M, Gilhooly T, … Casey BJ (2010) Prolonged institutional rearing is associated with atypically large amygdala volume and difficulties in emotion regulation. Dev Sci 13(1):46–61.

Tottenham N, Hare TA, Millner A, Gilhooly T, Zevin J, Casey BJ (2011) Elevated amygdala response to faces following early deprivation. Dev Sci 14(2):190–204.

Tyrka AR, Price LH, Gelernter J, Schepker C, Anderson GM, Carpenter LL (2009) Interaction of childhood maltreatment with the corticotropin-releasing hormone receptor gene: effects on hypothalamic-pituitary-adrenal axis reactivity. Biol Psychiatry 66(7):681–685.

Uher R, McGuffin P (2010) The moderation by the serotonin transporter gene of environmental adversity in the etiology of depression: 2009 update. Mol Psychiatry 15(1):18–22.

van Harmelen AL, van Tol MJ, van der Wee NJ, Veltman DJ, Aleman A, Spinhoven P, … Elzinga BM (2010) Reduced medial prefrontal cortex volume in adults reporting childhood emotional maltreatment. Biol Psychiatry 68(9):832–838.

Vermetten E, Schmahl C, Lindner S, Loewenstein RJ, Bremner JD (2006). Hippocampal and amygdalar volumes in dissociative identity disorder. Am J Psychiatry 163(4):630–636.

Videbech P, Ravnkilde B (2004) Hippocampal volume and depression: a meta-analysis of MRI studies. Am J Psychiatry 161(11):1957–1966.

Vythilingam M, Heim C, Newport J, Miller AH, Anderson E, Bronen R, … Bremner JD (2002) Childhood trauma associated with smaller hippocampal volume in women with major depression. Am J Psychiatry 159(12):2072–2080.

Weaver IC, Cervoni N, Champagne FA, D'Alessio AC, Sharma S, Seckl JR, … Meaney MJ (2004) Epigenetic programming by maternal behavior. Nat Neurosci 7(8):847–854.

Weber K, Miller GA, Schupp HT, Borgelt J, Awiszus B, Popov T, … Rockstroh B (2009) Early life stress and psychiatric disorder modulate cortical responses to affective stimuli. Psychophysiology 46(6):1234–1243.

Williamson DF, Thompson TJ, Anda RF, Dietz WH, Felitti V (2002) Body weight and obesity in adults and self-reported abuse in childhood. Int J Obes Relat Metab Disord 26(8):1075–1082.

Wingenfeld K, Spitzer C, Rullkotter N, Löwe B (2010) Borderline personality disorder: hypothalamus pituitary adrenal axis and findings from neuroimaging studies. Psychoneuroendocrinology 35(1):154–170.

Wolf OT (2003) HPA axis and memory. Best Pract Res Clin Endocrinol Metab 17(2):287–299.

Wolf OT (2006) Effects of stress hormones on the structure and function of the human brain. Expert Rev. Endocrinol. Metab. 1(5):623–632.

Wulsin AC, Herman JP, Solomon MB (2010) Mifepristone decreases depression-like behavior and modulates neuroendocrine and central hypothalamic-pituitary-adrenocortical axis responsiveness to stress. Psychoneuroendocrinology 35(7):1100–1112.

Yang TT, Hsiao FH, Wang KC, Ng SM, Ho RT, Chan CL, … Chen YT (2009) The effect of psychotherapy added to pharmacotherapy on cortisol responses in outpatients with major depressive disorder. J Nerv Ment Dis 197 (6):401–406.

Yehuda R (2002) Current status of cortisol findings in post-traumatic stress disorder. Psychiatr Clin North Am 25(2):341–368, vii.

Young AH, Gallagher P, Watson S, Del-Estal D, Owen BM, Ferrier IN (2004) Improvements in neurocognitive function and mood following adjunctive treatment with mifepristone (RU-486) in bipolar disorder. Neuropsychopharmacology 29(8):1538–1545.

4 Psychoneuroimmunologische Langzeitwirkungen traumatischer Kindheitserfahrungen

Anja Fischer und Stefan M. Gold

> **Kapitelübersicht**
> 1 Einführung
> 2 Kindheitstrauma und Psychopathologie
> 3 Biologische Stressreaktion: Adaptiv vs. maladaptiv
> 4 Biologische Veränderungen bei Kindheitstrauma
> 5 Fazit

1 Einführung

Psychische Belastungen und Stress in früher Kindheit können auch langfristig negative Folgen sowohl auf der Verhaltens- als auch auf neurobiologischer Ebene mit sich bringen. Diese sind vermutlich durch dauerhafte Veränderungen in komplexen psychobiologischen Netzwerken bedingt, die so auch Jahrzehnte später noch einen Einfluss auf Krankheit und Gesundheit haben können. Bei der Psychoneuroimmunologie (PNI) handelt es sich um ein interdisziplinäres Forschungsfeld, welches Forschungsfragen und Methodiken der Psychologie, Neurowissenschaften, Endokrinologie und Immunologie verbindet. Sie kann dadurch zu einem besseren Verständnis komplexer Interaktion zwischen zentralem Nervensystem, Immunsystem und endokrinem System beitragen und psychobiologische Modelle entwickeln, wie Störungen in diesen Netzwerken an Pathogenese und Progression von Krankheiten beteiligt sind (Schulz und Gold 2006).

2 Kindheitstrauma und Psychopathologie

In der Kindheit auftretende Traumata wie z. B. Vernachlässigung, Misshandlung, Missbrauch, aber auch das Miterleben von Krieg oder Naturkatastrophen gelten als Risikofaktoren für die Entstehung vielfältiger psychischer Störungen im Erwachsenenalter wie affektive und Angststörungen (Briggs-Gowan et al. 2010), Persönlichkeitsstörungen und Essstörungen (Sansone und Sansone 2007), Schizophrenie (van Dam et al. 2012) oder Substanzmissbrauch (Enoch 2011) (▶ **Kap. B1–B3, B6**). Frühkindliche Traumatisierungen sind daher wichtige, jedoch unspezifische Risikofaktoren für die Entwicklung von Psychopathologie, die nicht ausschließlich unmittelbar dem Trauma nachfolgend auftritt, sondern sich oft erst im Erwachsenenalter manifestiert. Das Vorliegen einer frühen Traumatisierung scheint des Weiteren auch negativen Einfluss auf den Verlauf einer psychischen Erkrankung zu nehmen (Zlotnick et al. 1997). Trotz der Befundlage zu Zusammenhängen zwischen Traumatisierungen in der Kindheit und Psychopathologie im Erwachsenenalter ist über die Mechanismen, die über einen zum Teil jahrzehntelangen Zeitraum zwischen Trauma und psychopathologischer Symptomatik diese Assoziation vermitteln können, wenig bekannt. Ein besseres Verständnis der zugrunde liegenden Schaltwege und Ursachenfaktoren sowohl auf psychologischer als auch biologischer Ebene würde nicht nur neue Erkenntnisse zu langfristigen Wirkungen einer Störung der bidirektionalen Interaktion zwischen Gehirn, Immunsystem und Hormonsystem bringen, sondern möglicherweise auch dabei helfen, effektive pharmakologische oder auch behaviorale Therapiemöglichkeiten zu entwickeln.

3 Biologische Stressreaktion: Adaptiv vs. maladaptiv

Auch wenn Reaktionen auf Umgebungsumstände kurzfristig zielführend sein können (»fight or flight response«), kann eine dauerhafte »Alarmbereitschaft« biologischer Systeme negative Folgen mit sich bringen. Die Aufgabe der Stresssysteme ist die Maximierung der Überlebenschance in Extremsituationen sowie bei alltäglicher Aktivierung die Moderation der Leistungsfähigkeit und Sicherstellung einer Funktionstüchtigkeit des Organismus. Klassischerweise wurde somit den Stresssystemen eine Rolle in der Herstellung einer Homöostase und damit Stabilität aller biologischen Systeme zugewiesen, die durch eine Anpassungsreaktion erreicht werden kann. Abgelöst wird diese klassische Sichtweise, die langfristige negative Auswirkung solcher Stressreaktionen auf die Gesundheit nur schwer erklären kann, durch das Konzept der Allostase. Allostase bedeutet hierbei Aufrechterhaltung von Stabilität durch Veränderung. Demnach nimmt der Organismus in biologischen Systemen, die anders als lebenswichtige Systeme wie beispielsweise die Körpertemperatur, keine festen physiologisch bedingten Sollwerte besitzen, eine Anpassung an vorliegende Umstände durch Veränderung der Sollwerte vor (McEwen 2004; Schulz et al. 2005). Dauerhaft dysregulierte Stresszustände sind weder als zweckmäßig zu betrachten, noch ist der menschliche Organismus auf diese ausgerichtet. So kann die Erfordernis dauerhafter allostatischer Anpassung zu einer Überlastung des Systems führen, die pathophysiologische und pathopsychologische Veränderungen mit sich bringen kann (Koob und Le Moal 2001; McEwen und Seeman 1999; Schulkin 1999). Grundsätzlich sind allostatische Reaktionen also protektiv, wobei langfristig chronische, wiederholte oder ineffektiv gesteuerte Anpassung im Sinne eines »Allostatic Load« ebendiesen protektiven Charakter verlieren kann.

Das Konzept von Allostase und Allostatic Load soll die Beschreibung von Ursache-Wirkungsbeziehungen ermöglichen. Ausgangspunkt sind primäre Stressmediatoren, die insbesondere von den zwei wichtigsten Stresssystemen sezerniert werden: der Hypothalamus-Hypophysen-Nebennierenrindenachse (HHNA) sowie dem sympatischen Nervensystem (SNS). Kortikosteroide, die aus der Nebenierenrinde ausgeschüttet das Endprodukt der HHNA darstellen, wirken über entsprechende Rezeptoren auf die meisten Organe und Zellen des Immunsystems (siehe unten). Des Weiteren besteht eine hormonelle Verbindung der HHNA zum SNS, deren wichtigste stressrelevante Funktion die Ausschüttung von den Katecholaminen Adrenalin und Noradrenalin aus dem Nebennierenmark darstellt. Schließlich gibt es weitere primäre Mediatoren anderer Systeme, zu denen Hormone, Zytokine und Neurotransmitter gehören.

4 Biologische Veränderungen bei Kindheitstrauma

Traumata als extreme Stresssituationen können auf biologischer Ebene vielfältige Mechanismen in Gang setzen, die mit den zuvor angesprochenen z. T. langandauernden und eventuell maladaptiven Veränderungen in den Stressreaktionssystemen des Körpers einhergehen können. Dazu gehören nach aktuellem Wissensstand eine Verschiebung in den feinen Regulationsschleifen des endokrinen Systems, hauptsächlich der HHNA, dem SNS, zentralnervösen Netzwerken der Emotionsregulation, insbesondere limbischer und frontaler Strukturen (▶ Kap. A2, A3) sowie dem Immunsystem. Im Folgenden soll der gegenwärtige Forschungsstand zu langwirkenden biologischen Veränderungen im Zusammenhang mit Kindheitstraumata zusammengefasst werden.

4.1 Neuroendokrine Veränderungen

In der Kindheit aufgetretene Traumatisierungen sind bei unterschiedlichen psychischen Erkrankungen mit einer Veränderung der neuroendokrinen Stresssysteme verbunden (Heim et al. 2008 b) (vgl. Teil A, ▶ Kap. 3). Traumatisierung in der Vorgeschichte wurde potenziell mit Störungen des negativen Feedback auf die HHNA im Sinne einer Glukokortikoidrezeptorresistenz und einer Hyperreaktivität des Stresssystems in Verbindung gebracht (Heim und Nemeroff 2001). Bei Depressionen werden konsistent deutlich erhöhte CRH (corticotropin-releasing hormone)-Werte und damit Hyperaktivität der HHNA bei mangelndem negativem Feedback berichtet (Pariante und Lightman 2008). Interessanterweise gibt es Belege, dass bei erwachsenen Patienten mit Major Depression neuroendokrine Auffälligkeiten im Sinne einer HHNA-Hyperaktivität vor allem in einer Subgruppe mit früher Traumatisierung auftreten könnten (Heim et al. 2008 a).

Die posttraumatische Belastungsstörung (PTBS) in Reaktion auf traumatische Erlebnisse im Erwachsenenalter geht hingegen oft mit einer normalen oder Hyporeaktivität des Stresssystems einher (Sherin und Nemeroff 2011) in Kombination mit erhöhter peripherer und zentraler Glukokortikoidsensitivität (Rohleder et al. 2010). Liegt eine PTBS jedoch bereits im Kindesalter vor, so wurden wiederholt ähnlich wie bei Depressionen erhöhte Glukokortikoidwerte berichtet (Pervanidou 2008).

4.2 Zentralnervöse Veränderungen

Während der frühen Kindheit ist das Gehirn besonders sensitiv gegenüber den Effekten von Stress. Lupien et al. (2009) haben ein Modell entwickelt, das den Einfluss stressreicher Ereignisse im Laufe des Lebens zu erklären versucht. Sie gehen dabei ähnlich wie Andersen et al. (Andersen 2003) davon aus, dass durch die stressbedingte Überaktivierung der HHNA und damit die vermehrte Freisetzung von Glukokortikoid solche Strukturen des ZNS angegriffen werden, die sich zur Zeit der Stressexposition im Entwicklungszustand befinden und damit besonders vulnerabel für schädigende Einflüsse sind. Demnach könnte Stress, abhängig von der Entwicklungsstufe während der dieser auftritt, spezifische Folgen in unterschiedlichen Systemen des ZNS haben.

Spezifische Stresseffekte in Abhängigkeit von Zeit, aber auch Dauer der Exposition sind wahrscheinlich, wobei genetische und umweltbedingte Komponenten als Mediatorvariablen nicht zu vernachlässigen sind. Es soll erwähnt werden, dass vor allem dem Hippokampus eine Schlüsselrolle bezüglich der möglichen Folgen von Kindheitstraumata zukommt, wobei die Ursache-Wirkungs-Frage ungeklärt ist und häufig debattiert wird. Nach der sog. Vulnerabilitätshypothese kann ein reduziertes Hippokampusvolumen im Erwachsenenalter einen Risikofaktor für die Entwicklung stress-induzierter psychischer Erkrankungen darstellen (Gilbertson et al. 2002). Diese Vorraussetzung ist demnach genetisch bedingt oder entsteht durch das Erleben frühkindlichen Stresses (Charney und Manji 2004). Dem gegenüber steht die Neurotoxizitätshypothese, nach der die Volumenreduktion als Folge jahrelang bestehender exzessiver Flutung des Systems mit Glukokortikoiden zu verstehen ist (Sapolsky et al. 1986). Beide Hypothesen wurden oft gegeneinander abgewogen (Gilbertson et al. 2002), sind laut Lupien et al. (2009) nicht generell unvereinbar, sondern können als sich gegenseitig ergänzend betrachtet werden. So könnte Neurotoxizität besonders innerhalb der entwicklungsbedingten Phasen erhöhter Vulnerabilität zu Schäden an spezifischen Hirnregionen führen, wohingegen das Ausmaß der Reduktion der Hirnvolumina, wie es im Erwachsenenalter beobachtet wird, einen Marker für die Dauer der entwicklungseinschränkenden Stressbedingungen darstellen könnte (Lupien et al. 2009).

4.3 Immunologische Veränderungen

Akute und chronische Belastungen können das Immunsystem in seiner Funktion verändern (Dhabhar 2009). Diese Immunmodulation wird durch ein komplexes bidirektionales Netzwerk zwischen dem ZNS, dem endokrinen und dem Immunsystem gewährleistet. Das Immunsystem kann einerseits durch Bindung von Stresshormonen an in Immunzellen exprimierten Rezeptoren moduliert werden: Glukokortikoide und Katecholamine regulieren so die Verteilung immunkompetenter Zellen im Organismus und deren Funktion wie z. B. die Produktion von Zytokinen (Webster et al. 2002). Die Interaktion zwischen den Systemen ist dabei bidirektional: Einerseits wirken entzündliche Prozesse direkt auf das ZNS ein (Dantzer et al. 2008) und können dadurch Verhaltensveränderungen hervorrufen. Dieser Schaltweg wird am eindrücklichsten durch das sog. Krankheitsverhalten (sickness behavior) illustriert, bei dem inflammatorische Moleküle wie z. B. Zytokine depressions-ähnliche Symptome auslösen können. Andererseits werden lymphatische Organe direkt inverviert, womit Signale des zentralen Nervensystems auf die Immunfunktion einwirken können (Andersson und Tracey 2012).

Chronische Belastungen wurden in der PNI-Forschung klassischerweise als »immunsuppresiv« verstanden, da Stressoren wie Verwitwung, Scheidung, Belastungen am Arbeitsplatz oder Pflege eines chronisch kranken Familienmitglieds mit einer Verminderung der Immunfunktion wie z. B. abnehmende Zahl peripherer Lymphozyten sowie verminderter *in vitro*-Funktion von T-Lymphozyten einhergehen (Dhabhar 2009). Wie im Folgenden gezeigt, greift dieses Konzept einer stress-induzierten allgemeinen Immunsuppression allerdings gerade im Hinblick auf entzündliche und autoimmune Erkrankungen zu kurz. Vielmehr handelt es sich wohl um eine Störung der Interaktion zwischen ZNS, Endokrinum und Immunsystem, die eine bedeutende Rolle für die Steuerung immunologischer Antworten spielt (Webster et al. 2002). Immunpathologisch relevant sind solche Funktionsveränderungen infolge von Stresserlebnissen kurz- oder langfristiger Natur insbesondere dann, wenn der Organismus im Sinne des Vorliegens einer immunologischen Vorerkrankung bereits geschädigt ist (Dhabhar 2009).

Epidemiologische Evidenz legt nahe, dass frühkindliche Traumata mit entzündlichen Prozessen im Erwachsenenalter zusammenhängen könnten. Zum Beispiel konnten Studien zeigen, dass potenziell traumatische Erlebnisse in der Kindheit mit einem erhöhten Risiko für verschiedene chronische Krankheiten wie Allergien oder kardiovaskuläre Erkrankungen zusammenhängen (Dong et al. 2004; Goodwin und Stein 2004; Goodwin et al. 2003). Kindheitstraumata sind darüber hinaus mit einer höheren Inzidenz autoimmuner Erkrankungen im Erwachsenenalter assoziiert (Dube et al. 2009). Einen solchen Zusammenhang scheint es auch für frühkindliches Trauma und Multiple Sklerose zu geben (Spitzer et al. 2012) (▶ **Kap. B8**). Selbst über Jahrzehnte lassen sich Zusammenhänge zwischen traumatischen Erlebnissen im Allgemeinen und Kindheitstraumata im Speziellen mit erhöhten Spiegeln entzündlicher Marker wie dem C-reaktiven Protein zeigen (Danese et al. 2007; Spitzer et al. 2010). Eine prospektive Studie konnte darüber hinaus zeigen, dass eine Assoziation zwischen Entzündungsmarkern und Depression im Erwachsenenalter durch Misshandlungen im Kindesalter wesentlich mediiert wird (Danese et al. 2008). Interessanterweise scheint darüber hinaus die IL-6 Immunantwort auf akuten Stress auch bei phänotypisch gesunden Erwachsenen abhängig vom Vorliegen aversiver frühkindlicher Erlebnisse verändert zu sein (Carpenter et al. 2010). In dieser Studie wurde bei 69 gesunden, nicht depressiven oder an posttraumatischer Belastungsstörung leidenden Probanden mit oder ohne Kindesmisshandlung in der Vorgeschichte die Plasmakonzentration von IL-6 gemessen, nachdem diese im Rahmen des Trierer Sozialen Stress-Tests einen kurzen Vortrag vor kleinem Publikum gehalten hatten und dann anschließend eine mathematische Kopfrechenaufgabe bewältigt hatten. Es zeigte sich hierbei, dass das Maß der erlebten Misshandlungen mit dem maximalen Anstieg der IL-6-Konzentration positiv korrelierte.

Wie kann es nun trotz erhöhter Stresshormonsekretion zu einem Überschießen entzündlicher Prozesse kommen, wenn doch z. B. Glukokortikoide eine modulierende Wirkung auf das Immunsystem haben? Eine Möglichkeit besteht darin, dass durch die Langzeitwirkung psychischer Belastungen die Sensitivität des Immunsystems für Stresshormone verändert ist. Diese Hypothese wurde in einer weiteren Studie bei posttraumatischer Belastungsstörung untersucht. Hier wurde die Aktivierung des NF-κB Signalwegs in peripheren mononukleären Zellen bei zwölf Frauen mit Kindesmissbrauchs mit dem von 24 gesunden Kontrollen verglichen. Hierzu wurden DNA-Bindungs-ELISAs (Enzyme-linked immunosorbent assays) durchgeführt. Außerdem untersuchten die Autoren die *in vitro*-Glukokortikoidsensitivität von Mitogen-induzierter TNF-α-Produktion untersucht. Es konnte bei Patienten mit Kindheitstrauma zum einen eine erhöhte NF-κB- DNA-Bindungsaktivität (also erhöhte entzündliche Aktivität im Immunsystem) bei gleichzeitig verminderter Glukokortikoidsensitivität in peripheren Immunzellen (also Resistenz gegen hormonelle Kontrolle von Immunfunktionen) festgestellt werden (Pace et al. 2012). Dies spielt möglicherweise eine permissive Rolle für die Entstehung chronisch entzündlicher Prozesse. Leider gibt es hierzu nach wie vor nur wenige Untersuchungen bei Kindheitstrauma. Häufiger wurde der Zusammenhang hingegen bei traumatischen Erlebnissen im Erwachsenenalter untersucht. Ähnliche Befunde gibt es z. B. aus einer Studie an Kriegsveteranen mit PTSD, die im Vergleich zu nicht-traumatisierten Soldaten eine verminderte Glukokortikoidsensitivität in T-Zell-Rektionen aufwiesen (de Kloet et al. 2007). Allerdings sind die Befunde in Bezug auf PTSD und Glukokortikoidsensitivität im Immunsystem sehr widersprüchlich und scheinen v. a. davon abzuhängen, welche Immunfunktion getestet wird. So berichteten Rohleder et al. eine erhöhte Sensitivität von LPS-stimulierter Zytokinproduktion, die in erster Linie angeborene Immunreaktionen spiegelt (Rohleder et al. 2004). Eine erhöhte Expression des Glukokortikoidrezeptors könnte dabei möglicherweise auch einen präexistierenden Risikofaktor darstellen (van Zuiden et al. 2012 a, 2011, 2012 b)

Zusammengenommen sprechen diese Studien dafür, dass traumatische Erfahrungen, und auch frühkindliche negative Ereignisse, mit Entzündungsprozessen im Erwachsenenalter zusammenhängen könnten. Mechanistisch interessant hierbei ist, dass auch im Tiermodell hohe Dosen von Glukokortikoiden (Bakker et al. 2000) in den Tagen nach der Geburt oder postnatale Stressoren wie Isolation von der Mutter (Teunis et al. 2002) eine erhöhte Suszeptibilität für autoimmune Erkrankungen im Erwachsenenalter verursachen, möglicherweise durch eine Störung neuroendokriner Reaktionen auf entzündliche Mediatoren (Bakker et al. 2000). Bakker et al. konnten z. B. zeigen, dass neonatale Behandlung von Ratten mit Glukokortikoiden die Schwere und Inzidenz der experimentell induzierten inflammatorischen Autoimmunerkrankung EAE (experimental autoimmune encephalomyelitis), einem Tiermodell der Multiplen Sklerose, bei ausgewachsenen Ratten erhöht. Um den zugrunde liegenden Mechanismus zu beleuchten, wurde die HHNA und Immunzell-Antwort infolge der Verabreichung des Glukokortikoids untersucht. Nach einer Stimulation des Immunsystems von adulten Ratten mit Lipopolysaccharid (LPS) wurde eine verminderte Kortikosteron-Antwort sowie verminderte TNF-α-Produktion in Makrophagen bei erhöhten mRNA-Levels von IFN-γ in Milzzellen im Vergleich zu Kontrolltieren gefunden. Eine hohe Exposition von Stresshormonen in der Kindheit könnte also zu einer verminderten Reaktivität der HHNA auf inflammatorische Signale führen, die dadurch Entzündungsprozesse weniger effektiv gegenregulieren kann. Eine weitere Folge hoher frühkindlicher Glukokortikoidspiegel könnte eine Verschiebung im T-Zell-Repertoire sein, das spätere zell-mediierte Immunreaktionen und damit das Auftreten von autoimmunen Erkrankungen im Erwachsenenalter mitbestimmen kann (Bakker et al. 2001). Zusammengenommen sprechen diese Befunde für negative »programming«-Effekte auf endokrine und Immunfunktionen im Sinne einer erhöhten Suszeptibilität gegenüber Autoimmunerkrankungen infolge der neonatalen Glukokortikoidbehandlung. Interessant ist auch hier, dass die Gabe von Glukokortikoiden nicht zu einer allgemeinen Immunsuppression, sondern zu einer Immunmodulation führte, die durch eine verminderte Funktionsfähigkeit angeborener Immunreaktionen (innate immunity) aber auch durch ein Überschießen adaptiver zell-mediierter Reaktion (adaptive immunity), die insbesondere für autoimmune Erkrankungen eine Rolle spielen, charakterisiert war. Eine solche Verschiebung würde auch zu einer erhöhten Glukokortikoidsensitivität angeborener Immunfunktion (Rohleder et al. 2004) und verminderter Sensitivität zell-mediierter Antworten (de Kloet et al. 2007) bei PTSD passen.

Eine andere Herangehensweise wählten Teunis et al., indem sie ebenfalls im Tiermodell maternale Deprivation einsetzten, um zu untersuchen, ob dieser Stressor Einfluss auf die Suszeptibilität von EAE in ausgewachsenen Tieren hat. Dazu wurden neun Tage alte Jungtiere für 24 Stunden von ihren Muttertieren getrennt und im Alter von acht Wochen mit MBP (myelin basic protein) immunisiert. Es konnten gezeigt werden, dass sogar solch kurzzeitige Trennung vom Muttertier mit einer deutlich erhöhten Schwere der induzierten EAE einhergeht, die sich auf histopathologischer Ebene widerspiegelte.

4.4 Genetische Vulnerabilität

Zwillingsstudien bieten eine Möglichkeit, genetische Faktoren, die zu einer langfristig negativen Auswirkung eines erlebten Traumas beitragen könnten, zu erforschen und deren Einfluss mit Umweltfaktoren zu vergleichen. Ginge man grundsätzlich von einer deutlichen genetischen Komponente der Suszeptibilität für Traumafolgeerkrankungen aus, so müssten bei eineiigen, genetisch identischen Zwillingen, die beide traumatisierenden Ereignissen ausgesetzt waren, die Konkordanzraten für die Entwickelung einer Störung hoch ausfallen, wofür bei erwachsenen Angststörungspatienten bereits Hinweise gefunden wurden. Trotzdem darf auch die Möglichkeit nicht ausgeschlossen werden, dass Gene auch prädispositionierend für das Risiko sein können, einem bestimmten Trauma ausgesetzt zu werden (Skre et al. 1993; Stein et al. 2002).

Dass die Interaktion Genetik-Umwelt jedoch komplex und derzeitig noch unzureichend verstanden ist, konnte in einer Studie von Rooks et al. demonstriert werden (Rooks et al. 2012). Hier wurde eine mögliche Verbindung von Traumatisierungen vor dem Erreichen des 18. Lebensjahrs mit Inflammationsmarkern im Erwachsenenalter untersucht, um zu überprüfen, ob die Traumatisierungen oder tatsächlich andere familiäre Faktoren damit in Zusammenhang stehen. Es zeigte sich bei der Betrachtung von 482 männlichen Zwillingspaaren als Individuen ein Zusammenhang zu C-reaktivem Protein. Dieser beobachtete Zusammenhang relativierte sich jedoch bei der Betrachtung der Zwillinge als Paare zur Kontrolle gemeinsamer familiärer Faktoren. Es gab des Weiteren auch keinen signifikanten Unterschied zwischen dem Zusammenhang von Traumatisierung und Inflammation bei mono- und dizygoten Zwillingspaaren, was ebenfalls gegen eine genetische Grundlage beider spricht, da bei 100 % identischen Genen bei monozygoten Zwillingen gegenüber rund 50 % bei dizygoten Zwillingen ein genabhängiger Effekt erwartet worden wäre. Die Autoren schlussfolgern, dass eine Assoziation vor allem durch gemeinsame familiäre Umweltbedingungen verursacht wird, da das Ausmaß der Inflammation abhängig davon war, ob beide Zwillinge dem Trauma ausgesetzt waren. Waren beide Zwillinge dem Trauma ausgesetzt, so traten auch die höchsten Inflammationslevel auf und spiegeln somit möglicherweise eher ein schädliches familiäres Umfeld als die Traumatisierung per se wider.

5 Fazit

Zusammenfassend kann angenommen werden, dass aversive Ereignisse zu einem lebensgeschichtlich frühen Zeitpunkt persistierende Effekte auf biologische Strukturen und Systeme haben. Der Hauptteil der bisherigen Forschung hat sich dabei auf Veränderungen in den Stressreaktionssystemen wie der HHNA selbst konzentriert. Allerdings gibt es mittlerweile epidemiologische Befunde für einen Zusammenhang zwischen frühkindlichem Trauma und autoimmunen Erkrankungen sowie einer Erhöhung bestimmter inflammatorischer Marker im Blut. Leider gibt es noch sehr wenige Studien zu den vermittelnden Mechanismen, die diesem Zusammenhang zugrunde liegen. Eine Möglichkeit besteht in der Veränderung neuroendokriner Schaltwege, die eine entscheidende Bedeutung für die Modulierung des Immunsystems haben. Möglicherweise können Stressoren während der Kindheit auch direkt die Entwicklung des Immunsystems während der Ausbildung der erworbenen Immunität beeinflussen. Durch den langen Zeitraum zwischen dem traumatischen Erlebnis und der Symptommanifestation sind allerdings notwendige prospektive Studien selten. Ob und inwiefern mögliche biologische Korrelate von Kindheitstraumata primäre Auslöser oder doch eher sekundäre Folgeerscheinungen der Psychopathologie im Erwachsenenalter sind, ist daher nicht geklärt.

Literatur

Andersen SL (2003) Trajectories of brain development: point of vulnerability or window of opportunity? Neurosci Biobehav Rev 27:3–18.

Andersson U, Tracey KJ (2012) Neural reflexes in inflammation and immunity. J Exp Med 209:1057–1068.

Bakker JM, Kavelaars A, Kamphuis PJ, Cobelens PM, van Vugt HH, van Bel F, Heijnen CJ (2000) Neonatal dexamethasone treatment increases susceptibility to experimental autoimmune disease in adult rats. J Immunol 165:5932–5937.

Bakker JM, Kavelaars A, Kamphuis PJ, Zijlstra J, van Bel F, Heijnen CJ (2001) Neonatal dexamethasone treatment induces long-lasting changes in T-cell receptor vbeta repertoire in rats. J Neuroimmunol 112:47–54.

Briggs-Gowan MJ, Carter AS, Clark R, Augustyn M, McCarthy KJ, Ford JD (2010) Exposure to potentially traumatic events in early childhood: differential links to emergent psychopathology. J Child Psychol Psychiatry 51:1132–1140.

Carpenter LL, Gawuga CE, Tyrka AR, Lee JK, Anderson GM, Price LH (2010) Association between plasma IL-6 response to acute stress and early-life adversity in healthy adults. Neuropsychopharmacology 35:2617–2623.

Charney DS, Manji HK (2004) Life stress, genes, and depression: multiple pathways lead to increased risk and new opportunities for intervention. Sci STKE 2004, re5.

Danese A, Moffitt TE, Pariante CM, Ambler A, Poulton R, Caspi A (2008) Elevated inflammation levels in depressed adults with a history of childhood maltreatment. Arch Gen Psychiatry 65:409–415.

Danese A, Pariante CM, Caspi A, Taylor A, Poulton R (2007) Childhood maltreatment predicts adult inflammation in a life-course study. Proc Natl Acad Sci USA 104:1319–1324.

Dantzer R, O'Connor JC, Freund GG, Johnson RW, Kelley KW (2008) From inflammation to sickness and depression: when the immune system subjugates the brain. Nat Rev Neurosci 9:46–56.

de Kloet CS, Vermetten E, Bikker A, Meulman E, Geuze E, Kavelaars A, Westenberg HG, Heijnen CJ (2007) Leukocyte glucocorticoid receptor expression and immunoregulation in veterans with and without post-traumatic stress disorder. Mol Psychiatry 12:443–453.

Dhabhar FS (2009) Enhancing versus suppressive effects of stress on immune function: implications for immunoprotection and immunopathology. Neuroimmunomodulation 16: 300–317.

Dong M, Giles WH, Felitti VJ, Dube SR, Williams JE, Chapman DP, Anda RF (2004) Insights into causal pathways for ischemic heart disease: Adverse Childhood Experiences study. Circulation 110:1761–1766.

Dube SR, Fairweather D, Pearson WS, Felitti VJ, Anda RF, Croft JB (2009) Cumulative childhood stress and autoimmune diseases in adults. Psychosomatic Medicine 71:243–250.

Enoch MA (2011) The role of early life stress as a predictor for alcohol and drug dependence. Psychopharmacology (Berl) 214:17–31.

Gilbertson MW, Shenton ME, Ciszewski A, Kasai K, Lasko NB, Orr SP, Pitman RK (2002) Smaller hippocampal volume predicts pathologic vulnerability to psychological trauma. Nat Neurosci 5:1242–1247.

Goodwin RD, Stein MB (2004) Association between childhood trauma and physical disorders among adults in the United States. Psychological Medicine 34:509–520.

Goodwin RD, Wamboldt MZ, Pine DS (2003) Lung disease and internalizing disorders. Is childhood abuse a shared etiologic factor? J Psychosom Res 55:215–219.

Heim C, Mletzko T, Purselle D, Musselman D, Nemeroff CB (2008a) The dexamethasone/corticotropin-releasing factor test in men with major depression: role of childhood trauma. Biol Psychiatry 63:398–405.

Heim C, Nemeroff CB (2001) The role of childhood trauma in the neurobiology of mood and anxiety disorders: preclinical and clinical studies. Biol Psychiatry 49:1023–1039.

Heim C, Newport DJ, Mletzko T, Miller AH, Nemeroff CB (2008b) The link between childhood trauma and depression: insights from HPA axis studies in humans. Psychoneuroendocrinology 33:693–710.

Koob GF, Le Moal M (2001) Drug addiction, dysregulation of reward, and allostasis. Neuropsychopharmacology 24:97–129.

Lupien SJ, McEwen BS, Gunnar MR, Heim C (2009) Effects of stress throughout the lifespan on the brain, behaviour and cognition. Nat Rev Neurosci 10:434–445.

McEwen BS (2004) Protection and damage from acute and chronic stress: allostasis and allostatic overload and relevance to the pathophysiology of psychiatric disorders. Ann NY Acad Sci 1032:1–7.

McEwen BS, Seeman T (1999) Protective and damaging effects of mediators of stress. Elaborating and testing the concepts of allostasis and allostatic load. Ann NY Acad Sci 896:30–47.

Pace TW, Wingenfeld K, Schmidt I, Meinlschmidt G, Hellhammer DH, Heim CM (2012) Increased peripheral NF-kappaB pathway activity in women with childhood abuse-related posttraumatic stress disorder. Brain Behav Immun 26:13–17.

Pariante CM, Lightman SL (2008) The HPA axis in major depression: classical theories and new developments. Trends Neurosci 31:464–468.

Pervanidou P (2008) Biology of post-traumatic stress disorder in childhood and adolescence. J Neuroendocrinol 20:32–38.

Rohleder N, Joksimovic L, Wolf JM, Kirschbaum C. (2004) Hypocortisolism and increased glucocorticoid sensitivity of pro-Inflammatory cytokine production in Bosnian war refugees with posttraumatic stress disorder. Biol Psychiatry 55:745–751.

Rohleder N, Wolf JM, Wolf OT (2010) Glucocorticoid sensitivity of cognitive and inflammatory processes in depression and posttraumatic stress disorder. Neurosci Biobehav Rev 35:104–114.

Rooks C, Veledar E, Goldberg J, Bremner JD, Vaccarino V (2012) Early trauma and inflammation: role of familial factors in a study of twins. Psychosom Med 74:146–152.

Sansone RA, Sansone LA (2007) Childhood trauma, borderline personality, and eating disorders: a developmental cascade. Eat Disord 15:333–346.

Sapolsky RM, Krey LC, McEwen BS (1986) The neuroendocrinology of stress and aging: the glucocorticoid cascade hypothesis. Endocr Rev 7:284–301.

Schulkin J (1999) Corticotropin-releasing hormone signals adversity in both the placenta and the brain: regulation by glucocorticoids and allostatic overload. J Endocrinol 161:349–356.

Schulz KH, Gold S (2006) Psychological stress, immune function and disease development. The psychoneuroimmunologic perspective. Bundesgesundheitsblatt, Gesundheitsforschung, Gesundheitsschutz 49:759–772.

Schulz KH, Heesen C, Gold SM (2005) The concept of allostasis and allostatic load: psychoneuroimmunological findings. Psychother Psychosom Med Psychol 55:452–461.

Sherin JE, Nemeroff CB (2011) Post-traumatic stress disorder: the neurobiological impact of psychological trauma. Dialogues Clin Neurosci 13:263–278.

Skre I, Onstad S, Torgersen S, Lygren S, Kringlen E (1993) A twin study of DSM-III-R anxiety disorders. Acta Psychiatr Scand 88:85–92.

Spitzer C, Barnow S, Volzke H, Wallaschofski H, John U, Freyberger HJ, Lowe B, Grabe HJ (2010) Association of posttraumatic stress disorder with low-grade elevation of C-reactive protein: evidence from the general population. J Psychiatr Res 44:15–21.

Spitzer C, Bouchain M, Winkler LY, Wingenfeld K, Gold SM, Grabe HJ, Barnow S, Otte C, Heesen C (2012) Childhood trauma in multiple sclerosis: a case-control study. Psychosom Med 74:312–318.

Stein MB, Jang KL, Taylor S, Vernon PA, Livesley WJ (2002) Genetic and environmental influences on trauma exposure and posttraumatic stress disorder symptoms: a twin study. Am J Psychiatry 159:1675–1681.

Teunis MA, Heijnen CJ, Sluyter F, Bakker JM, Van Dam AM, Hof M, Cools AR, Kavelaars A (2002) Maternal deprivation of rat pups increases clinical symptoms of experimental autoimmune encephalomyelitis at adult age. Journal of Neuroimmunology 133:30–38.

van Dam DS, van der Ven E, Velthorst E, Selten JP, Morgan C, de Haan L (2012) Childhood bullying and the association with psychosis in non-clinical and clinical samples: a review and meta-analysis. Psychol Med 9:1–12.

van Zuiden M, Geuze E, Willemen HL, Vermetten E, Maas M, Amarouchi K, Kavelaars A, Heijnen CJ (2012a) Glucocorticoid receptor pathway components predict posttraumatic stress disorder symptom development: a prospective study. Biol Psychiatry 71:309–316.

van Zuiden M, Geuze E, Willemen HL, Vermetten E, Maas M, Heijnen CJ, Kavelaars A (2011) Pre-existing high glucocorticoid receptor number predicting development of posttraumatic stress symptoms after military deployment. Am J Psychiatry 168:89–96.

van Zuiden M, Heijnen CJ, Maas M, Amarouchi K, Vermetten E, Geuze E, Kavelaars A (2012b) Glucocorticoid sensitivity of leukocytes predicts PTSD, depressive and fatigue symptoms after military deployment: A prospective study. Psychoneuroendocrinology 71:474–481.

Webster JI, Tonelli L, Sternberg EM (2002) Neuroendocrine regulation of immunity. Annu Rev Immunol 20:125–163.

Zlotnick C, Warshaw M, Shea MT, Keller MB (1997) Trauma and chronic depression among patients with anxiety disorders. J Consult Clin Psychol 65, 333–336.

5 Kindesmisshandlung aus kinder- und jugendpsychiatrischer Perspektive

Annette Streeck-Fischer

Kapitelübersicht

1. Einleitung
2. Definitionen
3. Ätiologie
4. Symptomatologie
5. Diagnostik
6. Trauma und Entwicklung
7. Versorgungsaspekte

---

1 Einleitung

Betrachtet man die Datenlage zu frühen belastenden Entwicklungsbedingungen, stellt sich die Frage, wie es kommt, dass das Ausmaß belastender und traumatisierender Erfahrungen mehr noch in der kinder- und jugendpsychiatrischen Versorgung als in der Erwachsenenpsychiatrie kaum annähernd in den Blick gerät. Das mag zum Teil an der hohen Dunkelziffer trotz psychiatrisch-psychotherapeutischem Kontakt liegen. Darüber hinaus ergeben sich jedoch sowohl in Bezug auf die Diagnostik und als auch die Behandlung von Kindern und Jugendlichen Probleme, die im Folgenden aufgezeigt und kritisch diskutiert werden sollen. Sie erklären, warum oftmals erst im Erwachsenenalter einschlägige Behandlungen erfolgen.

2 Definitionen

Misshandlung ist ein man-made disaster und als Oberbegriff zu verstehen. Darunter fallen sowohl körperliche Gewalterfahrungen, körperlicher, emotionaler und sexueller Missbrauch als auch emotionale und körperliche Vernachlässigung.

Bei Kindesmisshandlung handelt es sich um »situative psychische und physische Gewalterfahrungen, die entweder mit körperlichen Verletzungen oder mit bedrohenden Angstgefühlen beim Kind einhergehen«(Strafrecht § 225, § 176). Von emotionaler Misshandlung wird gesprochen, wenn die Eltern dem Kind dauerhaft ablehnend gegenüber stehen und damit ein Familienklima erzeugen, in dem das Kind feindliche Zurückweisung, Entwertung, Drohung, Isolierung u. ä. erfährt und sich nicht mehr menschenwürdig entfalten kann. Kindesvernachlässigung als eine weitere Form der Misshandlung ist zwar die weitaus häufigste Form, allerdings ist sie oftmals unmittelbar kaum sichtbar. Sie ist durch Mangelversorgung mit Folgen für die Gesundheit und Entwicklung gekennzeichnet. Sexueller Missbrauch ist dann gegeben, wenn ein Kind oder ein Jugendlicher von einem Erwachsenen oder älteren Jugendlichen als Objekt der eigenen sexuellen Bedürfnisse benutzt wird (Strafrecht § 225, § 176).

Nach § 1631, Abs. 2 BGB, haben in Deutschland Kinder ein »Recht auf gewaltfreie Erziehung. Körperliche Bestrafungen, seelische Verletzungen und andere entwürdigende Maßnahmen sind unzulässig«. Bestimmte Formen der Misshandlungen stehen nach Strafgesetzbuch unter Strafe, so z. B. nach § 225 »Misshandlung von Schutzbefohlenen« und nach § 177–178 Vergewaltigung bzw. sexuelle Nötigung. Der Deutsche Kinderschutzbund definiert Misshandlung von Kindern folgendermaßen: »Kindesmisshandlung ist eine nicht zufällige, bewusste oder unbewusste gewaltsame seelische und/oder körperliche Beeinträchtigung oder Vernachlässigung des Kindes durch Eltern oder andere Erziehungspersonen, die das Kind schädigt, verletzt, in seiner Entwicklung hemmt oder zum Tode führt.«

3   Ätiologie

Leonore Terr (1991) unterscheidet zwischen Typ I- bei einmaligem und akuten Trauma und Typ II-Trauma bei chronischem Trauma. Bei Misshandlung hat das Typ I-Trauma kaum Bedeutung, da selten von einmaligen und akuten Misshandlungen ausgegangen werden kann. Es ist hilfreich, zwischen stressvollen Lebensereignissen (Afifi et al. 2008, Enoch et al. 2010) und Kindheitsmisshandlung zu unterscheiden. Es gibt Übergänge zwischen beiden. Sie kommen aber auch in der Realität in beträchtlichem Maße zusammen vor. Außerdem können sich beide zusammen kumulativ auswirken. Die US National Comorbidity Survey-Replication (NCS-R) hat an einer repräsentativen Stichprobe von 9282 Personen bei 52 % belastende Lebensereignisse (Green et al. 2010)

feststellen können, davon erlebten 17,5 % die Scheidung der Eltern, 14 % familiäre Gewalterfahrungen, 11 % ökonomische Belastungen, 10 % Tod und 10 % psychische Erkrankung eines Elternteils. Das Ausmaß der Psychopathologie korreliert mit dem Schweregrad der erfahrenen Misshandlung und der Anzahl der belastenden Lebensereignisse (Afifi et al. 2008)

Untersuchungen zu Folgen körperlicher Misshandlung variieren abhängig von Faktoren wie Definition, Erhebungsmethode, Stichprobe, kulturellen Voraussetzungen u. a. Danach haben 22–31 % der Männer und 20–21 % der Frauen körperliche Misshandlung erfahren, 4–14 % der Männer und 13–32 % der Frauen sexuellen Missbrauch. 21 % haben beide Typen von Misshandlung erfahren (Briere und Elliot 2003).

Von Bedeutung ist der Zeitpunkt der Traumatisierung. So kann man davon ausgehen, dass emotionale und körperliche Vernachlässigung bzw. Misshandlung in den ersten Lebensjahren von besonderer Bedeutung sind, während sexueller Missbrauch (zumeist) erst zu einem späteren Zeitpunkt auftritt. Langzeitstudien haben gezeigt, dass Misshandlungen vor dem fünften Lebensjahr in der Regel eine massive Psychopathologie im Erwachsenenalter zur Folge haben (Kaplow und Widom 2007).

Kindesmisshandlung tritt häufig in desorganisierten und auseinander gebrochenen Familien auf (Mullen et al. 1993). So konnte eine Studie des NCS-R feststellen, dass 95 % von 88 % derjenigen, die Vernachlässigung und körperliche Gewalt durch ihre Eltern und 72 % derjenigen, die sexuellen Missbrauch erfahren haben, in Familien mit multiplen frühen Belastungen aufgewachsen sind (Green et al. 2010). Folgende Risikofaktoren finden sich in den jeweiligen Familien (NCS-R-Studie):

1. Ein maladaptives familiäres Funktionieren, einschließlich Substanzmittelabhängigkeit, Kriminalität, häusliche Gewalt, Kindesmissbrauch und Vernachlässigung der Eltern
2. Tod der Eltern und andere Verluste
3. Trennung der Eltern, beide verbunden mit ökonomischen Belastungen

Diese familiären Belastungen gehen häufig mit multiplen und komplexen Traumatisierungen einher, die dann zu entsprechend schweren Entwicklungsbeeinträchtigungen führen.

4 Symptomatologie

In zahlreichen Studien konnte gezeigt werden, dass Kindesmisshandlung mit ungünstigen Entwicklungsfolgen einhergeht (Briere und Runtz 1988, 1990; Claussen und Crittenden 1991, Kaplan, Pelcowitz und Labruna 1999, Gilbert et al. 2009). In welchem Ausmaß allerdings traumatische Erfahrungen wie Misshandlung die weitere Entwicklung prägen, hängt vom Entwicklungsstand der Kinder, von den bisherigen Entwicklungsbedingungen, der Konstitution, der genetischen Ausstattung, den Ressourcen, von der sozialen Umwelt des Kindes und vor allem von der Verfügbarkeit einer Vertrauensperson (Streeck-Fischer 2010) ab. Als allgemeines Problem finden sich Verhaltens- und oppositionelle Störungen. Kinder, die misshandelt wurden, zeigen verstärkt aggressives und delinquentes Verhalten (Kaplan, Pelcowitz und Labruna 1999, Briere und Runtz 1988). Diese Kinder sind weniger beliebt, weniger in der Lage zu engen Beziehungen und zeigen mehr negative Affekte. Sie sind im Kontakt zu anderen beeinträchtigt, haben Einschränkungen in ihren sozialen Fähigkeiten, zeigen Defizite in den kognitiven Fähigkeiten, insbesondere in ihren verbalen Fähigkeiten, und haben ausgeprägte Schulprobleme.

Generell kann man davon ausgehen, dass jegliche Störung im Kindesalter eine Folge von Kindesmisshandlung sein kann (Ackerman et al. 1998). Dazu gehören ADHS, Einnässen, Bindungsstörungen, Störungen des Sozialverhaltens und der Emotionen und viele weitere.

Kinder mit sexuellen Missbrauchserfahrungen zeigen häufiger ein auffälliges bzw.

unpassendes sexuelles Verhalten, weniger soziale Ressourcen und Beziehungen zu anderen sowie eine verringerte soziale Anpassung. Häufig finden sich Schlafstörungen und multiple Ängste. Eindeutige Anzeichen für eine Posttraumatische Belastungsstörung (PTBS) bei sexuellem Missbrauch sind im Kindesalter nicht sicher feststellen, vielmehr treten allenfalls partiell traumaspezifische Symptome auf. Eine PTBS, posttraumatische Stresssymptome und Depressionen (Briere und Runtz 1988) sind Folgen, die sich in ihrer Ausprägung im Jugendalter entwickeln und im Erwachsenenalter als Vollbilder deutlich zu tage treten.

Auch emotionaler Missbrauch hat beträchtliche Folgen für die Kinder. Emotionaler Missbrauch ist mit einem niedrigen Selbstwertgefühl verbunden. Diese Kinder zeigen eine höhere Neigung zu Angst, Depression, interpersoneller Empfindlichkeit und Dissoziation (Briere und Runtz 1988). Sie neigen darüber hinaus zu Depersonalisation.

Vernachlässigte Kinder zeigen in der Regel generellere Defizite in ihren Leistungsmöglichkeiten als misshandelte. Sie haben sprachliche Defizite und dadurch mehr Probleme beim rezeptiven und expressiven Sprechen als etwa körperlich misshandelte oder auch nicht misshandelte Kinder (Gauthier et al. 1996). Sie entwickeln Angstsymptome, Depression, neigen zu Somatisierungen, Paranoia und Feindseligkeit.

Prospektive und retrospektive Studien zeigen, dass misshandelte Jugendliche massive Verhaltensprobleme haben. Sie sind von posttraumatischen Stressstörungen, Depressionen, Suizidversuchen, Drogenmissbrauch und Alkoholproblemen belastet und neigen zu kriminellem Verhalten, zu Fettsucht, Prostitution und Promiskuität (Gilbert et al. 2009). Die Wahrscheinlichkeit, dass ein Jugendlicher inhaftiert wird, liegt bei Misshandelten doppelt so hoch wie bei Jugendlichen insgesamt. Leistungsabfall und Schulverweigerung sind unmittelbar verbunden mit dem Zeitpunkt der Misshandlung und wirken sich kumulativ aus. Insofern hat Misshandlung nicht zuletzt auch erhebliche ökonomische Folgen für die Gesellschaft.

5 Diagnostik

Eine aktuell vorliegende Misshandlung ist dann erkennbar, wenn z. B. unübersehbare körperliche Folgen der Misshandlung wie Blutergüsse, Knochenbrüche, Unterernährung vorliegen, sie gegebenenfalls bereits vom Kinderarzt diagnostiziert bzw. das Jugendamt eingeschaltet wurde. Oft handelt es sich um Kinder und Jugendliche, die früher oder später in Pflegefamilien und Heimen fremd untergebracht oder zur Adoption freigegeben werden. Über aktuelle Misshandlung in der Familie wird jedoch häufig nicht berichtet – weder vom Kind, dem Jugendlichen noch den Eltern, und darum auch vom Untersucher oft nicht diagnostiziert. Ein Kind oder auch ein Jugendlicher spricht nicht darüber, weil es möglicherweise

- zum normalen Alltag gehört,
- weil Loyalitätskonflikte eine Rolle spielen,
- weil ein Akkomodationssyndrom (Summit 1983) vorliegt (hinter einer vordergründigen scheinbar normalen Anpassung verbirgt das Kind massive Bedrohungs- und Vernichtungsängste).

Wird die Misshandlung von den näheren Bezugspersonen wahrgenommen, z. B. bei sexuellem Missbrauch, bleibt sie aus Angst vor Ausgrenzung, Stigmatisierung und Verlust des Familienzusammenhalts häufig im Verborgenen. Wird sie von unbeteiligten Dritten wahrgenommen, wird gegebenenfalls versucht, die Problematik nicht an die Öffentlichkeit zu bringen, massiv zu verleugnen oder zu bagatellisieren. Erfolgen Mitteilungen an staatliche Institutionen, ist der Umgang damit nicht selten von Neu- und Re-Traumatisierungen begleitet, sofern nicht sehr gut ausgebildetes und geschultes Personal mit dieser Problematik zu tun hat.

Kommt das traumatisierte Kind zur Vorstellung zum Kinderpsychiater, ist es nicht ungewöhnlich, wenn bei den vordergründigen multiplen Verhaltensstörungen die zugrunde liegende Traumatisierung übersehen wird. Ist die Traumatisierung nicht akut, begrenzt und bekannt, geben die existierenden diagnostischen Systeme nicht wieder, was bei Traumatisierungen in der Entwicklung zu erfassen wäre. Das liegt zum Teil an den syndromalen diagnostischen Klassifikationssystemen (ICD-10), die dazu verleiten, den Symptomen vorrangige Bedeutung zu geben und nicht nach den Ursachen zu fragen. Hinzukommt, dass die PTBS keine Diagnose ist, die sich auf komplexe Traumatisierungen im Kindesalter bezieht. Die Kriterien im DSM-IV sind, angewendet auf Kinder und Jugendliche, allenfalls nur teilweise nachweisbar, weshalb diese Diagnose selten gegeben wird. Insbesondere das Kriterium A2 (DSM-IV) – die Person reagiert mit intensiver Furcht, Hilflosigkeit oder Erschrecken – ist bei Kindern und Jugendlichen mit Typ II-Traumatisierungen oft nicht erkennbar (Köllner und Maercker 2011) Darüber hinaus liegen bei Traumatisierungen in der Entwicklung in der Regel die Trias Beziehungsstörung mit strukturellen Defiziten, Symptome traumatischer Belastungsgenese und multiple Entwicklungseinschränkungen vor. Am Beispiel eines Pflegekindes soll die Komplexität verdeutlicht werden.

Fallbeispiel

Der 8-jährige P. zeigt gefährlich aggressiv-destruktive Durchbrüche gegenüber Personen und Sachen. Er ist sehr verführbar und reizoffen. In Ausnahmezuständen schlägt er um sich, beißt, schreit und kann nur durch Festhalten von zwei Personen gebändigt werden. Dabei kann es zu bedrohlichen Situationen kommen, z. B. wenn er sich in einem solchen blindwütigen Zustand im Auto befindet. Er zeigt ausgeprägte ichstrukturelle Störungen wie Realitätsverkennungen bei mangelnder Grenzziehung zwischen Realität und Fantasie. Er hat kein Zeitgefühl. Er hat komplexe sensomotorische Störungen. In Beziehungen mit Anderen fühlt er sich schnell bedroht und muss in dominierender Weise Kontrolle über diese ausüben. Es liegt eine komplexe, traumatisch bedingte Entwicklungsstörung vor.

P. hatte früh ausgeprägte Erfahrungen von Vernachlässigung und Misshandlung gemacht. Bei der Geburt war die Mutter psychisch krank. Der drogenabhängige Vater war sowohl P. als auch der Mutter gegenüber gewalttätig. Die Mutter war infolge ihrer Problematik instabil, wechselhaft und unberechenbar. Sie schlug ihn oder konnte ihn den ganzen Tag alleine eingesperrt in seinem Bett sich selbst überlassen. Mit drei Jahren wurde er in Obhut genommen und kam danach in die jetzige Pflegefamilie. Zur leiblichen Mutter gab es betreute Umgangskontakte. Diese wurden jedoch wegen der Unzuverlässigkeit der Mutter eingestellt. Wenn er seine Mutter gesehen hatte, geriet er in Ausnahmesituationen, in denen er schrie, spuckte, biss oder an den Haaren der Pflegemutter riss. Hier schienen Szenen reaktiviert zu werden, die mit vergangenen Erfahrungen zu tun hatten.

P.s Wahrnehmungsorganisation in der Leistungsdiagnostik war im Verhältnis zu seinem überdurchschnittlichen Sprachverständnis (126) deutlich niedriger (96). Bei der Rechtschreibung zeigte er innere Aussetzer. Er war taktil massiv gestört. Seine Zweipunkte-Diskrimination lag bei 5 cm. Er war zwar gut lateralisiert, zeigte jedoch ausgeprägte Mitbewegungen, die für sensomotorische Einschränkungen sprachen.

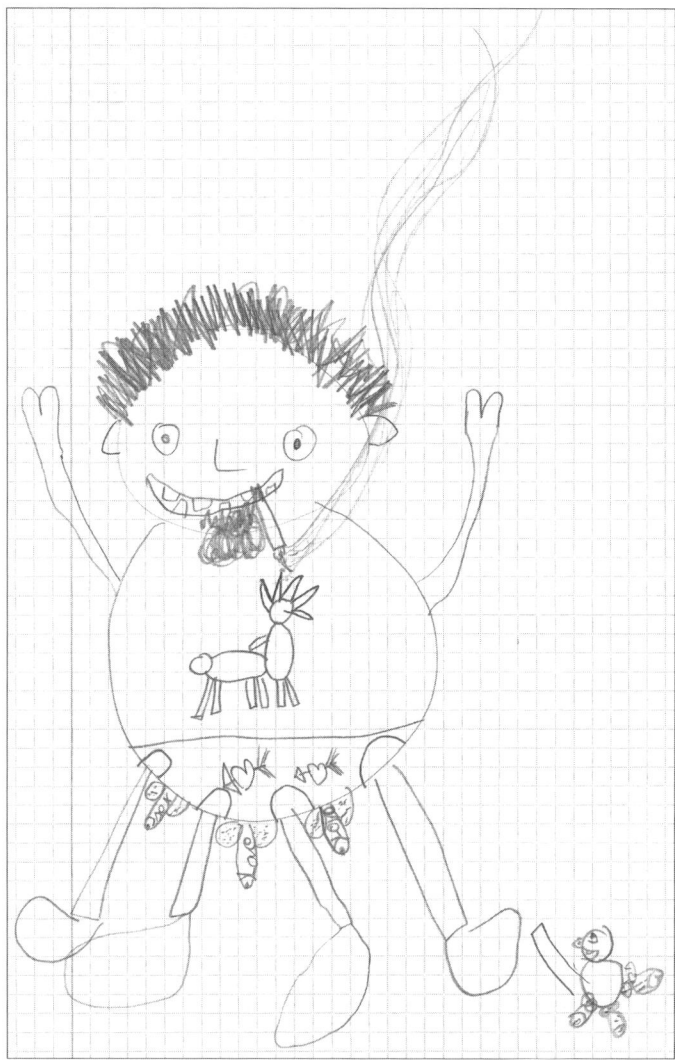

In der stationären Behandlung machte P. zunächst gute Fortschritte. Diese waren jedoch nach Kontakten mit Jugendlichen, die er in der Klinikschule traf, mehr und mehr rückläufig. Offenbar wurde er durch deren bedrohliches Verhalten getriggert. Er versuchte, sich durch machtvolles Auftreten (vgl. die obige Abbildung) zu schützen, u. a. indem er auf destruktive Aktionen zurückgriff. Er geriet nun mit seiner Erzieherin in maligne Interaktionszirkel, in denen er als Täter oder Opfer misshandelnde Szenarien reaktivierte, in dem er auf die Erzieherin losging, sie biss und dazu brachte, ihn gewaltsam festzuhalten.

Folgende Diagnosen standen für P. zur Disposition:

Achse 1:

- F 94.1 reaktive Bindungsstörung im Kindesalter
- F 95.8 sonstige Ticstörung
- F 91.1 Störung des Sozialverhaltens mit fehlenden sozialen Bindungen
- F 60.3 emotional instabile Persönlichkeitsentwicklungsstörung mit Übergängen vom impulsiven zum Borderline-Typus = 60.30 und 60.31
- F 43.25 Anpassungsstörung mit gemischter Störung von Gefühlen und Sozialverhalten.
- F 43 Reaktion auf schwere Belastungen
- F 44.82 dissoziative Störungen vorübergehender Art.

Achse 2:

- F 81.9 nicht näher bezeichnete Entwicklungsstörung schulischer Fertigkeiten
- F 82 umschriebene Entwicklungsstörung der motorischen Funktionen
- (Syndrom des ungeschickten Kindes)

Achse 3:

- hohe bis durchschnittliche Intelligenz

Achse 4

entfällt

Achse 5:

- 2.0 psychische Störung/abweichendes Verhalten Elternteil
- 4.1 Zustand nach unzureichender Aufsicht und Steuerung

Achse 6:

- tiefgreifende und schwerwiegende Beeinträchtigung der psychosozialen Anpassung in den meisten Bereichen

Letztlich sind alle Diagnosen dergestalt, dass sie nicht P.s tiefgreifende Problematik erfassen. Im Falle der Persönlichkeitsstörung handelt es sich um eine Diagnose, die in diesem Alter noch nicht gegeben werden darf. Die Diagnose der Reaktion auf schwere Belastungen wird in solchen Fällen nicht verwendet.

Bei Diagnosen wie reaktive Bindungsstörung und Störung des Sozialverhalten und der Emotionen gerät die zugrunde liegende traumatische Belastungsgenese aus dem Blick. Insofern ist der Vorstoß des National Child Traumatic Stress Network (NCTSN), die Diagnose einer Entwicklungstraumastörung (Developmental Trauma Disorder) in das DSM-V-Komitee einzubringen, sehr zu begrüßen. Es ist zwar nicht zu erwarten, dass diese Diagnose bereits im DSM-V übernommen wird, jedoch erscheint es wichtig, sie als Vorlage für die komplexen Störungen zu verwenden, die Traumatisierungsfolgen sind. Die Entwicklungstraumastörung bezieht sich dabei auf verschiedene Kriterien (A–F) (van der Kolk 2009).

- *Kriterium A* verweist auf die Exposition: Das Kind oder der Jugendliche hat multiple oder längere traumatische Erfahrungen gemacht oder war Zeuge davon über einen Zeitraum von wenigstens einem Jahr in seiner Kindheit oder frühen Adoleszenz.
- *Kriterium B* verweist auf die affektive und physiologische Dysregulation als Traumafolge: Das Kind zeigt gestörte Entwicklungskompetenzen im Bereich der Erregungsregulation (Unfähigkeit, affektive Zustände zu modulieren, z. B. Furcht, Ärger, Scham, und Störung in der Regulation von Körperfunktionen, z. B. anhal-

tende Störungen beim Schlafen, Essen und der Ausscheidung, Hyperreaktivität oder mangelnde Reaktion bei Berührungen und Geräuschen, sowie Desorganisation während Routinevorgängen).
- *Kriterium C* beinhaltet die eingeschränkte Aufmerksamkeits- und Verhaltensdysregulation: Das Kind zeigt eingeschränkte Entwicklungskompetenzen in Bezug auf Aufmerksamkeitsspanne, Lernen und Umgang mit Stress.
- *Kriterium D* verweist auf die Selbst- und Beziehungsdysregulation: Das Kind zeigt eingeschränkte Fähigkeiten in seinem Selbstgefühl (z. B. Hilflosigkeit, Wertlosigkeit) und in seinen Beziehungen zu anderen, Misstrauen, Mangel an Empathie, reaktive körperliche oder verbale Aggression.
- *Kriterium E* beinhaltet die PTB-Symptome im engeren Sinne, von denen wenigstens ein Symptom vorliegen sollte.
- *Kriterium F* verweist auf funktionelle Störungen in Bezug auf berufliche, schulische und familiäre Beeinträchtigungen, Beeinträchtigungen im Umgang mit Gleichaltrigen, dissoziale Störungen und gesundheitliche Probleme.

Grundsätzlich bedeutsam ist bei Kindern und Jugendlichen mit komplexen Traumatisierungen in der Entwicklung, dass sie in besonderer Weise zu Reinszenierungen neigen (Arata 2000, Hobbs, Hobbs und Wynne 1999; Finkelhor et al. 2007; Cuevas et al. 2011; Streeck-Fischer 2006). Die Bedeutung, die diese Reenactments für die Entwicklung haben, wird in den Kriterien der Entwicklungstraumastörung nicht aufgegriffen. Bei schwer traumatisierten Kindern ist es in der Regel nicht nur das repetitive Spiel (wie im DSM-IV angegeben, vgl. Terr 1991), in dem das traumatische Ereignis deutlich wird, sondern die traumatische Inszenierung unter äußerer Belastung. Das erklärt m. E., warum Pflegekinder im Durchschnitt vier verschiedene Fremdplatzierungen erfahren, da traumatische Reinszenierungen nicht frühzeitig erfasst werden. Im Jugendalter werden nicht selten schlummernde traumatische Belastungen reaktiviert und reinszeniert – was oftmals missverständlich als Neu-Traumatisierung wahrgenommen wird. Die aktiven Wiederholungen traumatischer Belastungen werden jetzt oftmals in unterschiedlichen Konstellationen mit wechselnden Positionen hergestellt, z. B. zunächst als Opfer sexuellen Missbrauchs, dann als gewaltbereiter Täter. Ein weiterer wichtiger Aspekt, der oftmals nicht genügend berücksichtigt wird, ist, dass Traumatisierungen in der Entwicklung mit Entwicklungstopps einhergehen (in der psychischen, körperlichen und/oder kognitiven Entwicklung) und als solche beachtet werden sollten.

In einer eigenen Studie an Jugendlichen (N = 60) mit Störungen des Sozialverhaltens und der Emotionen konnten wir feststellen, dass 60 % traumatische Belastungen im CTQ angeben. Dabei war auffällig, dass es eine Reihe von Jugendlichen gab, die ausgeprägte Verhaltensauffälligkeiten im Sinne von traumatischen Reenactments zeigten, ohne dass sie ihre Traumatisierungen angaben. Hier sind Loyalitätskonflikte ebenso wie Verleugnungen, Bagatellisierungen und Mentalisierungsstörungen zu vermuten. Aus der Studie geht auch hervor, dass bei den komplex traumatisierten Jugendlichen häufiger eine Borderline-Störung vorliegt.

Diese Befunde entsprechen den Verlaufsstudien von Gordon und Wraight (1993) zu Traumafolgestörungen bei Kindern und Jugendlichen, die deutlich machen, wie Traumatisierungen im Langzeitverlauf verarbeitet werden: aus States werden Traits. Die traumatische Belastung wird in die Persönlichkeit gleichsam eingewoben – Veränderungen, die in Richtung auf eine Borderline-Persönlichkeitsstörung gehen.

> **Symptomverlauf bei traumatisierten Kindern**
>
> *Akute Effekte innerhalb der ersten Wochen*
> Es kommt zu traumaspezifischen Symptomen wie Rückblenden, Angst und Unsicherheit, emotionale Reaktionen wie Rückzug, Traurigkeit, Ärger, schlechte Stimmungen, Anspruchsverhalten, Starre, Aufregung wie auch sensorische Hyperaktivität, Schlafstörungen, Ruhelosigkeit, magische Vorstellungen, Verwirrungen, Desorientierung. Es tritt regressives und desorganisiertes Verhalten auf mit Verlust von bereits erreichten motorischen und kognitiven Fähigkeiten und Interessen, der Fähigkeit sich zu beruhigen, Sprache, Spiel und exploratorischer Aktivität.
>
> *Mittelfristige Effekte während des ersten Jahres*
> Die Kurzzeiteffekte persistieren. Es werden generelle Stresszeichen, schlechte Gesundheit, Somatisierungsneigung, Schlaflosigkeit, emotionale Instabilität, Konzentrationsmängel und eingeschränkte Beziehungen erkennbar. Stimmungen und Einstellungen haben sich verändert in Richtung einer erhöhten Irritabilität, chronische Unzufriedenheit, Rückzug, eingeschränkte Kommunikation, Einzelgängertum, antisoziales und delinquentes Verhalten. Neue Herausforderungen werden vermieden, Veränderungen in den Beziehungen zu Gleichaltrigen.
>
> *Langzeiteffekte*
> Kurz- und Mittelzeiteffekte können persistieren, Schulversagen, Persönlichkeitsveränderungen und Lebensbedingungen, die danach eingetreten sind, stehen im Mittelpunkt. Chronische Probleme in Kontakt mit Gleichaltrigen, schlechte körperliche Gesundheit, Beschäftigung mit dem Trauma, Veränderungen der Identität und Veränderungen in den philosophischen Ansichten, die die ganze Weltanschauung bestimmen.

Bei der Diagnostik einer Traumafolgestörung im Kindes- und Jugendalter ist es daher wichtig, all diese Umformungen durch Entwicklungsprozesse zu berücksichtigen.

6 Trauma und Entwicklung

6.1 Hirnentwicklung und Stressregulation

Abhängig von dem Zeitpunkt der Misshandlung wird die neurobiologische Reifung beeinträchtigt. In den ersten Lebensmonaten sind Hirnstamm und das Mittelhirn ausgereift. Frühe Deprivationserfahrungen labilisieren das homöostatische Gleichgewicht der basalen Körperfunktionen und Aufmerksamkeitsregulationen. Diese Labilisierung beeinflusst langfristig das Lernverhalten und die Kognitionen und bestimmt, wie eine Person mit zukünftigen Informationen umgeht. In der späteren Entwicklung wird die funktionelle Integration der beiden Hemisphären beeinträchtigt. Die Amygdala erfasst in hoher Geschwindigkeit komplexe Informationen im Hinblick auf ihre existentielle Bedeutung und organisiert selbstschützende

Verhaltensweisen in Reaktion auf bedrohliche Reize wie Kampf oder Flucht (flight/fight) und Erstarrungsreaktionen. Der limbische Regelkreis umgeht kortikale Evaluationen, um schnelle Notreaktionen zu aktivieren, die zum Schutz notwendig sind. Kommt es zu einer Bahnung durch bedrohliche Reize, können bereits geringe Irritationen zu stereotypen massiven Antworten führen. Traumatisierte Kinder und Jugendliche neigen zu massiven Antworten bei relativ geringen Reizen infolge von Sensibilisierungs- und Kindlingsprozessen (Post et al. 1998). Diese gehen mit einer herabgeminderten Funktionsfähigkeit des Frontallappens und einer gesteigerten Reizbarkeit des limbischen Systems (Amygdala) einher. Wegen der Reizgeneralisierung antworten misshandelte Kinder auf geringe Trigger mit einer Vielfalt von katastrophischen Reaktionen (Perry und Pollak 1998). Normaler Stress wird zum Desaster. Lernen aus Erfahrung wird verhindert und es kommt zu Entwicklungsstopps.

Bisher gibt es nur eine kleine Anzahl an Studien, die sich mit den biologischen Auffälligkeiten von missbrauchten und vernachlässigten Kindern befasst haben (Putnam, Trickett 1997, Teicher et al. 2002, DeBellis und Putman 1994, DeBellis et al. 1999 a, b). Misshandlung in der Kindheit führt zu vielfältigen Störungen in der Hirnentwicklung (Teicher et al. 2002, DeBellis et al. 1999 b, Bremner 2002). MRT-Messungen von DeBellis und Kollegen (1999 b) an 44 Kindern ergaben ein geringeres Hirnvolumen bei größeren Ventrikeln und einem schmaleren Balken. Diese Befunde werden gestützt durch Untersuchungen an schwerst traumatisierten und deprivierten Kinder aus Rumänien, die ein eingeschränktes Hirnwachstum zeigten (Sandberg et al. 2001). Der Hippocampus ist bei Kindern – anders als bei Erwachsenen – nicht verkleinert (DeBellis et al. 1999 b). Nach Untersuchungen von Castellanos et al. (2002) an gesunden Kindern und Jugendlichen entwickeln sich vor allem die mediosagittalen Areale des Balkens im Alter von 5 bis 18 Jahren. Jungen, die missbraucht oder vernachlässigt wurden, zeigten eine Reduktion der mittleren Bereiche des Balkens (Teicher et al. 2002). Dabei scheint Vernachlässigung bei Jungen einen weit größeren Effekt zu haben als Misshandlung. Bei Mädchen zeigte sich ebenfalls eine deutliche Reduktion in den mittleren Bereichen des Balkens – insbesondere bei solchen, die körperlich oder sexuell missbraucht wurden (DeBellis et al. 1999 b, Teicher et al. 2002). Die Funktion des Balkens, eine Verbindung zwischen den beiden Hemisphären herzustellen, ist eingeschränkt und wird mit Störungen in den exekutiven Funktionen und Dissoziation in Verbindung gebracht. DeBellis und Mitarbeiter (1999 b) vermuten, dass ein früher Neuronenverlust in parietalen und temporalen Hirnregionen dazu geführt haben könnte, dass sich die mittleren und hinteren Bereiche des Balkens mangelhaft entwickelt haben.

Wiederholter früher Stress führt zu Veränderungen im zentralen neurobiologischen Regulationssystemen, insbesondere im Corticotropin Releasing Faktor (CRF)-System mit einer erhöhten Antwortbereitschaft auf Stressbelastungen. In der Hypophyse wird durch den im Hypothalamus gebildeten CRF ein adrenocorticotropes Hormon (ACTH) aktiviert, das in der Nebennierenrinde die Ausschüttung von Cortisol aktiviert. Dieses Cortisol wirkt wiederum zurück auf das Gehirn. Zunächst hat Cortisol eine Stress entlastende Wirkung, lang anhaltender Stress führt bei entsprechender Cortisolausschüttung jedoch zu Schädigungen von Neuronen und ihren Verschaltungen. Untersuchungen von DeBellis zeigen, dass die Katecholaminaktivierung durch Misshandlung bei Kindern den Befunden bei Erwachsenen entsprechen. Demgegenüber zeigen sie eine höhere Cortisolsekretion als Erwachsene, ein Ergebnis, das DeBellis et al. (1999 a) mit dem Alter und den Wachstumsbedingungen in Verbindung bringen.

Putnam und Trickett (1997) konnten deutlich machen, dass sexuell missbrauchte Kinder ausgeprägte Störungen des Immunsystems und neuroendokrine Störungen in den Bereichen der Schilddrüsen- und Sexualhormonfunktionen entwickeln. So tritt nicht selten bei traumatisierten Kindern die Reifung der Gonaden deutlich früher auf (z. B. mit sechs Jahren). Zwei Studien beschreiben gesteigerte Immunantworten bei sexuell Missbrauchten. Diese Reaktionen in den Immunfunktionen können u. a. erklären, warum sexuell Missbrauchte deutlich anfälliger für Erkrankungen sind (Felitti 1998).

6.2 Entwicklung der Persönlichkeit

Eine bedeutsame Folge früher und komplexer Traumatisierungen ist der Verlust von Kohärenz. Dabei geht die Einheit des Selbst verloren. Integrationsfähigkeiten, über die der Säugling von Geburt an verfügt, wie z. B die sensomotorische Integration oder die Verbindung von Körper und Psyche, brechen unter derartigen traumatischen Belastungen zusammen (vgl. Dornes 1993). Die Kohärenz des Selbst zerbricht. Es kommt zu einer Verdoppelung der Persönlichkeit, zur Aufspaltung in verschiedene Selbstzustände im affektiven Erleben, in den kognitiven und sprachlichen Fähigkeiten und der somatosensorischen Integration. Der Verlust des Einheiterlebens als Folge früher traumatischer Übergriffe geht über die Aufspaltung in Teilobjektbeziehungen wie bei Borderline-Störungen weit hinaus. Kinder im Latenzalter mit traumatischen Belastungserfahrungen erscheinen infolge ihrer Notreifung häufig eigenartig unauffällig. Bereits Ferenczi (1933) hat auf die Mimikryentwicklung hingewiesen, die mit vordergründigen Anpassungen an die traumatisierende Person einhergeht. In der Adoleszenz können sich die vordergründigen Anpassungen des Latenzalters in charakteristische Bilder einer Borderline-Störung mit traumatischen Reinszenierungsmustern verwandeln.

Ein interessantes Modell ergibt sich aus der Entdeckung der Spiegelneurone (Braten 2011). Kindliche Misshandlungsopfer befinden sich in einem doppelten Teufelskreis. Sie sind nicht nur mit eigenen traumatischen Belastungserfahrungen konfrontiert, sondern eingebunden in einen Nachvollzugskreislauf, der möglicherweise durch die Spiegelneurone mitaktiviert wird. Das misshandelte Kind erlebt nicht nur das Leiden, sondern es wirkt auch an den Körperbewegungen und den Gefühlen des Misshandlers mit, das heißt, es trägt eine körperliche und emotionale Erinnerung in sich, die reaktiviert werden kann. Dies wird durch empirische Belege gestützt, nämlich, dass misshandelte Kinder häufiger auch andere Kinder misshandeln (George und Main 1979) und entspricht psychoanalytischen Annahmen, nämlich, dass es zu Täter-Opfer-Introjektionen kommt, die in wechselnden Positionen reaktiviert werden können.

Eine weitere zentrale Problematik liegt in den Störungen der Selbst-, Affekt- und Impulsregulierung. Die abwesende, dysregulierende oder misshandelnde frühe Pflegeperson hat die Aufgaben eines neuropsychobiologischen Regulators (vgl. Hofer 1996) nicht übernommen. Mangelnde Fähigkeit der Stressregulation mit Rückgriff auf Notregulationen und »missglückte« Selbsthilfemaßnahmen sind die Folge, die sich in selbst- und fremddestruktivem Verhalten zeigen (z. B. Haare ausreißen, Pulen, häufige Unfälle, Nägelkauen im Kindesalter, Alkohol- und Drogenmissbrauch, Aufsuchen von Thrill- und Kickerlebnissen wie U-Bahn-Surfen im Jugendalter; vgl. Enoch 2011).

Traumatische Belastungen führen zu gestörtem Bindungsverhalten. Nach Cicchetti und White (1990) sind 80 % der traumatisierten Kinder desorganisiert gebunden. Darüber hinaus zeigen sich Bindungsmuster vom unsicher gebundenen Typ, vom ambivalent verstrickten oder vermeidenden Typ mit jeweils unterschiedlichen Coping-Strategien (emotionsorientiertes Coping oder kognitionsorientiertes Coping; vgl. Crittenden 1997)). Infolge des Bindungsloches in der Adoleszenz können Traumatisierungen vorliegende Bindungsstörungen verschärfen und zu einem Abdriften aus sozialen Bezügen führen. Kontaktsuche zu destruktiven Jugendgruppen kann die Folge sein.

Kommt es zu Traumatisierungen innerhalb der Bindungsbeziehung, wird einerseits die Bindung gesucht, andererseits jedoch ist die Fähigkeit, sich vor Traumatisierungen zu schützen, verstellt; das für Sicherheit gesuchte Bindungsobjekt ist das traumatisierende Objekt. Das hat besonders schwerwiegende Folgen für das Kind bzw. den Jugendlichen. Selma Fraiberg (1982) hat anhand von klinischen Fällen von sehr jungen Kindern systematisch untersucht, was missbrauchendes und misshandelndes Verhalten der frühen Pflegeperson bewirkt. Sie beschreibt verschiedene Übergänge von mangelhaft reguliertem Bindungsverhalten bis hin zu einer aktiven Teilnahme des Kindes an einer traumatischen Beziehung. Im extremen Fall sind solche Kinder in einem das Bindungstrauma aktivierenden Bindungssystem gefangen, das mit Suchtneigungen verbunden ist (Insel 2003, Schore 2002)[1]. Es handelt sich dabei um einen biologischen Teufelskreis. Die Bindung verursachende Hemmung der Mentalisierung, die zur Selbstreflexion erforderlich ist, ist kombiniert mit einer Trauma verursachenden Hyperaktivierung des Bindungssystems (Fonagy 2008). Dieser Sog, der vom Bindungstrauma ausgeht, erklärt, warum es mitunter zu malignen Entwicklungen unter der Therapie misshandelter Kinder und Jugendlicher kommt.

Das ganze traumatische Geschehen wird verinnerlicht. Das Kind bleibt in einer Gut-böse-Konfusion an den Täter als dem bedeutsamen Objekt gebunden, dem es sich per Mimikry, per Anpassung und Angleichung unterwirft.

Bei einem Bindungstrauma ist – anders als im Erwachsenenalter – die gesamte Persönlichkeit davon erfasst. Wir suchen hier auch keine traumatischen Erinnerungen, sondern werden in traumatische Beziehungskonstellationen hineingezogen (Davies 1997), die durch Angst auslösende Situationen immer wieder aktiviert werden.

Die Dauer der Traumatisierung beeinflusst das Ausmaß der kognitiven Defizite (Arnsten 1998; Beers und DeBellis 2002). Als Folge von traumatischen Belastungen treten Aufmerksamkeits- und Konzentrationsstörungen auf, insbesondere Beeinträchtigungen in der kognitiven Flexibilität und im planenden Verhalten.

Die sensomotorischen Störungen sind vor allem im taktilen System, der Lateralisierung und einer beeinträchtigten Hemisphärendominanz erkennbar (Streeck-Fischer 2006). Chronische Traumatisierung im Kindesalter zerstört die Fähigkeit, sensorische, emotionale und kognitive Informationen zu integrieren und kohärent zu organisieren. Sie führt zu unfokussierten und unpassenden Reaktionen auf Stressbelastungen. Bei einer Traumatisierung in Gegenwart einer unterstützenden aber hilflosen Pflegeperson wird das Kind überwiegend die Reaktion des Elternteils übernehmen – je mehr der Elternteil desorganisiert ist, um so mehr ist das Kind desorganisiert. Die Sicherheit einer Bindung schwächt demgegenüber den traumainduzierten Schrecken ab. Deshalb ist das Ausmaß der Traumatisierung in der Entwicklung sehr wesentlich abhängig vom Umfeld, das im Falle von Misshandlung deshalb so wirksam wird, weil es in der Regel von den primären Bindungspersonen ausgeht.

---

1 Dies erklärt, warum so viele Süchtige eine »Traumakarriere« haben.

7 Versorgungsaspekte

Kinder und Jugendliche mit Misshandlungserfahrungen werden in der Kinder- und Jugendpsychiatrie und -psychotherapie, der Sozialpädiatrie, in der Jugendhilfe, im Kinderschutz, von NGOs und anderen freien Trägern versorgt. Infolge unterschiedlicher Konzepte, mangelnder Einbeziehung der verschiedenen Helfersysteme, mangelnder Vermittlung von Wissensständen lässt die Zusammenarbeit zu wünschen übrig (Fegert et al. 2010).

Wird ein Kind misshandelt und steht die Frage an, ob dieses aus der Familie herausgenommen wird, gilt als Prüfkriterium, inwieweit die familiären Strukturen noch ausreichend sind, um die festgestellten Bedingungen der Traumatisierungen zu bearbeiten und zu überwinden. Hierzu gibt es Interventionen in Bezug auf das Kind bzw. den Jugendlichen wie spezielle Therapiegebote, Angebot eines Begleiters durch die Jugendhilfe, Implementierung einer Familienhilfe. Ist eine solche Versorgung nicht ausreichend, erfolgen zeitweilige oder langfristige Fremdplatzierungen, um das Kind vor den Belastungen zu schützen. Dabei kommen Kinder vor allem in Pflegefamilien oder Heimen unter, Jugendliche eher in Institutionen der stationären Jugendhilfe.

Untersuchungen in den USA und England haben ergeben, dass Kinder, die in Heimen oder Pflegefamilien untergebracht wurden, auch dort nicht selten Vernachlässigung, Misshandlung oder Missbrauch erfahren. Eine in England durchgeführte Untersuchung der von Pädiatern geäußerten Verdachtsfälle ergab, dass Pflegekinder sieben Mal und Heimkinder sechs Mal häufiger Misshandlung erfahren als Kinder in der Normalbevölkerung (Hobbs, Hobbs und Wynne 1999). Erklärbar wird dies vor dem Hintergrund der Reinszenierungsneigung und des oben erwähnten Nachvollzugskreislaufes (Braten 2011), der sich bei Misshandelten einstellen kann. Runde Tische zu Heimen und anderen Institutionen haben diese Problematik vor Augen geführt. Hier besteht Handlungsbedarf für einen professionalisierten Umgang mit Trauma (vgl. Themenhefte »Traumapädagogik« 2008, 2009, 2012).

Grundsätzlich ist bei den Kindern und Jugendlichen eine umfassende Diagnostik sinnvoll, um ihnen eine komplexe Förderung zu ermöglichen. Es sollten Lebensumstände geschaffen werden, die annähernd normal sind, damit die traumatischen Belastungserfahrungen Vergangenheit werden können. Besondere Achtsamkeit sollte den traumatischen Reenactments gelten, die häufig nicht erkannt werden. Erst ihre Überwindung bedeutet für das Kind die Möglichkeit, neue Sicherheit zu finden. Erhöhter Supervisionsbedarf bei den jeweiligen Betreuern ist erforderlich, um Reinszenierungszirkel zu vermeiden.

Der Forschungsstand in der Behandlung von komplex traumatisierten Kindern und Jugendlichen sieht mager aus. Die meisten Studien verwendeten die PTBS-Symptomatik als Ergebnismaß. Es wurden internalisierende und externalisierende Verhaltensprobleme sowie depressive und Angstsymptome des Kindes erfasst und in einigen Studien Veränderungen (Verhalten, Emotionen, Attributionen) bei den Eltern erhoben. Am besten untersucht ist bislang die Wirksamkeit kognitiv behavioraler Therapie. Randomisierte kontrollierte Studien liegen hierbei vor allem zur Traumatisierung durch sexuellen Missbrauch (Cohen et al. 2007; Cohen 2004; Deblinger und Stauffer 2001; Jaberghaderi et al. 2004, King et al. 2000) und durch Naturkatastrophen (Chemtob, Nakashima und Carlson 2002) vor. In Bezug auf das Setting wurden vor allem Einzeltherapien mit paralleler Behandlung eines oder beider Elternteile durchgeführt (Cohen et al. 2007; King et al. 2000); es wurden jedoch auch Einzeltherapien ohne Einbeziehung der Eltern (Chemtob, Nakashima und Carlson 2002; Jaberghaderi et al. 2004; King et al. 2000) sowie Gruppentherapien (Chemtob, Nakashima und Carlson 2002; Deblinger und Stauffer 2001; Stein et al. 2003) untersucht.

Für Pflegekinder wurde in USA das Multidimensional Treatment Foster Care (MTFC) entwickelt, das erfolgreich umgesetzt wurde (Fisher et al. 2000). Es umfasst Elterntraining für die Pflegeeltern, Familientherapie für die leiblichen Eltern, Skillstraining, supportive Therapie, schulbezogene Interventionen und Lernhilfen sowie bei Bedarf auch medikamentöse Unterstützung.

Ähnlich komplexe Ansätze haben wir in der stationären Behandlung von solchen Kindern und Jugendlichen. Die Daten einer randomisierten kontrollierten Therapiestudie an 15- bis 19-jährigen Jugendlichen mit komplexen Traumatisierungen werden demnächst veröffentlicht. Daraus ergibt sich, dass komplexe Behandlungsansätze erfolgreich sind.

Literatur

Ackerman PT, Newton JEO, McPherson WB, Jones JG, Dykman RA (1998) Prevalence of post traumatic stress disorder and other psychiatric diagnoses in three groups of abused children (sexual, physical and both). Child Abuse and Neglect 22:759–774.

Afifi TO, Enns MW, Cox BJ, Asmundson GJG, Stein MB, Sareen J (2008) Population attributable risk fractions of psychiatric disorders and suicide ideation and attempts associated with adverse childhood experiences. Am J Public Health 98(5):946–952.

Arata CM (2000) From Child Victim to Adult Victim: A Model for Predicting Sexual Revictimization. Child Maltreated 5(1):28–38.

Arnsten AF (1998) The biology of being frazzled. Science 280:711–712.

Beers SR, DeBellis MM (2002) Neurophysiological function in children with maltreatment-related post-traumatic stress disorder. Am J Psychiat 159:483–486.

Bion WR (1962/1990) Lernen durch Erfahrung. Frankfurt am Main: Suhrkamp.

Braten S (2011) Intersubjektive Partizipation: Bewegungen des virtuellen Anderen bei Säuglingen und Erwachsenen. Psyche 65:832–861.

Bremner JD (2002) Neuroimaging of childhood trauma. Seminar Clin Neuropsychiat 7:104–112.

Briere J, Elliott DM (2003) Prevalence and symptomatic sequelae of self-reported childhood physical and sexual abuse in a general population sample of men and women. Child Abuse and Neglect 27:1205–1222.

Briere J, Runtz MR (1988) Symptomatology associated with childhood sexual victimization in a nonclinical adult sample. Child Abuse and Neglect 12:51–59.

Briere J, Runtz MR (1990) Differential adult symptomatology associated with three types of child abuse histories. Child Abuse and Neglect 14:357–364.

Castellanos FX, Lee PP, Sharp W, Jeffries NO, Greenstein DK, Clasen LS, Blumenthal JD, James RS et al. (2002) Developmental trajectories of brain volume abnormalities in children and adolescents with attention-deficit/hyperacivity disorder. J Am Med Acad 288:1740–1748.

Cicchetti D, White J (1990) Emotion and developmental psychopathology. In: Stein N, Leventhal B, Trebasso T (Hrsg.) Psychological and biological approaches to emotion. Hillsdale, New Jersey: Lawrence Erlbaum Associates, 359–382.

Chemtob CM., Nakashima J, Carlson JG (2002) Brief Treatment for elementary school children with disaster related posttraumatic stress disorder. J Clin Psychol 59:755–757.

Claussen, Crittenden PM (1991) Physical and psychological maltreatment: Relations among types of maltreatment. Child Abuse and Neglect 15:5–18.

Cohen JA (2004) A multisite, randomised controlled trial for children with sexual abuse-related PTSD-symptoms. J Am Acad Child Adolesc Psychiat 43(4):393–402.

Cohen JA, Mannarino AP, Perel JM, Staron V (2007) A pilot randomized controlled trial of combined trauma-focused CBT and sertraline for childhood PTSD-symptoms. 7:811–819.

Crittenden PM (1997) Toward an integrative theory of trauma: A dynamic-maturation approach. In: Ciccetti C, Toth SL (Hrsg.) Developmental perspectives on trauma. Rochester: University of Rochester, 33–84.

Cuevas CA, Sabina C, Picard EH (2011) Psychological Trauma: Theory, Research, Practice, and Policy 3(1):15.

Davies J (1997) Dissociation, repression, and reality testing in the countertransference. In: Gartner R (Hrsg.) Memories of sexual betrayal. Northvale, N. J.: Aronson.

DeBellis MD, Putnam FW (1994) The psychobiology of childhood maltreatment. Child Adolesc Psychiat Clinics North America 3:663–678.

DeBellis MD, Baum AS, Birmher B, Keshavan MS, Eccard CH, Boring AM, Jenkins FJ, Ryan ND (1999a) Developmental traumatology Part I: Biological stress systems. Biol Psychiat 43:1259–1270.

DeBellis MD, Keshavan MS, Clark DB, Giedd JN, Boring AM, Frustaci K, Ryan ND (1999b) Developmental traumatology Part II: brain development. Biological Psychiatry 43:1271–1284.

Deblinger E, Stauffer LB (2001) Comparative efficacies of supportive and cognitive behavioural group therapies for young children, who have been sexually abused and their non-offending mothers. Child Maltreatment 6:332–343.

Dornes M. Der kompetente Säugling. Frankfurt: Fischer 1993.

Enoch M-A (2011) The role of early life stress as a predictor for alcohol and drug dependence. Psychopharmacol 214:17–31.

Fegert JM, Dieluweit U, Thurn L, Ziegenhain U, Goldbeck L (2010) Einleitung: Traumatisierte Kinder und Jugendliche in Deutschland. In: Fegert JM, Ziegenhain U, Goldbeck L (Hrsg.) Traumatisierte Kinder und Jugendliche in Deutschland. Weinheim, München: Juventa.

Felitti VJ, Anda RF, Nordernberg D, Willimason DF, Spitz AM, Edwards V, Koss MP, Marks JS (1998) Relationship of childhood abuse to many of the leading causes of death in adults: the adverse childhood experiences (ACE) study. American Journal of Preventive Medicin 4:245–258.

Ferenczi S (1933/1984) Sprachverwirrung zwischen den Erwachsenen mit dem Kind. Die Sprache der Zärtlichkeit und der Leidenschaft. In: Ferenczi S (Hrsg.) Bausteine der Psychoanalyse, Bd. 3. Frankfurt: Fischer, 511–525.

Finkelhor D, Ormrod RK, Turner HA (2007) Poly-victimization: A neglected component in child victimization. Child Abuse Negl 31 (1):7–26.

Fisher PA, Gunnar MR, Chamberlain P, Reid JB (2000) Preventive interventions for maltreated preschool children. Impact on childrens behaviour, Neuroendocrine activity and foster parent functioning. J Amer Acad child adoles 39:1356–1364.

Fonagy P (2008) Psychoanalyse und Bindungstrauma unter neurobiologischen Aspekten. In: Leuzinger-Bohleber M, Roth G, Buchheim A (Hrsg.) Psychoanalyse, Neurobiologie, Trauma. Stuttgart: Schattauer.

Fraiberg S (1982) Psychological defences in infancy. Psychoanalytical Quaterly 51:612–635.

Gauthier, Stollak, Messe, Aronoff (1996) Recall of childhood neglect and physical abuse as differential predictors of current psychological functioning. Child Abuse and Neglect 20 (7):549–559.

George C, Main M (1979) Social interaction of young abused children: Approach, avoidance and aggression. Child Dev 50:306–318.

Gilbert R, Spatz-Widom C, Brown K, Fergusson D, Webb E, Janson St (2009) Burden and consequences of child maltreatment in high-income countries. Lancet 373(9657):68–81.

Gordon R, Wraight R (1993) Responses of children and adolescents to disasters. In: Wilson JP, Raphael B (Hrsg.) International Handbook of Traumatic Stress. New York: Wilson and Beverley Raphael Plenum Press, 561–575.

Green JG, Berglund PA, Gruber MJ, McLaughlin KA, Sampson NA, Zaslavsky AM, Kessler RC (2010) Childhood adversities and adult psychopathology in the National Comorbidity Survey Replication (NCS-R) I: Associations with first onset of DSM-IV disorders. Arch Gen Psychiatry.

Häuser W, Schmutzer G, Brähler E, Glaesmer H (2011) Maltreatment in childhood and adolescence – results from a survey of a representative sample of the German population. Dtsch Arztebl Int 108(17):287–294.

Hobbs GF, Hobbs CJ, Wynne (1999) Abuse of children in foster and residential care. Child abuse and neglect 23:1239–1252.

Hofer MA (1996) Regulators. Implications for a new understanding of attachment and separation and loss. In: Goldberg S, Muir R, Kerr

(Hrsg.) Attachment theory. Social, developmental and clinical perspectives. Hillsdale, New York: Analytic Press, 203–230.

Insel TR (2003) Is social attachment an addictive disorder? Psychiol Behav 79(3):351–357.

Jaberghaderi N, Greenwald R, Rubin A, Oliaee Zand S, Dolatabadi SA (2004) Clin Psychol Psychother 11(5):358–368.

Kaplan, Pelcovitz, Labruna (1999) Child and adolescent abuse and neglect research: A review of the past 10 years. Part 1: Physical and emotional abuse and neglect. J Am Acad Child Adolesc Psychiat 38(10);1214–1221.

Kaplow JB, Widom CS (2007) Age of onset of child maltreatment predicts long-term mental health outcomes. J Abnormal Psychology, 116:176–187.

King NJ, Tange BJ, Mullen B et al. (2000) Treating sexually abused children with posttraumatic stress symptoms. J Am Acad Child Adolesc Psychiat 39:1347–1355.

Köllner V, Maercker A (2011) Das diagnostische Spektrum der Traumafolgestörungen. Trauma und Gewalt 5(3):236–247.

McLaughlin KA, Greif J, Green MJ, Gruber MS, Sampson NA, Zaslavsky AM, Kessler RC (2010) Childhood Adversities and Adult Psychiatric Disorders in the National Comorbidity Survey Replication II Associations with Persistence of DSM-IV Disorders. Arch Gen Psychiatr 67(2):124–132.

Mullen PE, Martin JL, Anderson JC et al. (1993) Childhood sexual abuse and mental health in adult life. Brit J Psychiat 163:721–732.

Milot T, Èthier LS, St-Laurent D, Provost MA (2010) The role of trauma symptoms in the development of behavioural problems in maltreated preschoolers. Child Abuse and Neglect 24:225–234.

Noli JG, Shenk CE, Barnes JE, Putnam FW (2009) Childhood abuse, avatar choices and other risk factors associated with internet-initiated victimisation of adolescent girls. Pediatrics 123:1078–1083.

Oswald SH, Goldbeck L (2009) Traumatisierung und psychische Auffälligkeiten bei Pflegekindern. Trauma und Gewalt 3(4):304–314.

Perepletchikova F, Kaufman J (2010) Emotional and behavioural sequelae of Childhood maltreatment. Current Opinion in Pediatrics 22:610–615.

Perry BD, Pollard R (1998) Homeostasis, stress, trauma, and adaption. Child Adolesc Psychiat Clin North America 7:33–51.

Post RM, Weiss SRB, Li H, Smith MA, Zhang LX, Xing G, Osuch EA, McCann UD (1998) Neural plasticity and emotional memory. Development and Psychopathology 10:829–855.

Putnam FW, Trickett PK (1997) The psychobiological effects of sexual abuse, a longitudinal study. Annals of the New York Academy Science 821:150–159.

Sandberg S, Rutter M, Pickles A, McGuiness D, Angold A (2001) Do highthreat life events realy provoke the onset of psychiatric disorder in children? J Clin Psychiat 43:523–532.

Schore AM (2002) Dysregulation of the right brain: a fundamental mechanismen of traumatic attachment and psychopathogenesis of posttraumatic stress disorder. Austral New Zealand J Psychiat 36:9–30.

Stein BD, Jaycox LH, Kataoka SH, Wong M, Tu W, Elliot MN, Fink A (2003) A mental health intervention of schoolchildren exposed to violence: A randomized controlled trial. J Am Med Assoc (JAMA) 290(5):603–611.

Streeck-Fischer A (2006) Trauma und Entwicklung – Folgen in der Adoleszenz. Stuttgart: Schattauer.

Streeck-Fischer A (2010) Angriffe auf Körper und Seele. Psychotherapeut.

Summit RC (1983) The child sexual abuse accomodation syndrome. Child Abuse and Neglect 7:177–193.

Teicher MH, Anderson SL, Polcari A, Anderso CM, Navalta CM (2002) Developmental neurobiology of childhood stress and trauma. Psychiatric clinic of North America 25:397–426.

Terr L (1991) Childhood traumas: An outline and overview. Am J Psychiat 27:96–104.

Themenheft »Traumapädagogik« (2008) Trauma & Gewalt 4.

Themenheft »Traumapädagogik« (2009) Trauma & Gewalt 1.

Themenheft »Traumapädagogik« (2012) Trauma & Gewalt 3.

van der Kolk B (2009) Entwicklungstrauma-Störung. Prax Kinderpsychol Kinderpsychiat 58 (8):572–586.

Wetzel P (1997) Gewalterfahrungen in der Kindheit. Baden-Baden: Nomos.

6 Folgen von Kindesmisshandlung auf Körper- und Selbstbild

Felicitas Michels-Lucht und Harald Jürgen Freyberger

Kapitelübersicht

1. Grundlagen der Entwicklung von Psyche und Körper
2. Phänomenologie von Selbstkonzept und Körperbild
3. Instrumente zur Erfassung des Körperbildes
4. Das Trauma und seine Spuren im Körperbild
5. Körperliche Folgen von Traumata
6. Körperbezogene Interventionen

Lebensgeschichtlich frühe Traumatisierungen und Traumafolgestörungen werden zuallererst als Veränderungen der Seele auf der Ebene psychopathologischer Veränderungen oder psychischer Prozessabläufe beschrieben (zusammenfassend Seidler et al. 2011). Auf der Symptomebene gehören hierzu z. B. Nachhallerinnerungen, Reizbarkeit oder die Vermeidung von Situationen, die an ein Trauma erinnern oder es repräsentieren. Bei den Symptomen Hyperarousal, Reizbarkeit, Schlafstörungen und depressiven Verstimmungen tritt hier schon der Körper ins Blickfeld, da sich bei diesen Merkmalen psychische und körperliche Symptomanteile finden. Die zentrale Bedeutung des Körpers wird aber auch durch den Umstand deutlich, dass Traumatisierten das Trauma häufig *über den Körper* beigebracht wird und es damit unmittelbar körperlich repräsentiert ist. So weisen z. B. drei von fünf Skalen des Childhood Trauma Questionaire (CTQ) mit physischem Missbrauch, sexuellem Missbrauch und physischer Vernachlässigung auf die Häufigkeit körperlicher Traumatisierungen hin (Grabe et al. 2012). Der Körper ist nicht lediglich ein Gefäß für die Seele, er konstituiert vielmehr durch seine Berührungsfähigkeit mit der Umwelt überhaupt erst Bewusstsein und Selbst: Grunwald (2012) hat in diesem Zusammenhang auf die Bedeutung der Kommunikation des Körpers mit der Umwelt hingewiesen. Der Kontakt des Körpers zur Umwelt wird wesentlich durch den Tastsinn vermittelt. Der Tastsinn wiederum ist Grundvoraussetzung für die Entstehung des Bewusstseins und die Verortung des Individuums im sozialen Raum.

1 Grundlagen der Entwicklung von Psyche und Körper

Freud (1923) bezog sich auf den Körper im Zusammenhang mit der psychischen Reifeentwicklung, indem er formulierte: »Das Ich ist zuallererst ein körperliches Ich«. Psychoanalytische Theorien verfolgten zunächst die Annahme, psychische Entwicklung verliefe *konträr* zur körperlichen, d.h. mit zunehmender Ich-Entwicklung erfolge eine Desomatisierung. Spitz et al. (1960) und Mahler et al. (1978) zeigten, wie Ich-Entwicklung im körperlichen Erleben eingebettet ist. Die Säuglingsforschung (Stern 1992) führte diese Annahmen weiter und hob die essenzielle Bedeutung des körperlichen Dialogs zwischen Neugeborenem und Bezugsperson zum Zwecke der psychischen Entwicklung noch deutlicher hervor. Sie wandte sich gegen die von der frühen Psychoanalyse postulierte normale autistische Phase des Säuglings, sondern betonte, dass Neugeborene von Beginn an sozial interaktive Wesen seien. Die Säuglingsforschung brachte zusätzliche Hinweise für die wichtige Vernetzung der körperlichen mit der psychischen Entwicklung. Stern (1992) beschrieb vier verschiedene Entwicklungen des Selbst. Die ersten drei Selbstbereiche entwickeln sich in der präverbalen Phase (ca. 1.–18. Lebensmonat, LM) und somit ausschließlich durch körperliche Prozesse. Von Geburt bis zum 8. LM entwickelt sich das *auftauchende Selbst*. Das Baby ist schon ein sozial interaktives Wesen, unterstützt wird es hierbei u.a. durch die ihm angeborene Fähigkeit zur Imitation und zur amodalen Wahrnehmung, d.h. das Neugeborene kann aus einer primären Wahrnehmung abstrakte Repräsentationen extrahieren, wie z.B.: »Das Berühren eines Schnullers führt zu einer visuellen Vorstellung desselben«. Das Kernselbst (7.–9. LM) dient dazu, eine körperliche Entität auszubilden, sowie dem Gefühl, Urheber der eigenen Handlung zu sein. Die dritte Phase der Selbstempfindung nannte Stern das subjektive Selbst (ca. 9.–18. LM). In dieser macht das Kind die wichtige Erfahrung des »Being with«. Es erlebt nun, dass es Gefühle mit einem anderen Menschen austauschen und gemeinsam ein Objekt betrachten kann. Dies geschieht hauptsächlich durch eine gelungene affektive Abstimmung der Bezugsperson mit dem Kind, u.a. mittels tanzartigen *Synchronosien* hinsichtlich Intensität, Rhythmus und Gestalt (Shontz 1969). Gelungene Beziehungserfahrungen während dieser Phase bilden die Grundlage für den Aufbau einer sicheren Bindung und einer guten Mentalisierungsfähigkeit. Die vierte Form der Selbstempfindung, das verbale Selbst (ca. ab 18. LM), beinhaltet den Erwerb der Sprache und der damit einhergehenden Symbolisierungsfähigkeit. Die vier Phasen der Selbstempfindungen bauen nicht zwingend wie die von Freud angenommenen psychosexuellen Entwicklungsphasen aufeinander auf, sondern können ineinander fließen, sie bleiben ein Leben lang bestehen. Ritualisierte ablaufende Beziehungsepisoden dieser ersten Phasen werden als generalisierte Interaktionsrepräsentationen (RIG's) in sensomotorischen und affektiven Engrammen in impliziten Gedächtnisbereichen eben auch als Körpererfahrung gespeichert (Hoffmann und Hochapfel 1995). Aus diesen frühen interpersonellen Prozessen, die größtenteils als körperliche Dialoge und durch den affektiven Umgang der Bezugspersonen mit einzelnen Körperzonen des Kindes stattfinden, entwickelt sich das *Körperbild*. Traumatisierungen, Zufügen von Schmerz und Vernachlässigung führen zu schweren Störungen der gesamten Entwicklung mit der Folge, dass Psyche und Körper eine erhöhte Vulnerabilität für die Ausbildung psychischer Störungen aufweisen. Die körperlich-psychische Dimension lässt sich gut mit dem Begriff des Körperbildes beschreiben.

2 Phänomenologie von Selbstkonzept und Körperbild

Das *Selbst* ist die psychische Struktur, die über sich reflektieren kann (Kapfhammer, Dobmeier et al. 2001; OPD 1996). Das körperliche *Selbstkonzept* bzw. das *Körperkonzept* stellt seinerseits einen grundlegenden Bestandteil des *Selbstkonzeptes* dar, da der Körper die physische Grundlage für die primären Erfahrungen des Selbstkonzeptes bildet (Trautmann-Voigt und Voigt 2009). Das Körperkonzept lässt sich wiederum unterteilen in das *Körperschema* und das *Körperbild*.

Der Neurologe Pick benutzte erstmals den Begriff Körperschemastörungen, worunter er Körperwahrnehmungsstörungen verstand (Pick 1908). Der Begriff der Körperwahrnehmung wurde also erstmals in pathologischem Zusammenhang mit neurologischen Ausfällen verwendet, wie den Diagnosen einer Autopagnosie oder einer Anosognosie. Shontz definierte das Körperschema als das Wissen einer Person über die räumlich geometrische Repräsentation seines Körpers im Raum. Schilder (1923) wiederum erweiterte die Begrifflichkeit um die Erfassung der subjektiven psychologischen Wahrnehmung von Körpererfahrung. Anfänglich subsumierte er diese Aspekte ebenfalls unter dem Begriff Körperschema, sprach dann aber zur besseren Erfassung der affektiv geprägten Wahrnehmung des körperlichen Erlebens vom Körperbild. Hoffmann (1995) ist der Ansicht, das Körperbild erfasse alle bewussten und unbewussten Zuschreibungen eines Individuums an seinen Körper. Demnach beinhalten Körperbildaspekte alle emotionalen Anteile des subjektiv körperlichen Erlebens. Ähnlich sprechen Trautmann-Voigt und Voigt (2009) von einem dynamischen innerem Modell als Grundlage für das Körpererleben.

Zur besseren Begriffserfassung wird der Begriff Körperbild in der Literatur oftmals weiter untergliedert in verschiedene relevante Facetten des Körper- und somit des Selbsterlebens: in das Körperbewusstsein, die Körperzufriedenheit und die Körperausgrenzung/bzw. -entgrenzung. *Körperbewusstsein* beinhaltet den Grad der Bewusstheit einer Person bezüglich des eigenen Körpers, die differenzierte Wahrnehmung einzelner Körperteile sowie die libidinöse Besetzung derselben. Unter *Körperausgrenzung* versteht Fischer (1968) wahrgenommene subjektive Körpergrenzen und somit als Parameter der erlebten Subjekt-Objekt-Differenzierung. *Körperzufriedenheit* beschreibt die subjektive Zufriedenheit mit dem Gesamtkörper und seinen Teilbereichen. Eng scheint die Zufriedenheit mit der körperlichen Leistungsfähigkeit, seiner erlebten Robustheit und Attraktivität zusammenzuhängen. Synonym werden hierfür auch Wertschätzung oder Akzeptanz des Körpers verwendet.

3 Instrumente zur Erfassung des Körperbildes

Grundsätzlich haben Fragebogeninstrumente den Nachteil, nur subjektives und sprachlich erfassbares Körpererleben abzubilden. Im deutschsprachigen Raum gibt es einige gut validierte und eingeführte Fragebögen zur Erfassung des subjektiven Körperbildes, von denen hier die wichtigsten vorgestellt werden (▸ Tab. 1).

Tab. 1: Instrumente zur Erfassung des Körperbildes

Fragebogen zur Beurteilung des eignen Körperbildes (FBeK)	Der Fragebogen von Strauß et al. (1996) umfasst drei Skalen, die die körperlichen Konstrukte Unsicherheit/Missempfinden, Attraktivität/Selbstvertrauen und Akzentuierung/Sensibilität erfassen sollen.
Fragebogen zum Körperbild (FKB-20)	Der Fragebogen von Clement und Lowen (1996) dient der Diagnosenerfassung von Körperbildstörungen sowie von nicht klinischen subjektiven Aspekten des Körpererlebens. Er umfasst die beiden Skalen Ablehnende Körperbewertung (AKB) und vitale Körperdynamik (VKD).
Frankfurter Körperkonzeptskalen (FKKS)	Das Inventar von Deusinger soll mit neun Skalen differenzierte Körperkonzepte erfassen. Die vom FKKS untersuchten Körperkonzepte werden als Selbstkonzepte verstanden. Es sollen individuelle Einstellungen im Sinne von Kognitionen, Emotionen und Verhalten gegenüber dem eigenen Körper abgebildet werden.
Fragebogen zu körperlichen Aspekten von Ausdruck, Scham und Abgrenzung (FK-ASA)	Der Fragebogen von Michels-Lucht et al. (2005) soll auf drei Skalen wichtige Aspekte des Körpererlebens wie Körperunzufriedenheit und Scham, Körperentgrenzung und Körperausdruck.erfassen

Elisabeth von Arnim entwickelte das Verfahren der Körperskulptur. Personen sollen mit geschlossenen Augen mit einem Klumpen Ton ihren Körper formen. Dazu werden mit einem standardisierten Fragebogen Fragen gestellt. Die jeweilige Tonfigur wird wiederum nach einem festgelegten Schema in Hinblick auf Strukturniveau und Kohärenzempfinden ausgewertet.

4   Das Trauma und seine Spuren im Körperbild

Traumata werden sowohl in der Psyche als auch im Körper gespeichert. Psychisches Erleben gründet in verkörperter Erfahrung (Trautmann-Voigt and Voigt 2009).

Beim Traumageschehen erfolgt die Speicherung traumatischer Ereignisse häufig ausschließlich durch eine Enkodierung der affektiven Aspekte von Angst, Panik und Horror über die Amygdala und das limbische System. Eine Einordung des entsprechenden Kontexts findet nicht statt, ebenso keine autobiographische Einordnung im präfrontalen Kortex. Auf der phänomenologischen Ebene wird diese fehlende Integration als Dissoziation sichtbar (Spitzer et al. 2011). In der Folge bleibt das Geschehen in einem ausgedehnten, allerdings dissoziierten neuronalen Traumaerinnerungsnetz gespeichert. Dieses kann bereits durch einzelne sensorische Reize, die mit dem traumatischen Ereignis womöglich nur zufällig im Zusammenhang standen, jederzeit vollständig aktiviert werden (Kapfhammer et al. 2001). Traumatische Ereignisse bleiben auf diese Weise u. a. im affektmotorischen Körpergedächtnis verhaftet. Frühe traumatisierende Erfahrungen werden in der rechten Gehirnhälfte gespeichert, die für die Verarbeitung von Körperzuständen und für die Speicherung von bindungsrelevanten Informationen als innere Arbeitsmodelle relevant ist (Küchenhoff 2007).

5 Körperliche Folgen von Traumata

Traumatisierungen beeinträchtigen den gesamten Organismus und damit das Fühlen und Denken gleichermaßen. Die Folgen traumatischer Ereignisse entwickeln sich abhängig vom Entwicklungsalter der betroffenen Personen. Traumatisierungen im Erwachsenenalter oder in späterer Kindheit können vermutlich eher »abgekapselt« werden und weisen in Folge das Bild einer Posttraumatischen Belastungsstörung (PTSB) auf (Hoffmann and Hochapfel 1995). Je früher in der Entwicklung die Misshandlung oder der Missbrauch geschieht, desto mehr ist es demzufolge mit dem körperlichen Erleben verwoben und desto stärker sind Körper- und Selbstbild geschädigt. Der Körper wird hier als objektiviertes Instrumentarium erfahren, der als Schauplatz für fremde Zugriffe, für gewaltsame Einwirkung und Zerstörung erscheint (Kapfhammer et al. 2001).

Fornagy (2004) betont die mangelnde Mentalisierungsfähigkeit infolge schwerer traumatisierender Erlebnisse. Mentalisierung meint die Fähigkeit, eigene affektive Zustände und innere Verfassungen anderer Menschen sowie interpersonales Verhalten zu verstehen und dadurch ein ausreichend stabiles und gutes Bild des eigenen Selbst, also des eigenen Selbsterleben entwickeln zu können. Mentalisierung kann sich nur durch eine ausreichend feinfühlig markierende Antwort der Bezugsperson auf die Affekte des Kindes, insbesondere während der Phase des subjektiven Selbst, herausbilden. Die Unfähigkeit der Symbolisierung und der Mentalisierung kann zur Folge haben, dass körperliche Empfindungen zum reinen Ersatz für fehlende Erlebensformen werden (Bion 1962). Die nicht repräsentierbaren Affekte werden ins körperliche verschoben (Wöller 2009). Es findet somit in der psychischen Entwicklung keine Desomatisierung der Affekte statt. Küchenhoff (2007) spricht in diesem Zusammenhang von unbewussten Körperinszenierungen, die auf eine adäquate erkennende Antwort eines Dritten hoffen, um bearbeitet werden zu können. Durch diese Inszenierungen gelingt es traumatisierten Menschen, ihr Selbst aufzuteilen in für sie aushaltbare Selbstanteile und in Körperanteile, die zum Fremdkörper, also zum Objekt werden können. Einzelne Körperteile werden somit nicht ins eigene Erleben integriert, es kann kein körperliches Kohärenzgefühl entstehen. Dies drückt sich eben u. a. auch in Fragmentierungsphänomenen wie schwerem Depersonalisationserleben und Dissoziationsphänomenen aus. Zustände wie körperliches Einfrieren und Fragmentierungen sind als Antwort auf ein existentielles Gefühl der Ohnmacht gegenüber dem Täter zu verstehen (Huber 2009). Betroffene beschreiben in diesem Zusammenhang häufig, dass bestimmte Körperteile nicht zu ihnen gehören.

So fragt eine schwer traumatisierte Patientin im Rahmen einer Körpertherapiestunde während der Arbeit mit ihrem Körperbild: »Beine, welche Beine?«

Die frühen traumatisierenden Erfahrungen legen die Grundlage von Beziehungsmustern, die durch Machtausübung und Gewalt geprägt sind. Das Kind wird sowohl psychisch als auch physisch alleingelassen, da die Bezugspersonen emotional nicht zur Verfügung stehen. Aufgrund der bestehenden Abhängigkeitsposition zum Täter können die Täterintrojekte zum großen Teil nur gegen die eigene Person gewendet werden. Die Folgen sind eine mangelnde Selbstfürsorge, Selbsttröstung in der Phantasie (Kapfhammer et al. 2001) und eine Tendenz zur Selbstbestrafung, die sich körperlich ausdrücken kann, sowie Hass auf den eigenen Körper. Bestimmte Körperzonen werden so zum Symbol ursprünglich zum Täterobjekt gerichteter negativer Affekte. Schwere Selbstverletzungen können auch als Folge nicht kohärent wahrgenommener Körpergrenzen verstanden werden, der Körper wird als in Bereichen offen oder sich in Gänze auflösend erlebt (Joraschky 2000). Wir fanden in einer eigenen klinischen Studie bei Persönlichkeitsstörungen, dass Patientinnen mit Erfahrungen körperlicher Vernachlässigung (gemessen mit dem CTQ) einen mittleren Zusammenhang mit der Skala Körperliche Entgrenzung ($r = .43$; $p < .05$) zeigten (Michels-Lucht, unveröffentlicht). Selbstverletzungen, die zu totem Gewebe führen, können als Symbol für tote Selbstanteile verstanden werden. Gleichzeitig sind ständige schwere Selbstverletzungen häufig auch als ein unbewusster Versuch zu verstehen, weiter mit dem Täterobjekt verbunden zu sein bzw. zu bleiben (Joraschky 2000).

Gespeicherte, aber nicht abrufbare traumatische Körpererinnerungen können weiter in Form einer somatisch viszeralen Hyperaktivierung mit einhergehenden heftigen Muskelverspannungen sowie in schweren Schmerzsymptomen ihren Ausdruck finden (Wöller 2009). Schmerzen können in diesem Zusammenhang also auch als Körperflashbacks mit entsprechender physiologischer Erregung ohne erinnerbares Erleben mit dem dazugehörigen Affekt verstanden werden. Sack und Kollegen fanden in ihrer Studie, dass sexuell traumatisierte Frauen eine größere Körperunzufriedenheit, stärkere Dissoziationssymptomatik und eine höhere psychopathologische Belastung aufwiesen als nicht traumatisierte Frauen (Sack et al. 2010).

6 Körperbezogene Interventionen

Dass der Körper in die Therapie traumatisierter Menschen einbezogen werden muss, liegt aufgrund der früh enkodierten Erinnerungen und Schädigungen des Körperbilds nahe. Joraschky (2000) betont, dass das Verständnis des pathologischen Körperselbst in der Therapie einen wichtigen Beitrag zum Verständnis von schweren Selbststörungen darstellt. Gleichzeitig ist diese Form der Therapie für traumatisierte Menschen aber häufig stark angstbesetzt. Wichtig ist es deshalb, zunächst einen Raum des Schutzes und der Sicherheit zu schaffen. Um die erlebte Sicherheit zu erhöhen sollte der Therapeut in der Körpertherapie »reales Gegenüber« sein und seine eigenen körperlichen Wahrnehmungen als Maßstab zum direkten Vergleich anbieten. Interventionen sollten stets als Angebote formuliert und verstanden werden. Die Patienten werden immer wieder ermuntert, ihre benötigte Autonomie und Kontrolle zu bewahren (Röhricht 2000; Trautmann-Voigt und Voigt 2009).

Die klinische Praxis zeigt, dass traumatisierte Patientinnen über solche körpertherapeutischen Interventionen stabilisiert werden können. Unaussprechliches wird Gegenstand der Therapie. Patientinnen und Patienten, die es nicht gewöhnt sind, sich über die Sprache mitzuteilen, finden hier einen Weg, sich mit ihrem vornehmlich als negativ erlebten traumatisierten Körper in konstruktiver Weise auseinanderzusetzen. Auch ist die Arbeit an und mit dem Körperbild eine gute Möglichkeit, völlig undifferenzierte Affekte therapeutisch zu handhaben und eine bessere Körperkohärenz auszubilden. Es wird schließlich in einzelnen Fällen eine Verbalisierung des Traumageschehens möglich.

> **Beispiele körperbezogener Interventionen**
>
> *Grounding*
> Alle Übungen, die sich thematisch mit dem Erspüren von Körperteilen auf dem Boden beschäftigen.
> - Übungen zur Körperwahrnehmung, wie
>   - Wahrnehmung des eignen Atemrhythmus
>   - Wahrnehmung körperlicher Sensationen oder/und Unterschiede in der Wahrnehmung der rechten und linken Körperhälfte
>
> *Beispiel*: »Nehmen Sie den Boden unter den Füßen wahr. Mit welchen Stellen ihres Fußes haben Sie Kontakt zum Boden?«, »Ist der Boden hart oder weich, kalt oder warm?«
>
> *Wahrnehmung eigener Körpergrenzen*
> - Den eigenen Körper mit einem Ball abrollen
> - Mit unterschiedlich gewichteten Säckchen Körperstellen belegen
>
> *Arbeit mit Nähe/Distanz*
> - Arbeit mit der eigenen Kinesphäre. Eine Glaskugel um sich herum ausmalen
> - Eigene Nähe- und Distanzbedürfnisse ausprobieren durch Komm-Stopp-Geh-Angebote
> - Mit unterschiedlichen Materialien sich einen Raum legen
>
> *Thema Halt finden*
> - Sich selber an verschiedenen Objekten im Raum Halt geben
> - Sich von Dritten halt geben lassen: Sich je nach Distanzbedürfnis z. B. an zwei Stäben durch den Raum führen lassen
>
> *Arbeit mit dem eigenen Körperbild:*
> - Ausmalen der eignen Körpergrenzen
> - Nach Bewegungseinheit den Körper mit unterschiedlichen Farben malen lassen
>
> *Angebote zum Thema Macht-Ohnmacht*
> - Kennenlernen der eigenen Kräfte
> - Mit den Qualitäten zart/fest und den Polen groß/klein tänzerisch spielen lassen
> - Elemente aus dem Flamenco anbieten
> - Übungen zum spielerischen Kräftemessen.

Viele der besprochenen Konstrukte und klinischen Erfahrungen sind empirisch wenig belegt. Es stellt sich z. B. die Frage, inwieweit Körperbildveränderungen Mediatoren für (körper-)psychotherapeutische Interventionen im Hinblick auf eine PTSD-Symptomatik darstellen. In Kliniken und in der ambulanten Versorgung wird eine Vielzahl körperassoziierter Therapien angeboten. Eine bessere Kenntnis der Wirkeffekte von Körperpsychotherapien könnte zu einem zielgerichteteren Einsatz beitragen und ihren Einsatz optimieren. Hier besteht unbedingt Bedarf nach einer breiten empirischen Überprüfung dieser theoretisch und praktisch gut begründeten Therapieverfahren.

Literatur

Bion WR (1962) Learning from Experience. London: Heinemann (Dt.: Lernen durch Erfahrung. Frankfurt a. M., Suhrkamp, 1990).

Fonagy P, Gergely G, et al. (2004) Affektregulierung, Mentalisierung und die Entwicklung des Selbst. Stuttgart: Klett-Cotta.

Freud S (1923) Das Ich und das Es. Studienausgabe. Frankfurt/M., Fischer. Band III, S. 273–330.

Grabe HJ, Schulz A, Schmidt CO, et al. (2012) A Brief Instrument for the Assessment of Childhood Abuse and Neglect: the Childhood Trauma Screener (CTS). Psychiatr Prax 39 (3):109–115.

Grunwald M (2012) Haptik: Der handgreiflich körperliche Zugang des Menschen zur Welt und zu sich selbst. Werkzeug Denkzeug. T. H. Schmitz, Transcript (in press).

Hoffmann SO, Hochapfel M (1995) Neurosenlehre, Psychotherapeutische und Psychosomatische Medizin. Stuttgart: Schattauer.

Joraschky P. (2000) Die Auswirkung von Vernachlässigung, Mißhandlung, Mißbrauch auf Selbstwert und Körperbild. In: Egle UT, Hoffmann SO, Joraschky P (Hrsg.) Sexueller Mißbrauch, Mißhandlung, Vernachlässigung. Erkennung, Therapie und Prävention der Folgen früher Stresserfahrungen. Stuttgart, New York, Schattauer, S. 140–157.

Kapfhammer HP, Dobmeier P, et al. (2001) Trauma und Dissoziation – Eine neurobiologische Perspektive. Psychotherapeut 1:114–129.

Küchenhoff J (2007) Körperinszenierungen. In: Geißler P, Heisterkamp G (Hrsg.) Psychoanalyse der Lebensbewegungen. Wien, New York: Springer, S. 23–38.

Mahler MS, Pine F, et al. (1978) Die psychische Geburt des Menschen. Frankfurt: Fischer.

OPD Arbeitskreis (1996) Operationalisierte Psychodynamische Diagnostik. Bern: Huber.

Pick A (1908) Über Störungen der Orientierung am eigenen Körper. Berlin: Karger.

Röhricht F (2000) Körperorientierte Psychotherapie psychischer Störungen. Göttingen: Hogrefe.

Sack M, Boroske-Leiner K, et al. (2010) Association of nonsexual and sexual traumatizations with body image and psychosomatic symptoms in psychosomatic outpatients. Gen Hosp Psychiatry 32(3):315–320.

Schilder P (1923) Das Körperschema. Berlin: Springer.

Shontz FC (1969) Perceptual and cognitive aspects of body experience. New York: Academic Press.

Spitz RA (1960) Die Entstehung der ersten Objektbeziehungen. Stuttgart: Klett.

Spitzer C, Wibisono D, et al. (2011) Theorien zum Verständnis der Dissoziation. In: Seidler GH, Freyberger HJ, Maercker A (Hrsg.) Handbuch der Psychotraumatologie. Stuttgart: Klett-Cotta, S. 22–37.

Stern DN (1992) Die Lebenserfahrung des Säuglings. Stuttgart: Klett-Cotta.

Trautmann-Voigt S, Voigt B (2009) Grammatik der Körpersprache. Stuttgart: Schattauer.

Wöller W (2009) Trauma und Persönlichkeitsstörungen. Stuttgart: Schattauer.

7 Kindesmisshandlung und Bindung

Bernhard Strauß

> **Kapitelübersicht**
> 1 Grundannahmen der Bindungstheorie
> 2 Bindung und Trauma
> 3 Bindungsentwicklung traumatisierter Kinder
> 4 Bindungsrepräsentanzen traumatisierter und traumatisierender Erwachsener
> 5 Auswirkungen elterlicher Traumatisierung auf die Kindesentwicklung
> 6 Zusammenfassung

Die von dem englischen Psychiater und Psychoanalytiker John Bowlby (1975, 1976, 1983) entwickelte Bindungstheorie bietet ein entwicklungspsychologisches Modell für die Entstehung von sozialen Beziehungen und innerer Repräsentanzen von Bindungserfahrungen (kognitiv-affektiv-motivationalen Schemata von Bindung, vgl. Berman und Sperling 1994). Die Theorie geht davon aus, dass unterschiedliche Qualitäten der Bindung zwischen Eltern und Kind individuelle Unterschiede im Vertrauen gegenüber anderen sowie im Selbstvertrauen determinieren, ebenso wie die Bereitschaft, bei emotionaler Belastung um Hilfe zu bitten bzw. Hilfe zu geben. Die internalisierten Bindungserfahrungen beeinflussen u. a. die Fähigkeit sowohl von Kindern als auch Erwachsenen, Affekte zu regulieren und Beziehungen aufzubauen und aufrecht zu erhalten (Grossmann und Grossmann 2003).

Die Theorie spielt in der Entwicklungspsychologie seit langem eine wichtige Rolle und wurde – beginnend in den 1980er-Jahren – auch vermehrt in klinische Konzepte integriert. In diesem Zusammenhang wurden auch die Auswirkungen von traumatischen Erfahrungen auf die Bindungsentwicklung bzw. die Organisation der inneren Repräsentanzen von Bindung untersucht und theoretisch reflektiert (vgl. z. B. Cassidy und Shaver 2010; Strauß 2008).

In den folgenden Abschnitten sollen zunächst die Grundannahmen der Bindungstheorie kurz zusammengefasst werden, ehe dann – aus verschiedenen Perspektiven – auf die Zusammenhänge zwischen Bindungsorganisation und traumatischen Erfahrungen, speziell Misshandlung und Vernachlässigung eingegangen wird. Der Beitrag aktualisiert dabei eine frühere Arbeit zu diesem Thema (Strauß 2004)

1 Grundannahmen der Bindungstheorie

Die knappste Formulierung der Grundkonzeption der Bindungstheorie durch Bowlby (1988, Übers. des Autors) lautet: »Von der Wiege bis zur Bahre fühlen wir uns alle am glücklichsten, wenn unser Leben als eine Reihe von Exkursionen organisiert ist, die kürzer oder länger dauern und von einer sicheren Basis ausgehen, die von unseren Bindungspersonen bereit gestellt wird.«

Differenzierter lassen sich die Grundannahmen der Theorie folgendermaßen formulieren:

1. Die Erfahrung der Präsenz einer primären Bindungsperson schützt vor Angstentwicklung.
2. Die Beziehung zur Bindungsperson ist durch Suche nach Nähe gekennzeichnet, welche durch Trennung, später auch Bedrohung, Krankheit oder Erschöpfung aktiviert wird. Das Bindungsverhaltenssystem steht in einem Antagonismus zum System des Explorationsverhaltens. Ist das eine System aktiviert, kann das andere nicht gleichzeitig aktiv sein.
3. Das Vertrauen in die Zuverlässigkeit/Verfügbarkeit der Bindungsperson entwickelt sich im Säuglings-, Kindes- und Jugendalter und prägt die Bildung eines inneren Arbeitsmodells (inner working model, IWM). Dieses Konstrukt spielt heute in fast allen Therapierichtungen – wenn auch mit anderen Bezeichnungen – eine Rolle, in psychoanalytischen Theorien würde man das IWM als spezifische Repräsentanz auffassen, in kognitiven Theorien als Schema, in humanistischen Therapietheorien etwa als Skript oder Konzept. Das Konstrukt entspricht im Wesentlichen auch Sterns (1994) Modell der »RIG's« (representations of interactions that have been generalized).
4. Die vielgestaltigen Erfahrungen bezüglich der Zuverlässigkeit und Empfänglichkeit der Bindungsperson sind ziemlich genaue Spiegelungen der tatsächlichen Erfahrungen. Die wiederholten realen Erfahrungen formen das – wie Stern (1994) es bezeichnet – »Schema des Miteinanders«.

Die Grundannahmen seiner Theorie formulierte Bowlby auf der Grundlage sowohl klinischer Praxiserfahrungen als auch tierexperimenteller Befunde zum Kontaktverhalten wie beispielsweise die berühmten Experimente Harry Harlows. Zudem floss die Überlegung mit ein, dass die Psychoanalyse der Nachkriegszeit sich zu sehr mit den kindlichen Phantasien und zu wenig mit tatsächlichen Ereignissen, wie beispielsweise Verlusten und Trennungen in Familien, beschäftigt hatte. Durch Untersuchungen über die Folgen mütterlicher Deprivation bei Heimkindern auf die Entwicklung der Persönlichkeit und durch das Studium antisozialer Jugendlicher kam Bowlby zu der Auffassung, dass bei Unterbrechungen der Bindungsbeziehung häufig mit psychopathologischen Auffälligkeiten zu rechnen sei. Diese Beobachtungen sind unter Bezugnahme auf Konzepte und Modelle der Verhaltensforschung, der frühen Systemtheorie und der Psychoanalyse in der zwischen 1969 und 1980 (dt. 1975–1983) von Bowlby verfassten Trilogie »Bindung« – »Trennung« – »Verlust, Trauer und Depression« niedergelegt. Nachdem die Bindungstheorie mittlerweile vermehrt Eingang in die klinische Forschung gefunden hat, liegt eine ganze Reihe von aktuellen Zusammenfassungen der Theorie im Lichte empirischer Forschungsbefunde vor (z. B. Cassidy und Shaver 2010; Brisch 1999; Gloger-Tippelt 2001; Strauß et al. 2002; Grossmann und Grossmann 2003; Strauß 2008).

Bowlby war primär Kliniker und Theoretiker. Es war zunächst seiner Schülerin, der Entwicklungspsychologin Mary Ainsworth zu verdanken, dass die Theorie vielfach empirisch überprüft wurde, wobei die Bindungsforschung sich heute noch in zwei, bisher nur partiell miteinander verknüpfte Richtungen differenzieren lässt, nämlich eine auf Kleinkinder und deren Interaktion bezogene Forschung und die Erwachsenenbindungsforschung, die sich u. a. mit der Bedeutung von Bindungserfahrungen für die Entwicklung von Psychopathologie und mit ihren Auswirkungen auf die Gestaltung von Beziehungen befasst.

1.1 Zentrale Paradigmen der Bindungsforschung

Das grundlegende Forschungsparadigma der Bindungsforschung bei Kleinkindern ist die sogenannte Fremde Situation (auch Fremde-Situation-Test), die von Ainsworth und Mitarbeitern Ende der 1960er-Jahre entwickelt wurde. In dieser standardisierten »Versuchsanordnung« werden Mutter und Kind mehrfach getrennt und wiedervereinigt. Die Situation der Trennung soll der Theorie zufolge das Bindungsverhaltenssystem zu Ungunsten des Explorationsverhaltens beim Kleinkind aktivieren. Wesentliches Ziel der Anordnung ist die Beschreibung des beobachtbaren Verhaltens der Kinder (die i. d. R. zwischen 12 und 18 Monate alt sind) in der Situation der Wiedervereinigung. Mary Ainsworth und nach ihr zahlreichen anderen Arbeitsgruppen gelang es, mit Hilfe dieser Versuchsanordnungen vier Muster von Bindungsverhalten zu differenzieren (▶ Tab. 1), nämlich die sichere Bindung, die unsicher vermeidende, die unsicher ambivalente und die unsicher desorganisierte Bindung. Letztere wurde erst relativ spät als eigenständige Kategorie definiert, die im Verhalten durch »subtile Widersprüche«, vorübergehendes Erstarren in der Annäherungssituation bis hin zu Anzeichen extremer Belastung und Angst in Gegenwart der Bindungsperson charakterisiert ist (Grossmann und Grossmann 2003). Mittlerweile ist bekannt, dass Kinder mit desorganisierter Bindung auf einer physiologischen Ebene die deutlichsten Anzeichen von Stress zeigen (z. B. Spangler et al. 2000). Wie weiter unten ausgeführt, wird desorganisierte Bindung mit traumatischen Erfahrungen und Dissoziation in Verbindung gebracht.

Verbunden mit der Frage nach einer möglichen Entsprechung von Bindungsstilen auf Seiten der primären Bezugsperson der Kinder wurde von Mary Main und Mitarbeitern in den 1980er-Jahren der Versuch unternommen, einen Zugang zu dem von Bowlby als inneres Arbeitsmodell (inner working model) bezeichneten Komplex, also den Repräsentanzen der Bindungserfahrungen, zu finden.

Der noch immer als Goldstandard auf diesem Weg geltende Ansatz ist das sogenannte Adult Attachment Interview (AAI), ein halb-strukturiertes Interview, in dem die aktuelle Repräsentation von Bindungserfahrungen auf der Basis von Erzählungen der Interviewten (Bindungsgeschichten) erschlossen wird. Bei der Bewertung des Interviews ist weniger der Inhalt der Geschichte relevant als die Art und Weise, wie über Beziehungserfahrungen berichtet wird. Hier wiederum ist das Ausmaß der Kohärenz im linguistischen Sinne von wesentlicher Bedeutung. ▶ Tab. 1 fasst verkürzt jeweils die Hauptcharakteristika kindlicher Bindungsstile (erhoben in der Fremden Situation) und ihrer Analoga bei Erwachsenen (erfasst über das AAI) zusammen.

Das Erwachsenenbindungsinterview legt – wie aus ▶ Tab. 1 hervorgeht – relativ wenig Wert auf die Einschätzung des tatsächlichen Verhaltens, sondern auf die Organisation von Erinnerungen. Umgekehrt ist aber anzunehmen, dass bindungsbezogenes Verhalten bei ähnlicher Organisation der Arbeitsmodelle verschiedene Ausformungen annehmen kann, wie dies beispielsweise aus der Sicht der interpersonalen Theorie von Benjamin (1996) dargelegt wird. Ben-

Tab. 1: Charakteristika verschiedener Bindungsstrategien bei Kindern und entsprechende Bindungsrepräsentanzen bei Erwachsenen

Kind	Erwachsene(r)
Sicher • Kann positive und negative Gefühle zeigen • durch Trennung gestresst, zeigt Stress • aktive Begrüßung bei Wiedervereinigung • kann beruhigt werden • wendet sich nach Beruhigung dem Spiel zu	**Autonom** • Offene, kohärente und konsistente Erzählungen, • Fähigkeit zur Reflexion • Integration guter und schlechter Erfahrungen und entsprechender Gefühle • eher positive Sicht des Selbst und Anderer • Vertrauen zu Bezugspersonen • Achtung von Bindung
Unsicher-vermeidend • Umgeht schmerzvolle Zurückweisung durch Vermeidung • zeigt keine offenen Anzeichen von Stress • ignoriert Bindungsperson bei Wiedervereinigung • Aufmerksamkeit stark auf Exploration gerichtet	**Unsicher-distanziert** • Angaben sind kurz, inkohärent und unvollständig • manchmal Idealisierung der Kindheit • Erinnerungslücken • Affektarmut, Überregulation des Affekts • Bemühen um Unabhängigkeit • negative Sicht Anderer • Abwertung von Bindungen
Unsicher-ambivalent • Zeigt ausgeprägte Affekte, wie Angst, Wut • ist stark gestresst und schlecht zu beruhigen • Suche nach Kontakt und Nähe bei gleichzeitiger Abwendung von der Bindungsfigur • Aufmerksamkeit stark auf Bindung gerichtet	**Verstrickt** • Inkonsistente Darstellung von Beziehungserfahrungen (ungeordnet, strukturlos, endlos, irrelevant, verwirrend) • überflutet von Erinnerungen, in problematische Geschichte verstrickt • affektreiche Selbstdarstellung, Unterregulation des Affekts • starke Betonung von Beziehungserfahrungen
Desorganisiert • Zeigt unvereinbare Verhaltensweisen, Phasen von Starrheit, Angst gegenüber Elternteil • verfügt bei Trennung über keine Verarbeitungsstrategie • kann weder Nähe herstellen noch Ablenkung suchen	**Unverarbeitetes Trauma** • Erzählungen von nicht-verarbeiteten traumatischen Erlebnissen auf verwirrte und desorganisierte Weise • »Fehler« in Beschreibungen • »Brüche« im Affekt • Sprachliche Abweichungen vom Gesamteindruck (Inkohärenzen, fehlerhafte Sprache, gekünsteltes Sprechen, irrationale Zusammenhänge) als Indikatoren für das Eindringen dissoziierter Gedächtnisinhalte

(In Anlehnung an Strauß und Schmidt 1997; Buchheim et al. 1998)

jamin geht davon aus, dass die Bildung von Repräsentanzen über »Kopierprozesse« erfolgt, die sich unterschiedlich beschreiben lassen. So kann die Kopie in einer »Übernahme« erlebter Interaktionsformen erfolgen (im Sinne von Identifikation), in einer Wiederholung dieser Formen (Rekapitulation) oder in deren Verinnerlichung (eine Person verhält sich selbst gegenüber so, wie es wichtige Bezugspersonen üblicherweise taten; Introjektion). Es ist somit davon auszugehen, dass das Verhalten Erwachsener keinen ausreichenden Indikator für die Organisation der inneren Arbeitsmodelle darstellt, umgekehrt diese Organisation nur bedingt eine Vorhersage des Bindungs- und Beziehungsverhaltens zulässt. Mittlerweile liegen dementsprechend eine Vielzahl anderer Messinstrumente zur Erfassung von Bindungsqualitäten bzw. bindungsbezogenem Verhalten bei Erwachsenen vor, die zum Teil – ähnlich wie das AAI – auf die sprachliche Organisation der bindungsbezogenen Narrative fokussieren (z. B. das Adult Attachment Projective, AAP, Buchheim et al. 2003), zum Teil aber auf eher verhaltensnahe Kategorien wie zum Beispiel das Erwachsenenbindungs-Prototypen-Rating (EBPR), das ausführlich bei Strauß, Lobo-Drost und Pilkonis (1999) beschrieben ist. Auch Fragebogenmethoden kommen zumindest ergänzend zur Diagnostik in Frage, wenngleich davon auszugehen ist, dass Selbstbeschreibungen von Bindungsmerkmalen nur partiell mit Fremdbeurteilungen auf Interviewbasis übereinstimmen (siehe dazu Höger 2002).

Die Gegenüberstellung kindlicher und erwachsener Bindungsstile ist auch vor dem Hintergrund des Befundes sinnvoll, dass die Bindungsrepräsentanzen Erwachsener (primär der Mütter) in hohem Maße – wenn auch nicht linear – mit den Bindungsstilen der Kleinkinder übereinstimmen. Einer im Jahr 1995 veröffentlichten Metaanalyse (van Ijzendoorn 1995) zufolge lagen bis dahin 18 Untersuchungen vor, in denen dieser Zusammenhang überprüft wurde. Die Übereinstimmung der Bindungskategorien »sicher« bzw. »unsicher« zwischen Eltern und Kindern lag danach bei ca. 75 Prozent. Diese Übereinstimmung wurde auch in prospektiven Untersuchungen etwa von Fonagy und anderen (1991) gezeigt, die aufgrund der während der Schwangerschaft erfassten Bindungsrepräsentation der Mutter mit einer sehr hohen Wahrscheinlichkeit die zukünftige Bindungsqualität des Kindes, wie sie in der Fremden Situation im Alter von einem Jahr bestimmt wurde, vorherzusagen vermochten.

1.2 Transgenerationale Übertragung von Bindung

Es gibt also so etwas wie eine transgenerationale Übertragung von Bindung, deren Hintergründe bislang allerdings nur partiell erklärt sind. Diese Übertragung und die Hinweise darauf, dass Aspekte der Interaktion die inneren Arbeitsmodelle maßgeblich und spezifisch formen, stellen einen Befund dar, der auch für das Verständnis der therapeutischen Interaktion mit missbrauchten Patient(inn)en von grundlegender Bedeutung ist.

Ein wichtiger Faktor, der aber letztlich nur circa 12 % der Gesamtvarianz erklärt, ist die sogenannte Feinfühligkeit der Bezugsperson. Diese Feinfühligkeit wurde lange als die Hauptgrundlage für eine sichere Bindung des Kindes betrachtet. Nach Ainsworth et al. (1978) äußert sich die Feinfühligkeit im Wesentlichen in vier Merkmalen, nämlich

- der Fähigkeit, die Verhaltensweisen des Säuglings überhaupt wahrzunehmen,
- diese aus der Lage des Säuglings richtig zu interpretieren,
- der prompten Reaktion, damit es dem Säugling möglich wird, eigenes Verhalten mit den Wirkungen der mütterlichen Reaktion zu verknüpfen und somit ein Gefühl eigener Effektivität zu entwickeln
- sowie der Angemessenheit der Reaktion, also ein entwicklungsgemäßes Eingehen auf das, was der Säugling verlangt.

Befunde der Säuglingsforschung legen nahe, dass neben der Feinfühligkeit eine Reihe spezifischer interaktioneller Merkmale eine »gute« Beziehung zwischen Mutter und Kind charakterisieren (vgl. z. B. Papoušek und Wollwerth de Chuquisengo 2003).

In letzter Zeit wird die klinische Bindungsforschung durch Arbeiten bestimmt, die sich mit dem Konzept der Metakognition bzw. Mentalisierung befassen, speziell mit einer Verknüpfung von Bindungsmustern bei Kindern und der Qualität der Metakognition der Mütter, also ihrer Fähigkeit, die repräsentationale Natur des Denkens zu erkennen.

Zu dieser Metakognition sind Kinder zunächst nicht in der Lage, sie können also anfangs nicht differenzieren zwischen realen Erfahrungen und einer Unterscheidung zwischen der Erfahrung und einem dahinterstehenden mentalen Zustand. Es dauert beispielsweise, bis Kinder in der Lage sind, Zurückweisungen nicht auf sich selbst, sondern auf den emotionalen Zustand der Bezugsperson zurückzuführen. Wenn die Kinder diese Fähigkeit erworben haben (was keineswegs unbedingt der Fall sein muss), können sie sich besser vor narzisstischen Kränkungen schützen. Main (1991) nimmt an, dass jene psychischen Prozesse, die zu der Einsicht führen, dass die eigene Person und auch andere Personen von mentalen Befindlichkeiten motiviert seien, eine Entwicklungsleistung darstellt, die nur auf der Grundlage einer sicheren Bindungsbeziehung möglich ist.

Von Fonagy (1998) stammt der Versuch, das Konstrukt der Metakognition zu operationalisieren und zu untersuchen, wie die Bindungsfähigkeit von Kindern durch die Metakognition der Bindungsperson beeinflusst wird. Mit der Skala des reflexiven Selbst (reflective self-scale, RSS), die im Kontext des Erwachsenenbindungsinterviews benutzt wird, soll das Ausmaß erfasst werden, inwieweit nicht nur die Repräsentanzen des eigenen Befindens, sondern auch die anderer Personen klar und strukturiert sind. Die Skala erfasst folgende Kategorien (vgl. Fonagy 1998; Daudert 2002):

1. Spezielle Erwähnung mentalen Befindens
2. Einfühlungsvermögen in die Merkmale mentalen Befindens
3. Einfühlungsvermögen in die Komplexität und Unterschiedlichkeit mentalen Befindens
4. Spezielle Bemühungen, beobachtbares Verhalten mit mentalem Befinden zu verknüpfen
5. Anerkennung der Veränderungsmöglichkeit mentalen Befindens und des entsprechenden Verhaltens

Es gibt mittlerweile eine Reihe empirischer Befunde, die auf Ergebnissen mit der RSS basieren. So konnte gezeigt werden, dass Väter und Mütter mit hohen Werten in der Skala drei bis viermal so häufig sicher gebundene Kinder haben wie Eltern mit niedrigen Werten. Eine eingeschränkte Selbstreflexivität findet sich bei Persönlichkeitsstörungen, insbesondere in Verbindung mit antisozialen Zügen und mit Missbrauchserfahrungen. Die Fähigkeit zur Metakognition scheint besonders wichtig im Kontext traumatischer Erfahrungen. Fonagy (1998) beschreibt die Ergebnisse einer Studie bei 27 Müttern, die im Laufe ihrer eigenen Entwicklung besonderen Deprivationen und Belastungen ausgesetzt waren. Zehn dieser Mütter hatten hohe Werte in der RSS. Alle Kinder dieser Mütter wurden als sicher gebunden klassifiziert. Von 17 Müttern mit niedrigen Werten in der RSS hatte nur eine einzige ein sicher gebundenes Kind. Die Befunde, die eine Verbindung zwischen dissoziativen Störungen auf Elternseite und desorganisierten Bindungsmustern bei Kindern nahelegen, sprechen ebenfalls für einen Zusammenhang von Bindung und Mentalisierung (z. B. Liotti et al. 1991; van Ijzendoorn et al. 1999; Liotti 2008).

Die bisherigen Ergebnisse sprechen dafür, dass »die Fähigkeit der Eltern, Geist und Seele des Kindes wahrzunehmen, das generelle Verständnis des Kindes von Geist und Seele fördert. Die Verfügbarkeit einer reflexiven Bezugsperson erhöht die Wahrscheinlichkeit der sicheren Bindung des Kindes, und die wiederum fördert die Entwicklung einer Theorie des Geistes und der Seele. Metakognitive Steuerung bringt einen Aspekt des transgenerationalen Zyklus zum Abschluss« (Fonagy 1998, S. 365).

Diese Befunde setzen Akzente für das Verständnis der Entwicklung des Selbst. Fonagy (1998) weist darauf hin, dass die traditionelle Psychoanalyse von der Internalisierung des Containing-Objekts ausgehe, »nicht von der Internalisierung des denkenden Selbst im Inneren des Containing-Objekts«. Die Bindungsforschung lege nahe, dass das Kind im Verhalten der Mutter nicht nur deren Reflexivität wahrnehme, »auf die es schließt, um ihr Verhalten begründen zu können«, es nehme »zuvor in der Haltung der Mutter ein Bild seiner selbst als mentalisierendes, wünschendes und glaubendes Selbst wahr«. »Sie denkt mich als denkend, und also existiere ich als denkendes Wesen« (ebd., S. 366).

2 Bindung und Trauma

Aus bindungstheoretischer Sicht beziehen sich traumatische Erfahrungen auf jene Erfahrungen eines Kindes mit erwachsenen Bindungsfiguren, durch welche die Bindung erschüttert oder bedroht wird. Dies kann zum einen dadurch geschehen, dass die affektive Bindung durch längere oder wiederkehrende Trennungen oder durch Verluste unterbrochen wird, zum anderen – so Hauser (2001) – »kann Traumatisierung durch eine Übergriffigkeit in der Bindung entstehen, wenn in einer forcierten, grenzüberschreitenden Nähe das Kind zum Opfer der sexuellen oder aggressiven Impulse der Bindungsfigur wird. Sexueller Missbrauch und körperliche Misshandlung sind die beiden anderen Formen von Bindungstraumata, bei denen das affektive Band vom Erwachsenen passager für andere Motive missbraucht wird und die Bindungsfigur dem Kind seine eigenen sexuellen oder aggressiven Bedürfnisse aufzwingt« (S. 227).

Traumatisierende Erfahrungen, die zu einer Störung der Bindungsentwicklung beitragen, zeigen sich auf unterschiedliche Weise in den oben beschriebenen Methoden. In der Fremden Situation gibt das Vorliegen desorganisierter Bindungsstrategien Hinweise auf massive Störungen der Bindungsentwicklung, die entweder durch Traumatisierungen des Kindes oder durch Traumatisierungen auf Seiten der erwachsenen Bindungspersonen entstehen können (Schmücker und Buchheim 2002). Die vorliegenden Untersuchungen zur desorganisierten Bindung sind wahrscheinlich diejenigen, die von größter klinischer Relevanz sind. Desorganisierte Bindung in der Kindheit steht offensichtlich im Zusammenhang mit kontrollierenden Verhaltensweisen gegenüber den Bezugspersonen, aggressiven und ängstlich getönten Beziehungen zu Gleichaltrigen, Problemen mit Internalisierung und Externalisierung im Vorschul- und Grundschulalter und mit dissoziativen Symptomen und Psychopathologie im Jugendalter. Umgekehrt sind die Befunde zum Zusammenhang zwischen desorganisierter Bindung von Kindern und dissoziativen Symptomen bei deren primären Bezugspersonen mittlerweile derart überzeugend, dass sie eine plausible Verbindung zwischen entwicklungspsychologischen Phänomenen und der Entstehung von Psychopathologie sichtbar machen (siehe bspw. die Übersicht von Lyons-Ruth und Jacobvitz 1999; Liotti 2008).

Bei Erwachsenen wird angenommen, dass die Art und Weise der Konstruktion von »Bindungsgeschichten«, wie sie etwa über das Adult Attachment Interview generiert werden, Aufschluss über die emotional-kognitive Organisation von früheren Bindungserfahrungen gibt, die zur Entwicklung innerer Arbeitsmodelle beigetragen haben. Bowlby (1983) ging immer davon aus, dass es multiple Arbeitsmodelle gäbe, über die widersprüchliche Erfahrungen mit den Bindungsfiguren organisiert werden. Hierbei werden defensive Prozesse wirksam, über die inkompatible (Teil-)Modelle konstruiert werden. Unter Bezugnahme auf das Gedächtnismodell von Tulving (1972), der zwischen einem semantischen und einem episodischen Gedächtnis differenziert, wurde vermutet, dass bestimmte Informationen mit potenziell pathogener Wirkung aus dem semantischen Gedächtnis ausgeschlossen werden. Die Abwehrvorgänge des defensiven Ausschlusses (»defensive exclusion«) sind dabei in der Form der Deaktivierung für die vermeidend Gebundenen charakteristisch, die der Unterbrechung (»disconnection«) bindungsrelevanter Information für verstrickt gebundene Personen, nach Bowlby insbesondere für den zwanghaft fürsorglichen bzw. ängstlichen Bindungstypus. Im Zusammenhang mit traumatischen Erfahrungen im Kontext der Bindungsentwicklung wurde von Bowlby eine dritte Abwehrform, nämlich die der isolierten Systeme (»segregated systems«) beschrieben, bei der schmerzliche Erfahrungen vollständig aus dem Bewusstsein ausgeschlossen werden. In Narrativen wird die Existenz dieser Systeme im Zusammenhang mit Berichten über traumatische bzw. bedrohliche Situationen, die im AAI (oder im Adult Attachment Projective; Buchheim et al. 2003) direkt erfragt werden, an einer fehlenden Integration »segregierten Materials« und an Hinweisen auf einen Zusammenbruch des Bindungssystems, also eine Desorganisation innerer Modelle, wie sie bei unverarbeiteten Verlusten und Traumatisierung mittlerweile gut belegt ist, deutlich (vgl. Buchheim und Strauß 2002; Buchheim et al. 2003).

Unverarbeitete Missbrauchserfahrungen zeigen sich also beispielsweise im AAI – ähnlich wie unverarbeitete Verluste – an mentaler Desorientierung. Das Auswertesystem des AAI enthält eine spezifische Missbrauchsskala, in der Indikatoren für sexuellen Missbrauch und körperliche Misshandlungen kodiert werden (für Details siehe Hauser 2001). Anzeichen für eine kognitive Desorientierung sind beispielsweise Verleugnung, irrationale Überzeugungen bezüglich der eigenen Rolle in dem Geschehen, verwirrte Äußerungen und auf einer sprachlichen Ebene ein unangemessener Sprachstil und inkohärente Schilderungen des Geschehens inklusive Fragmentierungen.

Will man die Auswirkungen traumatischer Erfahrungen wie sexuellen Missbrauchs, Vernachlässigung und Misshandlung auf die Bindungsentwicklung verstehen, sind aufgrund der oben genannten transgenerationalen Wirkungsmechanismen bezüglich des Bindungssystems zwei Perspektiven zu unterscheiden: Zum einen gilt es, die unmittelbaren Auswirkungen von Traumatisierungen auf die Bindungsentwicklung von Kindern zu untersuchen, zum anderen stellt sich die Frage, über welche Bindungsrepräsentanzen erwachsene Menschen mit unverarbeiteten Traumatisierungen verfügen und wie diese Repräsentanzen sich wiederum auf die Entwicklung eigener Kinder auswirken. Mittlerweile liegen eine Reihe empirischer Befunde vor, die es ermöglichen, die Fragen aus beiden Perspektiven vorläufig zu beantworten.

3 Bindungsentwicklung traumatisierter Kinder

Bevor in der entwicklungspsychologischen Bindungsforschung die Kategorie des desorganisierten Bindungsverhaltens eingeführt wurde, kamen mehrere Studien zu dem Schluss, dass misshandelte Kinder überwiegend eine unsichere Bindungsqualität entwickeln (beispielsweise mehr als 2/3 in den Studien von Schneider-Rosen und Cicchetti 1984; Egeland und Sroufe 1981), dennoch aber eine beträchtliche Zahl als sicher gebunden klassifiziert wurde. Nach der Definition desorganisierter Bindung zeigten Untersuchungen zur Auswirkung von Kindesmisshandlung auf die Bindungsentwicklung, dass ein sehr hoher Anteil (bis über 80 %) betroffener Kinder eine desorganisierte Bindungsstrategie entwickelt (Carlson und Sroufe 1995; Howe et al. 1999), während in nicht-klinischen Stichproben die Prävalenz desorganisierten Bindungsverhaltens zwischen 14 % (bei Kindern aus mittleren sozialen Schichten) und 24 % (Kinder aus unteren Schichten) beziffert wird (van Ijzendoorn et al. 1999). Der Metaanalyse von van Ijzendoorn et al. (1999) zufolge ist desorganisiertes Bindungsverhalten am häufigsten mit ambivalenten Mustern als sekundärer Strategie gekoppelt (46 %), gefolgt von vermeidender (34 %) und sicherer Bindung (14 %). Lyons-Ruth und Jacobvitz (1999) zählen die Kindesmisshandlung zu den wichtigsten Risikofaktoren für die Entwicklung desorganisierter Bindung, daneben gelten psychische Erkrankungen eines Elternteils (Depression, bipolare Störungen, Sucht) als Risikofaktoren. Einige Studien deuten an, dass Jungen ein größeres Risiko aufweisen, als Folge von Misshandlung desorganisierte Bindungsmuster zu entwickeln als Mädchen, insbesondere wenn sie vaterlos aufwachsen (z. B. Crittenden 1991; Carlson et al. 1989).

Studien aus jüngster Zeit bestätigen die Zusammenhänge: Bos et al. (2011) berichteten kürzlich über das »Bucharest Early Intervention Project« als ein Modellprojekt, das die Untersuchung früher sozialer Deprivation und die Folgen von Misshandlung und Vernachlässigung ermöglicht. Dessen Ergebnisse bestätigen, dass die negativen frühen Erfahrungen der untersuchten Kinder massive Folgen für ihre seelische Gesundheit hatten. Eine umfassende Metaanalyse (Cyr et al. 2010) ging der Frage nach, wie häufig Bindungssicherheit und desorganisierte Bindung in Risikofamilien vorkommen, in denen Misshandlung zu erwarten ist. Die Metaanalyse fasst 55 Studien zusammen (in denen 4792 Kinder untersucht wurden: 4336 Risikokindern ohne und 456 mit Misshandlungserfahrung). Generell zeigten die Kinder in Risikogruppen weniger Bindungssicherheit und mehr Desorganisation. Bei misshandelten Kinder stieg das Risiko für Desorganisation im Vergleich zu anderen Risikogruppen enorm an (d = 2.19), ebenso das Risiko für weniger Bindungssicherheit (d = 2.10). Die Studie kam allerdings auch zu dem Schluss, dass andere sozioökonomische Risikofaktoren ebenfalls das Risiko für Bindungsunsicherheit und -desorganisation deutlich erhöhten.

In Interaktionsstudien zeigten sich spezifische Interaktionsmuster zwischen Müttern und Kindern beim Spiel. Misshandelnde und vernachlässigende Mütter wurden in diesen Studien als weniger stimulierend und reaktiv beschrieben. Misshandelte Kinder erscheinen in Spielsituationen eher als schwierige Interaktionspartner, während vernachlässigte Kinder entweder als schwierig oder als sehr passiv und zurückgezogen beschrieben wurden (Crittenden 1981; Esser et al. 1993). Speziell misshandelte Kinder sind in der Folgeentwicklung, d. h. im Kindergarten bzw. Vorschulalter gehäuft auffällig. Beispielsweise beschrieben Lyons-Ruth et al. (1993) 71 % der Kinder, die in der Fremden

Situation als desorganisiert klassifiziert wurden, als besonders aggressiv. Umgekehrt wurde gezeigt, dass es auch protektive Faktoren gibt, die misshandelten Kindern eine günstigere Entwicklung ermöglichen. Dazu zählen vor allem eine höhere Intelligenz und die Erfahrung mindestens einer vertrauensvollen Beziehung in der Vergangenheit (z. B. Starr et al. 1991). Es versteht sich, dass aus bindungstheoretischer Sicht ein Unterschied besteht, ob ein Kind traumatische Erfahrungen durch eine Bindungsperson erlebt oder durch andere Personen. Für die Bindungsentwicklung dürfte ersteres dramatischere Folgen haben. Grossmann und Grossmann (2003) weisen darauf hin, dass traumatische Erfahrungen durch Bindungspersonen einem »Verrat am Kind gleichkommen«, während bei Verletzung durch andere die feinfühlige Unterstützung durch eine Bindungsperson protektiv wirken kann.

Verschiedene Längsschnittstudien haben gezeigt, dass Kinder mit desorgansiertem Bindungsmuster im Alter von sechs Jahren gegenüber ihren Bindungspersonen eine kontrollierende Haltung einnehmen, was als eine Rollenumkehr (von der Opfer- in die Täterrolle) interpretiert wird und dazu zu dienen scheint, ein kohärentes Selbstgefühl zu erhalten. In Stresssituationen ist diese Konstruktion aber fragil und kann rasch in eine Desorganisation umschlagen. Dafür spricht, dass es mittlerweile deutliche Hinweise dafür gibt, dass desorganisierte Bindung mit dissoziativen Verhaltensweisen gekoppelt ist (z. B. Carlson und Sroufe 1995; Liotti et al. 1991).

Insgesamt gesehen haben also Missbrauchserfahrungen und Vernachlässigung potenziell eine Entwicklung in Richtung unsichere Bindung und/oder desorganisierter Bindungsstrategien zur Folge, was per se nicht gleichbedeutend mit Psychopathologie ist, was aber einen erheblichen Risikofaktor für die Entwicklung psychopathologischer Zustände ausmacht. Bindungsstörungen als Formen schwerwiegender Psychopathologie im Kleinkindalter, wie sie auch in den diagnostischen Manualen (DSM, ICD) definiert sind (vgl. Brisch 1999; van Ijzendoorn und Bakermans-Kranenburg 2003), können die Folge von traumatischen Erfahrungen sein. Nach Brisch (2003) sind Bindungsstörungen, die sich z. B. in einem extremen Rückzug, vermehrter Aggression bis zum völligen Fehlen von Bindungsverhalten zeigen können, in der Regel die Folge sequenzieller, permanenter Traumatisierungen, zu denen wiederholte (sexuelle) Gewalt und extreme Formen von Vernachlässigung zählen. Genaue Angaben zur Prävalenz dieser Art von Störungen als Folge von Traumatisierungen liegen bislang allerdings nicht vor.

4 Bindungsrepräsentanzen traumatisierter und traumatisierender Erwachsener

Angesichts der generationsübergreifenden, relativen Stabilität von Bindungsmerkmalen ist davon auszugehen, dass traumatische Erfahrungen bei Erwachsenen einen wesentlichen Einfluss auf deren Interaktion mit ihren eigenen Kindern ausüben. Tatsächlich wird vermutet, dass misshandelte und missbrauchte Erwachsene zu einem beträchtlichen Teil ihre traumatischen Erfahrungen an ihre Kinder weitergeben (nach Oliver (1993) etwa ein Drittel) oder zumindest unter besonderen Belastungen gefährdet sind, mit den eigenen Kindern ebenfalls traumatisierend umzugehen (vgl. Hauser

2001): »A maltreating caregiver is a frightened or frightening caregiver whose current mental state is characterized by a lack of resolution of loss or trauma, resulting in contradictory and unintegrated mental contents« (Lyons-Ruth und Jacobvitz 1999, S. 544).

Wie oben erwähnt zeigt die Erwachsenenbindungsforschung, dass unverarbeitete Verluste, Trennung und Traumatisierung verschiedener Art sich auf die Organisation innerer Arbeitsmodelle von Bindung im Sinne einer Desorganisation auswirken und spezifische Abwehrprozesse bedingen. Bindungsdesorganisation bei Erwachsenen zeigt sich zum einen in den spezifischen Indikatoren für unverarbeitete Verluste/Traumata im AAI, wie sie in ▶ Tab. 1 kurz zusammengefasst sind. Zum anderen – dies ist eine neuere Entwicklung in der Erwachsenenbindungsforschung – werden Kategorien entwickelt (vgl. Lyons-Ruth und Jacobvitz 1999), die unter den Bezeichnungen »verstrickt, durch Trauma überwältigt« (E3 im AAI) sowie »nicht klassifizierbar« (Cannot Classify) beschrieben werden. Die erst genannte Kategorie ist eine Variante der verstrickten Bindungsrepräsentation und zeichnet sich dadurch aus, dass traumatische Erfahrungen im gesamten Interview eine »intrusive« Rolle spielen. Die zweite Kategorie markiert einen generellen Zusammenbruch bzw. Fragmentierungen von Bindungsstrategien (nicht nur bezogen auf traumabezogene Themen), charakterisiert durch kontrastierende mentale Zustände im Interview, die scheinbar unvereinbar vermeidend/abweisende und verstrickte Muster beinhalten (vgl. Liotti 2008).

In jüngster Zeit wurde in einigen klinischen Studien belegt, dass insbesondere Erwachsene mit schwerer Psychopathologie den beiden Kategorien zuzuordnen sind (z. B. Borderline-Persönlichkeitsstörungen, Patrick et al. 1994; Fonagy et al. 1996; Buchheim 2008). Die Kombination verstrickter Bindungsrepräsentanzen mit Hinweisen auf unverarbeitete Traumata ist bei vielen psychopathologischen Bildern häufig (vgl. Buchheim 2002). Im Zusammenhang mit sexuellem Missbrauch haben beispielsweise Stalker und Davies (1995) gezeigt, dass von 40 Frauen, die in der Vergangenheit sexuell missbraucht wurden, bei 60 % die Kategorie »unverarbeitetes Trauma« zutraf und insgesamt 88 % als »verstrickt« klassifiziert wurden. Ohne dass diese Kategorie explizit verwendet worden wäre, geben die Autoren an, dass 37,5 % »eigentlich« in die Kategorie »nicht klassifizierbar« gepasst hätten.

Untersuchungen zur Bindungsorganisation *misshandelnder Eltern* sind bislang noch rar. Die Arbeitsgruppe um Lyons-Ruth hat mehrfach zeigen können, dass schwer traumatisierte Mütter, die gehäuft Kinder mit desorganisierten Bindungsstrategien haben, in ihrem Verhalten dem Kind gegenüber häufig zurückgezogen und feindselig sind (Lyons-Ruth und Jacobvitz 1999). In der forensischen Literatur sind darüber hinaus mehrfach Zusammenhänge zwischen Traumatisierungen in der Kindheit und späteren Gewalttaten gut beschrieben (z. B. Renn 2002). Miner et al. (2010) beschreiben bei jugendlichen Sexualstraftätern eine Häufung ängstlicher Bindung, wobei die Autoren davon ausgehen, dass Bindungsunsicherheit hier einen indirekten Effekt durch die Auswirkungen auf interpersonale Muster bzw. das Gefühl einer interpersonalen Beeinträchtigung hat. In einer neueren Metaanalyse wurde ein spezifischer Einfluss von Bindungsunsicherheit auf die Neigung zu gewaltsamer Sexualität allerdings nicht belegt (Seto und Lalumière 2010). Crittenden et al. (1991) haben eine Stichprobe misshandelnder Eltern mit dem Erwachsenenbindungsinterview untersucht und gezeigt, dass die Mehrzahl der misshandelnden Elternteile als distanziert klassifiziert wurde, die vernachlässigenden bzw. vernachlässigenden und missbrauchenden Elternteile eher als verstrickt. Die Wahrnehmung der eigenen Kinder ist bei misshandelnden Eltern ganz offensichtlich verzerrt, was eine Reihe von Studien, die Dornes (2000) zusammenfasst, belegt: Die Betroffenen sehen ihre Kinder deutlich problematischer als neutrale Beobachter, was als eine Projektion negativer Anteile des Selbst auf die Kinder verstanden werden kann. Diese negativen Anteile werden wiederum in den Bindungsrepräsentanzen der misshandelnden Elternteile sichtbar.

5 Auswirkungen elterlicher Traumatisierung auf die Kindesentwicklung

Für die oben beschriebene transgenerationale Übertragung traumatischer Erfahrungen gibt es verschiedene Erklärungsmodelle. Die Bedeutung der Metakognition bzw. der selbstreflexiven Funktionen wurde mittlerweile nachhaltig belegt. Es wird davon ausgegangen, dass Kinder, die schwere Misshandlungen erfahren haben, ihre Bindungspersonen als Gefahr oder Quelle von Angst erleben und darauf mit einer Hemmung selbstreflexiver Funktionen oder einer Art »Mentalisierungsverzicht« reagieren. Dies ist als Selbstschutz zu verstehen, der verhindert, bindungsrelevante Personen als tatsächliche Gefahr wahrnehmen zu müssen. Es kann davon ausgegangen werden, dass in Folge derartiger Erfahrungen die Fähigkeit, sich in den mentalen Zustand anderer einzufühlen, nachhaltig und dauerhaft gestört bleibt, was die Transmission der traumatischen Erfahrung in der Interaktion mit eigenen Kindern wahrscheinlicher macht (vgl. Hauser 2001; Fonagy et al. 1996). Zusammenhänge zwischen traumatischen Erfahrungen und Beeinträchtigungen der selbstreflexiven Funktionen wurden in mehreren empirischen Studien belegt, die beispielsweise Fonagy et al. (2002) ausführlich zusammenfassen.

Die Forschung zur Eltern-Säugling-Interaktion hat eindrücklich gezeigt, dass sich Risikofaktoren auf elterlicher Seite auf der konkreten Ebene der Kommunikation niederschlagen (vgl. Papoušek und Wollwerth de Chuquisengo 2003), wobei hier immer auch Faktoren auf kindlicher Seite eine Rolle spielen (z. B. spezifische Charakteristika des Temperaments, konstitutionelle Variabilitäten der Selbstregulation etc.). Auf der Seite der Eltern beeinflussen Risikofaktoren, zu denen insbesondere neurotische Beziehungsstörungen und unbewältigte traumatische Erfahrungen gehören, vor allem die Ausprägung und Abstimmung der intuitiven elterlichen Kompetenzen (Papoušek 1996), deren Beeinträchtigung sich im wahrnehmbaren Interaktionsverhalten, »in der Alltagsarena des Stillens, Wickelns, Zwiegesprächs oder Schlafenlegens« (Papoušek und Wollwerth de Chuquisengo 2003) zeigen. Auf dieser Ebene kommt es somit zu einer Störung der Kommunikation, über die eine Transmission der nicht integrierten Anteile elterlicher Repräsentanzen erfolgen kann: »Hier kommen psychodynamische Abwehrmechanismen der Verdrängung, Verleugnung, projektiven Identifikation oder Dissoziation ins Spiel, die die Wahrnehmung des realen Babys verzerren, die intuitiven Verhaltensbereitschaften durch Reinszenierung neurotischer Beziehungsmuster außer Kraft setzen oder durch Abspaltung den Zugang zu den intuitiven Kompetenzen komplett versperren« (Papoušek und Wollwerth de Chuquisengo 2003, S. 149).

Die Befunde der Kleinkindforschung, die sich auf ein breites Spektrum von Verhaltensweisen beziehen, lassen sich problemlos auf bindungsspezifische Verhaltenskategorien übertragen. Lyons-Ruth und Jacobvitz (1999) haben die Übertragung von desorganisierter Bindung in einem Model der »Beziehungsdiathese« zusammengefasst. Danach bietet eine organisierte (auch unsichere) Bindung ausreichend Schutz, solange unangenehme Erfahrungen ein Ausmaß besitzen, das in die mentalen Modelle integriert werden kann. Nur wenn die traumatische Erfahrung gewisse Grenzen überschreitet, ist zu erwarten, dass eine Desorganisation mentaler Modelle und des Verhaltens beim Kind resultieren. Ebenso dürften sich nur extrem auffällige Muster der Kommunikation und des Schutzverhaltens von Bindungspersonen in einer Art und Weise auf die Erfahrungen des Kindes auswirken, dass eine desorganisierte Bindung resultiert: »This implies that there should be an additive or interactive effect between the presence and characteristics of the trauma and the quality of the childhood attachment relationship in producing disorganized/controlling/unresolved states« (S. 47).

Green und Goldwyn (2002) zeigen in einer Literaturübersicht, dass desorganisierte Bindung bei Kindern assoziiert sei mit »distorted parenting«, welches keineswegs gleich zu setzen ist mit mangelnder Feinfühligkeit im oben beschriebenen Sinne, sondern extreme Verhaltensweisen im Umgang mit dem Kind umfasst und tatsächlich häufig mit traumatischen Erfahrungen aufseiten der Bindungsperson assoziiert ist: »Attachment disorganization is a powerful predictor of a range of later social and cognitive difficulties and psychopathology«.

Kürzlich haben Kwako et al. (2010) die intergenerationale Perspektive zu einem Zusammenhang von Missbrauch und Bindungsmerkmalen vertieft, indem sie eine Längsschnittstudie durchführten, in deren Rahmen Mütter mit und ohne Missbrauchserfahrungen und deren Kinder untersucht wurden. Die Kinder der Missbrauchsopfer zeigten sehr viel extremere Bindungsstrategien als die Vergleichsgruppe.

Der transgenerationale Zyklus von Misshandlung und Missbrauch, der durch die Ergebnisse der Bindungsforschung gestützt wird, kann – dies zeigen mehrere Studien – durchaus unterbrochen werden. Längsschnittstudien, wie jene von Egeland et al. (1988) oder Pianta et al. (1989) sowie Querschnittsstudien (z. B. Leifer et al. 2001) machen deutlich, dass gute Beziehungserfahrungen, wie sie z. B. auch in Psychotherapien erlebt werden können, der Verarbeitung traumatisierender Missbrauchs- und Misshandlungserfahrungen dienen und zu einer Durchbrechung des Missbrauchszyklus führen können. Bindungstheoretisch haben dies Grossmann und Grossmann (2003) wie folgt formuliert: »Die Narben unerfüllter oder zurückgewiesener Bindungsbedürfnisse mögen bleiben, aber sie können durch neue, sichere, reflektierte Arbeitsmodelle in ihrem Einfluss zurückgedrängt werden« (S. 131). In diesem Kontext sind auch Bemühungen anzuführen, Präventionsprogramme (z. B. SAFE – Sichere Ausbildung für Eltern) zu implementieren (z. B. Brisch 2008).

6 Zusammenfassung

Traumatische Erfahrungen wie Verluste und Trennungen, aber auch Missbrauch und Vernachlässigung haben aus bindungstheoretischer Sicht weitreichende Auswirkungen auf die Organisation innerer Arbeitsmodelle von Bindung bei Kindern und Erwachsenen.

Die Untersuchung von Kindern mit frühen desorganisierten Bindungen zeigt, dass sich desorganisierte Strategien von Bindung, die sich als Fehlen von Bewältigungsstrategien in bedrohlichen Situationen und unvereinbare Verhaltensweisen manifestieren, gehäuft finden, wenn das Kind innerhalb seiner Bindungsbeziehungen traumatisiert wurde, aber auch, wenn die Bindungspersonen traumatische Erfahrungen nicht verarbeitet haben. Dies verlangt, im Zusammenhang mit Missbrauch und Vernachlässigung mindestens eine Zwei-Generationen-Perspektive einzunehmen, wenn es darum geht, die Organisation der Bindungsrepräsentanzen zu verstehen. Es wurde mehrfach gezeigt, dass traumatisierte Kinder deutlich gehäuft eine unsichere Bindung, oft gekoppelt mit desorganisierten Mustern von Bindung entwickeln. Ebenso können unverarbeitete traumatische Erfahrungen auf der Seite der Bindungsperson zur Entwicklung einer desorganisierten Bindung bei deren Kindern beitragen, wobei verschiedene Wege der transgenerationalen Weitergabe von Traumaerfahrungen beschrieben sind. Zu diesen gehört – neben Merkmalen der affektiven Interaktion – die als Folge einer Traumatisierung unzureichend entwickelte selbstreflexive Funktion bzw. Metakognition, die eine wesentliche Voraussetzung für die Förderung von Bindungssicherheit bei Kindern darzustellen scheint. Unabhängig davon, ob Bindungsdesorganisation die Folge direkter Traumawirkungen oder die Konsequenz traumatischer Erfahrungen eines Elternteils darstellen, ist mittlerweile gesichert, dass diese einen wesentlichen, wenngleich durchaus kompensierbaren Risikofaktor für zahlreiche Entwicklungsauffälligkeiten im sozialen und kognitiven Bereich sowie für die Entstehung psychopathologischer Bilder darstellt. Aufgrund von Studien der letzten Jahre kann ziemlich sicher davon ausgegangen werden, dass Bindungssicherheit bzw. -unsicherheit, je nach Perspektive, eine moderierende Rolle für den Zusammenhang zwischen Traumaerfahrungen wie Misshandlungen und der Entstehung von Symptomen, Traumafolgestörungen bzw. Psychopathologie im weiteren Sinne einnehmen (z. B. Aspelmeier et al. 2007; Dimitrova et al. 2010; Limke et al. 2010, Sandberg 2010). Deswegen wird der weiteren Untersuchung von Bindungsdesorganisation in der klinischen Bindungsforschung eine hohe Bedeutung für entwicklungspsychopathologische Theorien im Zusammenhang mit traumatisierenden Erfahrungen zukommen, die im Verbund mit neurobiologischen Modellen die Genese von Traumafolgestörungen möglicherweise weiter erhellen wird (vgl. z. B. Minzenberg et al. 2008; Strathearn 2011).

Literatur

Ainsworth M, Blehar M, Waters E, Wall S (1978) Patterns of attachment. Hillsdale NJ: Erlbaum.

Ainsworth M (1991) Attachment and other affectional bonds across the life cycle. In: Parkes CM, Stephenson-Hinde J, Marris P (Hrsg.) Attachment across the life cycle. London/ New York: Tavistock/Routledge, S. 160–183.

Aspelmeier JW, Elliott AN, Smith CH (2007) Childhood sexual abuse, attachment, and trauma symptoms in college females. Child Abuse Neglect 31:549–566.

Benjamin LS (1998) Interpersonal diagnosis and treatment of personality disorders. 2. Auflage. New York: Guilford.

Berman WH, Sperling MB (Hrsg.) (1994) Attachment in adults. New York: Guilford.

Bos K, Zeanah CH, Fox NA, Drury SS, McLaughlin KA, Nelson CA (2011) Psychiatric outcomes in young children with a history

of institutionalization. Har Rev Psychiat DOI 10 3109/10 673 229 2 011 549 773.
Bowlby J (1975) Bindung. München: Kindler.
Bowlby J (1976) Trennung. München: Kindler.
Bowlby J (1983) Verlust. Frankfurt: Fischer.
Bowlby J (1988) A secure base. London: Basic Books.
Brisch K (1999) Bindungsstörungen. Stuttgart: Klett-Cotta.
Brisch K (2003) Bindungsstörungen und Trauma. In: Brisch K, Hellbrügge Th (Hrsg.) Bindung und Trauma. Stuttgart: Klett-Cotta, S. 105–135.
Brisch K (2008) Bindung, Gewalt gegen Kinder und Prävention. Gynäkologe 41:833–838.
Brisch K (2004) Der Einfluss von traumatischen Erfahrungen auf die Neurobiologie und die Entstehung von Bindungsstörungen. Zeitsch Psychotraumat Psychol Med 2:29–44.
Buchheim A (2002) Bindung und Psychopathologie im Erwachsenenalter. In: Strauß B, Kächele H, Buchheim A (Hrsg.) Klinische Bindungsforschung. Stuttgart: Schattauer, S. 214–230.
Buchheim A, Strauß B (2002) Interviewmethoden der klinischen Bindungsforschung. In: Strauß B, Kächele H, Buchheim A (Hrsg.) Klinische Bindungsforschung. Stuttgart: Schattauer, S. 27–53.
Buchheim A, Brisch K, Kächele H (1998) Einführung in die Bindungstheorie. Psychoth Psychosom Med Psychol 48:128–138.
Buchheim A, George C, West M (2003) Das Adult Attachment Projective (AAP) – Gütekriterien und neue Forschungsergebnisse. Psychother Psych Med 53:419–427.
Carlson EA, Sroufe LA (1995) Contribution of attachment theory to developmental psychopathology. In Cicchetti D, Cohen D (Hrsg.) Developmental processes and psychopathology. New York: Cambridge University Press, S. 581–617.
Carlson V, Cicchetti D, Barnett D, Braunwald K (1989) Disorganized attachment relationships in maltreated infant. Develop Psychol 25:525–534.
Cassidy J, Shaver PR (1999) Handbook of attachment. New York: Guilford.
Crittenden PM, Patridge M, Claussen AH (1991) Family patterns of relationship in normative and dysfunctional families. Develop Psychopathol 3:491–512.
Cyr C, Euser EM, Bakermans-Kranenburg MJ, Van Ijzendoorn MH (2010) Attachment security and disorganisation in maltreating and high-risk families. Developm Psychopathol 22:87–108.
Daudert E (2002) Die Reflective Self Functioning Scale. In: Strauß B, Kächele H, Buchheim A (Hrsg.) Klinische Bindungsforschung. Stuttgart: Schattauer, S. 54–67.
Dimitrova N, Pierrehumbert B, Glatz N, Torrisi R, Heinrichs M, Halfon O, Couchena O (2010) Closeness in relationships as mediator between sexual abuse in childhood or adolescence and psychopathological outcome in adulthood. Clin Psychol Psychopathol 17:183–195.
Dornes M (2000) Vernachlässigung und Misshandlung aus der Sicht der Bindungstheorie. In: Egle UT, Hoffmann SO, Joraschky P (Hrsg.) Sexueller Missbrauch, Misshandlung, Vernachlässigung, 2. Aufl. Stuttgart: Schattauer, S. 70–83.
Egeland B, Sroufe LA (1981) Attachment and early maltreatment. Child Develop 52:44–52.
Egeland B, Jacobvitz D, Sroufe LA (1988) Breaking the cycle of abuse. Child Develop 59:1080–1090.
Esser G, Dinter R, Jörg M Rose F, Villalba P, Laucht M, Schmidt M (1991) Bedeutung und Determinanten der frühen Mutter-Kind-Beziehung. Z Psychosom Med Psychother 39:246–264.
Fonagy P (1998) Metakognition und Bindungsfähigkeit des Kindes. Psyche 52:331–368.
Fonagy P, Steele H, Steele M (1991) Maternal representations of attachment during pregnancy predict the organization of infant-mother attachment at one year of age. Child Develop 62:891–905.
Fonagy P, Leigh T, Steele M, Steele H, Kennedy R, Mattoon G, Target M, Gerber A (1996) The Relation of Attachment Status, Psychiatric Classification, and Response to Psychotherapy. J Consult and Clinic Psychol 64:22–31.
Fonagy P, Target M (1997) Attachment and reflective function. Develop Psychopathol 9:679–700.
Fonagy P, Gergely G, Jurist E, Target M (2002) Mentalization, affect regulation, and the development of the self. New York: Others Press.
Gloger-Tippelt G (Hrsg.) (2001) Bindung im Erwachsenenalter. Bern: Huber.
Green J, Goldwyn R (2002) Attachment disorganisation and psychopathology. J Child Psychol & Psychiat 43:835–846.
Grossmann K, Grossmann KE (2003) Elternbindung und Entwicklung des Kindes in Beziehungen. In: Herpertz-Dahlmann S, Resch F, Schulte-Markwort M, Warnke A (Hrsg.) Entwicklungspsychiatrie. Stuttgart: Schattauer, S. 115–135.
Hauser S (2001) Trauma – der unverarbeitete Bindungsstatus im AAI. In: Gloger-Tippelt G

(Hrsg.) Bindung im Erwachsenenalter. Bern: Huber, S. 226–250.

Höger D (2002) Fragebögen zur Erfassung von Bindungsstilen. In: Strauß B, Kächele H, Buchheim A (Hrsg.) Klinische Bindungsforschung. Stuttgart: Schattauer, S. 94–117.

Howe D, Brandon M, Hinings D, Schofield G (1999) Attachment theory, cild maltreatment and family support. London: MacMillan.

Kwako LE, Noll JG, Putnam FW, Trickett PK (2010) Childhood sexual abuse and attachment. Clin Child Psychol Psychiat 15:407–426.

Leifer M, Kilbane T, Grossman G (2001) A three-generational study comparing famlies of supportive and unsupportive mothers of sexually abused children. Child Maltreatm 6:353–364.

Limke A, Showers CJ, Zeigler-Hill V (2010) Emotional and sexual maltreatment: anxious attachment mediates psychological adjustment. J Soc Clin Psychol 29:347–367.

Liotti G, Intreccialagli B, Cecere F (1991) Esperienza di lutto nella madre e facilitazione dello sviluppo di disturbi dissociativi nella prole. Rivist Psychiat 26:283–291.

Lyons-Ruth K, Alpern L, Repacholi B (1993) Disorganized infant attachment. Child Develop 64:572–585.

Lyons-Ruth K, Jacobvitz D (1999) Attachment disorganisation: Unresolved loss, relational violence, and lapses in behavioral and attentional strategies. In: Cassidy J, Shaver PR (Hrsg.) Handbook of Attachment. New York: Guilford, S. 554.

Main M (1991) Metacognitive knowledge, metacognitive monitoring, and singular vs. multiple models of attachment. In: Harris P, Stevenson-Hinde J, Parkes C (Hrsg.) Attachment across the life cycle. New York: Routledge.

Main M, Goldwyn R (1985–1996) Adult attachment classification and rating system. Unpublished manuscripts. Berkeley: University of California.

Miner MH, Bean B, Robinson W, Knight RA, Berg D, Sinburne R, Netland J (2010) Understanding sexual perpetration against children. Sexual Abuse 22:58–77.

Mintenberg MJ, Poole JH, Vinogradov S (2008) A neurocognitive model of borderline personality disorder. Developm Psychopathol 28:341–368.

Oliver JE (1993) Intergenerational transmission of child abuse. Amer J Psychiat 150:315–324.

Papoušek M (1996) Die intuitive elterliche Kompetenz. Kindheit und Entwicklung 5:140–146.

Papoušek M, Wollwerth de Chuquisengo R (2003) Auswirkungen mütterlicher Traumatisierungen auf Kommunikation und Beziehung in der frühen Kindheit. In Brisch K, Hellbrügge Th (Hrsg.) Bindung und Trauma. Stuttgart: Klett-Cotta, S. 136–159.

Patrick M, Hobson RP, Castle P, Howard R, Maughan B (1994) Personality Disorder and mental representation of early social experience. Develop Psychopathol 6:359–373.

Pianta R, Egeland B, Erickson MF (1989) The antecedents of maltreatment. In: Cicchetti D, Carlson V (Hrsg.) Child maltreatment. New York: Cambridge University Press, S. 203–253.

Renn P (2002) The link between childhood trauma and later violent offending. Attachm & Human Develop 4:294–317.

Sanberg DA (2010) Adult attachment as a predictor of posttraumatic stress and dissociation. J Trauma & Dissoc 11:293–301.

Schmücker G, Buchheim A (2002) Mutter-Kind-Interaktion und Bindung in den ersten Lebensjahren. In: Strauß B, Kächele H, Buchheim A (Hrsg.) Klinische Bindungsforschung. Stuttgart: Schattauer, S. 173–190.

Schneider-Rosen K, Cicchetti D (1984) The relationship between affect and cognition in maltreated infants. Child Develop 55:648–658.

Seto MC, Lalumiére ML (2010) What is so special about male adolescent sexual offending? Psychol Bull 136:526–575.

Spangler G, Grossmann K, Grossmann KE, Fremmer-Bombik E. Individuelle und soziale Grundlagen von Bindungssicherheit. Psychol Erz Unterr 47:203–220.

Stalker C, Davies F (1995) Attachment organization and adaptation in sexually abused women. Can J Psychiat 20:234–240.

Starr RH, McLean DJ, Keating DP (1991) Life-span developmental outcomes of child maltreatment. In: Starr RH, Wolfe DA (Hrsg.) The effects of child abuse and neglect. London: Guilford, S. 1–32.

Stern D (1994) Die Lebenserfahrung des Säuglings. Stuttgart: Klett-Cotta.

Strathearn L (2011) Maternal neglect: Oxytocin, Dopmaine and the neurobiology of attachment. J Neuroendocrinol 23:1054–1065.

Strauß, B. Vernachlässigung und Misshandlung aus der Sicht der Bindungstheorie. In: Egle UT, Joraschky P, Hoffmann SO (Hrsg.) Sexuelle Misshandlung, Missbrauch, Vernachlässigung. 3. Auflage. Stuttgart: Schattauer, S. 105–115.

Strauß B, Schmidt S (1997) Die Bindungstheorie und ihre Relevanz für die Psychotherapie. Psychotherapeut 42:1–16.

Strauß B, Lobo-Drost A, Pilkonis PA (1999) Einschätzung von Bindungsstilen bei Erwachse-

nen. Z Klin Psychol Psychiat Psychother 47:347–364.
Strauß B, Kächele H, Buchheim A (Hrsg.) (2002) Klinische Bindungsforschung. Stuttgart: Schattauer.
Tulving E (Hrsg.) (1972) Organisation of memory. New York: Academic Press.
Van Ijzendoorn MH (1995) Adult attachment representations, parental responsiveness, and infant attachment: A meta-analysis on the predictive validity of the AAI. Psychological Bulletin 117:387–403.
van Ijzendoorn MH, Bakermans-Kranenburg MJ (2003) Attachment disorders and disorganized attachment. Attachm Hum Developm 5: 313–320.
Van Ijzendoorn MH, Schuengel C, Bakermanns-Kranenburg MJ (1999) Disorganized attachment in early childhood. Develop Psychopathol 11:225–249.
Wright MO, Crawford E, Del Castillo D (2009) Childhood emotional maltreatment and later psychological distress among college students. Child Abuse Neglect 33:59–68.

8 Diagnostik biographisch früher Traumatisierung

Katja Wingenfeld, Hans J. Grabe und Carsten Spitzer

Kapitelübersicht

1　Einleitung
2　Fragebogenverfahren
3　Interviews
4　Diagnostik psychischer Symptome und Störungen in der Folge von Kindesmisshandlung

---

1　Einleitung

Die Identifikation von Opfern lebensgeschichtlich früher Traumatisierungen und deren differenzierte psychometrische Erfassung stellt eine besondere Herausforderung und wichtige Aufgabe der klinisch-psychologischen Diagnostik dar. Häufig werden jedoch traumatische Erfahrungen, insbesondere biographisch frühe Beziehungstraumata, auch im therapeutischen Kontext verschwiegen. Tabuisierung, Scham- und Schuldgefühle, Angst vor Stigmatisierung oder gar Protektion des Täters können hier ursächlich sein. Nicht nur den Betroffenen, oft auch den Behandlern fällt es schwer, diese Thematik offen anzusprechen und strukturiert zu explorieren. Mit der zunehmenden gesellschaftlichen und wissenschaftlichen Auseinandersetzung mit frühen traumatischen Belastungen steigt jedoch der Bedarf an standardisierten bzw. gut evaluierten diagnostischen Methoden zur Erfassung entsprechender Erfahrungen in der Kindheit und Jugend. Dies gilt umso mehr, als frühe Traumatisierungen nicht nur einen Risikofaktor für die Entwicklung einer Vielzahl psychischer Störungen, sondern auch somatischer Krankheiten wie kardiovaskuläre Störungen und immunologische Erkrankungen darstellen (Heim et al. 2006). Zudem ist das Erkennen einer biographisch frühen Traumatisierung von erheblicher Bedeutung für die Auswahl passender therapeutischer Strategien im Sinne einer angemessenen Differenzialindikation, z.B. bei depressiven Erkrankungen (Nemeroff et al. 2003).

Erschwert wird die Diagnostik dadurch, dass die Definition lebensgeschichtlich früher Traumatisierungen kontrovers diskutiert wird, wobei eine allgemeine, die unterschiedlichsten Aspekte umfassende Operationalisierung von Kindesmisshandlung noch aussteht. Die Weltgesundheitsorganisation (World Health Organization, WHO) schlägt für die Gesundheitswissenschaften folgende Definition vor: »Kindesmissbrauch oder -misshandlung umfasst alle Formen der körperlichen und/oder emotionalen groben

Misshandlung, des sexuellen Missbrauchs, der Verwahrlosung, der Vernachlässigung oder der kommerziellen bzw. anderweitigen Ausbeutung, die zu einer tatsächlichen oder möglichen Gefährdung der Gesundheit, des Überlebens, der Entwicklung oder der Würde des Kindes führen« (WHO 1999). Im Einklang mit dieser Definition besteht weitestgehender Konsens darüber, dass Kindesmisshandlungen aktive (d. h. Missbrauch) und passive Formen (d. h. Vernachlässigung) sowie körperliche, sexuelle und psychisch-emotionale Dimensionen umfassen, wobei die Grenzen häufig fließend sind. Die meisten Autoren und Klassifikationsansätze unterscheiden zwischen körperlichem (KM), sexuellem (SM) und emotionalen Missbrauch (EM) sowie körperlicher und emotionaler Vernachlässigung (KV bzw. EV; vgl. Engfer 2005; Herrenkohl 2005; Manly 2005).

So spielen auch mildere Misshandlungsformen, die nicht notwendigerweise zu körperlichen Beeinträchtigungen führen, sowie emotionale bzw. psychische Misshandlungen (z. B. häufiges Schimpfen, Schlagen, Bestrafen mit Liebesentzug) und Vernachlässigung eine wichtige Rolle. Unter Vernachlässigung versteht man nach Engfer (1995, S. 961) die Situation, in der Kinder »von Eltern oder Betreuungspersonen unzureichend ernährt, gepflegt, gefördert, gesundheitlich versorgt, beaufsichtigt und/oder vor Gefahren beschützt werden«. Schon diese kurzen Ausführungen machen deutlich, dass die entsprechenden Definitionen stark von gesellschaftlichen Maßstäben beeinflusst sind und dementsprechend heftig kontrovers diskutiert werden. Im Vergleich zu Misshandlung und Vernachlässigung gilt dies in noch stärkerem Ausmaß für psychische Misshandlungsformen, da hier primär die Reaktion des Kindes eines Rolle spielt, wie folgende Definition zeigt: »Unter psychischer Misshandlung versteht man alle Handlungen oder Unterlassungen von Eltern oder Betreuungspersonen, die Kinder ängstigen, überfordern, ihnen das Gefühl der eigenen Wertlosigkeit vermitteln und sie in ihrer psychischen und/oder körperlichen Entwicklung beeinträchtigen können« (Engfer 2005).

Trotz der Problematik zum Teil uneinheitlicher Definitionen macht das zunehmende klinische und wissenschaftliche Interesse an Kindesmisshandlungen und ihren Auswirkungen im Erwachsenenalter eine reliable und valide Erfassung erforderlich. Dazu wurde insbesondere im anglo-amerikanischen Raum eine Reihe von Selbst- und Fremdbeurteilungsinstrumenten entwickelt (Kappis und Hardt 2005; Roy und Perry 2004). Fragebögen bieten meist den Vorteil von Kürze, Prägnanz sowie Anwendungs- und Auswertungsökonomie. Daher spielen sie in Forschungskontexten eine zunehmend wichtige Rolle, können aber auch in klinischen Zusammenhängen gut als Screeningverfahren genutzt werden. Kritisch ist dabei natürlich zu beachten, dass auch hierbei eine Anfälligkeit für Simulations- bzw. Dissimulationstendenzen besteht, die bei der Interpretation berücksichtigt werden muss.

Häufig ist die Verwendung von Fragebogenverfahren jedoch nicht ausreichend für die klinische Diagnostik und Therapieplanung. So können in einem diagnostischen Interview deutlich mehr Informationen gewonnen werden, die über den »Fragebogen-Score« als Maß der Schwere der Missbrauchserfahrungen hinausgehen, wie Informationen über den Täter, das Alter bei Traumatisierung, die Dauer und Häufigkeit sowie über die subjektive Belastung der betroffenen Person. Diese wichtigen Informationen können mit den meisten Selbstbeurteilungsinstrumenten nicht erfasst werden. Hier bieten sich (halb-)strukturierte Interviews an, die insbesondere im klinischen Kontext etwa im Rahmen der Therapieplanung eine strukturierte Informationsgewinnung ermöglichen.

Neben der Erfassung der Kindheitstraumatisierungen an sich ist es zudem wichtig, die in der Folge potenziell auftretenden psychischen Symptome und Störungen zu erfassen. Mittlerweile hat sich jedoch gezeigt, dass Kindesmissbrauch und -vernachlässigung von Betroffenen der meisten psychischen Störungen retrospektiv berichtet werden – allerdings in unterschiedlichem Ausmaß (Green et al. 2010; Kessler et al. 2010). Daher kann hier nur empfohlen werden, diesen Aspekt grundsätzlich zu bedenken und zu berücksichtigen. Jedoch gelten als relativ typische Folgeerscheinungen von Misshandlungen in Kindheit und Jugend dissoziative Symptome und Störungen sowie die »einfache« und komplexe posttraumatische Belastungsstörung, so dass entsprechende diagnostische Verfahren für diese Bereiche hier erwähnt werden. Zusammenfassend bleibt festzustellen, dass die Entwicklung standardisierter Verfahren zur Erfassung früher Traumatisierung und ihrer psychischen Folgen in den letzten Jahren zunehmend Beachtung in Forschung und Klinik gefunden hat. Im Vergleich zu anderen Bereichen, wie zum Beispiel der Diagnostik affektiver Erkrankungen, ist die Auswahl, Verbreitung und Akzeptanz diagnostischer Methoden zur strukturierten Erfassung früher Traumatisierung im deutschsprachigen Raum jedoch noch ausbaufähig.

2 Fragebogenverfahren

Mittlerweile liegen verschiedene Selbstbeurteilungsverfahren zur Erfassung von Traumatisierungen im Allgemeinen vor. Einen Überblick geben beispielsweise Maercker und Bomberger (2005). Es wird jedoch auch darauf hingewiesen, dass die Mehrheit dieser Instrumente eher generell und über die gesamte Lebensspanne erlebte traumatische Ereignisse erfasst, während Fragebögen, die speziell auf die Kindheit und Jugend fokussieren, rar sind (Maercker und Bromberger 2005). Eine Übersicht zu den im deutschen Sprachraum verfügbaren Instrumenten vermittelt ▶ Tab. 1.

Tab. 1: Übersicht über Instrumente zur retrospektiven Diagnostik von Kindesmisshandlungen und ihre psychometrischen Eigenschaften

Verfahren	Abk.	Items	Skalierung	Reliabilität	Validität	Bemerkungen
Selbstbeurteilungsinstrumente				Cronbachs α		
Childhood Trauma Questinnaire	CTQ	28	5-stufige Likert-Skala	0,62–0,94	++	International sehr verbreitet
Childhood Trauma Screener	CTS	5	5-stufige Likert-Skala	0,76	+	Screeningverfahren
Adverse Childhood Experiences Questionnaire	ACE	10	Dichotome Skala	0,76	++	Breites Spektrum traumatischer Erfahrungen

Verfahren	Abk.	Items	Skalierung	Reliabilität	Validität	Bemerkungen
Interviewverfahren						
Early Trauma Inventory	ETI	55	Dichotome Skala; Alter, Dauer, Häufigkeit		++	Halbstrukturiertes Verfahren
Strukturierte Trauma Interview	STI		Dichotome Skala; Alter, Dauer, Häufigkeit		+	Strukturierter Ansatz
Mainzer Strukturierte Biographische Anamnese	MSBA		Dichotome Skala; Alter, Dauer, Häufigkeit		+	Umfassendes biographisches Instrument
+ = mäßig bzw. ungenügend untersucht ++ = gut						

Besonders weit verbreitet und gut erforscht ist der Childhood Trauma Questionnaire (CTQ; Bernstein et al. 1994), der mittlerweile auch für den deutschen Sprachraum evaluiert wurde (Wingenfeld et al. 2010). Dieses Verfahren hat international sehr viel Aufmerksamkeit erfahren und ist aufgrund seiner Kürze und Prägnanz in den letzten Jahren zunehmend zur Anwendung in den verschiedensten Bereichen gekommen, so beispielsweise nicht nur in klinisch-psychotherapeutischen Kontexten, sondern auch bei schizophrenen Patienten, in forensischen Settings, in Justizvollzugsanstalten, aber auch in der Allgemeinbevölkerung (Bernstein et al. 1997; Bernstein und Fink 1998; Bernstein et al. 1994, 2003; Driessen et al. 2000, 2006; Gast et al. 2001; Gerdner und Allgulander 2009; Paquette et al. 2004; Schafer et al. 2006; Scher et al. 2001; Spitzer et al. 2008, 2006; Vogel et al. 2009).

Die ursprüngliche Langversion des CTQ besteht aus 70 Items, die retrospektiv sexuellen, körperlichen und emotionalen Missbrauch sowie körperliche und emotionale Vernachlässigung im Kindes- und Jugendalter erfassen; darüber hinaus wird die Tendenz zur Bagatellisierung und Verleugnung mittels dreier Items gemessen (Bernstein und Fink 1998; Bernstein et al. 1994). Mit dem Ziel, ein in fünf Minuten zu beantwortendes Screeningverfahren zur Verfügung zu stellen, welches bei erhaltener Faktorenstruktur gleichermaßen gut für die Anwendung in klinischen und nicht-klinischen Stichproben geeignet ist, wurde eine Kurzversion entwickelt, die alle Misshandlungsformen mit Hilfe von je fünf Items abbildet (Bernstein et al. 2003). Die deutsche Fassung der Kurzform des CTQ besteht aus 28 Items inklusive dreier Items zur Erfassung von Bagatellisierungs- und Verleugnungstendenzen. Der CTQ beginnt mit einer kurzen Einleitung, in welcher der Proband angesichts der sehr persönlichen Fragen motiviert wird, so ehrlich wie möglich zu antworten. Alle Aussagen werden mit der Formulierung »Als ich aufwuchs...« eingeleitet. Die Items sind auf einer fünfstufigen Likert-Skala zu beantworten, die von »überhaupt nicht« (1) bis »sehr häufig« (5) reicht; somit reflektieren höhere Werte ein größeres Ausmaß an Misshandlungen. Zur Auswertung werden die Mittelwerte über das gesamte Instrument sowie über die jeweiligen Subskalen berechnet (Bernstein und Fink 1998; Bernstein et al. 1994). Als Hinweis für eine gute kriteriumsbezogene Validität fanden sich Übereinstimmungen zwischen den Ergebnissen im CTQ und verschiedenen Fremdbeurteilungsverfahren einschließlich des Childhood Trauma Interview (CTI; Fink et al. 1995) und des

Childhood Maltreatment Interview (CMI; Briere 1992). Für die deutsche Version des CTQ konnten wir in einer großen Stichprobe psychiatrischer Patienten die Fünf-Faktorenstruktur des amerikanischen Originals mit ähnlich guten Kennwerten replizieren (vgl. auch ▶ Tab. 1). Die Subskalen zeigten befriedigende bis gute Werte hinsichtlich der internen Konsistenz. Nach unseren Erfahrungen ist der CTQ in Klinik und Forschung gleichermaßen gut einsetzbar. Mittlerweile liegen auch Studien vor, die den CTQ in der deutschen Allgemeinbevölkerung angewandt haben (Häuser et al. 2011).

Unter dem Aspekt der Anwendungsökonomie – beispielsweise für epidemiologische Studien oder Untersuchungen mit einer umfangreichen Testbatterie – sind jedoch häufig kürzere Fragebogenverfahren wünschenswert. Auch im klinischen Kontext besteht des Öfteren der Wunsch nach möglichst kurzen und einfachen Verfahren, insbesondere im Rahmen von Screeningprozessen.

Kürzlich wurde von unserer Arbeitsgruppe auf Grundlage des CTQ ein zeitökonomisches Screeninginstrument, der Childhood Trauma Screener (CTS), zur Erfassung traumatischer Ereignisse in der Kindheit und Jugend entwickelt (Grabe et al. 2012). Diese Neuentwicklung zielte darauf ab, die Fünf-Faktorstruktur des CTQ mit jeweils einem Item abzubilden. Diese Neuentwicklung wurde notwendig, da gerade in bevölkerungsbasierten, groß angelegten epidemiologischen Studien die Möglichkeiten zur umfangreichen Erhebung psychosozialer und psychischer Faktoren nicht gegeben sind, aber gerade in diesen Studie wertvolle Daten über die potenziellen Zusammenhänge zwischen kindlicher Traumatisierung und späterer seelischer und körperlicher Gesundheit erhoben werden können. Auch bieten diese Studien sich dafür an, biologische Faktoren, die den Langzeitverlauf mit determinieren, näher zu untersuchen (z. B. Gen-Umwelt-Interaktionen). Auf der Basis einer Stichprobe der SHIP-LEGENDE Studie (N = 1668) wurden fünf Items des Childhood Trauma Questionnaire (CTQ) ermittelt, welche die fünf Missbrauchs- und Vernachlässigungsdimensionen am besten abbildeten. Wir konnten in der Validierung auf der Grundlage einer klinischen Stichprobe (N = 211) zeigen, dass sich hohe Korrelationen der fünf CTS-Items mit der jeweils zugehörigen CTQ-Dimension von $r = 0,55$ bis $r = 0,87$ ergaben. Die Korrelation des CTS-Gesamtwerts zum CTQ-Gesamtwert lag sogar bei $r = 0,88$. Cronbachs α als Indikator für die interne Konsistenz lag bei 0,76 (N = 499). Auch wenn noch weitere Untersuchungen des CTS erfolgen sollten, so können wir den CTS als ein reliables und sehr ökonomisches Screeninginstrument zur Erfassung traumatischer Ereignisse in Kindheit und Jugend schon jetzt empfehlen. Wir hoffen, dass der CTS aufgrund seiner guten psychometrischen Ergebnisse und der unproblematischen Anwendung die Forschung zu den Folgen von Kindheitstraumatisierungen stimuliert und damit zu ganz neuen Erkenntnissen verhilft. Der CTS-Fragebogen ist unter www.medizin.uni-greifswald.de/psych/ zum kostenlosen Download verfügbar.

Der im Vergleich zum CTS mit 10 Items allerdings etwas umfangreichere Adverse Childhood Experiences Questionnaire (ACE) bietet eine weitere Möglichkeit, relativ ökonomisch Kindheitstraumata zu erfassen. Das dichotome Antwortformat (ja – nein) ist im Vergleich zur fünfstufigen Likert-Skala des CTQ und des CTS einfacher und anwendungsökonomischer. Der ACE wurde im angloamerikanischen Sprachraum in vielen Studien eingesetzt, in denen eindrucksvoll der Zusammenhang zwischen belastenden Ereignissen in der Kindheit und einer Vielzahl körperlicher Erkrankungen sowie psychosozialer Beeinträchtigungen im Erwachsenenalter gezeigt werden konnte (Anda et al. 2008; Dong et al. 2003; Dong et al. 2004; Felitti et al. 1998). Der ACE erfasst mittels 10 Items folgende Ereignisse:

1) emotionaler Missbrauch
2) physischer Missbrauch
3) sexueller Missbrauch
4) emotionale Vernachlässigung
5) physische Vernachlässigung
6) Trennung von einem Elternteil
7) Gewalt gegenüber der Mutter
8) Substanzabhängigkeit eines Haushaltsmitglieds
9) psychische Erkrankung eines Haushaltsmitglieds
10) Gefängnisaufenthalt eines Haushaltsmitglieds

Die Items 6 bis 10 gehen inhaltlich über die Ereignisse hinaus, die im CTQ erfragt werden. Über die Relevanz derartiger Erlebnisse besteht jedoch Konsens, was sich z. B. darin zeigt, dass diese in einem umfangreichen Interview zu Traumatisierungen in der Kindheit, dem Early Trauma Inventory (ETI) (Bremner et al. 2000; Wingenfeld et al. 2011), auf einer eigenen Skala (generelle Traumata) erfasst werden. Die Auswertung des ACE erfolgt über die Berechnung eines Summenscores, der die Anzahl belastender Ereignisse wiedergibt. Die deutsche Übersetzung wurde kürzlich evaluiert und zeigte eine gute Reliabilität und Validität (Wingenfeld et al. 2011).

Zudem erfassen viele Checklisten für traumatische Lebensereignisse mit zumeist einem Item auch (sexuelle) Traumatisierungen in der Kindheit (Überblick bei Maercker und Bombergr 2005). Aus unserer Sicht greift dieses Vorgehen zu kurz, da Informationen über ein breites Spektrum belastender Erfahrungen in Kindheit und Jugend für Diagnostik und Therapieplanung unerlässlich sind. Auch Fragebögen zur Erfassung der PTBS-Symptomatik erfragen Kindheitstraumatisierungen, häufig jedoch nur mit einem Item wie z. B. die (ansonsten sehr empfehlenswerte) Posttraumatic Diagnostic Scale (PDS; Ehlers et al. 1996). Bei Verdacht auf Vorliegen belastender Erfahrungen in der Kindheit sollten ergänzend spezifischere Verfahren eingesetzt werden, um eine mögliche Psychopathologie bzw. krankheitsrelevante Störungen nicht zu übersehen.

3 Interviews

Bei allen Vorteilen der oben dargestellten Selbstbeurteilungsverfahren dürfen einige Mängel nicht übersehen werden, die sowohl aus wissenschaftlicher als auch klinischer Perspektive relevant sind. So sind aus entwicklungspsychologischer Sicht Angaben wichtig, die über die Frage hinausgehen, ob ein Ereignis vorlag oder nicht. Zu den maßgeblichen Informationen gehören dabei das Alter bei der Traumatisierung bzw. die Zeitspanne, über die hinweg die Traumatisierungen stattfanden, aber genauso die Häufigkeit und Schwere der Ereignisse. Diese Faktoren werden in den meisten Ereignislisten nicht oder nur unzureichend erfasst.

Auch Fragebögen, die ein gestuftes Antwortformat wählen, wie z. B. der CTQ, und damit die Häufigkeit der Ereignisse mit berücksichtigen, erfassen nicht die persönliche Bedeutsamkeit des Erlebten für die Person. Interviews bzw. Experteneinschätzungen ermöglichen es jedoch, diese zusätzlichen Faktoren zu erfassen und eine genauere Charakterisierung der frühen Belastungen zu leisten.

In der anglo-amerikanischen Literatur findet sich eine Vielzahl von Interviewansätzen zur Erfassung belastender und traumatischer Erfahrungen in Kindheit und Jugend (Übersicht bei Roy und Perry 2004). Für den deutschen Sprachraum sind wenige dieser Verfahren übersetzt und evaluiert worden.

Das Early Trauma Inventory (ETI) wurde durch ein interdisziplinäres Expertenteam mit langjähriger klinischer Erfahrung und Forschungskompetenz entwickelt (Bremner et al. 2000) und stellt ein halbstrukturiertes Interview mit insgesamt 55 Items dar, welches folgende Dimensionen erfasst:

- Generelle Traumata
- Erzieherische/Körperliche Bestrafung
- Emotionale Erfahrungen
- Sexuelle Erlebnisse

Das Interview beginnt mit der Erhebung einiger anamnestischer Daten über die Kindheit, wie z. B. Informationen über das Sorgerecht, die allgemeinen Lebensumstände, Geschwister etc. Vor der strukturierten Erfragung der Items jeder Dimension werden die Probanden mit einer offenen Frage gebeten, zunächst frei über ihre diesbezüglichen Erlebnisse zu berichten. Neben der Erfassung, ob ein Item/Ereignis zutraf (ja/nein), werden die Ursache, Alter bei Beginn und Ende des Ereignisses, die Auftretenshäufigkeit sowie die Auswirkungen auf die Person erhoben. Im Anschluss an die Erfassung jeder Dimension werden die aktuellen emotionalen, beruflichen und sozialen Auswirkungen auf die Person erfasst und auf einer Skala eingeschätzt. Für die Auswertung der einzelnen Skalen werden für die bejahten Items die Häufigkeit und Dauer multipliziert und diese für die jeweiligen Skalen aufsummiert. Die deutsche Version weist ähnlich gute Gütekriterien auf wie die amerikanische Originalversion (Wingenfeld et al. 2011).

Das Strukturierte Trauma Interview (STI) ist eine für klinische Settings adaptierte Version eines Interviews, das für eine nationale Untersuchung zu Häufigkeit und Folgen von sexuellem und körperlichen Missbrauch sowie wahrgenommener Vernachlässigung in der Kindheit entwickelt wurde (Draijer 1989; Draijer und Langeland 1999). Das STI deckt folgende Bereiche traumatischer Kindheitserlebnisse ab:

- früher Verlust/Trennung von den Eltern
- Zeuge von Gewalt zwischen den Eltern
- sexueller Missbrauch
- körperliche Misshandlung durch Eltern
- Vernachlässigung
- andere erschütternde Erlebnisse

Das STI wurde entwickelt um Information über Erlebnisse zu gewinnen, die vor dem Alter von 16 Jahren stattgefunden haben könnten. Hauptziel des Interviews ist es, einen allgemeinen Eindruck über den Schweregrad dieser Misshandlungen und ihrer Auswirkungen auf die Persönlichkeitsentwicklung zu erhalten. So erhält man Informationen zum Alter bei ihrem Auftreten, zur Häufigkeit und Dauer (einmalig/chronisch), zur Beziehung zu dem/n Täter(n) (inner-/außerfamiliär), zu Reviktimisierungsmustern, zu Wahrnehmungen bezüglich des Erlebten und zur Verfügbarkeit von Unterstützung. Obwohl bisher noch keine teststatistische Evaluation der deutschen Version des STI publiziert wurde, ist das Verfahren von verschiedenen Arbeitsgruppen genutzt worden (Spitzer et al. 2008; Fricke et al. 2007).

Ein in Deutschland entwickeltes Verfahren stellt die Mainzer Strukturierte Biographische Anamnese (MSBA) dar (Egle 1993), das auf eine Dokumentation psychischer und psychosomatischer Beschwerden, ihrer Entwicklung und ihrer Einordnung in den biographischen Kontext abzielt. Die Erfassung der Kindheitstraumatisierungen repräsentiert nur einen Teil des Instruments. Dabei werden folgende Facetten erfasst:

- Belastungen im Zusammenhang mit den Eltern (z. B. Trennung/Tod, Krankheit)
- körperliche Gewalterfahrungen
- sexueller Missbrauch
- emotionaler Missbrauch und Vernachlässigung

Die Durchführung eines Interviews ist im Vergleich zum Einsatz von Fragebögen zur Selbstbeurteilung relativ aufwendig. Insbesondere im psychotherapeutischen Kontext, zur Diagnostik und im Rahmen der Therapieplanung können jedoch strukturiert viele relevante Informationen erhoben und nutzbar gemacht werden. Für wissenschaftliche Fragestellungen wäre es sehr wünschenswert, wenn sich international eine allgemein anerkannte »Testbatterie« zur psychometrisch fundierten Diagnostik von Kindheitstraumatisierungen und -belastungen etablieren ließe. Dies hätte den großen Nutzen, dass länder- und kulturenübergreifend Studienergebnisse besser vergleichbar wären.

4 Diagnostik psychischer Symptome und Störungen in der Folge von Kindesmisshandlung

Wie bereits mehrfach betont, stellt lebensgeschichtlich früher traumatischer Stress einen Risikofaktor für eine Vielzahl psychischer und somatischer Erkrankungen dar (Green et al. 2010; Kessler et al. 2010; vgl. auch die nachfolgenden Kapitel). Für die Diagnostik und Therapieplanung ist es daher wichtig, frühe traumatische Erfahrungen im Zusammenhang mit der aktuell bestehenden Symptomatik zu betrachten. Zur Erfassung der aktuellen Psychopathologie eignet sich eine Vielzahl unterschiedlicher Instrumente einschließlich Selbstbeurteilungsverfahren, Expertenchecklisten sowie strukturierte und standardisierte Interviews. Diese können in ihrer Fülle und Komplexität hier nicht dargestellt werden, so dass auf weiterführende Literatur verwiesen wird (Stieglitz et al. 2001; Brähler et al. 2002).

Dissoziative Phänomene gelten klinisch als Indikatoren für frühe (Beziehungs-)Traumatisierungen, so dass sich bei entsprechendem Verdacht bzw. manifester Psychopathologie eine entsprechende Diagnostik anbietet. Dabei können zur erweiterten Symptomerfassung, diagnostischen Sicherheit und Verlaufsmessung psychometrische Verfahren als Screeninginstrumente oder diagnostische Interviews eingesetzt werden. Die international am besten etablierte Selbstbeurteilungsskala Dissociative Experiences Scale liegt als Kurz- und Langversion in einer modifizierten deutschen Version als Fragebogen zu Dissoziativen Symptomen (FDS) vor (Spitzer et al. 2005). Sie weist eine gute Validität, Reliabilität bzw. diagnostische Spezifität/Sensitivität auf und erfasst die dissoziative Symptomatik auf den Ebenen Amnesie, Absorption/imaginatives Erleben, Derealisation und Depersonalisation. Während der FDS eher einen Trait im Sinne einer Dissoziationsneigung oder -bereitschaft abbildet, kann mit der Dissoziations-Spannungs-Skala (DSS) das aktuelle Ausmaß dissoziativer Psychopathologie auf die letzten sieben Tage bezogen erfasst werden (Stiglmayr et al. 2003). Auch die DSS hat gute psychometrische Kennwerte. Für experimentelle Ansätze wurde zudem eine ultrakurze Version mit nur 4 Items entwickelt, mit welcher die momentane dissoziative Symptomatik gemessen werden kann (Stiglmayr et al. 2009). Für die kategoriale Diagnostik hat sich das in deutscher Übersetzung vorliegende Strukturierte Klinische Interview für DSM-IV Dissoziative Störungen (SKID-D; Gast et al. 2006) gut bewährt. Als Fremdbeurteilungsverfahren mit einer relevanten didaktischen Komponente wurde ein AMDP-Modul zur Erfassung dissoziativer

Symptome eingeführt, das sich im Sinne eines Checklistenansatzes auch im Rahmen offener Exploration verwenden lässt (Spitzer et al. 2004). Eine Übersicht zu den Verfahren findet sich in ▶ Tab. 2.

Tab. 2: Synopsis psychometrischer Verfahren zur Erfassung dissoziativer Symptome und Störungen

Verfahren	Abk.	Autoren	Art	Funktion
Fragebogen zu Dissoziativen Symptomen	FDS	Spitzer et al. 2005	Selbstbeurteilung	Screening, Verlaufsmessung
Dissoziations-Spannungs-Skala	DSS	Stiglmayr et al. 2003; 2009	Selbstbeurteilung	Screening, Akutsymptomatik, Verlaufsmessung
AMDP-Modul zu Dissoziation und Konversion	AMDP-DK	Spitzer et al. 2004	Checkliste	Screening, Verlaufsmessung
Strukturiertes klinisches Interview für DSM-IV Dissoziative Störungen	SKID-D	Gast et al. 2000	Expertenrating/Interview	kategoriale und Differentialdiagnostik

In der Folge von Kindesmisshandlung entwickelt sich häufig und typischerweise eine posttraumatische Belastungsstörung (PTBS). Neuere Untersuchungen zeigen, dass das Risiko an einer Depression bzw. PTBS zu erkranken bei Misshandlungen bis zum Alter von ca. 12 Jahren etwa gleich ist, bei Misshandlungen ab dem 13. Lebensjahr hingegen das Risiko für eine PTBS größer ist (Maercker et al. 2004). Darüber hinaus erhöhen Kindesmisshandlungen deutlich das Risiko, bei einer Traumatisierung im Erwachsenenalter eine PTBS zu entwickeln (Egle und Hardt 2005). Daher sollen hier kurz diejenigen Instrumente erwähnt werden, die zur Psychodiagnostik bei PTBS sinnvoll sind. Eine detailliertere Übersicht findet sich zum Beispiel bei Schützwohl und Haase (2009) oder Morina und Müller (2011). Interviewverfahren zur psychometrischen Erfassung einer PTBS können als eigenständige Module in Instrumente zur Diagnostik psychischer Störungen im Allgemeinen eingebettet sein, z.B. das Strukturierte klinische Interview für DSM-IV (SKID-I; Wittchen et al. 1997), oder dienen ausschließlich der PTBS-Diagnostik wie die Clinician Administered PTSD Scale (Blake et al. 1990, 1995; Schnyder und Moergeli 2002). Bei den Selbstbeurteilungsfragebögen gibt es Ansätze, die auf ein definiertes Ereignis bezogen die posttraumatische Symptomatik abbilden (z.B. die Impact of Event-Scale; Horowitz et al. 1979; Ferring und Filipp 1994), und Verfahren, die zunächst nach traumatischen Erlebnissen fragen und dann die PTBS-Pathologie erfassen, wobei sich die Probanden auf das schlimmste der erlebten Traumata beziehen sollen. In ▶ Tab. 3 sind die Verfahren synoptisch aufgelistet.

Ein Syndrom, was in engen Zusammenhang mit chronischen, interpersonalen und oft biographisch frühen Traumatisierungen gebracht wird, ist die sogenannte komplexe PTBS oder »disorder of extreme stress not otherwise specified« (DESNOS). Dieses Syndrom wurde zu Beginn der 1990er-Jahre von Herman eingeführt und ist durch ein breites Spektrum kognitiver, affektiver und psychosozialer Beeinträchtigungen gekennzeichnet, die über einen längeren Zeitraum bestehen bleiben (Herman 1992, 1993; Sack 2004). Zu den diagnostischen Kriterien gehören:

- Störungen der Affektregulation
- Dissoziative Symptome
- Beeinträchtigung der Selbstwahrnehmung

Tab. 3: Synopsis psychometrischer Verfahren zur Erfassung posttraumatischer Symptome und Störungen

Verfahren	Abk.	Autoren
Selbstbeurteilungsinstrumente		
Impact-of-Event-Scale	IES	Horowitz et al. 1979 Ferring und Filipp 1994
Impact-of-Event-Scale – Revised	IES-R	Weiss und Marmar 1996 Maercker und Schützwohl 1998
Posttraumatic Diagnostic Scale	PDS	Foa et al. 1995, 1997 Ehlers et al. 1996
PTSD Symptom Scale – Self Report	PSS-SR	Foa et al. 1993 Winter et al. 1992; Steil und Ehlers 1992
Modified PTSD Symptom Scale	MPSS	Falsetti et al. 1993 Spitzer et al. 2001
Posttraumatische Stressskala-10	PTSS-10	Weisaeth 1989 Maercker 2003
Interviews – Module		
Strukturierte Klinische Interview für DSM-IV	SKID	Wittchen et al. 1997
Diagnostisches Expertensystem	DIA-X	Wittchen und Pfister 1997
Schedules for Clinical Assessment in Neuropsychiatriy	SCAN	WHO 1999 Maurer et al. 2003
Diagnostisches Interview bei psychischen Störungen	DIPS	Schneider und Margraf 2006
Mini International Neuropsychiatric Interview	MINI	Sheehan et al. 1998, 2005 Ackenheil et al. 1999
Interviews – eigenständige Instrumente		
Clinician-Administered PTSD Scale	CAPS	Blake et al. 1990; 1995 Schnyder und Moergeli 2002

- Somatisierung
- Veränderungen in Beziehungen zu anderen
- veränderte Lebenseinstellungen

Zur Psychodiagnostik der komplexen PTBS wurde das Structured Interview for Disorders of Extreme Stress (SIDES) entwickelt (Pelcovitz et al. 1997), das bezüglich Interrater-Reliabilität, interner Konsistenz sowie konvergenter und divergenter Validität gute Werte aufweist (Pelcovitz et al. 1997; Zlotnick und Pearlstein 1997). Die leicht modifizierte deutsche Version wurde als Interview zur komplexen posttraumatischen Belastungsstörung (I-kPTBS) vorgelegt (Sack 2004). Mittels 40 Items, die an die Antwortstruktur des SKID angepasst sind, werden die oben genannten diagnostischen Kriterien erfasst, wobei Versionen für die letzten drei Monate sowie über die Lebensspanne verfügbar sind. Die psychometrischen Eigenschaften des I-kPTBS sind zufriedenstellend bis gut (Boroske-Leiner et al. 2008).

Das Konzept der komplexen PTBS hat erhebliche Überschneidungen mit der lange tradierten Diagnose der Borderline-Persönlichkeitsstörung (BPS; Driessen et al. 2002; Lewis und Grenyer 2009). Auch bei der BPS sind Kindesmisshandlungen als wichtige Risikofaktoren bzw. ätiopathogenetisch relevante Momente zu berücksichtigen (Ball und Links 2009; Dulz und Jensen 2011; Paris 2011). Eine Übersicht zu den psychodiagnostischen Verfahren zur Abbildung der Boderline-Symptomatik gibt Doering (2011).

Literatur

Ackenheil M, Stotz-Ingenlath G, Dietz-Bauer R, Vossen A (1999) M.I.N.I. Mini International Neuropsychiatric Interview, German Version 5.0.0 DSM IV. München: Psychiatrische Universitätsklinik München.

Anda RF, Brown DW, Dube SR, Bremner JD, Felitti VJ, Giles WH (2008) Adverse childhood experiences and chronic obstructive pulmonary disease in adults. Am J Prev Med 34: 396–403.

Ball JS, Links PS (2009) Borderline personality disorder and childhood trauma: evidence for a causal relationship. Curr Psychiatry Rep 11:63–68.

Bernstein DP, Ahluvalia T, Pogge D, Handelsman L (1997) Validity of the Childhood Trauma Questionnaire in an adolescent psychiatric population. J Am Acad Child Adolesc Psychiatry 36:340–348.

Bernstein DP, Fink L (1998) Childhood Trauma Questionnaire: A retrospective self-report. San Antonio, TX: The Psychological Corporation.

Bernstein DP, Fink L, Handelsman L, Foote J, Lovejoy M, Wenzel K, Sapareto E, Ruggiero J (1994) Initial reliability and validity of a new retrospective measure of child abuse and neglect. Am J Psychiatry 151:1132–1136.

Bernstein DP, Stein JA, Newcomb MD, Walker E, Pogge D, Ahluvalia T, Stokes J, Handelsman L, Medrano M, Desmond D, Zule W (2003) Development and validation of a brief screening version of the Childhood Trauma Questionnaire. Child Abuse Negl 27:169–190.

Blake DD, Nagy LM, Kaloupek DG, Klauminzer G, Charney DS, Keane TM (1990) A clinician rating scale for assessment current and lifetime PTSD: The CAPS-1. The Behavior Therapist 13:187–188.

Blake DD, Weathers FW, Nagy LM, Kaloupek DG, Gusman FD, Charney DS, Keane TM (1995) The development of a clinician-administered PTSD scale. Journal of Traumatic Stress 8:74–90.

Boroske-Leiner K, Hofman A, Sack M (2008) Ergebnisse zur internen und externen Validität des Interviews zur komplexen posttraumatischen Belastungsstörung (I-kPTBSS). Psychotherapie, Psychosomatik, Medizinische Psychologie 58:192–199.

Brähler E, Holling H, Leutner D, Petermann F (Hrsg.) (2002) Brickenkamp Handbuch psychologischer und pädagogischer Tests. Göttingen: Hogrefe.

Bremner JD, Vermetten E, Mazure CM (2000) Development and preliminary psychometric properties of an instrument for the measurement of childhood trauma: the Early Trauma Inventory. Depress Anxiety 12:1–12.

Briere J (1992) Child abuse trauma: theory and treatment of the lasting effects. Newbury Park, CA: Sage.

Doering S (2011) Klassifikation und Testdiagnostik. In: Dulz B, Herpertz S, Kernberg OF, Sachsse U (Hrsg.) Handbuch der Borderline-Störungen. Stuttgart: Schattauer, S. 303–327.

Dong M, Dube SR, Felitti VJ, Giles WH, Anda RF (2003) Adverse childhood experiences and self-reported liver disease: new insights into the causal pathway. Arch Intern Med 163: 1949–56.

Dong M, Giles WH, Felitti VJ, Dube SR, Williams JE, Chapman DP, Anda RF (2004) Insights into causal pathways for ischemic heart disease: Adverse Childhood Experiences study. Circulation 110:1761–1766.

Draijer N (1989) Structured Trauma Interview. Amsterdam: Vrije Universiteit, Department of Psychiatry (Deutsche Übersetzung: Schäfer I, Universität Hamburg, 2004).

Draijer N, Langeland W (1999) Childhood trauma and perceived parental dysfunction in the etiology of dissociative symptoms in psychiatric inpatients. Am J Psychiatry 156:379–385.

Driessen M, Herrmann J, Stahl K, Zwaan M, Meier S, Hill A, Osterheider M, Petersen D (2000) Magnetic resonance imaging volumes of the hippocampus and the amygdala in women with borderline personality disorder and early traumatization. Arch Gen Psychiatry 57:1115–1122.

Driessen M, Beblo T, Reddemann L, Rau H, Lange W, Silva A, Berea RC, Wulff H, Ratzka S (2002) Ist die Borderline-Persönlichkeitsstörung eine komplexe posttraumatischen Belastungsstörung? Nervenarzt 73:820–829.

Driessen M, Schroeder T, Widmann B, von Schonfeld CE, Schneider F (2006) Childhood trauma, psychiatric disorders, and criminal behavior in prisoners in Germany: a comparative study in incarcerated women and men. J Clin Psychiatry 67:1486–1492.

Dulz B, Jensen M (2011) Aspekte einer Traumaätiologie der Borderline-Persönlichkeitsstörung: Psychoanalytisch-psychodynamische Überlegungen und empirische Daten. In: Dulz B, Herpertz S, Kernberg OF, Sachsse U (Hrsg.)

Handbuch der Borderline-Störungen. Stuttgart: Schattauer, S. 203–224.

Egle UT (1993) Strukturierte biografische Anamnese für Schmerzpatienten (SBAS-IV). In: Egle UT, Hoffmann SO (Hrsg.) Der Schmerzkranke. Stuttgart: Schattauer, S. 617–659.

Egle UT, Hardt J (2005) Pathogene und protektive Entwicklungsfaktoren für die spätere Gesundheit. In: Egle UT, Hoffmann SO, Joraschky P (Hrsg.) Sexueller Missbrauch, Misshandlung, Vernachlässigung. Stuttgart: Schattauer, S. 20–43.

Engfer A (2005) Formen der Misshandlung von Kindern – Definition, Häufigkeiten, Erklärungsansätze. In: Egle UT, Hoffmann SO, Joraschky P (Hrsg.) Sexueller Missbrauch, Misshandlung, Vernachlässigung: Erkennung, Therapie und Prävention der Folgen früher Stresserfahrungen. Stuttgart: Schattauer, S. 3–19.

Engfer A (1995) Kindesmißhandlung und Vernachlässigung. In: Oerter R, Montada L (Hrsg.) Entwicklungspsychologie. Weinheim: Beltz, S. 960–966.

Ehlers A, Steil R, Winter H, Foa EB (1996) Deutsche Übersetzung der Posttraumatic Stress Diagnostic Scale (PDS). Oxford: University, Warneford Hospital, Department of Psychiatry.

Falsetti SA, Resnick HS, Resnick PA, Kilpatrick DG (1993) The Modified PTSD Symptom Scale: A brief selfreport measure of posttraumatic stress disorder. The Behavior Therapist 16:161–162.

Felitti VJ, Anda RF, Nordenberg D, Williamson DF, Spitz AM, Edwards V, Koss MP, Marks JS (1998) Relationship of childhood abuse and household dysfunction to many of the leading causes of death in adults. The Adverse Childhood Experiences (ACE) Study. Am J Prev Med 14:245–258.

Ferring D, Filipp SH (1994) Teststatistische Überprüfung der Impact of Event Skala: Befunde zu Reliabilität und Stabilität. Diagnostica 40:344–362.

Fink LA, Bernstein D, Handelsman L, Foote J, Lovejoy M (1995) Initial reliability and validity of the childhood trauma interview: a new multidimensional measure of childhood interpersonal trauma. Am J Psychiatry 152: 1329–1335.

Foa EB, Riggs DS, Dancu CV, Rothbaum BO (1993) Reliability and validity of a breif instrument for assessing post-traumatic stress disorder. Journal of Traumatic Stress 6:459–473.

Foa EB (1995) Posttraumatic Diagnostic Scale (PTDS) manual. Minneapolis, MN: NCS Reasson.

Foa EB, Cashman L, Jaycox L, Perry K (1997) The validation of a self-report measure of PTSD: The posttraumatic diagnostic scale (PDS). Psychological Assessment 9:445–451.

Fricke S, Köhler S, Moritz S, Schäfer I (2007) Frühe interpersonale Traumatisierungen bei Zwangserkrankungen: Eine Pilotstudie. Verhaltenstherapie 17:243–250.

Gast U, Oswald P, Zündorf F, Hofmann A (2000) Das Strukturierte Klinische Interview für DSM-IV-Dissoziative Störungen. Interview und Manual. Göttingen: Hogrefe.

Gast U, Rodewald F, Nickel V, Emrich HM (2001) Prevalence of dissociative disorders among psychiatric inpatients in a German university clinic. J Nerv Ment Dis 189:249–257.

Gerdner A, Allgulander C (2009) Psychometric properties of the Swedish version of the Childhood Trauma Questionnaire-Short Form (CTQ-SF). Nord J Psychiatry 63:160–170.

Grabe HJ, Schulz A, Schmidt CO, Appel K, Driessen M, Wingenfeld K, Barnow S, Spitzer C, John U, Berger K, Wersching H, Freyberger HJ (2012) Ein Screeninginstrument für Missbrauch und Vernachlässigung in der Kindheit – der Childhood Trauma Screener (CTS). Psychiatr Prax 39:109–115.

Green JG, McLaughlin KA, Berglund PA, Gruber MJ, Sampson NA, Zaslavsky AM, Kessler RC (2010) Childhood adversities and adult psychiatric disorders in the national comorbidity survey replication I: associations with first onset of DSM-IV disorders. Arch Gen Psychiatry 67:113–123.

Häuser W, Schmutzer G, Brähler E, Glaesmer H (2011) Misshandlungen in Kindheit und Jugend. Ergebnisse einer Umfrage in einer repräsentativen Stichprobe der deutschen Bevölkerung. Dtsch Arztebl Int 108:287–294.

Heim C, Bremner JD, Nemeroff CB (2006). Trauma spectrum disorders. In: Patterson MSRC (Hrsg) Principles of Molecular Medicine. Totowa, NJ: Humana Press, S. 1203–1210.

Herman JL (1992) Complex PTSD: A syndrom in survivors of prolonged and repeated trauma. J Traumatic Stress 5:377–391.

Herman, JL (1993) Die Narben der Gewalt. Traumatische Erfahrungen verstehen und überwinden. München: Kindler.

Herrenkohl RC (2005) The definition of child maltreatment: from case study to construct. Child Abuse Negl 29:413–424.

Horowitz MJ, Wilner N, Alvarez W (1979) Impact of Event Scale: A measure of subjective stress. Psychosomatic Medicine 41:209–218.

Kappis B, Hardt J (2005) Standardisierte Verfahren zur retrospektiven Erfassung von Kindheitsbelastungen. In: Egle UT, Hoffmann SO, Joraschky P (Hrsg.) Sexueller Missbrauch, Misshandlung, Vernachlässigung: Erkennung, Therapie und Prävention der Folgen früher Stresserfahrungen. Stuttgart: Schattauer, S. 211–226.

Kessler RC, McLaughlin KA, Green JG, Gruber MJ, Sampson NA, Zaslavsky AM, Aguilar-Gaxiola S, Alhamzawi AO, Alonso J, Angermeyer M, Benjet C, Bromet E, Chatterji S, de Girolamo G, Demyttenaere K, Fayyad J, Florescu S, Gal G, Gureje O, Haro JM, Hu CY, Karam EG, Kawakami N, Lee S, Lepine JP, Ormel J, Posada-Villa J, Sagar R, Tsang A, Ustun TB, Vassilev S, Viana MC, Williams DR (2010) Childhood adversities and adult psychopathology in the WHO World Mental Health Surveys. Br J Psychiatry 197:378–385.

Lewis KL, Grenyer BF (2009) Borderline personality or complex posttraumatic stress disorder? An update on the controversy. Harv Rev Psychiatry 17:322–328.

Maercker A, Schützwohl M (1998) Erfassung von psychischen Belastungsfolgen: Die Impact of Event Skala – revidierte Version (IES–R). Diagnostica 44:130–141.

Maercker A (2003) Posttraumatische-Stress-Skala-10 (PTSS-10). In: Hoyer J, Margraf J (Hrsg.) Angstdiagnostik – Grundlagen und Testverfahren. Berlin: Springer, S. 401–403.

Maercker A, Bromberger F (2005) Checklisten und Fragebogen zur Erfassung traumatischer Ereignisse in deutscher Sprache. Trierer Psychologische Berichte 32.

Maercker A, Michael T, Fehm L, Becker ES, Margraf J (2004) Age of traumatisation as a predictor of post-traumatic stress disorder or major depression in young women. Br J Psychiatry 184:482–487.

Manly JT (2005) Advances in research definitions of child maltreatment. Child Abuse Negl 29:425–439.

Maurer K, Stein A, Uhlmann-Jäger T, Ullrich S, Schützwohl M, Kallert T, Häfner H (2003) Schedules for clinical assessment in neuropsychiatry, Version 2.1. Bern: Huber.

Morina N, Müller J (2011) Diagnostik von Traumafolgestörungen und komorbiden Erkrankungen. In: Seidler GH, Freyberger HJ, Maercker A (Hrsg.) Handbuch der Psychotraumatologie. Stuttgart: Klett-Cotta, S. 155–165.

Nemeroff CB, Heim CM, Thase ME, Klein DN, Rush AJ, Schatzberg AF, Ninan PT, McCullough JP, Jr., Weiss PM, Dunner DL, Rothbaum BO, Kornstein S, Keitner G, Keller MB (2003) Differential responses to psychotherapy versus pharmacotherapy in patients with chronic forms of major depression and childhood trauma. Proc Natl Acad Sci USA 100: 14293–14296.

Paquette D, Laporte L, Bigras M, Zoccolillo M (2004) Validation of the French version of the CTQ and prevalence of the history of maltreatment. Santé mentale au Québec 29: 201–220.

Paris J (2011) Aversive Kindheitserlebnisse und Borderline-Persönlichkeitsstörung. In: Dulz B, Herpertz S, Kernberg OF, Sachsse U (Hrsg.) Handbuch der Borderline-Störungen. Stuttgart: Schattauer, S. 192–196.

Pelcovitz D, van der Kolk B, Roth S, Mandel F, Kaplan S, Resick P (1997) Development of a criteria set and a structured interview for disorders of extreme stress (SIDES). J Trauma Stress 10:3–16.

Roy CA, Perry JC (2004) Instruments for the assessment of childhood trauma in adults. J Nerv Ment Dis 192:343–351.

Sack M (2004) Diagnostische und klinische Aspekte der komplexen posttraumatischen Belastungsstörung. Nervenarzt 75:451–459.

Schafer I, Harfst T, Aderhold V, Briken P, Lehmann M, Moritz S, Read J, Naber D (2006) Childhood trauma and dissociation in female patients with schizophrenia spectrum disorders: an exploratory study. J Nerv Ment Dis 194: 135–138.

Scher CD, Stein MB, Asmundson GJ, McCreary DR, Forde DR (2001) The childhood trauma questionnaire in a community sample: psychometric properties and normative data. J Trauma Stress 14:843–857.

Schneider S, Margraf J (2006) Diagnostisches Interview bei psychischen Störungen (DIPS für DSM-IV). Berlin: Springer.

Schützwohl M, Haase A (2009) Diagnostik und Differentialdiagnostik. In: Maercker A (Hrsg.) Posttraumatische Belastungsstörungen. Heidelberg: Springer, S. 87–110.

Schnyder U, Moergeli H (2002) German Version of Clinician-Administered PTSD scale. Journal of Traumatic Stress 15(6):487–492.

Sheehan D, Janavs J, Baker R, Harnett-Sheehan K, Knapp E, Sheehan M (2005) M.I.N.I. Mini-International Neuropsychiatric Interview. English Version 5.0.0 DSM-IV. Tampa: University of South Florida.

Sheehan D, Lecrubier Y, Sheehan K, Weiller E, Hergueta T, Amorim P, Bonora L, Lépine J, Janavs J, Baker R, Knapp E, Sheehan M, Ackenheil M, Stotz G, Dietz-Bauer R, Vossen A (1998) The Mini-International Neuropsychiatric Interview (M. I. N. I.): the development and validation of a structured diagnostic psychiatric interview for DSM-IV and ICD-10. Journal of Clinical Psychiatry 59:22–33.

Spitzer C, Abraham G, Reschke K, Freyberger HJ (2001) Die deutsche Version der Modified PTSD Symptom Scale (MPSS): Erste psychometrische Befunde zu einem Screeningverfahren für posttraumatische Symptomatik. Zeitschrift für Klinische Psychologie und Psychotherapie 30:159–163.

Spitzer C, Barnow S, Gau K, Freyberger HJ, Grabe HJ (2008) Childhood maltreatment in patients with somatization disorder. Aust N Z J Psychiatry 42:335–341.

Spitzer C, Chevalier C, Gillner M, Freyberger HJ, Barnow S (2006) Complex posttraumatic stress disorder and child maltreatment in forensic inpatients. J Forensic Psychiatry Psychol 17:204–216.

Spitzer C, Stieglitz RD, Freyberger HJ (2005) Fragebogen zu Dissoiativen Symptomen (FDS). Testmanual zur Kurz- und Langform (FDS-20 und FDS) 2. Auflage. Bern: Huber.

Spitzer C, Wrede KH, Freyberger HJ (2004) Das AMDP-Modul zu Dissoziation und Konversion (AMDP-DK): Entwicklung einer Checkliste und erste Befunde zu ihren psychometrischen Charakteristika. Fortschr Neurol Psychiatr 72:404–410.

Steil R, Ehlers A (1992) Erweiterte deutsche Übersetzung der PTSD-Symptom-Scale Self-Report. Göttingen: Georg-August-Universität Göttingen, Institut für Psychologie (unveröffentlicht).

Stiglmayr C, Braakmann D, Haaf B, Stieglitz RD, Bohus M (2003) Entwicklung und psychometrische Charakteristika der Dissoziations-Spannungs-Skala akut (DSS-akut). Psychother Psych Med 53:287–294.

Stiglmayr C, Schmahl C, Bremner JD, Bohus M, Ebner-Priemer U (2009) Development and psychometric characteristics of the DSS-4 as a short instrument to assess dissociative experience during neuropsychological experiments. Psychopathology 42:370–374.

Vogel M, Spitzer C, Kuwert P, Moller B, Freyberger HJ, Grabe HJ (2009) Association of childhood neglect with adult dissociation in schizophrenic inpatients. Psychopathology 42:124–130.

Weisæth L (1989) Torture of a Norwegians ship's crew: The torture, stress reactions and psychiatric aftereffects. Acta Psychiatrica Scandinavica 80(suppl. 355):63–72.

Weiss DS, Marmar CR (1996) The Impact of Event Scale – Revised. In: Wilson JP, Keane TM (Hrsg.) Assessing psychological trauma and PTSD: A handbook for practioners. New York: Guilford, S. 399–411.

Wittchen HU, Pfister H (1997) DIA-X-Interview. Instruktionsmaterial zur Durchführung von DIA-X-Interviews. Frankfurt: Swets & Zeitlinger.

Wittchen HU, Zaudig M, Fydrich T (1997) SKID. Strukturiertes klinisches Interview für DSM–IV. Achse I und II. Göttingen: Hogrefe.

WHO (Hrsg.) (1999) Report of the Consultation on Child Abuse Prevention. Genf: World Health Organization.

World Health Organisation (1999) Schedules for Clinical Assessment in Neuropsychiatry. Version 2.1. Genf: World Health Organisation.

Wingenfeld K, Spitzer C, Mensebach C, Grabe H, Hill A, Gast U, Schlosser N, Hopp H, Beblo T, Driessen M (2010) Die deutsche Version des Childhood Trauma Questionnaire (CTQ): Erste Befunde zu den psychometrischen Kennwerten. Psychother Psychosom Med Psychol 60:442–450.

Wingenfeld K, Schäfer I, Terfehr K, Grabski H, Grabe HJ, Driessen M, Löwe B, Spitzer C (2011) Reliable, valide und ökonomische Erfassung früher Traumatisierung: Die deutsche Version des Adverse Childhood Experiences Questionnaire (ACE). Psychother Psychosom Med Psychol 61:42–45.

Wingenfeld K, Driessen M, Mensebach C, Rullkoetter N, Schaffrath C, Spitzer C, Schlosser N, Beblo T, Heim C (2011) Die deutsche Version des »Early Trauma Inventory« (ETI, Bremner 2000) – Erste psychometrische Charakterisierung eines Interviews zur Erfassung traumatischer Lebensereignisse in der Kindheit und Jugend. Diagnostica 57:27–38.

Winter H, Wenninger K, Ehlers A (1992) Deutsche Übersetzung der PTSD-Symptom-Scale Self-Report. Göttingen: Institut für Psychologie (unveröffentlicht).

Zlotnick C, Pearlstein T (1997) Validation of the structured interview for disorders of extreme stress. Compr Psychiatry 38:243–247.

Teil B: Krankheitsbilder

1 Substanzbezogene Störungen

Ingo Schäfer

Kapitelübersicht

1 Einleitung
2 Substanzbezogene Störungen nach frühen Traumatisierungen
3 Vermittelnde Mechanismen
4 Traumatisierungen bei Personen in Suchtbehandlung
5 Zusammenhänge mit dem Verlauf
6 Therapie
7 Fazit und Ausblick

---

1 Einleitung

Substanzmissbrauch und -abhängigkeit, hier als »substanzbezogene Störungen« bezeichnet, zählen zu den häufigsten Folgen traumatischer Erfahrungen. Studien an der Allgemeinbevölkerung weisen darauf hin, dass nach sexueller und/oder körperlicher Gewalt in der Kindheit 14–35 % der Betroffenen im Laufe ihres Lebens an einer substanzbezogenen Störung leiden, verglichen mit 3–12 % der Personen ohne diese Erfahrungen (z. B. Mullen et al. 1993; MacMillan et al. 2001). Bei Personen mit anderen psychischen Störungen in der Folge traumatischer Erfahrungen erhöht sich die Lebenszeitprävalenz substanzbezogener Störungen weiter. So weisen Patienten mit einer Posttraumatischen Belastungsstörung (PTBS) zu 22–43 % im Laufe ihres Lebens auch eine substanzbezogene Störung auf (Jacobsen et al. 2001). Besonders häufig sind Personen in therapeutischen Settings von beiden Problembereichen betroffen. Dies betrifft etwa ein Drittel der Patienten, die aufgrund der Folgen früher Traumatisierungen Therapie in Anspruch nehmen (Levitt und Cloitre 2005), während mindestens 30–50 % der Patienten in Suchtbehandlung von Gewalterfahrungen in frühen Lebensabschnitten berichten (Simpson und Miller 2002). Im Folgenden wird ein Überblick über Zusammenhänge zwischen traumatischen Erfahrungen und substanzbezogenen Störungen, über die Häufigkeit und klinische Bedeutung von Traumatisierungen bei Personen in Suchtbehandlung und über den aktuellen Stand therapeutischer Ansätze für diese Patientengruppe gegeben.

2 Substanzbezogene Störungen nach frühen Traumatisierungen

Belege für das gehäufte gemeinsame Auftreten von frühen Traumatisierungen und substanzbezogenen Störungen liefern neben Zwillingsstudien (z. B. Nelson et al. 2006) und prospektiven Studien an Geburtskohorten (z. B. Fergusson et al. 1996; Fergusson und Lynskey 1997) bislang vor allem Querschnittsstudien an der Allgemeinbevölke-

Tab. 1: Studien zu Zusammenhängen zwischen frühen Traumatisierungen und substanzbezogenen Störungen in der Allgemeinbevölkerung

Autor	Jahr	n	Definition(en)	Ergebnisse
Mullen et al.	1993	492	sexueller Missbrauch (Frauen)	• Starker Alkoholkonsum 34 %, KG: 9 % • Drogen- bzw. Medikamentenabhängigkeit 25 %, KG: 4 % • Unterschiede insbesondere bei schweren Formen von Missbrauch
Silverman et al.	1996	375	sexueller Missbrauch und physische Misshandlung (Frauen u. Männer)	• Bei Frauen Zusammenhänge zwischen sexuellem Missbrauch und Alkoholmissbrauch/-abhängigkeit: 44 %, KG: 8 % • bei Männern Zusammenhänge zwischen Misshandlung und Drogenmissbrauch/-abhängigkeit: 40 %, KG: 8 %
Duncan et al.	1996	4008	physische Misshandlung (Frauen)	• Medikamentenmissbrauch 18 %, KG: 5 % • Lebenszeitkonsum harter Drogen 19 %, KG: 6 % • alkoholbezogene Unfälle 9 %, KG: 1 % • signifikant jüngeres Alter beim Erstkonsum von Alkohol, signifikant häufiger wegen Substanzmissbrauch in Behandlung
Wilsnack et al.	1997	1 099	sexueller Missbrauch (Frauen)	• Symptome einer Alkoholabhängigkeit (12-Monats-Prävalenz) 19 %, KG: 6 % • Konsum illegaler Drogen (Lebenszeitprävalenz) 35 %, KG: 14 %
MacMillan et al.	2001	7 016	sexueller Missbrauch und physische Misshandlung (Frauen u. Männer)	• Bei Männern lediglich Unterschiede bzgl. Alkoholmissbrauch/-abhängigkeit: 33 %, KG: 19 % (Missbrauch) bzw. 24 %, KG: 18 % (Misshandlung) • bei Frauen Alkoholmissbrauch/-abhängigkeit 10 %, KG: 4 % (Missbrauch) bzw. 10 %, KG: 4 % (Misshandlung) • Drogenmissbrauch/-abhängigkeit 7 %, KG: 1 % (Missbrauch) bzw. 4 %, KG: 1 % (Misshandlung)
Shin et al.	2009	12 000	sexueller Missbrauch, physische Misshandlung, Vernachlässigung (Männliche und weibliche Jugendliche)	• Bei Vorliegen von Misshandlung bzw. Vernachlässigung erhöhte Rate von »binge drinking« (OR 1.24–2.26) • Zusammenhänge auch nach Kontrolle weiterer psychosozialer Einflussfaktoren

rung. Dabei zeigten insbesondere schwere Formen von sexuellem Missbrauch bzw. Misshandlung oder deren Kombination mit anderen Formen früher Traumatisierungen (etwa emotionale Gewalt und Vernachlässigung) deutliche Zusammenhänge mit substanzbezogenen Störungen, die auch nach Kontrolle weiterer psychosozialer Risikofaktoren bestehen blieben (▶ Tab. 1). So fanden etwa Shin et al. (2009) bei einer repräsentativen Stichprobe von mehr als 12 000 Jugendlichen, dass sexueller Missbrauch, Misshandlung und Vernachlässigung robuste Risikofaktoren für exzessiven Konsum (»binge drinking«) im Jugendalter waren, auch nach Kontrolle von soziodemographischen Variablen, Alkoholabhängigkeit der Eltern und elterlichem Aufsichtsverhalten. Allerdings spielen weitere belastende Entwicklungsbedingungen offensichtlich ebenfalls eine Rolle bei der Entstehung späterer substanzbezogener Störungen, wie die Befunde der »Adverse Childhood Experiences«-Studie deutlich werden ließen (Dube et al. 2002; vgl. auch ▶ Kap. B7).

3 Mögliche Mechanismen

Besonders die psychologischen Folgen früher Traumatisierungen kommen als mögliche Mediatoren in Bezug auf die Entwicklung späterer substanzbezogener Störungen in Betracht. So können frühe interpersonelle Traumatisierungen ein breites Spektrum psychischer Funktionsbereiche beeinflussen, die für die Suchtentwicklung von Bedeutung sind (Hien et al. 2005). Neben Beeinträchtigungen des Selbstwerts, der Identität und des Bindungsverhaltens zählen dazu maladaptive kognitive Schemata und dysfunktionale Coping-Strategien. So fanden etwa Kassel et al. (2007) in einer Studentenstichprobe Zusammenhänge zwischen Bindungsverhalten im Erwachsenenalter und dem Konsum von Nikotin, Alkohol und Cannabis. Ängstliches Bindungsverhalten war signifikant mit der Häufigkeit des Konsums und mit Stress als Konsummotiv assoziiert. Auch negative Grundannahmen und ein geringer Selbstwert waren dafür von Bedeutung.

Weiter wurden auch die neurobiologischen Folgen früher Traumatisierungen in jüngerer Zeit als mögliche Mediatoren diskutiert. Dies betrifft etwa Veränderungen der neuroendokrinen Stressreaktion, die auch für die Entstehung und Aufrechterhaltung von Suchtverhalten relevant ist (z. B. Koob und Kreek 2007). Sowohl bei drogenabhängigen (Roy 2002; Gerra et al. 2008) als auch bei alkoholabhängigen Patienten mit frühen Traumatisierungen (Schäfer et al. 2010) finden sich veränderte basale Spiegel von Cortisol und Adrenocorticotropem Hormon (ACTH). In Untersuchungen, die pharmakologische und psychosoziale Provokationstests einsetzten, fanden sich allerdings bislang widersprüchliche Befunde zum Einfluss früher Traumatisierungen bei Patienten mit substanzbezogenen Störungen (Santa-Maria et al. 2010; Schäfer et al. 2012).

Schließlich kommt komorbiden psychischen Störungen eine mediierende Rolle in Bezug auf Substanzkonsum nach frühen Traumatisierungen zu. Dies konnte etwa für depressive Episoden bei Personen mit frühen Traumatisierungen gezeigt werden (Schuck und Widom 2001). In einer neueren Studie von Douglas et al. (2010) ergaben sich sogar Hinweise auf die genauen zeitlichen Zusammenhänge zwischen frühen Traumatisierungen, Angststörungen bzw. affektiven Erkrankungen und substanzbezogenen Störungen. So lag bei Personen mit Missbrauchserfahrungen, die eine substanzbezogene Störung entwickelten, zuvor bereits durchschnittlich drei Jahre lang eine Angststörung oder Depression vor. Ähnliche Zusammenhänge mit Persönlichkeitsstörungen, insbesondere mit der Borderline-Persönlichkeitsstörung (BPS), sind anzunehmen aber bislang wenig untersucht. So könnten gerade die bei der BPS anzutreffenden Probleme der Emotionsregulation die Entwicklung substanzbezogener Störungen begünstigen (Aldao et al. 2010; Cheetham et al. 2010). Dies scheint durch eine Untersuchung von Ray et al. (2009) gestützt zu werden, die in einer Stichprobe von Patienten mit PTBS fanden, dass Personen mit zusätzlichen substanzbezogenen Störungen signifikant häufiger eine BPS oder Antisoziale Persönlichkeitsstörung aufwiesen.

Besonders zahlreich sind hingegen die Befunde zur Posttraumatischen Belastungsstörung (PTBS) als Mediator zwischen traumatischen Erfahrungen und substanzbezogenen Störungen, die oft im Sinne der sog. »Selbstmedikationshypothese« interpretiert werden. Dieser Hypothese zufolge stellt Substanzkonsum einen – teilweise erfolgreichen – Versuch dar, schmerzvolle oder in anderer Weise schwer erträgliche emotionale Zustände erträglicher zu machen (Duncan 1974; Khantzian 1985). In Bezug auf die PTBS wird diese Hypothese durch die Ergebnisse unterschiedlicher Forschungsansätze gestützt.

Dies betrifft zum einen Befunde *zur zeitlichen Reihenfolge des Auftretens* beider Störungen. Chilcoat und Breslau (1998) konnten in einer Langzeitstudie an über 1000 Erwachsenen zeigen, dass das Vorliegen einer PTBS das Risiko für die spätere Entwicklung einer substanzbezogenen Störung um das 4,5fache erhöhte. Umgekehrt führte das Vorliegen einer substanzbezogenen Störung in dieser Untersuchung nicht zu einer Erhöhung des Risikos für spätere Traumatisierungen. Auch in einer deutschen Untersuchung an Jugendlichen und jungen Erwachsenen entstand die PTBS-Symptomatik bei 71 % der Befragten vor oder gleichzeitig mit der substanzbezogenen Störung (Perkonigg et al. 2000).

Ein anderer Forschungsansatz versucht Zusammenhängen zwischen beiden Störungen anhand *selbstberichteter Konsummotive* nachzugehen. So korrelierten PTBS-Symptome in einer Untersuchung von Stewart et al. (2000) bei knapp 300 Personen mit Alkohol- bzw. Medikamentenabhängigkeit signifikant mit häufigerem Konsum in negativen Situationen (z. B. belastenden Emotionen, körperlichem Unwohlsein, Konflikte) und selteneren Konsum in positiven Situationen (z. B. geselliges Trinken, neutrale »Versuchungssituationen«). Ähnliche Zusammenhänge zeigten sich bei Patienten mit substanzbezogenen Störungen und einer PTBS in Bezug auf den Kontext von Rückfällen (Ouimette et al. 2007). Passend zu diesen Befunden stellt »Konsum als Coping-Strategie«, erhoben anhand gängiger Instrumente zur Konsummotivation, eine wichtige Mediatorvariable in Bezug auf den Zusammenhang zwischen PTBS und Substanzkonsum dar (Kaysen et al. 2007; Yeater et al. 2010).

Ähnlich gelagert sind Untersuchungen zu *funktionalen Zusammenhängen zwischen Sucht- und PTBS-Symptomatik*. So fanden verschiedene Autoren (z. B. Brady et al. 2006; Ouimette et al. 2010) Zusammenhänge zwischen der wechselnden Ausprägung von PTBS-Symptomen im zeitlichen Verlauf und dem Konsum von Alkohol bzw. Drogen. Auch wenn wechselseitige Einflüsse zwischen beiden Symptombereichen zu vermuten sind, scheinen PTBS-Symptome dabei wesentlich stärkeren Einfluss auf den Substanzkonsum zu haben als umgekehrt (Back et al. 2006; Hien et al. 2010).

Schließlich konnte eine Reihe von *experimentellen Studien zur »Cue-Reactivity«*

zeigen, dass traumabezogene Auslösereize bei Patienten mit einer PTBS zu einer Zunahme des Suchtverlangens führen (z. B. Saladin 2003; Coffey et al. 2006), das durch traumaspezifische Interventionen signifikant vermindert werden kann (Coffey et al. 2006).

4 Traumatisierungen bei Personen in Suchtbehandlung

Wie aufgrund der oben geschilderten Zusammenhänge zu erwarten, finden sich bei Personen, die sich aufgrund substanzbezogener Störungen in Behandlung befinden, stark erhöhte Raten früher Traumatisierungen. Die meisten Befunde liegen dabei zu sexuellem Missbrauch und körperlicher Misshandlung vor. Je nach Art der Erhebung, der zugrunde gelegten Definition und der untersuchten Stichprobe werden diese Erlebnisse von 20–90 % der befragten Patientinnen und Patienten berichtet (Arellano 1996). In einer umfassenden Übersichtsarbeit fanden Simpson und Miller (2002) in 47 Studien zu kindlichem sexuellem Missbrauch bei weiblichen Patientinnen eine durchschnittliche Prävalenzrate von 45 %. Bei männlichen Patienten fand sich in 20 Studien eine durchschnittliche Rate kindlichen sexuellen Missbrauchs von 16 %. Zu körperlicher Misshandlung im Kindesalter gingen in diese Übersicht 19 Studien an weiblichen und 12 Studien an männlichen Patienten ein. Durchschnittlich 39 % der weiblichen und 31 % der männlichen Patienten berichteten dabei von frühen Erfahrungen körperlicher Gewalt. Auch in Untersuchungen aus dem deutschsprachigen Raum bestätigten sich die hohen Raten früher Gewalt bei Suchtkranken. So fanden Kemmner et al. (2004) bei 300 Patienten einer Fachklinik für Alkoholabhängige, dass fast die Hälfte der Befragten körperliche Gewalt in der Kindheit berichtete, wobei dies bei etwa 14 % massivste Formen von körperlichen Misshandlungen betraf. Personen, die sich aufgrund von Drogenabhängigkeit oder polyvalentem Konsum in Behandlung befinden, weisen zumeist noch höhere Raten früher interpersoneller Traumatisierungen auf als Alkoholpatienten. Schmid (2000) fand in einer Befragung von 215 substituierten Opiatabhängigen bei 60 % der Frauen und 25 % der Männer schwere Formen sexueller Gewalt in der Kindheit. In einer Kontrollgruppe ohne Suchterkrankungen waren lediglich 11 % der Frauen und 6 % der Männer betroffen. In der Gruppe der Opiatpatienten lagen zudem signifikant schwerere Missbrauchsereignisse vor, die häufiger sowie in jüngerem Alter vorgefallen waren und öfter Inzesterlebnisse einschlossen.

Auch bei Personen in Suchtbehandlung liegen in Bezug auf komorbide Störungen nach traumatischen Erfahrungen überwiegend Befunde zur PTBS vor. In Studien aus dem amerikanischen Raum wurde für Suchtpatienten in Behandlung eine Punktprävalenz der PTBS von 15–41 % berichtet, bei einer Lebenszeitprävalenz von 26–52 % (Schäfer und Najavits 2007). In den letzten Jahren bestätigten sich diese hohen Prävalenzraten auch bei Suchtkranken im deutschsprachigen Raum (z. B. Schäfer et al. 2007; Driessen et al. 2008). So fand eine Studie des Norddeutschen Suchtforschungsverbundes, in der 469 Patienten aus 14 Einrichtungen anhand eines strukturierten klinischen Interviews untersucht wurden, dass 36 % der weiblichen und 17 % der männlichen Patienten die DSM-IV-Diagnose einer akuten PTBS erfüllten (Driessen et al. 2008). Diese Geschlechterverteilung entspricht den Ergebnissen zahlreicher anderer Untersuchungen, in denen die PTBS bei Frauen mit substanzbezogenen Störungen ebenfalls doppelt so häufig gefunden wurde wie bei Männern. Weiter zeigen sich Zusammenhänge mit der Art der konsumierten Substanzen. So weisen Patienten mit Drogen- oder Mehrfachabhängigkeit höhere PTBS-Raten auf als Patienten mit Alkoholabhängigkeit. Auch in der Studie von Driessen et al. (2008) wiesen 30 % bzw. 34 % der Patienten mit Drogen- oder Mehrfachabhängigkeit eine akute PTBS auf, verglichen mit 15 % der alkoholabhängigen Patientinnen und Patienten. Auch wenn bislang nur wenige Untersuchungen weitere komorbide Störungen berücksichtigten, stellen »Mehrfachdiagnosen« bei traumatisierten Personen mit substanzbezogenen Störungen dabei offensichtlich eher die Regel als die Ausnahme dar. Mills et al. (2006) fanden in einer Studie an der australischen Allgemeinbevölkerung, dass zwei Drittel der Personen mit einer Suchterkrankung und einer komorbiden PTBS zusätzlich die Diagnose einer Persönlichkeitsstörung aufwiesen, zwei Drittel die Kriterien für eine zusätzliche affektive Störung erfüllten und etwa die Hälfte die Kriterien für eine Angststörung.

5 Zusammenhänge mit dem Verlauf

Patienten mit substanzbezogenen Störungen, die frühe Traumatisierungen berichten, unterscheiden sich von Patienten ohne diese Erfahrungen in Bezug auf den Verlauf der Abhängigkeit und die Therapie. Gerade für Patienten mit komorbider PTBS wurde gezeigt, dass sie einen früheren Einstieg in die Sucht (Johnson et al. 2006; Read et al. 2004), mehr polyvalenten Konsum und Konsum harter Drogen (Cottler et al. 2001; Mills et al. 2005), mehr körperliche Probleme (Ouimette et al. 2006; Stevens et al. 2003) und einen insgesamt größeren Schweregrad der Abhängigkeit aufweisen (Mills et al. 2005; Stevens et al. 2003). Auch die Kriterien für weitere psychiatrische Diagnosen wie Depressionen, Angststörungen oder Persönlichkeitsstörungen sind bei Suchtpatienten mit zusätzlicher PTBS häufiger erfüllt (Back et al. 2000; Read et al. 2004). Besonders Patientinnen und Patienten mit frühen und komplexen Traumatisierungen weisen häufiger Suizidalität und selbstverletzendes Verhalten auf (Cohen und Hien 2006), zeigen eine Tendenz zu erneuten Opfererfahrungen (Najavits et al. 2004) und können zusätzlich gestörtes Essverhalten, impulsive oder dissoziative Symptome aufweisen (Schäfer, Langeland et al. 2010). Dementsprechend wird die Behandlung traumatisierter Suchtkranker von Therapeutinnen und Therapeuten als deutlich schwieriger empfunden. So kann es bei Betroffenen besonders schwierig sein, ein therapeutisches Bündnis zu etablieren und sie benötigen eine längere Stabilisierungsphase (Schäfer et al. 2004). Weiter kommt es häufiger zu Therapieabbrüchen und Rückfällen (Brown et al. 2003; Hien et al. 2000), vor allem bei Patienten mit nicht remittierter posttraumatischer Symptomatik (Ouimette et al. 2007). Wie auch Patienten mit anderen Komorbiditäten weisen Patienten mit komorbider PTBS häufigere stationäre Aufenthalte und eine insgesamt höhere Inanspruchnahme von Hilfsangeboten auf (Mills et al. 2005; Ouimette, Moos und Brown 2003). Umgekehrt bessert sich die Langzeitprognose der

Abhängigkeitserkrankung deutlich durch die Behandlung einer komorbiden PTBS (Ouimette, Moos und Finney 2003) und die Behandlungskosten traumatisierter Suchtpatienten können durch adäquate Versorgungsmodelle effektiv gesenkt werden (Domino et al. 2005).

6 Therapie

Gerade in Bezug auf kognitiv-behaviorale Therapieansätze liegen sowohl für die Posttraumatische Belastungsstörung als auch für Abhängigkeitserkrankungen überzeugende Befunde zu deren Effektivität vor. In Bezug auf Suchterkrankungen betrifft dies etwa Interventionen zur Motivationssteigerung und Rückfallprävention (Übersichten bei Bottlender et al. 2006; Bischof 2010), in Bezug auf die PTBS Trauma-Expositionsverfahren wie »Prolonged Exposure« oder »Eye Movement Desensitisation and Reprocessing«, die bei Patienten ohne Suchtproblematik sehr gute Effektstärken aufweisen (z. B. Bradley et al. 2005; Bisson und Andrews 2008). Allerdings waren Studien zur integrativen Behandlung von Patienten mit beiden Störungen lange nicht verfügbar. Erst im vergangenen Jahrzehnt wurden verschiedene kognitiv-behaviorale Therapieprogramme für Patienten mit PTBS und Abhängigkeitserkrankungen entwickelt und auf ihre Wirksamkeit überprüft. In einer systematischen Übersicht (Schäfer et al. 2011) konnten insgesamt sechs Behandlungsprogramme identifiziert werden, die in jeweils mindestens einer Outcome-Studie evaluiert wurden (▶ Tab. 2): Drei Programme mit Trauma-Exposition (Back et al. 2001; Donovan et al. 2001; Triffleman et al. 1999), ein Programm, das kognitive Umstrukturierung mit stabilisierenden Elementen kombiniert (McGovern et al. 2009) und zwei vorwiegend stabilisierende Programme (Harris 1998; Najavits 2002). Die genannten Ansätze werden im Folgenden jeweils kurz vorgestellt. Weitere Therapieprogramme, die bislang nicht empirisch überprüft wurden, z. B. »ATRIUM« (Miller und Guidry 2001) oder »Helping Women Recover« (Covington 2000), werden hier nicht berücksichtigt.

»*Concurrent treatment of PTSD and cocaine dependence (CTPCD)*« wurde von Back, Brady und Kollegen an der Universität von South Carolina zur integrativen Behandlung von PTBS und Kokainabhängigkeit entwickelt (Back et al. 2001). Das Programm wird als Einzeltherapie durchgeführt, umfasst 16 Sitzungen à 90 Minuten und kombiniert Interventionen, die sich für die jeweiligen Symptombereiche als effektiv erwiesen haben. Neben Psychoedukation kommen Rückfallpräventionstraining und Trauma-Exposition zum Einsatz. In eine unkontrollierte Pilotstudie (Brady et al. 2001) wurden 39 Patienten eingeschlossen, von denen 15 die Therapie mit mindestens zehn Sitzungen erfolgreich beendeten. Bei dieser Teilgruppe fand sich eine signifikante Reduktion zu Behandlungsende von depressiven Symptomen (Beck-Depressions-Inventar), PTBS-Symptomen (Clinician Administered PTSD-Scale) und Substanzgebrauch (Addiction Severity Index) mit einer durchschnittlichen Effektstärke (Glass's delta) von 1.8 (PTBS-Symptomatik) bzw. 1.3 (Substanzgebrauch). In einer 6-Monats-Katamnese zeigten sich bei den erreichten sieben Patienten nach wie vor signifikante Effekte auf den Substanzkonsum, Effekte in Bezug auf die PTBS-Symptomatik erreichen keine Signifikanz (p=.06).

»*Transcend*« ist eine 12-wöchige, intensive, teilweise stationäre Therapie, die von Donovan und Kollegen (Donovan et al. 2001) zur Behandlung von PTBS und Sucht bei Kriegsveteranen entwickelt wurde. Das Programm sieht wöchentlich zehn Gruppensitzungen vor, die in geschlossenen Gruppen von jeweils acht Patienten stattfindet. Während in den ersten sechs Wochen ein Schwerpunkt auf der Entwicklung von Bewältigungsstrategien liegt, kommen in den folgenden sechs Wochen verschiedene Trauma-Expositionstechniken zur Anwendung. Diese beinhalten das Verfassen schriftlicher Narrative und Berichte von den erlebten Traumata in der Gruppe, die durch Rückmeldungen der anderen Gruppenmitglieder begleitet werden. Dabei sind suchttherapeutische Interventionen wie Psychoedukation und Rückfallpräventionstraining über den gesamten Therapieverlauf ein fester Bestandteil der Sitzungen. Der 12-wöchigen Therapiephase folgen wöchentliche Gruppensitzungen über mindestens sechs weitere Monate. Eine unkontrollierte Pilotstudie (Donovan et al. 2001) bei einer Stichprobe von 46 Patienten zeigte positive Ergebnisse nach sechs bzw. zwölf Monaten im Hinblick auf die Reduktion von PTBS-Symptomen (Clinician Administered PTSD-Scale; Gesamt-Score vor Behandlung M = 85.6; 6 Mon. M = 73.7; 12 Mon. M = 73.9) und Substanzgebrauch (Addiction Severity Index; Trinktage in den 30 Tagen vor Behandlung M = 10.0; 6 Mon. M = 1.6; 12 Mon. M = 1.8).

»*SubstanceDependence – PTSD Therapy (SDPT)*«. Bei dem von Triffleman et al. (1999) entwickelten Programm handelt sich um eine aus 40 Sitzungen bestehende Einzeltherapie. Die Behandlung kombiniert Therapieansätze, die sich bei PTBS und Substanzabhängigkeit bewährt haben (z. B. Interventionen aus der kognitiven Verhaltenstherapie und Stressbewältigungstraining). In einer ersten Therapiephase liegt der Schwerpunkt auf der Stabilisierung der Abhängigkeit. Zugleich bereiten traumatherapeutische Elemente die zweite Therapiephase vor, in der auch Trauma-Exposition zur Anwendung kommt. In einer Pilotstudie (Triffleman 2000) wurde SDPT bei insgesamt 19 Patienten mit einem 12-Schritte-Programm verglichen. Dabei fanden sich in beiden Gruppen vergleichbare Verbesserungen in Bezug auf posttraumatische Symptome (Clinician Administered PTSD-Scale) und Substanzkonsum (Addiction Severity Index).

»*CBT for PTSD adapted for persons with PTSD/SUD*«. Das Programm stellt eine von McGovern et al. (2009) an Suchtpatienten adaptierte Version eines Behandlungsansatzes dar, der ursprünglich für Personen mit Psychosen und anderen schweren psychischen Erkrankungen entwickelt wurde (Mueser et al. 2009). Die Therapie umfasst acht Module mit Psychoedukation zu Zusammenhängen zwischen PTBS und Sucht, dem Erlernen von Entspannungsverfahren und kognitiver Umstrukturierung. Um alle Module zu bearbeiten sind nach Angaben der Autoren acht bis zwölf Sitzungen nötig. Ein Patientenarbeitsbuch und Hausaufgaben zwischen den einzelnen Sitzungen sollen die Umsetzung der Inhalte unterstützen. In einer Pilotstudie bei elf Patienten zeigte sich drei Monate nach der Therapie ein signifikanter Rückgang der PTBS-Rate (Clinician Administered PTSD-Scale; Gesamt-Score vor Behandlung M = 74; nach Behandlung M = 37; 3 Mon. M = 28) und substanzbezogener Probleme (Addiction Severity Index), nicht jedoch des Ausmaßes des Substanzkonsums.

»*Trauma Recovery and Empowerment Model (TREM)*«. TREM wurde von Harris und Kollegen für traumatisierte Frauen mit schweren psychischen Erkrankungen entwickelt (Fallot und Harris 2002; Harris 1998). Es umfasst in seiner ursprünglichen Fassung 33 Sitzungen. Das Programm verfolgt einen rein stabilisierenden Ansatz und beinhaltet keine Trauma-Exposition. Vorgesehen sind wöchentliche Treffen über neun Monate in geschlossenen Gruppen von 8–10 Teilnehmerinnen. Das Programm umfasst drei Phasen. In der ersten Phase werden Strategien zur Selbstberuhigung und angemessenen Selbstbeobachtung vermittelt. Die zweite Phase befasst sich direkter mit Traumatisierungen und ihren Folgen. So werden Informationen zu verschiedenen Formen von Gewalt vermittelt und die Teilnehmerinnen darin unterstützt, Zusammenhänge zwischen den eigenen Erfahrungen, ihrem Substanzgebrauch und weiteren Problembereichen zu erkennen. In der dritten Phase steht die Vermittlung von Bewältigungsstrategien im Vordergrund. Schwerpunkte liegen im Bereich von Kommunikation, Problemlösefertigkeiten, Affektregulation und dem Aufbau sicherer Beziehungen. Obgleich das Programm nicht gezielt für Personen mit Suchtproblemen entwickelt wurde, ist es auch für diese Patientengruppe geeignet. In einer Studie, die eine adaptierte Version von TREM mit einer Standardtherapie bei 170 traumatisierten Frauen mit Suchterkrankungen verglich (Toussaint et al. 2007), zeigte sich zwölf Monate nach der Intervention eine Überlegenheit von TREM in Bezug auf die Verringerung dissoziativer (3-Item Dissoziation Skala; $d = .61$) und anderer psychiatrischer Symptome (Global Severity Index des Brief Symptom Inventory; $d = .58$) und den Aufbau traumabezogener Copingstrategien (9-Item Coping Index; $d = .54$). Keine Unterschiede zeigten sich in Bezug auf die körperliche Gesundheit, den Alkohol- und Drogengebrauch, sowie Symptome der PTBS (Posttraumatic Symptom Scale). In einer ähnlichen Studie (Amaro et al. 2007) wurden 342 suchtkranke Frauen entweder mit TREM oder der üblichen Standardtherapie behandelt. Erneut zeigten sich zwölf Monate nach Studienbeginn anhand des Addiction Severity Index keine Unterschiede zwischen beiden Gruppen in Bezug auf Alkohol- und Drogenkonsum. Signifikante Unterschiede zeigten sich jedoch in Bezug auf psychiatrische Symptome (Global Severity Index des Brief Symptom Inventory; $d = .32$) und Symptome der PTBS (Posttraumatic Symptom Scale; $d = .35$).

»Sicherheit finden«. Auch dieser Ansatz basiert ausschließlich auf Stabilisierung und dem Erlernen sicherer Bewältigungsstrategien. Das Programm wurde in den 1990er-Jahren von Lisa Najavits in Boston entwickelt (»SeekingSafety«; Najavits 2002) und liegt inzwischen in einer deutschen Manualversion vor (»Sicherheit finden«; Najavits 2009). Wichtigstes Ziel der Behandlung ist es, »Sicherheit« herzustellen, wobei mit diesem Begriff Veränderungen in verschiedenen Bereichen gemeint sind, die bei traumatisierten Suchtkranken oft besonders schwere Probleme aufwerfen: Exzessiver Konsum, Beziehungen, die zu weiterer Exposition gegenüber Gewalt und zu weiterem Substanzmissbrauch beitragen, sexuelles und anderes Risikoverhalten. Dabei verfolgt das Programm einen konsequent integrativen Ansatz, d.h. es kombiniert in jeder Sitzung trauma- und suchtspezifische Interventionen. Die Grundlage der einzelnen Sitzungen bildet jeweils einer der 25 Themenbereiche von »Sicherheit finden«, die zu etwa gleichen Anteilen kognitive, verhaltensbezogene und interpersonelle Aspekte behandeln. »Sicherheit finden« kann in verschiedenen Varianten durchgeführt werden, die (halb-)offene und geschlossene Gruppen, 50- oder 90-minütige Sitzungen, sowie die Durchführung im ambulanten, stationären und teilstationären Rahmen umfassen. Neben dem Gruppenformat kann es auch für die Einzeltherapie genutzt werden. Als einziges Programm seiner Art kann »Sicherheit

Tab. 2: Integrative Therapieansätze für Suchtkranke mit komorbider PTBS (mod. nach Schäfer et al. 2011)

	»Concurrent Treatment of PTSD and Cocaine Dependence (CTPCD)«	»Transcend«	»Substance Dependence – PTSD Therapy (SDPT)«	»CBT for PTSD adapted for persons with PTSD/SUD«	»Trauma Recovery and Empowerment Model (TREM)«	»Sicherheit finden«
Autor(en)	Back et al. (2001)	Donovan et al. (2001)	Triffleman et al. (1999)	Mueser et al. (2009) McGovern et al. (2009)	Harris (1998)	Najavits (2002) Najavits (2009)
Trauma-Exposition	Ja	Ja	Ja	Nein	Nein	Nein
Andere Elemente	Psychoedukation, Rückfallpräventionstraining	Psychoedukation, sichere Copingstrategien Rückfallpräventionstraining,	Psychoedukation Stressbewältigungstraining	Psychoedukation, Entspannungsverfahren, kognitive Umstrukturierung	Psychoedukation, sichere Copingstrategien, Problemlösetraining, interpersonelle Interventionen	Psychoedukation, sichere Copingstrategien. Verhaltensbezogene, interpersonelle und kognitive Module.
Format	Einzeltherapie	Geschlossene Gruppen	Einzeltherapie	Einzeltherapie	Geschlossene Gruppen	Flexibel (Einzeltherapie, offene Gruppen, geschlossene Gruppen)
Anzahl der Sitzungen	16 Sitzungen	10 Sitzungen/Woche über 12 Wochen, 1 Sitzung/Woche über weitere 6 Monate	40 Sitzungen	8–12 Sitzungen	33 Sitzungen	25 Module, Anzahl der Sitzungen kann an das Setting angepasst werden
Studien zur Effektivität	1 unkontrollierte Pilotstudie (N = 15)	1 unkontrollierte Pilotstudie (N = 46)	1 kontrollierte Pilotstudie (N=19, SDPT vs. 12-step)	1 unkontrollierte Pilotstudie (N = 11)	2 kontrollierte Studien (N = 170, TREM vs. TAU; N = 342, TREM vs. TAU)	3 RCTs, 2 kontrollierte multizentrische Studien, 8 unkontrollierte Pilotstudien

Anmerkungen: RCT = »Randomised controlled trials«; TAU = »Treatment as usual«

finden« auf eine größere Zahl von Evaluationsstudien verweisen, die seine gute Durchführbarkeit und Effektivität bei verschiedenen Patientenpopulationen zeigen. Seine Effektivität gilt deshalb im englischen Sprachraum als hinreichend belegt (»Evidenzgrad A«; Foa et al. 2008). Alle Studien zeigten eine deutliche Verbesserung zwischen Behandlungsbeginn und -ende im Hinblick auf PTBS-Symptome (z. B. Najavits et al. 2006; Zlotnick et al. 2003) und/oder Substanzgebrauch (z. B. Desai et al. 2008; Najavits et al. 2006). Positive Effekte wurden auch in Bezug auf weitere Bereiche gezeigt, etwa HIV-Risikoverhalten, Suizidalität und soziale Kompetenz. Auch in kontrollierten Studien war »Sicherheit finden« der Kontrollgruppe überlegen, wenn das Therapieprogramm mit einer Standardbehandlung verglichen wurde (z. B. Gatz et al. 2007; Hien et al. 2004; Najavits et al. 2006). In einer deutschen Studie fand sich bei 38 ambulant behandelten Patientinnen mit Alkoholabhängigkeit und komorbider Posttraumatischer Belastungsstörung (PTBS) eine gute Akzeptanz und Durchführbarkeit des Programms (Schäfer, Schulze et al. 2010; www.trauma-und-sucht.de).

7   Fazit und Ausblick

Traumatische Erfahrungen in frühen Lebensphasen stellen gravierende Risikofaktoren für spätere substanzbezogene Störungen dar. Mindestens ein Drittel bis die Hälfte aller Personen in Suchtbehandlung berichten massive interpersonelle Traumatisierungen in Kindheit und Jugend. Substanzkonsum kann dabei oft als Bewältigungsstrategie im Sinne der »Selbstmedikationshypothese« verstanden werden. Besonders Patienten mit komorbiden posttraumatischen Störungen unterscheiden sich in Bezug auf den Verlauf der Abhängigkeit, und die Folgen traumatischer Erfahrungen können die Suchttherapie erschweren oder ihren Erfolg ganz in Frage stellen, wenn sie nicht spezifisch berücksichtigt werden. Sinnvoll erscheinen integrative Therapieansätze, die sowohl traumabezogene als auch suchttherapeutische Interventionen innerhalb derselben Behandlung kombinieren. Neben stabilisierenden Interventionen, die einen Schwerpunkt auf das Erlernen günstiger Bewältigungsstrategien legen, sollten auch traumafokussierte Ansätze weiter für den Einsatz bei Personen mit substanzbezogenen Störungen adaptiert und ihre Effektivität überprüft werden.

Literatur

Aldao A, Nolen-Hoeksema S, Schweizer S (2010) Emotion-regulation strategies across psychopathology: A meta-analytic review. Clin Psychol Rev 30:217–237.

Arellano CM (1996) Child maltreatment and substance use: A review of the literature. Subst Use Misuse 31:927–935.

Back S, Dansky BS, Coffey SF, Saladin ME, Sonne S, Brady KT (2000) Cocaine Dependence with and without Post-Traumatic Stress Disorder: A

Comparison of Substance Use. Trauma History and Psychiatric Comorbidity Am J Addict 9:51–62.

Back SE, Brady KT, Sonne SC, Verduin ML (2006) Symptom improvementinco-occurring PTSD andalcoholdependence. J Nerv Ment Dis 194 (9):690–696.

Brown PJ, Read JP, Kahler CW (2003) Comorbid Posttraumatic Stress Disorder and Substance Use Disorders: Treatment Outcomes and the Role of Coping. Washington D.C. American Psychological Association

Bischof G (2010) Effektivität von Psychotherapie bei Suchterkrankungen. Suchttherapie 11: 158–165.

Bisson JI, Ehlers A, Matthews R, Pilling S, Richards D, Turner S (2007) Psychological treatments for chronic post-traumatic stress disorder. Systematic review and meta analysis. Brit J Psychiatry 190:97–104.

Bottlender M, Köhler J, Soyka M (2006) Effektivität psychosozialer Behandlungsmethoden zur medizinischen Rehabilitation alkoholabhängiger Patienten. Fortschr Neurol Psychiat 74:19–31.

Bradley R, Greene J, Russ E, Dutra L, Westen D (2005) A Multidimensional Meta-Analysis of Psychotherapy for PTSD. Am J Psychiatry 162:214–227.

Brady KT, Dansky BS, Back SE, Foa EB, Carroll KM (2001) Exposure Therapy in the Treatment of PTSD among Cocaine-Dependent Individuals: Preliminary Findings. J Subst Abuse Treat 21:47–54.

Cheetham A, Allen NB, Yucel M, Lubman DI (2010) The role of affective dysregulation in drug addiction. Clin Psychol Rev 30:621–634.

Chilcoat HD, Breslau, N (1998) Posttraumatic stress disorder and drug disorders. Arch Gen Psychiatry 55:913–917.

Coffey SF, Stasiewicz PR, Hughes PM, Brimo ML (2006) Trauma-focused imaginal exposure for individuals with comorbid posttraumatic stress disorder and alcohol dependence: revealing mechanisms of alcohol craving in a cuere activity paradigm. Psychology of Addict Behav 20:425–435.

Cohen LR, Hien DA (2006) Treatment Outcomes for Women with Substance Abuse and PTSD. Who Have Experienced Complex Trauma. Psychiatr Serv 57:100–106.

Cottler L (2001) Gender differences in risk factors for trauma exposure and post-traumatic stress disorder among inner-city drug abusers in and out of treatment. Compreh Psychiatry 42 (2):111–117.

Covington SS (2000) Helping Women Recover: A Comprehensive Integrated Treatment Model. Alcohol Treat Quart 18:99–111.

Desai RA, Harpaz-Rotem I, Najavits LM, Rosenheck RA (2008) Impact of the Seeking Safety Program on Clinical Outcomes among Homeless Female Veterans with Psychiatric Disorders. Psychiatr Serv 59:996–1003.

Donovan B, Padin-Rivera E, Kowaliw S (2001) »Transcend«: Initial Outcomes from a Posttraumatic Stress Disorder/Substance Abuse Treatment Program. J Trauma Stress 14: 757–772.

Domino M, Morrissey JP, Nadlicki-Patterson T, Chung S (2005) Service Costs for Women with Co-Occurring Disorders and Trauma. J Subst Abuse Treat 28:135–143.

Douglas KR, Chan G, Gelernter J, Arias AJ, Anton RF, Weiss RD, Brady K, Poling J, Farrer L, Kranzler HR (2010)Adverse childhood events as risk factors for substance dependence: Partial mediation by mood and anxiety disorders. Addict Behav 35(1):7–13.

Driessen M, Schulte S, Luedecke C, Schäfer I, Sutmann F, Ohlmeier M (2008) Trauma and PTSD in Patients with Alcohol, Drug, or Dual Dependence: A Multi-Center Study. Alcohol Clin Exp Res 32:481–488.

Dube SR, Anda RF, Felitti VJ, Edwards VJ, Croft JB(2002) Adverse childhood experiences and personal alcohol abuseas an adult. Addict Behav 27:713–725.

Duncan DF (1974) Drug abuseas a coping mechanism. Am J Psychiatry 131:174.

Duncan RD, Saunders BE, Kilpatrick DG, Hanson RF, Resnick HS (1996) Childhood physical assaultas a riskfactor for ptsd, depression, and substance abuse: Findings from a national survey. Am J Orthopsychiatry 66:437–448.

Fallot RD, Harris M (2002) The Trauma Recovery and Empowerment Model (Trem): Conceptual and Practical Issues in a Group Intervention for Women. Community Ment Health J 38:475–485.

Fergusson DM, Horwood LJ, Lynskey MT (1996) Childhood sexual abuse and psychiatric disorder in young adulthood: II. Psychiatric outcomes of childhood sexual abuse. J Am Acad Child Adolesc Psychiatry 35:1365–1374.

Fergusson DM, Lynskey MT (1997) Physical punishment/maltreatment during childhood and adjustment in young adulthood. Child Abuse and Neglect 21:617–630.

Flatten G, Hofmann A, Liebermann P, Wöller W, Siol T, Petzold E (2001) Posttraumatische Belastungsstörung, Leitlinie und Quellentext. Stuttgart, New York: Schattauer.

Foa EB, Keane TM, Friedman MJ, Cohen J (Hrsg.) (2008) Effective Treatments for PTSD: Practice Guidelines from the International Society for Traumatic Stress Studies (2nd ed.). New York: Guilford Press.

Gatz M, Brown V, Hennigan K, Rechberger E, O'Keefe M, Rose T (2007) Effectiveness of an Integrated Trauma-Informed Approach to Treating Women with Co-Occurring Disorders and Histories of Trauma. J Community Psychol 35:863–878.

Gerra G, Leonardi C, Cortese E, Zaimovic A, Dell'Agnello G, Manfredini M, Somaini L, Petracca F, Caretti V, Baroni C, Donnini C (2008) Adrenocortico tropichormone and cortisolplasma levels directly correlate with childhood neglect and depression measures in addicted patients. Addict Biol 13:95–104.

Harris M (1998) Trauma Recovery and Empowerment: A Clinician's Guide for Working with Women in Groups. New York: The Free Press.

Hien DA, Nunes E, Levin FR, Fraser D (2000) Posttraumatic Stress Disorder and Short-Term Outcome in Early Methadone Treatment. J Subst Abuse Treat 19:31–37.

Hien DA, Cohen LR, Miele GM, Litt LC, Capstick C (2004) Promising Treatments for Women with Comorbid PTSD and Substance Use Disorders. Am J Psychiatry 161: 1426–1432.

Hien D, Cohen L, Campbell A (2005) Istraumatic stress a vulnerability factor for women with substance use disorders? Clin Psychology Rev 25:813–823.

Hien DA, Jiang H, Campbell ANC, Hu MC, Miele GM, Cohen LR, Brigham GS, Capstick C, Kulaga A, Robinson J, Suarez-Morales L, Nunes EV (2010) Do treatment improvements in PTSD severity affect substance use outcomes? A secondary analysis from a randomized clinical trial in NIDA's Clinical Trials Network. The American journal of psychiatry 167 (1):95–101.

Jacobsen LK, Southwick SM, Kosten TR (2001) Substance Use Disorders in Patients with Posttraumatic Stress Disorder: A Review of the Literature. Am J Psychiatry 158:1184–1190.

Johnson SD, Striley C, Cottler LB (2006) The Association of Substance Use Disorders with Trauma Exposure and PTSD among African American Drug Users. Addict Behav 31:2063–2073.

Kassel JD, Wardle M, Roberts JE (2007) Adult attachment security and college student substance use. Addict Behav 32:1164–1176.

Kaysen D, Dillworth TM, Simpson T, Waldrop A, Larimer ME, Resick PA (2007) Domestic violence and alcohol use: Trauma-related symptoms and motives for drinking. Addict Behav 32(6):1272–1283.

Khantzian EJ (1985) The self-medication hypothesis of addictive disorders: Focus on heroin and cocaine dependence. Am J Psychiatry 142:1259–1264.

Kemmner C, Klein M, Zemlin U (2004) Gewalterfahrungen bei Patientinnen und Patienten einer Fachklinik für Alkoholabhängige: Ergebnisse einer Prävalenzerhebung und Konsequenzen für das Behandlungsprogramm. Suchttherapie 5:124–131.

Koob G, Kreek MJ (2007) Stress, Dysregulation of Drug Reward Pathways, and the Transition to Drug Dependence. Am J Psychiatry 164: 1149–1159.

Levitt JT, Cloitre M (2005) A clinician's guide to STAIR/MPE: Treatment for PTSD related to childhood abuse. Cognitive and Behavioral Practice 12:40–52.

MacMillan HL, Fleming JE, Streiner DL, Lin E, Boyle MH, Jamieson E, Duku EK (2001) Childhood abuse and lifetime psychopathology in a community sample. Am J Psychiatry 158: 1878–1883.

McGovern MP, Lambert-Harris C, Acquilano S, Xie H, Alterman AI, Weiss RD (2009) A Cognitive Behavioral Therapy for Co-Occurring Substance Use and Posttraumatic Stress Disorders. Addict Behav 34:892–897.

Miller D, Guidry L (2001) Addictions and Trauma Recovery. Healing the Body, Mind & Spirit. New York: WW Norton.

Mills KL, Lynskey M, Teesson M, Ross J, Darke S (2005) Post-Traumatic Stress Disorder among People with Heroin Dependence in the Australian Treatment Outcome Study (Atos): Prevalence and Correlates. Drug Alcohol Depend 77:243–249.

Mills KL, Teesson M, Ross J, Peters L (2006) Trauma, PTSD, and substance use disorders: findings from the Australian National Survey of Mental Health and Well-Being. Am J Psychiatry 163:652–658.

Mueser KT, Rosenberg SD, Rosenberg HJ (2009) Posttraumatic Stress Disorder in Special Populations. A Cognitive Restructuring Program. Washington, DC: American Psychological Association.

Mullen PE, Martin JL, Anderson JC, Romans SE, Herbison GP (1993) Childhood sexual abuse and mental health in adult life. Br J Psychiatry 163:721–732.

Najavits LM (2002) Seeking Safety: A Treatment Manual for PTSD and Substance Abuse. New York: Guilford Press.

Najavits LM, Sonn J, Walsh M, Weiss RD (2004) Domestic Violence in Women with PTSD and Substance Abuse. Addict Behav 29:707–715.

Najavits LM, Gallop RJ, Weiss RD (2006) Seeking Safety Therapy for Adolescent Girls with PTSD and Substance Use Disorder: A Randomized Controlled Trial. J Behav Health Serv Res 33:453–463.

Najavits LM (2009) Posttraumatische Belastungsstörung und Substanzmissbrauch. Das Therapieprogramm »Sicherheit finden«. Göttingen: Hogrefe.

Nelson EC, Heath AC, Lynskey MT, Bucholz KK, Madden PA, Statham DJ, Martin NG (2006) Childhood sexual abuse and risks for licit and illicit drug-related outcomes: a twin study. Psychol Med 36:1473–1483.

Ouimette P, Moos RH, Brown PJ (2003) Substance Use Disorder-Posttraumatic Stress Disorder Comorbdity: A Survey of Treatments and Proposed Practice Guidelines. Washington D.C.: American Psychological Association.

Ouimette P, Moos RH, Finney JW (2003) PTSD Treatment and 5-Year Remission among Patients with Substance Use and Posttraumatic Stress Disorders. J Consult Clin Psychol 71:410–414.

Ouimette P, Goodwin E, Brown PJ (2006) Health and Well Being of Substance Use Disorder Patients with and without Posttraumatic Stress Disorder. Addict Behav 31:1415–1423.

Ouimette P, Coolhart D, Funderburk JS, Wade M, Brown PJ (2007) Precipitants of first substance use in recently abstinent substance use disorder patients with PTSD. Addict Behav 32:1719–1727.

Ouimette P, Read JP, Wade M, Tirone V (2010) Modelling Associations between Posttraumatic Stress Symptoms and Substance Use. Addict Behav 35:64–67.

Perkonigg A, Kessler RC, Storz S, Wittchen HU (2000)Traumatic events and post-traumatic stress disorder in the community: prevalence, risk factors and comorbidity. Acta Psychiatr Scand 101:46–59.

Ray LA, Capone C, Sheets E, Young D, Chelminski I, Zimmerman M (2009) Posttraumatic stress disorder with and without alcohol use disorders: Diagnostic and clinical correlates in a psychiatric sample. Psychiatry Res 170:278–281.

Read JP, Brown PJ, Kahler CW (2004) Substance Use and Posttraumatic Stress Disorders: Symptom Interplay and Effects on Outcome. Addict Behav 29:1665–1672.

Roy A (2002) Urinary free cortisol and childhood trauma in cocaine dependent adults. J Psychiatr Res 36:173–177.

Saladin M (2003) PTSD symptom severity as a predictor of cue-elicited drug craving in victims of violent crime. Addict Behav 28(9):1611–1629.

Santa-Maria MM, McRae-Clark AL, Back SE, DeSantis SM, Baker NL, Spratt EG, Simpson AN, Brady KT (2010) Influence of cocaine dependence and early life stress on pituitary-adrenal axis responses to CRH and the Trier social stressor. PNEC 35:1492–1500.

Schäfer I, Schultz M, Verthein U, Krausz M (2004) Traumatisierungen bei Suchtpatienten – Relevanz und spezifische Behandlung in der ambulanten Suchttherapie. Suchttherapie 5: 118–123.

Schäfer I, Najavits LM (2007) Clinical Challenges in the Treatment of Patients with Posttraumatic Stress Disorder and Substance Abuse. Curr Opin Psychiatry 20:614–618.

Schäfer I, Reininghaus U, Langeland W, Voss A, Zieger N, Haasen C (2007) Dissociative Symptoms in Alcohol-Dependent Patients: Associations with Childhood Trauma and Substance Abuse Characteristics. Compr Psychiatry 4:539–545.

Schäfer I, Langeland W, Hissbach J, Luedecke C, Ohlmeier MD, Chodzinski C (2010) Childhood Trauma and Dissociation in Patients with Alcohol Dependence, Drug Dependence, or Both-a Multi-Center Study. Drug Alcohol Depend 109:84–89.

Schäfer I, Schulze C, Dilling A, Barghaan D, Bullinger M, Stubenvoll M (2010) »Sicherheit finden« – Akzeptanz eines integrativen Therapieangebotes für Posttraumatische Störungen und Substanzmissbrauch bei Patientinnen mit Alkoholabhängigkeit. Suchttherapie 11: 60–68.

Schäfer I, Schulze C, Stubenvoll M (2011) Psychotherapie bei Abhängigkeitserkrankungen und Posttraumatischer Belastungsstörung (Psychotherapy for substance use disorders and posttraumatic stress disorder). Sucht 5:353–361.

Schäfer I, Muelhan M, Menger H, Lüdecke D, Bong S, Haupt L, Marzock M, Sehner S, Wiedemann K (2012) Auswirkungen früher Traumatisierung auf die Cortisolausschüttung bei alkoholabhängigen Patienten unter psychosozialem Stress. Trauma & Gewalt (SonderheftDeGPT):27–28.

Schmidt SA (2000) Prävalenz sexuellen Kindesmissbrauchs bei Opiatabhängigen – Themenbezogene Grundlagen, Konzept, Durchführung und Ergebnisse eines Kontrollgruppenvergleichs. Berlin: VWB, Verl. für Wiss. und Bildung.

Schuck AM, Widom CS (2001) Childhood victimization and alcohol symptoms in females: Causal inferences and hypothesized mediators. Child Abuse Negl 25(8):1069–1092.

Shin SH, Edwards EM, Heeren T (2009) Child abuse and neglect: Relations to adolescent binge drinking in the national longitudinal study of Adolescent Health (AddHealth) Study. Addict Behav 34:277–280.

Silverman AB, Reinherz HZ, Giaconia RM (1996) The long-term sequelae of child and adolescent abuse: A longitudinal community study. Child Abuse Negl 20:709–724.

Simpson TL, Miller WR (2002) Concomitance between childhood sexual and physical abuse and substance use problems. A review. Clin Psychology Rev 22:27–77.

Stevens SJ, Murphy BS, McKnight K (2003) Traumatic Stress and Gender Differences in Relationship to Substance Abuse, Mental Health, Physical Health, and HIV Risk Behavior in a Sample of Adolescents Enrolled in Drug Treatment. Child Maltreat 8:46–57.

Stewart SH, Conrod PJ, Samoluk SB, Pihl RO, Dongier M (2000) Posttraumatic stress disorder symptoms and situation-specific drinking in women substance abusers. Alc Treat Quart 18:31–47.

Toussaint DW, VanDeMark NR, Bornemann A, Graeber CJ (2007). Modifications of the Trauma Recovery and Empowerment Model (TREM) for Substance-Abusing Women with Histories of Violence: Outcomes and Lessons Learned at a Colorado Substance Abuse Treatment Center. J Commun Psychol 35:879–894.

Triffleman E (2000) Gender Differences in a Controlled Pilot Study of Psychosocial Treaments in Substance Dependent Patients with Posttraumatic Stress Disorder: Design Considerations and Outcomes. Alcohol Treat Quart 18:113–126.

Triffleman E, Carroll K, Kellogg S (1999) Substance Dependence Posttraumatic Stress Disorder Therapy. An Integrated Cognitive-Behavioral Approach. J Subst Abuse Treat 17:3–14.

Wilsnack SC, Vogeltanz ND, Klassen AD, Harris TR (1997) Childhood sexual abuse and women's substance abuse: national survey findings. J Stud Alcohol 58:264–271.

Yeater EA, Austin JL, Green MJ, Smith JE (2010) Coping mediates the relationship between posttraumatic stress disorder (PTSD) symptoms and alcohol use in homeless, ethnically diverse women: A preliminary study. Psychological Trauma: Theory, Research, Practice, and Policy 2(4):307–310.

Zlotnick C, Najavits LM, Rohsenow DJ, Johnson DM (2003) A Cognitive-Behavioral Treatment for Incarcerated Women with Substance Abuse Disorder and Posttraumatic Stress Disorder: Findings from a Pilot Study. J Subst Abuse Treat 25:99–105.

2 Psychotische Störungen

Ingo Schäfer

Kapitelübersicht

1 Einleitung
2 Psychotische Störungen nach frühen Traumatisierungen
3 Vermittelnde Mechanismen
4 Traumatisierungen bei Patienten mit Psychose im Behandlungskontext
5 Zusammenhänge mit dem Verlauf
6 Therapie
7 Fazit und Ausblick

---

1 Einleitung

Bei Personen mit frühen Traumatisierungen werden psychotische Symptome in unterschiedlichen Zusammenhängen beschrieben. So treten bei dissoziativen Störungen und chronischen Posttraumatischen Belastungsstörungen (PTBS) in der Folge früher Gewalt auch Halluzinationen verschiedener Sinnesmodalitäten und wahnhaftes Erleben auf (z. B. Dorahy et al. 2009; Tschoeke und Steinert 2010). Umgekehrt finden sich bei Patienten mit psychotischen Erkrankungen, etwa Psychosen aus dem schizophrenen Formenkreis oder bipolaren Störungen, hohe Raten früher Traumatisierungen und posttraumatischer Syndrome (Schäfer und Fisher 2011a). Die Abgrenzung zu dissoziativen Störungen kann dabei schwierig sein und nicht selten handelt es sich eher um »Mischbilder«, die sowohl psychotische als auch dissoziative Symptome umfassen (Kurth et al. 2012). Eher als eine kategoriale Sicht erscheint deshalb ein dimensionales Modell angemessen, das von fließenden Übergängen zwischen dissoziativen und psychotischen Syndromen ausgeht. Im vorliegenden Kapitel wird ein Schwerpunkt auf die Befunde bei Patienten mit psychotischen Störungen gesetzt. Neben einem Überblick über Zusammenhänge zwischen traumatischen Erfahrungen und späteren psychotischen Störungen wird auf die Häufigkeit und klinische Bedeutung von Traumatisierungen bei Personen mit psychotischen Erkrankungen und auf therapeutische Ansätze bei dieser Patientengruppe eingegangen.

2 Psychotische Störungen nach frühen Traumatisierungen

In den letzten Jahren wurde eine wachsende Zahl von Studien vorgelegt, die darauf hinweisen, dass frühe Traumatisierungen auch für die spätere Entwicklung psychotischer Störungen einen bedeutsamen Risikofaktor darstellen (▶ Tab. 1). In fast all diesen Untersuchungen waren Missbrauchserlebnisse in der Kindheit mit psychotischen Symptomen und/oder der Diagnose einer psychotischen Störung bei Jugendlichen (Lataster et al. 2006; Spauwen et al. 2006; Kelleher et al. 2008; Arseneault et al. 2011) oder Erwachsenen assoziiert (Janssen et al. 2004; Shevlin et al. 2007, 2010; Cutajar et al. 2010; Bebbington et al. 2004; 2011; Whitfield et al. 2005). So untersuchten etwa Arseneault et al. (2011) in einer prospektiven Studie (»Environmental Risk Longitudinal Twin Study«) 2232 Zwillingen im Alter von 5, 7, 10 und 12 Jahren auf das Vorliegen von körperlicher Misshandlung oder Unfällen und im Alter von zwölf Jahren auf psychotische Symptome. Kinder, die vorsätzlicher Gewalt ausgesetzt gewesen waren, wiesen eine höhere Wahrscheinlichkeit psychotischer Symptome im Alter von zwölf Jahren auf als Kinder, die körperliche Verletzungen durch Unfälle erlitten hatten. Diese Zusammenhänge blieben auch nach Kontrolle eines breiten Spektrums möglicher konfundierender Variablen, einschließlich eines möglichen genetischen Risikos für psychotische Erkrankungen, bestehen. Kinder, die sowohl körperlicher Gewalt durch Erwachsene als auch »Mobbing« durch Gleichaltrige ausgesetzt gewesen waren, wiesen ein noch höheres Risiko psychotischer Symptome auf, was als Hinweis auf mögliche kumulative Effekte verschiedener Formen interpersoneller Gewalt gewertet werden kann. In einer anderen Studie nutzten Bebbington et al. (2011) die Daten eines Gesundheitssurveys bei 7353 Erwachsenen, um Zusammenhänge zwischen sexuellem Missbrauch in der Kindheit und psychotischen Störungen zu untersuchen. Dabei zeigte sich eine Dosis-Wirkungs-Beziehung zwischen psychotischen Störungen und sexuellem Missbrauch, wobei schwere sexuelle Übergriffe stärkere Zusammenhänge mit psychotischen Störungen zeigten als Erlebnisse, die keinen Körperkontakt beinhalteten. Lediglich eine populationsbasierte Studie (Spataro et al. 2004) konnte den Zusammenhang zwischen früher Traumatisierung und psychotischen Störungen nicht bestätigen. In dieser prospektiven Untersuchung konnte keine erhöhte Inzidenz schizophrener Störungen bei Erwachsenen festgestellt werden, die einen dokumentierten sexuellen Missbrauch in ihrer Kindheit erlebt hatten. Allerdings fand eine neuere Untersuchung dieser Arbeitsgruppe in einer späteren Katamnese ebenfalls entsprechende Zusammenhänge (Cutajar et al. 2010). Varese et al. (2012) fassten alle bislang verfügbaren Untersuchungen in einer Metaanalyse zusammen, in die 18 Fall-Kontroll-Studien, zehn prospektive Untersuchungen und acht Querschnittsstudien an Bevölkerungsstichproben eingingen. Dabei zeigten sich anhand von jedem dieser unterschiedlichen Studienansätze signifikante Zusammenhänge zwischen frühen negativen Entwicklungsbedingungen und psychotischen Störungen, mit einem Oddratio von 2.78 (95 % CI = 2.34–3.31) über alle Studien hinweg. Das attributable Risiko, also der Faktor, um den die Erkrankungshäufigkeit gesenkt werden könnte, wenn frühen negative Entwicklungsbedingungen vorgebeugt würde, wurde anhand der Ergebnisse dieser Meta-Analyse auf 33 % (16–47 %) geschätzt.

Tab. 1: Studien zu Zusammenhängen zwischen frühen Traumatisierungen und psychotischen Störungen in der Allgemeinbevölkerung (Mod. nach Schäfer und Fisher 2011 b)

Autoren	Studiendesign	Stichprobe	Zusammenhänge
Janssen et al. 2004 (Niederlande)	Prospektive Kohortenstudie	N=4045 (18.–64. LJ)	Zusammenhänge mit psychotischer Symptomatik: • Sexueller Missbrauch **Adj. OR* 9.3 (2.0–43.6)**. Zusammenhänge mit behandlungsbedürftigen psychotischen Störungen: • Sexueller Missbrauch **Adj. OR* 7.3 (1.1–49.0)**. *Adjustiert u.a. für andere psychische Erkrankungen und psychotische Störungen in der Familie.
Spataro et al. 2004 (Australien)	Prospektive Kohortenstudie	N=3,141,3-57 (M=27 LJ)	Zusammenhänge mit schizophrenen Psychosen: • Dokumentierter sexueller Missbrauch **RR 1.2 (0.7–2.1)**.
Spauwen et al. 2006 (Deutschland)	Prospektive Kohortenstudie	N=2524 (14.–24. LJ)	Zusammenhänge mit psychotischen Störungen: • Irgendein Trauma **Adj. OR* 1.9* (1.2–3.1)**. • Sexueller Missbrauch **Adj. OR* 1.6 (0.5–5.1)**. • Physische Misshandlung **Adj. OR* 2.1 (1.2–3.9)**. • Vergewaltigung **Adj. OR* 2.3 (0.6–9.2)**. *Adjustiert für Geschlecht, sozioökonomischen Status, Cannabisgebrauch, psychische Störungen bei Erstuntersuchung und weitere Variablen.
Shevlin et al. 2007 (USA)	Querschnittsstudie	N=5877 (15.–54. LJ)	Zusammenhänge mit Psychosen aus dem schizophrenen Formenkreis: • Körperliche Misshandlung: **Adj.OR* 2.7 (1.1–6.5)**. • Sexueller Missbrauch: OR nicht berichtet, nicht signifikant. *Adjustiert für Depression.
Cutajar et al. 2010 (Australien)	Prospektive Kohortenstudie	N=5436 (14.–57. LJ)	Zusammenhänge mit schizophrenen Psychosen: • Dokumentierter sexueller Missbrauch **OR 2.6 (1.6–4.4)**.
Shevlin et al. 2010 (USA)	Querschnittsstudie	N=2353 (M=44. LJ)	Zusammenhänge mit optischen Halluzinationen: • Physische Misshandlung: **Adj. OR* 3.2 (1.5–7.1)**. • Vergewaltigung: **Adj. OR* 3.4 (1.7–6.8)**. • Zusammenhänge mit akustische Halluzinationen: • Physische Misshandlung: **Adj. OR* 4.6 (2.0–10.6)**. • Vergewaltigung: **Adj. OR* 3.0 (1.4–6.3)**. *Adjustiert für Geschlecht, Alter, Familienstand, Schulbildung, Beschäftigung und Substanzabhängigkeit.

Autoren	Studiendesign	Stichprobe	Zusammenhänge
Arseneault et al. 2011 (UK)	Prospektive Kohortenstudie	N=2232 (12. LJ.)	Zusammenhänge mit psychotischen Symptomen: • Physische Misshandlung: **Adj.RR* 2.5 (1.5–4.2)**. *Adjustiert für Geschlecht, sozioökonomischen Status und IQ.
Bebbington et al. 2011 (UK)	Querschnittsstudie	N=7353 (ab 16. LJ.)	Zusammenhänge mit psychotischen Störungen: • Sexueller Missbrauch: **Adj. OR* 3.2 (1.3–7.6)**. *Adjustiert für Alter, sozialen Status, Schulbildung, Haushaltseinkommen und familiäre Struktur.

3 Vermittelnde Mechanismen

Bislang ist wenig dazu bekannt, welche Mechanismen dem Zusammenhang zwischen frühen Traumatisierungen und psychotischen Störungen zugrunde liegen. Einige Studien deuten auf das Zusammenwirken mit anderen Risikofaktoren hin. So zeigten sich noch stärkere Zusammenhänge zwischen psychotischen Störungen und frühen Traumatisierungen, besonders sexuellem Missbrauch, wenn bei den Betroffenen zusätzlich Cannabisgebrauch im Jugendalter vorlag (Harley et al. 2010; Houston et al. 2011). In Querschnittsstudien zeigte sich, dass ein negatives Selbstbild, Angst und Depression die Zusammenhänge zwischen Traumatisierungen und psychotischen Symptomen mediierten (Bebbington et al. 2004; Gracie et al. 2007). In diesen Untersuchungen fanden sich auch starke Zusammenhänge zwischen negativem Selbstbild, geringem Selbstbewusstsein sowie negativen Affekten und der inhaltlichen Ausgestaltung psychotischer Symptome. Lardinois et al. (2011) fanden signifikante Interaktionen zwischen Alltagsstress und frühen Traumatisierungen in Bezug auf negative Affekte und das Ausmaß der aktuellen psychotischen Symptomatik, was als Folge früher Traumatisierungen auf die Stressverarbeitung im Erwachsenenalter verstanden werden kann. Auch hirnstrukturelle (Habets et al. 2011) und neuroendokrine Veränderungen (Faravelli et al. 2010) bei Patienten mit psychotischen Störungen, die frühe Traumatisierungen berichten, könnten Ausdruck einer erhöhten neurobiologischen Vulnerabilität bei Betroffenen sein. Weiter ist davon auszugehen, dass Gen-Umwelt-Interaktionen bei der Entwicklung psychotischer Störungen nach frühen Traumatisierungen eine Rolle spielen. So fanden Alemany et al. (2011) in einer neueren Studie, dass Zusammenhänge zwischen Traumatisierungen in der Kindheit und psychotischen Störungen durch den BDNF-Val66Met-Polymorphismus moderiert wurden. In einer Stichprobe von 533 Studenten zeigte sich, das Träger des Met-Allels mehr psychosenahe Erlebnisse berichteten, wenn sie frühen Traumatisierungen ausgesetzt gewesen waren, als Personen mit dem Val/Val-Genotyp. Allerdings bedürfen die genannten Befunde einer Bestätigung in prospektiven Untersuchungen, um zu einem besseren Verständnis der Zusammenhänge zwischen frühen Traumatisierungen und späteren psychotischen Symptomen zu gelangen.

4 Traumatisierungen bei Patienten mit Psychose im Behandlungskontext

Personen, die sich aufgrund einer psychotischen Störung in Behandlung befinden, weisen hohe Raten früher Gewalterfahrungen auf. Morgan und Fisher (2007) kamen in einer neueren Übersicht über 20 Studien zu dem Ergebnis, dass sexueller Missbrauch im Mittel von 42 % der weiblichen und 28 % der männlichen Patienten berichtet wird, körperliche Misshandlung von 35 % bzw. 38 %. Mindestens eine Form früher Gewalt berichteten jeweils 50 % der Patientinnen und Patienten. Weitere Formen früher Traumatisierungen, wie emotionale Misshandlung und Vernachlässigung, wurden nur in wenigen Untersuchungen berücksichtigt, dann jedoch bei einem erheblichen Teil der Patientinnen und Patienten festgestellt. So wurde emotionale Misshandlung von 33 % bis 59 % der Patienten berichtet, emotionale Vernachlässigung von 43 % bis 59 % (Schäfer et al. 2006; Mason et al. 2009; Shannon et al. 2009; Vogel, Spitzer et al. 2009). Während diese Formen früher Traumatisierungen bei einem Teil der Patientinnen und Patienten kombiniert mit sexuellem Missbrauch und körperlicher Misshandlung vorliegen, berichtet etwa ein Drittel der Patienten mit psychotischen Erkrankungen isolierte emotionale Misshandlung oder Vernachlässigung (z. B. Mason et al. 2009). Dabei erscheint es naheliegend, dass etablierte Konzepte, die ungünstige familäre Interaktionsmuster bei Psychosepatienten für den Ausbruch und Verlauf der Erkrankung verantwortlich machen (z. B. das »Expressed Emotion«-Konzept), ebenfalls Aspekte emotionaler Traumatisierungen wie elterliche Kälte, Kritik und Feinseligkeit abbilden.

In Untersuchungen zur Prävalenz einer komorbiden Posttraumatischen Belastungsstörung (PTBS) fanden sich bei Personen, die sich aufgrund schizophrener oder affektiver Psychosen in Behandlung befanden, Raten von 14 % bis 46 %, oft in Zusammenhang mit sexuellem Missbrauch oder Misshandlung in der Kindheit (Spitzer et al. 2007; Schäfer und Fisher 2011a; Vogel, Schatz et al. 2009). PTBS-Symptome können dabei maßgeblich zu einem ungüstigeren Verlauf psychotischer Störungen beitragen. So stellen Intrusionen eine zusätzliche chronische Belastung dar, können bereits vorhandene Schlafstörungen verstärken und Einschränkungen der Realitätstestung weiter begünstigen. Vermeidungsverhalten kann sozialen Rückzug fördern und vegetative Übererregung das bereits erhöhte Erregungsniveau bei psychotischen Patienten weiter steigern. Zudem kann es durch eine Reihe traumaassoziierter Probleme, wie komorbiden Substanzmissbrauch, indirekt zu einer Verschlechterung der psychotischen Symptomatik kommen (Mueser et al. 2002).

Eine weitere, bei Psychosepatienten erst wenig untersuchte Folge traumatischer Erfahrungen stellen dissoziative Syndrome dar (Übersicht: Schäfer et al. 2009). Wie bei anderen Patientengruppen zeigen dissoziative Symptome auch bei psychotischen Patienten Zusammenhänge mit frühen Traumatisierungen und könnten – wie Suizidalität oder Substanzkonsum – eine unabhängige Folge dieser Erlebnisse darstellen. In Bezug auf Wechselwirkungen mit der psychotischen Symptomatik werden dabei unterschiedliche Mechanismen diskutiert. So könnten dissoziative Symptome dadurch, dass sie den Bezug zur eigenen Person und der Außenwelt verändern, die Entstehung psychotischer Symptome begünstigen. Umgekehrt könnten psychotische Entwicklungen die Manifestationsschwelle dissoziativer Phänomene bei Patienten senken, die aufgrund früher Traumatisierungen entsprechend prädisponiert sind. Zumindest bei einer Subgruppe von Patienten weisen schwere dissoziative Symptome auf eine komorbide dissoziative Störung oder auf Mischzustände hin. So wurde in Untersuchungen, die bei Psychosepatienten klinische Interviews zu dissoziativen Störungen einsetzten, bei jeweils mindestens 10 % der Patienten die Diagnose einer schweren dissoziativen Störung gestellt (Schäfer et al. 2009).

5 Zusammenhänge mit dem Verlauf

Psychosepatienten, die in der Kindheit körperlich misshandelt oder sexuell missbraucht wurden, unterscheiden sich von Patienten ohne diese Erlebnisse in Bezug auf die Symptomatik und den Krankheitsverlauf. So wurde, wie auch bei anderen psychischen Störungen, wiederholt berichtet, dass frühe Traumatisierungen mit einem jüngeren Alter bei der Ersterkrankung, schwereren Verläufen und einer höheren Anzahl von Krankenhausaufnahmen assoziiert sind (z. B. Garno et al. 2005; Schenkel et al. 2005). Weiter fanden sich bei traumatisierten Psychosepatienten mehr depressive Symptome und Ängstlichkeit (z. B. Schenkel et al. 2005; Lysaker et al. 2007), mehr Suizidalität und selbstverletzendes Verhalten (z. B. Romero et al. 2009; Conus et al. 2010), mehr Substanzmissbrauch (z. B. Garno et al. 2005; Conus et al. 2010), mehr sexuelles Risikoverhalten und mehr Probleme in nahen Beziehungen (Lysaker et al. 2004). Einer der am häufigsten berichteten Unterschiede betrifft ein signifikant stärkeres Ausmaß an Positivsymptomen bei traumatisierten Patienten, insbesondere an Halluzinationen verschiedener Sinnesmodalitäten (Mason et al. 2009; Shevlin et al. 2010). Zusammenhänge zwischen frühen Traumatisierungen und Halluzinationen finden sich dabei über die Grenzen diagnostischer Kategorien hinweg und auch bei nicht-klinischen Stichproben. Wiederholt wurde auch berichtet, dass sich Wahninhalte und Halluzinationen mit traumatischen Erfahrungen in Zusammenhang bringen lassen (z. B. Thompson et al. 2010). So fanden sich nach sexuellem Missbrauch mehr sexuell getönte Wahninhalte oder es handelte sich bei imperativen, zu Suizid oder selbstverletzendem Verhalten auffordernden Stimmen um die der Täter. Andere Untersuchungen fanden subtilere Zusammenhänge. Ihre Befunde weisen darauf hin, dass Patientinnen und Patienten mit frühen Traumatisierungen akustische Halluzinationen häufiger als feindselig und bedrohlich erleben oder dass sie mit mehr Schuld- und Schamgefühlen verbunden sind (z. B. Hardy et al. 2005). Neuere Studien berichteten von stärker eingeschränkten kognitiven Funktionen bei Psychosepatienten mit frühen Traumatisierungen (Shannon et al. 2009; Fan et al. 2008; Aas et al. 2011), die deren Fähigkeit von therapeutischen Angeboten zu profitieren beeinträchtigen und so zu einer ungünstigeren Prognose beitragen könnten.

6 Therapie

Aufgrund der hohen Prävalenz traumatischer Erfahrungen bei Personen mit psychotischen Syndromen und den häufigen Zusammenhängen mit posttraumatischen Störungen wird empfohlen, beide Bereiche systematisch in die Diagnostik einzubeziehen (Read et al. 2007). Außerhalb traumaspezifischer Settings erfolgt dies allerdings kaum. Trotz der hohen Prävalenzraten wird bei nur ca. 2 % aller Patientinnen und Patienten mit schweren psychischen Störungen die Diagnose einer PTBS dokumentiert (z. B. Brady et al. 2003). Zu den Gründen dafür gehört neben Ausbildungsdefiziten bei der Trauma-Diagnostik, dass Therapeutinnen und Therapeuten oft an der Verlässlichkeit der Angaben psychotischer Patienten zweifeln (Salyers et al. 2004). Befunde zum Einsatz strukturierter Fragebögen zeigen allerdings, dass Traumatisierungen und posttraumatische Störungen auch bei Personen mit psychotischer Symptomatik zuverlässig erhoben werden können. So fanden Fisher et al. (2011), dass die retrospektiven Berichte psychotischer Patienten zu sexuellem Missbrauch und Misshandlung in der Kindheit eine gute konvergente Validität mit Angaben in Akten besaßen, nicht mit der aktuellen Schwere der psychotischen Symptomatik korrelierten und über sieben Jahre stabil waren. Auch Symptome der PTBS können anhand von Fragebögen sicher erfasst werden (Schäfer et al. 2011). Dennoch empfiehlt sich eine sorgfältige diagnostische Einordnung der einzelnen Symptombereiche. So kann psychotisches Erleben (z. B. »Besessenheitswahn«) fälschlicher Weise als Zeichen einer dissoziativen Störung gedeutet werden, aber auch Ausdruck einer tatsächlich vorhandenen dissoziativen, mit frühen Traumatisierungen bei schizophrenen Patienten assoziierten Symptomatik sein (Schäfer et al. 2009). In diesen Fällen kann die wahnhafte Interpretation der entsprechenden Phänomene deren posttraumatischen Charakter verdecken und dazu führen, dass sie nicht angemessen diagnostiziert werden. Entscheidend ist, dass Wahrnehmungsstörungen nicht vorschnell und einseitig interpretiert werden, sondern eine sorgfältige Diagnostik anhand klinischer Interviews und die Interpretation der jeweiligen Phänomene im Kontext der Gesamtsymptomatik erfolgt.

Ein weiterer Grund dafür, dass Traumatisierungen und posttraumatische Störungen bei Patienten mit psychotischen Syndromen nur selten diagnostiziert werden, ist offensichtlich eine weit verbreitete Unsicherheit bei Therapeuten, ob traumaspezifische Interventionen auch bei dieser Personengruppe eingesetzt werden können. Dabei haben sich auch bei Patienten mit psychotischen Syndromen inzwischen alle Ansätze bewährt, die sonst bei der Therapie posttraumatischer Störungen angewandt werden. So sind etwa stabilisierende Interventionen wie Imaginationsübungen sicher und effektiv einsetzbar. Allerdings kann in akuten Stadien zunächst die Förderung basaler Wahrnehmungsdifferenzierung indiziert sein, z. B. durch einfache Körperwahrnehmungs- und Entspannungsübungen (Kurth et al. 2012). Weiter wurden verschiedene Therapieprogramme, die einen Schwerpunkt auf Stabilisierung und den Aufbau von Copingstrategien setzen, speziell für Personen mit schweren psychischen Erkrankungen und komplexen Traumatisierungen entwickelt. Ein Beispiel ist das »Trauma Recovery and Empowerment Model« (TREM; Harris 1998; Fallot und Harris 2002). Dieses strukturierte, manualisierte Behandlungsprogramm nutzt einen supportiven Ansatz, der darauf abzielt einen besseren Umgang mit den kognitiven, emotionalen und interpersonellen Langzeitfolgen traumatischer Erlebnisse zu erlernen. Erste Evaluationen haben eine Reduktion psychiatrischer Symptome, Zunahme des psychosozialen Funktionsniveaus und geringere Inanspruchnahme des Hilfesystems ergeben. Positive Erfahrungen liegen auch mit anderen Programmen vor. So wurden etwa die stabilisierenden Module eines kognitiv-behaviorales Therapieprogramm zur Behandlung der komplexen PTBS (»STAIR«; Cloitre et al. 2006), in einer ersten Studie auch bei Patienten mit chronischen schizophrenen Psychosen erfolgreich eingesetzt (Trappler und Newville 2007).

Auch in Bezug auf trauma-zentrierte Interventionen bei Personen mit psychotischen Syndromen liegen die meisten Erfahrungen zu kognitiv-behavioralen Ansätze vor. Neben zahlreichen Fallberichten zum sicheren Einsatz kognitiver Interventionen (z. B. Calcott et al. 2004) liegt dazu inzwischen eine größere kontrollierte Studie vor (Mueser et al. 2008). Darin wurden 108 Patienten mit schweren psychischen Erkrankungen und komorbider PTBS im Rahmen eines 12–16 Sitzungen umfassenden Therapieprogrammes behandelt, das neben Psychoedukation und stabilisierenden Atemübungen auf kognitive Umstrukturierung fokussiert (Mueser et al. 2009). Bei Patienten der Interventionsgruppe fanden sich sechs Monate nach der Therapie signifikant bessere Ergebnisse in Bezug auf die PTBS-Symptomatik und verschiedene weitere klinische Bereiche. Auch zu expositionsbasierten Verfahren existieren inzwischen erste Studien. So behandelten Frueh et al. (2009) 20 Patienten mit PTBS und der Diagnose einer Schizophrenie bzw. schizoaffektiven Störung in einem Therapieprogramm, dass neben 14 Sitzungen Psychoedukation, Angstmanagement und Training sozialer Kompetenzen auch acht Sitzungen Traumaexposition beinhaltete. Bei den 13 Patienten, die die Behandlung beendeten, fanden sich signifikante Verbesserungen der PTBS-Symptomatik, die auch bei einer 3-Monats-Katamnese stabil blieben. Van den Berg et al. (2012) berichteten die Ergebnisse einer Pilotstudie, in der 27 Patienten mit psychotischen Störungen und komorbider PTBS mit »Eye Movement Desensitization and Reprocessing« (EMDR) behandelt wurden. Nach sechs Sitzungen erfüllten lediglich 23 % der 22 Patienten, die bis Studienende behandelt wurden, noch die Kriterien für eine PTBS. Zudem wurden keine unerwünschten Ereignisse wie Suizidversuche oder psychiatrische Akutaufnahmen berichtet.

Schließlich ist, wie generell bei Patienten mit psychotischen Störungen, eine rationale Pharmakotherapie ein wichtiger Baustein in der Behandlung traumatisierter Patienten. Das Ansprechen der Symptomatik auf antipsychotische Medikamente kann dabei deren »psychotische« bzw. »dissoziative« Genese weder beweisen noch widerlegen. Klinische Beobachtungen deuten darauf hin, dass es oft die dämpfenden, anxiolytischen Effekte der antipsychotischen Medikation sind, die auch bei stärker dissoziativ anmutenden Syndromen eine wichtige Rolle bei der Verbesserung der Symptomatik spielen (Rudegair und Farrelly 2008; ISSTD 2011). Insbesondere Antipsychotika mit dämpfendem Profil können eine gute Effektivität in Bezug auf ein Spektrum von angstvermittelten (Schlaf, emotionale Irritierbarkeit) und posttraumatischen Symptomen haben (Alpträume und anderes intrusives Erleben). Dabei können Medikamente bei Personen mit komplexen posttraumatischen Störungen einen zwar schnellen, aber nicht immer anhaltenden Effekt auf »psychotische Symptome« zeigen. Dies wird auch mit einer erhöhten Suggestibilität und dem dadurch verstärkten Placebo-Effekt bei Personen mit starker Dissoziationsneigung in Verbindung gebracht. Insgesamt bleibt festzuhalten, dass Antipsychotika unabhängig von den vermuteten zugrunde liegenden Mechanismen (»dissoziativ« oder »psychotisch«) eine signifikante Verbesserung bewirken können (Rudegair und Farrelly 2008). Andererseits wurde wiederholt darauf hingewiesen, dass als »dissoziativ« interpretierte Symptome

(z. B. »innere Stimmen«) schlechter auf die Therapie mit Antipsychotika ansprechen. Daraus könnten sich Implikationen für die Behandlung schwer traumatisierter Patienten mit Psychosen aus dem schizophrenen Formenkreis ergeben, die nicht ausreichend auf eine medikamentöse Therapie ansprechen. Gerade bei diesen Patienten sollte eine erneute sorgfältige Diagnostik und Bewertung der vorliegenden Symptomatik erfolgen und geprüft werden, ob zusätzlich spezifische traumatherapeutische Ansätze notwendig sind.

7 Fazit und Ausblick

Bevölkerungsbasierte Untersuchungen der letzten Jahre weisen darauf hin, dass frühe Traumatisierungen auch für die Entstehung psychotischer Störungen, wie schizophrener oder bipolarer Erkrankungen, von Bedeutung sind. Erste Befunde zu psychologischen und biologischen Mediatoren bedürfen einer weiteren Bestätigung in prospektiven Untersuchungen. Bei klinischen Stichproben finden sich regelhaft hohe Raten früher Traumatisierungen, wobei in den meisten Untersuchungen etwa die Hälfte der Patientinnen und Patienten mit psychotischen Störungen sexuellen Missbrauch und/oder physische Misshandlung berichtet. Entsprechend dieser hohen Prävalenz traumatischer Erfahrungen findet sich bei 11–46 % aller Patienten, die sich aufgrund psychotischer Störungen in Behandlung befinden, eine komorbide PTBS. Analog zu den Befunden bei anderen Diagnosegruppen weisen psychotische Patienten mit frühen Traumatisierungen und/oder PTBS ein breites Spektrum zusätzlicher klinischer Probleme und geringere Remissionsraten auf. Instrumente zur Diagnostik früher Traumatisierungen und posttraumatischer Störungen erscheinen auch für den Einsatz bei psychotischen Patienten geeignet. Traumaspezifische Therapieansätze können bei Patienten mit psychotischen Störungen sicher und effektiv eingesetzt werden, wobei hier weiterer Forschungsbedarf besteht.

Literatur

Aas M, Dazzan P, Fisher HL, Morgan C, Morgan K, Reichenberg A (2011) Childhood trauma and cognitive function in first-episode affective and non-affective psychosis. Schizophr Res 129:12–19.

Alemany S, Arias B, Aguilera M, Villa H, Moya J, Ibanez MI (2011) Childhood abuse, the BDNF-Val66Met polymorphism and adult psychotic-like experiences. Br J Psychiatry 199:38–42.

Arseneault L, Cannon M, Fisher HL, Polanczyk G, Moffitt TE, Caspi A (2011) Childhood trauma and children's emerging psychotic symptoms: A genetically sensitive longitudinal cohort study. Am J Psychiatry 168:65–72.

Bebbington PE, Bhugra D, Brugha T, Singleton N, Farrell M, Jenkins R (2004) Psychosis victimisation and childhood disadvantage. Br J Psychiatry 185:220–226.

Bebbington P, Jonas S, Kuipers E, King M, Cooper C, Brugha T (2011) Childhood sexual abuse and psychosis: data from a cross-sectional

national psychiatric survey in England. Br J Psychiatry 199:29–37.
Brady S, Rierdan J, Penk W, Losardo M, Meschede T (2003) Post-Traumatic Stress Disorder in Adults with Serious Mental Illness and Substance Abuse. J Trauma Dissociation 4:77–90.
Callcott PS, Standart P (2004) Trauma within psychosis: using a CBT model for PTSD in psychosis. Behavioural and Cognitive Psychotherapy 32:239–244.
Cloitre M, Cohen LR, Koenen KC (2006) Treating Survivors of Childhood Abuse. London: Guilford Press.
Conus P, Cotton S, Schimmelmann BG, McGorry PD, Lambert M (2010) Pretreatment and outcome correlates of sexual and physical trauma in an epidemiological cohort of first-episode psychosis patients. Schizophr Bull 36:1105–1114.
Cutajar MC, Mullen PE, Ogloff JR, Thomas SD, Wells DL, Spataro J (2010) Psychopathology in a large cohort of sexually abused children followed up to 43 years. Child Abuse Negl 34:813–822.
Dorahy MJ, Shannon C, Seagar L (2009) Auditory hallucinations in dissociative identity disorder and schizophrenia with and without a childhood trauma history: similarities and differences. J Nerv Ment Dis 197:892–898.
Fan X, Henderson DC, Nguyen DD, Cather C, Freudenreich O, Evins AE (2008) Posttraumatic stress disorder, cognitive function and quality of life in patients with schizophrenia. Psychiatry Res 159:140–146.
Faravelli C, Amedei SG, Rotella F, Faravelli L, Palla A, Consoli G (2010) Childhood traumata, Dexamethasone Suppression Test and psychiatric symptoms: a trans-diagnostic approach. Psychol Med 40:2037–2048.
Fisher HL, Craig TK, Fearon P, Morgan K, Dazzan P, Lappin J, Hutchinson G, Doody (2009) Reliability and comparability of psychosis patient's retrospective reports of childhood abuse. Schizophr Bull 37:546–553.
Frueh BC, Grubaugh AL, Cusack KJ, Kimble MO, Elhai JD, Knapp RG (2009) Exposure-based cognitive-behavioral treatment of PTSD in adults with schizophrenia or schizoaffective disorder: a pilot study. J Anxiety Disord 23:665–675.
Fallot RD, Harris M (2002) The Trauma Recovery and Empowerment Model (TREM): conceptual and practical issues in a group intervention for women. Community Ment Health J 38:475–485.
Garno JL, Goldberg JF, Ramirez PM, Ritzler BA (2005) Impact of childhood abuse on the clinical course of bipolar disorder. Br J Psychiatry 186:121–125.
Gracie A, Freeman D, Green S, Garety PA, Kuipers E, Hardy A (2007) The association between traumatic experience, paranoia and hallucinations: a test of the predictions of psychological models. Acta Psychiatr Scand 116:280–289.
Habets P, Marcelis M, Gronenschild E, Drukker M, van Os J (2011) Reduced cortical thickness as an outcome of differential sensitivity to environmental risks in schizophrenia. Biol Psychiatry 69:487–494.
Hardy A, Fowler D, Freeman D, Smith B, Steel C, Evans J, Garety P, Kuipers E, Bebbington P, Dunn G (2005) Trauma and Hallucinatory Experience in Psychosis. J Nerv Ment Dis 193:501–507.
Harley M, Kelleher I, Clarke M, Lynch F, Arseneault L, Connor D (2010) Cannabis use and childhood trauma interact additively to increase the risk of psychotic symptoms in adolescence. Psychol Med 40:1627–1634.
Harris M (1998) Trauma Recovery and Empowerment: A Clinician's Guide for Working with Women in Groups. The Free Press.
Houston JE, Murphy J, Shevlin M, Adamson G (2011) Cannabis use and psychosis: re-visiting the role of childhood trauma. Psychol Med 18:1–10.
International Society for the Study of Trauma and Dissociation (ISSTD). Guidelines for treating dissociative identity disorder in adults, third revision: Summary version (2011) J Trauma Dissociation 12:188–212.
Janssen I, Krabbendam L, Bak M, Hanssen M, Vollebergh W, de Graaf R (2004) Childhood abuse as a risk factor for psychotic experiences. Acta Psychiatr Scand 109:38–45.
Kelleher I, Harley M, Lynch F, Arseneault L, Fitzpatrick C, Cannon M (2008) Associations between childhood trauma, bullying and psychotic symptoms among a school-based adolescent sample. Br J Psychiatry 193:378–382.
Kurth RA, Gerhardt H, Schäfer I (2012) Posttraumatische und psychotische Symptome bei schwer traumatisierten Patienten: Eine Darstellung anhand von 3 Fallvignetten Fortschr Neurol Psychiat 80:24–28.
Lataster T, van Os J, Drukker M, Henquet C, Feron F, Gunther N (2006) Childhood victimisation and developmental expression of non-clinical delusional ideation and hallucinatory experiences: victimisation and non-clinical psychotic experiences. Soc Psychiatry Psychiatr Epidemiol 41:423–428.
Lardinois M, Lataster T, Mengelers R, Van Os J, Myin-Germeys I (2011) Childhood trauma and

increased stress sensitivity in psychosis. Acta Psychiatr Scand 123:28–35.

Lysaker PH, Nees MA, Lancaster RS, Davis LW (2004) Vocational function among persons with schizophrenia with and without history of childhood sexual trauma. J Trauma Stress 17:435–438.

Lysaker PH, Salyers MP (2007)Anxiety symptoms in schizophrenia spectrum disorders: associations with social function, positive and negative symptoms, hope and trauma history. Acta Psychiatr Scand116:290–298.

Mason OJ, Brett E, Collinge M, Curr H, Rhodes J (2009) Childhood abuse and the content of delusions. Child Abuse Negl 33:205–208.

Morgan C, Fisher H (2007) Environment and schizophrenia: Environmental factors in schizophrenia childhood trauma – a critical review. Schizophr Bull 33:3–10.

Mueser KT, Rosenberg SD, Goodman LA, Trumbetta SL (2002) Trauma, PTSD, and the course of severe mental illness: an interactive model. Schizophr Res 53:123–143.

Mueser KT, Rosenberg SD, Xie H, Jankowski MK, Bolton EE, Lu W (2008) A randomized controlled trial of cognitive-behavioral treatment for posttraumatic stress disorder in severe mental illness. J Consult Clin Psychol 76: 259–271.

Mueser KT, Rosenberg SD, Rosenberg HJ (2009) Treatment of Posttraumatic Stress Disorder in special populations. A cognitive restructuring program. Washington DC: American Psychological Association.

Read J, Hammersley P, Rudegeair T (2007) Why, when and how to ask about childhood abuse. Adv Psych Treat13:101–110.

Romero S, Birmaher B, Axelson D, Goldstein T, Goldstein BI, Gill MK (2009) Prevalence and correlates of physical and sexual abuse in children and adolescents with bipolar disorder. J Affect Disord112:144–150.

Rudegeair T, Farrelly S (2008) Pharmacotherapy in the collaborative treatment of trauma-induced dissociation and psychosis. In: Moskowitz A, Schäfer I, Dorahy MJ (Hrsg.) Psychosis, Trauma and Dissoziation. Oxford: Wiley-Blackwell, 307–318.

Salyers MP, Evans LJ, Bond GR, Meyer PS (2004) Barriers to assessment and treatment of posttraumtic stress disorder and other trauma-related problems in people with severe mental illness: clinician perspectives. Community Ment Health J 40:17–31.

Schäfer I, Harfst T, Aderhold V, Briken P, Lehmann M, Moritz S (2006) Childhood trauma and dissociation in female patients with schizophrenia spectrum disorders: an exploratory study. J Nerv Ment Dis 194:135–138.

Schäfer I, Wahl I, Spitzer C (2009) Dissoziative Symptome bei schizophrenen Patienten. ZPPM 7:49–59.

Schäfer I, Morgan C, Demjaha A, Morgan K, Dazzan P, Fearon P, Jones PB, Doody GA, Leff J, Murray RM, Fisher HL (2011) Assessment of posttraumatic symptoms in patients with first-episode psychosis. J Nerv Ment Dis 199:896–898.

Schäfer I, Fischer HL (2011 a) Childhood trauma and PTSD in patients with psychosis – clinical challenges and emerging treatments. Curr Opin Psychiatry 24:514–518.

Schäfer I, Fischer HL (2011 b) Childhood trauma and psychosis – what is the evidence? DCNS 13:360–365.

Schenkel LS, Spaulding WD, DiLillo D, Silverstein SM (2005) Histories of childhood maltreatment in schizophrenia: relationships with premorbid functioning, symptomatology, and cognitive deficits. Schizophr Res 15:273–286.

Shannon C, Douse K, McCusker C, Feeney L, Barrett S, Mulholland C (2009) The association between childhood trauma and memory functioning in schizophrenia. Schizophr Bull 37:531–537.

Shevlin M, Dorahy MJ, Adamson G (2007) Trauma and psychosis: an analysis of the National Comorbidity Survey. Am J Psychiatry 164:166–169.

Shevlin M, Murphy J, Read J, Mallett J, Adamson G, Houston JE (2011) Childhood adversity and hallucinations: a community-based study using the National Comorbidity Survey Replication. Soc Psychiatry Psychiatr Epidemiol 46:1203–1210.

Spataro J, Mullen PE, Burgess PM, Wells DL, Moss SA (2004) Impact of child sexual abuse on mental health: prospective study in males and females. Br J Psychiatry 184:416–421.

Spauwen J, Krabbendam L, Lieb R, Wittchen HU, van Os J (2006) Impact of psychological trauma on the development of psychotic symptoms: relationship with psychosis proneness. Br J Psychiatry 188:527–533.

Spitzer C, Vogel M, Barnow S, Freyberger HJ, Grabe HJ (2007) Psychopathology and alexithymia in severe mental illness: the impact of trauma and posttraumatic stress symptoms. Europ Arch Psychiatry Clin Neurosci 257:191–196.

Thompson A, Nelson B, McNab C, Simmons M, Leicester S, McGorry PD (2010) Psychotic symptoms with sexual content in the »ultra high risk« for psychosis population: frequency and association with sexual trauma. Psychiatry Res 177:84–91.

Trappler B, Newville H (2007) Trauma healing via cognitive behaviour therapy in chronically hospitalized patients. Psychiatr Q 78:317–325.

Tschöke S, Steinert T (2010) Dissoziative Identitätsstörung oder Schizophrenie? Schneidersche Erstrangsymptome als differenzialdiagnostisches Problem. Fortschr Neurol Psychiat 78:33–37.

van den Berg DPG, van der Gaag M (2012) Treating trauma in psychosis with EMDR: A pilot study. J Behav Ther & Exp Psychiat 43:664–671.

Varese F, Smeets F, Drukker M, Lieverse R, Lataster T, Viechtbauer W, Read J, van Os J, Bentall RP (2012) Childhood Adversities Increase the Risk of Psychosis: A Meta-analysis of Patient-Control, Prospective- and Cross-sectional Cohort Studies. Schizophr Bull doi:10 1093/schbul/sbs050

Vogel M, Spitzer C, Barnow S, Freyberger HJ, Grabe HJ (2009) Association of Childhood Neglect with Adult Dissociation in inpatients with Schizophrenia. Psychopathology 42(2): 124–130

Vogel M, Schatz D, Spitzer C, Kuwert P, Moller B, Freyberger HJ, Grabe HJ (2009) A more proximal impact of dissociation than of trauma and PTSD on Schneiderian symptoms in patients diagnosed with schizophrenia. ComprPsychiatry 2009 50(2):128–134.

Whitfield CL, Dube SR, Felitti VJ, Anda RF (2005) Adverse childhood experiences and hallucinations. Child Abuse Negl 29:797–810.

3 Frühe Traumatisierung und affektive Störungen

Hans J. Grabe, Jessie Mahler und Matthias Becker

Kapitelübersicht

1. Einleitung
2. Depressive Störungen: Prävalenz, Symptomatik
3. Entwicklungspsychopathologische Konzepte und Ätiologie
4. Major Depression und PTBS als Traumafolgestörungen
5. Befunde zur traumaassoziierten Major Depression
6. Lerntheoretische Aspekte der Assoziation zwischen Trauma und Depression
7. Traumatisierung in der Kindheit und Resilienz
8. Veränderungen in der Stressreaktivität infolge früher Traumatisierungen
9. Neuroendokrine und neurodegenerative Folgen
10. Genetik und Gen-Umwelt-Interaktion depressiver Störungen
11. Zusammenfassung und Ausblick

---

1 Einleitung

Das Erleben eines traumatischen Ereignisses konfrontiert Menschen per Definition mit einer Situation, deren objektive Charakteristik ihre subjektiven Bewältigungsmöglichkeiten überschreitet und mit einem intensiven Gefühl von Hilflosigkeit, Ohnmacht und Entsetzen einhergeht. Oftmals führen Traumata zu einer erheblichen Erschütterung des Selbst- und auch des Weltbildes und hinterlassen substanzielle Beeinträchtigungen, die die weitere Lebensgestaltung überschatten. Diese Kriterien beziehen sich gemäß der gängigen diagnostischen Manuale auf traumatische Ereignisse im Erwachsenenalter. Allerdings ist es offensichtlich, dass vergleichbare mentale Prozesse auch bei Kindern und Jugendlichen vor dem Hintergrund ihres jeweiligen psychobiologischen Entwicklungsstandes ablaufen können.

Intuitiv ist man geneigt, dem kindlichen Trauma eine größere Bedeutung bzw. eine höhere Folgenschwere zuzuschreiben als bei Traumatisierungen im Erwachsenenalter. Möglicherweise ist diese Auffassung richtig. Allerdings ist aus klinischer Sicht hierbei hervorzuheben, dass konkrete, benennbare Traumata in der Kindheit oft nur die »Spitze des Eisbergs« darstellen und assoziierte pathogene Faktoren wie Chronizität, Intensität, Vernachlässigung und Täter aus dem engen familiären Umfeld die Traumafolgen für das Opfer potenzieren und protektive Ressourcen nur schwer zu entwickeln sind.

Die Assoziation zwischen dem Erleben eines Traumas und dem Auftreten einer Posttraumatischen Belastungsstörung (PTBS) ist gut belegt, allerdings entwickeln nur 15 bis 50 % der Traumatisierten tatsächlich eine PTBS. Gerade bei Traumatisierungen in der Kindheit scheinen andere Traumafolgestörungen im Erwachsenenalter zu dominieren: affektive Störungen, Angsterkrankungen, Persönlichkeitsstörungen oder Substanzabhängigkeiten, wobei auch gerade dissoziative Störungen und manche somatoforme Störungen mit kindlicher Traumatisierung assoziiert sind. In diesem Kapitel sollen Überlegungen, Forschungsbefunde und Hypothesen insbesondere zum Zusammenhang zwischen kindlicher Traumatisierung und depressiven Störungen (Major Depressive Disorder, MDD) dargestellt werden. Aktuelle Forschungsbefunde zu neurobiologischen Langzeiteffekten und der Einfluss von Gen-Umwelt-Interaktionen werden exemplarisch dargestellt.

2 Depressive Störungen: Prävalenz, Symptomatik und Ätiologie

Depressive Störungen gehören zu den häufigsten Erkrankungen der westlichen Welt und stellen laut einer Schätzung der Weltgesundheitsorganisation nach dem Myokardinfarkt weltweit die zweithäufigste Ursache für Funktionseinschränkungen und Mortalität dar. Exakte Zahlen zur Prävalenz depressiver Erkrankungen hängen von Stichproben und Diagnosekriterien ab, wobei davon ausgegangen wird, dass die Punktprävalenz in Deutschland zwischen 5 bis 10 % beträgt und damit ca. vier Millionen Menschen der deutschen Bevölkerung aktuell an einer behandlungsbedürftigen Depression leiden. Im Laufe ihrer gesamten Lebensspanne leiden schätzungsweise zwischen 14 bis 20 % (8–12 % der Männer, 10–25 % der Frauen) an einer depressiven Episode. Jüngste Studien deuten auf eine Tendenz zur Zunahme depressiver Erkrankungen, insbesondere in jüngeren Altersgruppen hin, wobei allerdings die Entwicklung sensitiverer diagnostischer Instrumente und Kriterien berücksichtigt werden muss. Neben der Manie und der Bipolaren Störung gehören depressive Episoden zu den affektiven Erkrankungen, bei denen eine pathologische Veränderung der Stimmungslage gemeinsam mit einem Wechsel des Aktivitätsniveaus im Vordergrund steht. Eine gedrückte Stimmung, Erschöpfung und Ermüdbarkeit sowie Interessenverlust gehören zu den Kernsymptomen einer depressiven Episode und werden häufig von einer Verminderung des Antriebs, kognitiven Einschränkungen und somatischen Beschwerden begleitet (▶ Tab. 1). Angesichts der Heterogenität der ätiopathologischen Befunde wird eine multifaktorielle Ätiopathogenese angenommen, bei der genetische, biologische und psychosoziale Faktoren interagieren (▶ Abb. 1). In der derzeitigen Modellvorstellung zur multifaktoriellen Pathogenese der Depression nach dem Vulnerabilitäts-Stress-Coping-Modell kommt dem Erleben eines traumatischen Ereignisses als relevanter Risikofaktor eine wesentliche Bedeutung zu.

Tab. 1: ICD-10-Kriterien einer depressiven Episode

Mindestens zwei der folgenden drei Hauptsymptome über mindestes zwei Wochen:
- depressive Stimmung
- Verlust von Interesse oder Freude
- erhöhte Ermüdbarkeit

sowie bei leichten Episoden mindestens zwei, bei mittelschweren mindestens drei und bei schweren Episoden mindestens vier der folgenden Zusatzsymptome:
- verminderte Konzentration und Aufmerksamkeit
- vermindertes Selbstwertgefühl und Selbstvertrauen
- Schuldgefühle und Gefühl von Wertlosigkeit
- negative und pessimistische Zukunftsperspektive
- Suizidgedanken oder erfolgte Selbstverletzungen oder Suizidhandlungen
- Schlafstörungen
- verminderter Appetit

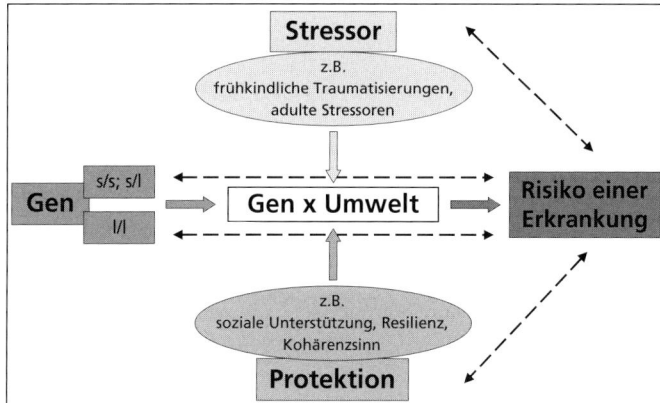

Abb. 1: Modell der Gen-Umwelt-Interaktion

3 Entwicklungspsychopathologische Konzepte

Es wird deutlich, dass eine Reihe von internalisierenden und externalisierenden Verhaltensstörungen den Anfangs- oder Endpunkt einer persönlichen Abwärtsspirale nach dem Erleben traumatischer Kindheitserfahrungen bilden können (Fergusson et al. 2008). In einigen Fällen kann eine, auf das Trauma folgende psychische Störung, die Lebensqualität direkt negativ beeinflussen. Andere Personen erfahren Einschränkungen erst durch die negativen sozialen Folgen, die sie selbst durch eigene dysfunktionale Verhaltensweisen nach der Traumatisierung in ihrer psychosozialen Umwelt induzieren. Nach Comijs et al. (2007) verfügen in der Kindheit traumatisierte Personen über geringere soziale Fertigkeiten und über ein erhöhtes Aggressionspotenzial als Personen, die nicht über derartige aversive Erlebnisse berichten. Hiermit verbunden zeigen sich bei der Risikogruppe kriminelle Verhaltensweisen bis ins hohe Erwachsenenalter hinein (Gilbert et al. 2009). Weiterhin ist bei diesen Personen eine erhöhte Rate an Missbrauchs- und Abhängigkeitsverhaltensweisen zu beobachten. Die mit dieser Lebensweise verknüpfte Wahl der Bezugsgruppe kann zu einer den intellektuellen Fähigkeiten nicht angemessenen Schulbildung führen und somit die Wahrscheinlichkeit senken, eine adäquate Arbeitsstelle zu finden. Diese Perspektivlosigkeit kann in Verbindung mit weiteren Mechanismen zur Ausbildung von internalisierenden Störungen wie Angsterkrankungen oder auch Depressionen führen.

4   Major Depression und PTBS als Traumafolgestörungen

Der Fakt, dass sowohl die PTBS als auch die Depression immer wieder bei Personen mit traumatischen Erfahrungen diagnostiziert werden, wirft die Frage nach den ätiologischen Mechanismen beider Störungsgruppen auf. In der Traumaforschung besteht ein fortwährender Diskurs darüber, ob PTBS und Depression in Folge eines Traumas voneinander getrennte Störungen sind oder ob ihnen ein gemeinsamer Genesemechanismus zu Grunde liegt (Breslau et al. 2000; Ikin et al. 2010). Nach O'Donnell et al. (2004) treffen, je nach Zeitspanne zwischen dem Trauma und dem Ausbruch der Störung, beide Positionen zu. Schließt eine Major Depression akut an das traumatische Ereignis an, dann ist diese konzeptuell von der PTBS abzugrenzen. Dem entgegengesetzt kann von einer geteilten Vulnerabilität ausgegangen werden, wenn PTBS und Major Depression nach einem Trauma gemeinsam auftreten. Gleiches trifft auf eine nach dem Trauma verzögerte Ausbildung der Major Depression zu.

Für den letzteren Fall eines gemeinsamen Ätiologieprozesses werfen Maercker und Kollegen (2004) die Frage nach den störungsdeterminierenden Faktoren auf. Ob sich eine verzögerte Major Depression, eine PTBS oder eine Komorbidität beider Störungen entwickelt, ist nach den Autoren vom Alter zum Zeitpunkt der Traumatisierung abhängig. Demnach erfordert das Entstehen einer voll ausgebildeten PTBS eine gewisse neurobiologische Reife der Gedächtnis- und Emotionsverarbeitungsprozesse. Besonders das Erscheinungsbild der Intrusionen bedarf das »Speichern, Verarbeiten und Analysieren sensorischer Informationen mit kinästhetischer und somatischer Erfassung«. Um diese komplexen Vorgänge zu bewerkstelligen, ist eine frontokortikale Dominanz notwendig. Da diese Entwicklung allerdings erst im Laufe der Adoleszenz ihren Abschluss findet, fehlt der Ausbildung einer PTBS bei einer frühen Traumatisierung die neuroanatomische Grundlage. An Daten einer repräsentativen Stichprobe von 1966 Frauen konnten die Autoren bestätigen, dass eine Traumatisierung im Kindesalter das Risiko einer verzögert auftretenden Major Depression signifikant erhöht, nicht aber jenes für eine PTBS. Widom et al. (2007) werfen darauf aufbauend die Frage nach den Ursachen auf, warum zwischen der frühen Traumatisierung und dem Ausbruch einer Major Depression ein durchschnittliches Zeitintervall von 11,5 Jahren zu verzeichnen ist. Nach Lupin et al. (2009) sind womöglich für die Entwicklung einer Major Depression komplexe und langandauernde kortikale Veränderungen notwendig, wodurch es nicht zu einem unmittelbaren, sondern zu einem verzögerten Beginn der traumaassoziierten Störung kommt. Aktuelle Forschungstrends, die der Frage nachgehen, inwieweit Traumata die Expression von Genen (z. B. über Genmethylierung) und somit die Integrität neuronaler Netze und Strukturen verändern (McGowan et al. 2009), können plausibel an diesem vorgeschlagenen Konzept ansetzen und es essenziell hinsichtlich neurobiologischer und neurochemischer Aspekte erweitern.

Tab. 2: Anteil der Probanden mit und ohne Kindheitstraumata und Vernachlässigung (CTQ) bezüglicher hoher und niedriger Resilienzausprägung (RS-25) (LEGENDE-Studie; n = 2238)

	niedrige Resilienz	hohe Resilienz	gesamt
Kindheitstraumata (+) (moderate – severe)	N = 357 (16,0 %)	N = 282 (12,6 %)	N = 639 (28,6 %)
Kindheitstraumata (–) (none – mild)	N = 765 (34,2 %)	N = 834 (37,3 %)	N = 1599 (71,5 %)
	N = 1122 (50,1 %)	N = 1116 (49,9 %)	N_{ges} = 2238 (100,0 %)

5 Befunde zur traumaassoziierten Major Depression

Eine großangelegte neuseeländische Längsschnittstudie mit über 1000 Kindern berichtete einen Odds Ratio (OR) von 4.8 für die Ausbildung einer Major Depression bei Kindern mit Missbrauchserfahrung im Vergleich zu Kindern ohne eine Vorgeschichte von traumatischen Ereignissen (Fergusson et al. 1996). Ähnliche Zusammenhänge werden in einer aktuellen niederländischen Studie dargelegt (Comijs et al. 2007). Nach einer Forschungsübersicht von Putnam ist die Lebenszeitprävalenz von Depressionen bei Frauen mit einer Vorgeschichte von sexuellem Missbrauch drei bis fünf Mal höher als bei Frauen ohne Missbrauchserfahrung (Putnam 2003). Die gesellschaftlichen Implikationen des gut belegten Zusammenhangs von Kindheitstraumata und Depression werden von Arnow diskutiert (Arnow 2004). Die Tatsache, dass traumatische Kindheitserfahrungen einen Hauptrisikofaktor für psychische Störungen darstellen, hat eine vermehrte Beanspruchung des Gesundheitssystems zur Folge. Die gesamtgesellschaftlichen Kosten nehmen mit der Stärke der aversiven Erfahrungen zu.

Kritisch ist bei vielen Studien das methodische Vorgehen zu betrachten. So kann man davon ausgehen, dass Vorfälle von Missbrauch und Vernachlässigung in Familien von niedrigem sozioökonomischem Status und mit einem schlechten Familienklima prävalenter sind. Es ist hier zu beachten, dass diese Umwelt an sich schon einen Risikofaktor für psychische Störung darstellt. Sind entsprechende Familien in den zugrundeliegenden Stichproben der Studien überrepräsentiert, dann ist es nahezu unmöglich, die eigentlichen Traumaeffekte von den möglichen Effekten der chronischen aversiven Umweltfaktoren zu unterscheiden (van der Vegt et al. 2009). Um zumindest einen Teil der konfundierenden Faktoren zu kontrollieren, können Adoptivstudien durchgeführt werden. Van der Vegt und Kollegen (2009) erhoben mittels Elternbefragungen Informationen über etwaige traumatische Erfahrungen von adoptierten Kindern. Hierbei wurde allerdings nicht spezifiziert, ob es sich bei den Eltern um die leiblichen oder um die Adoptiveltern handelte. Im Erwachsenenalter wurde jede der adoptierten Personen einem klinischen Interview unterzogen, um psychiatrische Diagnosen generieren zu können. Die Ergebnisse stimmten laut den Autoren mit denen anderer Adoptivstudien überein. Kinder, die eine Geschichte von Traumatisierungen aufweisen, haben ein höheres Risiko für eine Major Depression (OR = 2,22, 95 % CI (1.99–4.86), Angsterkrankungen (OR = 2.22, 95 % CI (1.11, 4.45)) und Substanzmissbrauch und -abhängigkeit (OR = 3.81, 95 % CI (1.62–8.98)). Die Studie demonstriert, dass das Risiko, nach traumatischen Erfahrungen in der Kindheit an einer psychischen Störung zu erkranken, trotz der Herausnahme aus der negativen Familienumgebung ansteigt.

Nachdem der pathogene Pfad von einer frühen Vulnerabilität über traumatische Missbrauchserfahrung bis hin zum Ausbruch einer traumaassoziierten Major Depression in den vorhergehendem Kapiteln ausführlich nachgezeichnet wurde, soll sich der folgende Abschnitt dem möglichen Schutzfaktor der Resilienz widmen.

Tab. 3: Anteil der Probanden mit majorer Depression (Lebenszeitprävalenz) mit und ohne Kindheitstraumata und Vernachlässigung (CTQ) bezüglicher hoher und niedriger Resilienzausprägung (RS-25) (LEGENDE-Studie; n = 2238)

prozentualer Anteil von Probanden mit Depression	niedrige Resilienz	hohe Resilienz	gesamt
Kindheitstraumata (+) (moderate – severe)	29,7 % N = 357	13,8 % N = 282	22,7 %
Kindheitstraumata (–) (none – mild)	18,4 % N = 765	11,2 % N = 834	14,7 %

6 Lerntheoretische Aspekte der Assoziation zwischen Trauma und Depression

Ausgehend von einem bio-psycho-sozialen Entstehungsmodell depressiver Störungen kommt zusätzlich zu den biologischen Erkrankungsfaktoren den psychologischen Verarbeitungsmechanismen eine ebenso entscheidende Bedeutung zu. Ende der 1960er-Jahre entwickelten Seligmann und seine Mitarbeiter das Konzept der *gelernten Hilflosigkeit*, das sich sowohl in Tiermodellen als auch in Humanexperimenten bei der Depressionsentstehung etablierte. Nach diesem Konzept führen aversive Reize allein nicht notwendigerweise zu tiefgreifenden negativen psychischen Konsequenzen, sondern vielmehr die Nicht-Kontrollierbarkeit dieser Reize. Erfährt ein Individuum, dass sich bestimmte negative Erfahrungen unbeeinflussbar vom eigenen Verhalten wiederholen, entsteht Hilflosigkeit. An Ratten konnte gezeigt werden, dass die Wirkung einer identischen Anzahl und Intensität von Schmerzreizen weniger beeinträchtigend ist, wenn sie diesen aversiven Reizen durch planvolles Verhalten entgehen können, als wenn sie ihnen hilflos ausgeliefert sind. In Humanexperimenten konnte dieses Konzept entsprechend bestätigt werden. Wenn Personen in einer bestimmten Situation Hilflosigkeit sowie die Unmöglichkeit, die Dinge selbst zu steuern, erleben, resultiert daraus zudem die Erwartung, auch in Zukunft in entsprechenden Situationen keinen Einfluss auf die Situation ausüben zu können. Das erlernte Hilflosigkeitserleben bei traumatischen Ereignissen, speziell bei wiederholten Traumatisierungen wie beispielsweise anhaltenden Missbrauch- oder Vernachlässigungserfahrungen in frühen Lebensphasen, Folter, Krieg etc., und der damit einhergehende veränderte Attributionsstil stellen entscheidende lerntheoretische Vulnerabilitätsfaktoren für depressive Erkrankungen dar.

7 Traumatisierung in der Kindheit und Resilienz

Nach den bisherigen Ausführungen wird deutlich, dass frühe Traumatisierung auf einen Menschen trifft, der sich im Besonderen in der psychologischen und biologischen Reifung seiner mentalen Funktionen, seiner Bindungsmuster, seiner Persönlichkeit und Gehirnfunktionen befindet. Dies führt wahrscheinlich dazu, dass bei entsprechender Traumaschwere nachhaltige, langanhaltende psychobiologische Folgen wahrscheinlich sind. Auf der anderen Seite gehen wir davon aus, dass aufgrund der Plastizität des sich entwickelnden Gehirns auch stabilisierende und protektive psychosoziale Faktoren besonders wirksam werden können und diese sinnvolle und effektive psychobiologische Anpassungsreaktionen ermöglichen. In einer von uns durchgeführten Untersuchung haben wir eine solche erfolgreiche Bewältigung und Reifung nach Traumatisierung und Vernachlässigung in der Kindheit als Resilienz erfasst.

Schumacher und Kollegen umschreiben den Begriff »Resilienz« mit »psychischer Widerstandsfähigkeit« (Schumacher et al. 2005). Unter dieser verstehen sie das »Phänomen, dass manche Menschen trotz ausgeprägter Belastungen und Risiken gesund bleiben oder sich vergleichsweise leicht von Störungen erholen, während andere unter vergleichbaren Bedingungen besonders anfällig für Störungen und Krankheiten sind.«

In den Jahren 1988 und 1990 haben Gail Wagnild und Heather (Wagnild and Young 1990) mittels des Ansatzes der Grounded Theory (Glaser and Strauss 1967) fünf der Resilienz unterliegende Konzepte identifiziert. Wagnild fasst diese Charakteristika, die auch die konzeptuelle Grundlage der 1993 validierten Resilience-Scale bilden, unter dem Begriff des Resilience Core zusammen (Wagnild and Young 1993). Hiermit wird sie der Definition der Resilienz als ein dynamisches Persönlichkeitsmerkmal gerecht. Sie geht davon aus, dass Personen eine gewisse Grundvoraussetzung für eine resiliente Reaktion mitbringen, diese aber durch bestimmte Verhaltensweisen stärken können. Somit greift auch die von vielen Autoren angeführte Kritik, dass eine Definition der Resilienz als Persönlichkeitsmerkmal den Eindruck erweckt, dass manche Individuen »einfach nicht das haben, was es braucht, um Widrigkeiten zu überstehen«, nicht. Wagnild stellt den Resilience Core in das Zentrum des 2009 von ihr entwickelten Resilienzmodells (Wagnild 2009). Danach besitzt jede Person die Kapazität, auf Widrigkeiten resilient zu reagieren. Das Ausmaß, wie adaptiv diese Reaktion ist, hängt von der Stärke des Resilience Core ab. Dieser Kern besteht aus den fünf Komponenten: (1) Ein zweckerfülltes Leben (A purposeful life), (2) Beharrlichkeit (Perseverance), (3) Gleichmut (Equanimity), (4) das Bewusstsein über die eigenen Fähigkeiten (Self-reliance) und (5) die Erkenntnis, in vielen Dingen der Welt auf sich allein gestellt zu sein (Existential aloneness).

In der Study of Health in Pomerania haben wir in der assoziierten LEGENDE-Studie bei 2238 Probanden neben der Traumatisierung und Vernachlässigung in der Kindheit (erfasst mittels Childhood Trauma Questionnaire (CTQ; Bernstein et al. 2003; Wingenfeld et al. 2010)) die Resilienz-Skala RS-25 (Schumacher et al. 2005) nach Wagnild verwendet.

Hierbei stellten sich zunächst die Frage nach der Häufigkeit von Missbrauch und Vernachlässigung in der Kindheit sowie die Frage nach der Assoziation zu depressiven Erkrankungen.

Weiterhin waren wir daran interessiert zu erfahren, in welchem Ausmaß traumatisierte Individuen trotz allem eine hohe (über dem Median) Ausprägung an Resilienz (RS-25) aufwiesen und wie hohe bzw. niedrige Resilienzwerte die Assoziation zu depressiven Erkrankungen beeinflussten.

28,6 % der Probanden berichten auf mindestens einer CTQ-Kategorie eine mittelgradige (moderate) bis schwere (severe) Misshandlung bzw. Vernachlässigung im Kindesalter.

Es gab einen deutlichen Anteil von 44,1 % traumatisierter Probanden, die dennoch hohe Resilienzwerte angaben. Die Gruppe der Traumatisierten hatte eine unwesentlich erhöhte Lebenszeitprävalenz depressiver Erkrankungen von 13,8 % gegenüber von 11,2 % bei resilienten nicht-traumatisierten Probanden.

Demgegenüber zeigten Traumatisierte mit niedriger Resilienz in 29,7 % depressive Störungen gegenüber 18,4 % nicht-traumatisierten Probanden mit niedriger Resilienz.

Diese Ergebnisse deuten auf einen wesentlichen Effekt resilienter Persönlichkeitsstile und Bewältigungsmechanismen bei der Verringerung des Risikos für depressive Erkrankungen hin.

Hierbei stellt sich unmittelbar die Frage nach den »state«- versus »trait«-Komponenten der Resilienz. Was ist erworbenes und was ist biologisch determiniertes Verhalten beziehungsweise psychische Widerstandskraft?

Überträgt man nun die *state* versus *trait*-Debatte auf die Resilienzforschung, dann wird deutlich, dass, wenn Resilienz als *trait* definiert ist, unsere Antworten auf die Herausforderungen des Lebens von unserer ererbten Resilienz und/oder unserer Fähigkeit, resilient zu reagieren, abhängig und begrenzt sind. Im Gegensatz dazu postulieren einige Autoren, dass Resilienz nur in Anwesenheit widriger Umstände zum Tragen kommt, also eher einen variablen und flexiblen *state* darstellt. Da neue interdisziplinäre Studien sowohl den Beitrag der Gene als auch der dynamischen Interaktion mit der Umwelt betonen, kann davon ausgegangen werden, dass das menschliche Verhalten nicht von Persönlichkeitseigenschaften *oder* gegenwärtigen Zuständen, sondern von Persönlichkeitseigenschaften *und* gegenwärtigen Zuständen beeinflusst wird (Wagnild, 2009, S. 14). Dieser Argumentation folgend definieren Wagnild (2009) und Wagnild und Young Resilienz als eine dynamische Persönlichkeitseigenschaft.

8 Veränderungen in der Stressreaktivität infolge früher Traumatisierungen

Auch epidemiologische Studien bestätigen, dass Traumata mit einem erhöhten Risiko für eine depressive Störung im Erwachsenenalter assoziiert sind, insbesondere dann, wenn sie in frühen Lebensabschnitten auftreten. Oft wird der Beginn einer Depression im Zusammenhang mit dem Erleben von akutem Stress beschrieben und zahlreiche Befunde konnten mehrheitlich zeigen, dass depressive Erkrankungen häufig nach belastenden Lebensereignissen auftreten. Doch scheinbar ist es nicht der Stress per se, der die Pathogenese der depressiven Symptomatik bedingt, vielmehr geht man heute davon aus, dass Traumatisierungen im Kindes- und Jugendalter die Sensitivität gegenüber Stress und Belastung in späteren Lebensphasen erhöhen. Auf der Suche nach Erklärung haben viele Studien multiple neuroendokrine, neurochemische und neuroanatomische Veränderungen bei depressiven Patienten gefunden, die von frühen Traumatisierungen wie Missbrauch oder Vernachlässigung berichten. Diese Veränderungen betreffen vor allem neuronale Verschaltungen und periphere Kreisläufe, die entscheidend in die Regulation von Stress und die Modulation von Emotionen involviert sind. Während sensibler Phasen der Gehirnentwicklung im Kindes- und Jugendalter scheinen wichtige Gehirnregionen besonders sensitiv gegenüber aversiven Erfahrungen zu sein, so dass Traumata verschiedene Gehirnregionen und neuronale Prozesse z. T. irreversibel prägen, die dann zu einer erhöhten Reaktivität auf Stress und belastenden Lebensereignissen führen und zu einer Veränderung in der emotionalen Verarbeitung beitragen.

9 Neuroendokrine und neurodegenerative Folgen

Die bisher am besten erforschte psychoneuroendokrine Folge von Stress und Traumatisierung ist eine chronisch veränderte Funktionsweise der Hypothalamus-Hypophysen-Nebennierenrinden-Achse (Hypothalamic-Pituitary-Adrenal-Axis, HPA-Achse). Während der Stress-Exposition wird aus dem Paraventrikulären Kern (PVN) des Hypothalamus das Corticotropinreleasing Hormon (CRH) freigesetzt, was wiederum die Ausschüttung von Adrenocorticotropin (ACTH) aus dem Hypophysenvorderlappen stimuliert. Das in die Blutbahn ausgeschüttete ACTH wirkt auf die Nebennierenrinde und führt hier zur Synthese und Freisetzung von Glukokortikoiden. Das bekannteste Glukokortikoid ist Kortisol, das sich auf den gesamten Metabolismus auswirkt und vielfältige behaviorale Reaktionen hervorruft, um dem Organismus eine optimale Adaptation an Belastung zu ermöglichen. Verschiedene neuronale Rückkopplungsschleifen modulieren über zwei Arten von Steroidrezeptoren – hochaffine Mineralokortikoidrezeptoren im Hippocampus und niedrigaffine, im zentralen Nervensystem weitverbreitete Glukokortikoidrezeptoren – die Aktivität der HPA-Achse. Während der Hippocampus und der präfrontale Kortex die Aktivität der HPA-Achse inhibieren, wird sie von der Amygdala und monoaminergen Bahnen aus dem Hirnstamm stimuliert. Bei gesunden Menschen reguliert das freigesetzte Kortisol eigenständig über negative Feedbackmechanismen die Aktivität der HPA-Achse und verhindert durch seine inhibierende Wirkung auf Neurone im Hippocampus und präfrontalen Kortex ein Überschießen der Stressantwort. Sowohl bei Patienten mit einer PTSD als auch einer MDD findet man stattdessen eine Dysregulation der HPA-Achse, die sich bei beiden Störungen jedoch durch unterschiedliche Merkmale charakterisieren lässt. Die vordergründigste psychoneuroendokrine Auffälligkeit depressiver Patienten ist der Hyperkortisolismus, d. h. eine chronische Überaktivität der HPA-Achse und eine damit einhergehende dysregulierte Stressantwort. Neben der Hyperaktivität von CRH-Neuronen konnte weiterhin eine veränderte Aktivität von CRH am CRH-Rezeptor 1 in extrahypothalamischen Regionen, eine erhöhte CRH-Konzentration in der Cerebrospinalflüssigkeit und eine veränderte CRHR-1 messenger-RNA bei depressiven Patienten gefunden werden.

Eine langanhaltende Kortisolfreisetzung übt eine toxische Wirkung auf hippocampale Neuronen aus und verursacht einen Verlust ihrer appikalen Dendriten und ihrer dendritischen Verästelung, so dass chronischer Stress zudem vermutlich hirnstrukturelle Veränderungen induziert. BDNF (brain-derived neurotrophic Factor), ein neurotropher Faktor, der maßgebend in die neuronale Zellentwicklung und -differenzierung involviert ist, schützt bei Gesunden neuronale Zellstrukturen z. B. im Hippocampus und präfrontalen Kortex vor der schädigenden Wirkung von Stress. Durch frühe Traumata kann sich indes über Methylierungsprozesse die BDNF-Genexpression verändern, was in der Konsequenz zu einer verringerten BDNF-Aktivität und einer damit assoziierten Beeinträchtigung der Neurogenese führt. Sowohl bei Patienten mit PTBS als auch MDD konnte eine möglicherweise dadurch mitbedingte Atrophie des Hippocampusvolumens gefunden werden. Einhergehend mit dem toxischen Kortisoleffekt begrenzt die mangelnde Genese hippocampaler Neuronen die inhibitorische Kontrolle der HPA-Achsen-Aktivität. Zusammenfassend scheint eine infolge früher Traumata persistierende Störung oder Schädigung der neurochemischen Stressverarbeitung zu neuroanatomischen Veränderungen zu führen, die gemeinsam die biologische Grundlage einer erhöhten erworbenen Vulnerabilität gegenüber Stress im Erwachsenenalter darstellen.

10   Genetik und Gen-Umwelt-Interaktion depressiver Störungen

Neben den beschriebenen neuroendokrinen Prozessen und neurodegenerativen Veränderungen wird die biologische Vulnerabilität eines Individuums überdies von genetischen Faktoren mitbestimmt, die einen erheblichen Anteil an der Varianz bei der Entstehung psychischer Erkrankungen erklären. Mit Hilfe von Familien-, Zwillings- und Adoptionsstudien konnte die familiäre Häufung des Auftretens depressiver Erkrankungen heute auf breiter Basis belegt werden: Im Vergleich zur Allgemeinbevölkerung haben Verwandte depressiver Patienten ein etwa drei- bis fünffach erhöhtes Risiko, selbst an einer Depression zu erkranken. Die Heritabilität depressiver Erkrankungen wird auf 35–40 % geschätzt, wobei noch nicht vollständig erfasst werden konnte, welche Gene zu diesem Risiko beitragen. Bisher ist es kaum gelungen, direkte Geneffekte bei der

Entstehung einer MDD nachzuweisen. Neuere Studien untersuchen gezielt die Wechselwirkung zwischen genetischer Prädisposition und belastenden Lebensereignissen oder Traumatisierungen und verfolgen die Hypothese, dass in Abhängigkeit von speziellen Genotypen das Risiko für Krankheitsprozesse signifikant variiert. Bei der Analyse von Gen-Umwelt-Interaktionen bei depressiven Störungen konzentriert man sich bevorzugt auf das serotonerge System. Einer der wesentlichen Indikatoren für die Bedeutung dieses Systems ist die Wirksamkeit der selektiven Serotonin-Wiederaufnahmehemmer (SSRI) in der Pharmakotherapie depressiver Patienten. Inzwischen ist es gelungen, Kandidatengene zu identifizieren, die über eine derartige Gen-Umwelt-Interaktion die Entstehung einer depressiven Symptomatik moderieren. Ein vielfach untersuchtes Kandidatengen für eine solche Gen-Umwelt-Interaktion ist das auf dem Chromosom 17q befindliche Serotonintransportergen (SLC6A4). Ein Polymorphismus in der Promotorregion des Serotonintransportergens (5-HTTLPR) beeinflusst maßgebend seine Transkriptionsaktivität, was eine veränderte Funktionalität des Serotoninsystems bedingt. Der 5-HTTLPR-Polymorphismus besteht in einer durch Deletion verursachten Längenvariation von 44 Basenpaaren, so dass genotypisch zwischen zwei Allel-Varianten, einem s- bzw. short-Allel und einem l- bzw. long-Allel, unterschieden werden kann. Erstmals wurde die Interaktion zwischen 5-HTTLPR-Polymorphismus und Umweltbelastungen von Caspi et al. (2003) empirisch bestätigt und auch in weiteren Untersuchungen konnte eine erhöhte depressive Symptombelastung durch diese Interaktion nachgewiesen werden (Grabe et al. 2005; 2010). Zwar beziehen sich die bestehenden Forschungsarbeiten zu der beschriebenen Gen-Umwelt-Interaktion überwiegend auf belastende, stressinduzierende Lebensereignisse des Erwachsenenalters, allerdings konnten einige Studien diesen genetisch modulierten depressiogenen Effekt ebenso für kindliche (Kaufman et al. 2004) als auch adulte Traumata (Grabe et al. 2009) nachweisen.

Da in einer Vielzahl an Studien die Assoziation zwischen der Dysregulation der HPA-Achse und einer MDD belegt werden konnte, ist es nicht verwunderlich, dass auch hier nach Kandidatengenen gesucht wurde, die die physiologische Reaktion auf Stress moderieren. Das CRH-Rezeptor 1-Gen (Corticotropin-releasing Hormon Rezeptor 1, CRHR1) ist ein solches Kandidatengen, das je nach Ausprägung eine differenzielle Stressantwort bewirkt. Der CRHR1 ist ein G-Protein gekoppelter Rezeptor, der in frontalen kortikalen Arealen, im Frontalhirn, Gehirnstamm, Cerebellum, in der Amygdala und der anterioren Hypophyse lokalisiert ist und nach der Bindung von CRH angstassoziiertes Verhalten hervorruft sowie Aufmerksamkeitssteuerung, exekutive Funktionen, die bewusste Wahrnehmung und die Gedächtniskonsolidierung emotionaler Stimuli beeinflusst. Verschiedene Studien bestätigen, dass ein sich aus drei Polymorphismen zusammengesetzter Haplotyp innerhalb dieses CRHR1-Gens das Depressionsrisiko im Erwachsenenalter durch frühe Traumatisierungen moderiert (Bradley et al. 2008). Dieser Effekt stellt sich als protektive Wirkung gegenüber der depressiogenen Wirkung von Kindstraumata bzw. Vernachlässigung dar (Grabe et al. 2010).

Ferner befindet sich ein relevanter Polymorphismus, der an der Regulierung der HPA-Achse beteiligt ist und darüber das Risiko einer MDD nach frühen Traumatisierungen wahrscheinlich moderiert, im FKBP5-Gen. Das durch dieses Gen transkribierte Protein bindet an den im ZNS weitverbreiteten Glukokortikoidrezeptor und reguliert seine Affinität gegenüber Kortisol. Das Risikoallel des FKBP5-Gens ist mit einer verminderten Sensitivität des Glukokortikoidrezeptor, einem gestörten Feedbackmechanismen und dem bei Depressiven beschriebenen Hyperkortisolismus assoziiert (Binder 2009). In unserer eigenen Studie auf Grundlage der SHIP-LEGENDE-Studie konnten wir eine achtfache Risikoerhöhung für depressive Störungen bei Trägern des TT- Genotypes feststellen, die einen körperlichen Missbrauch in der Kindheit erlebt haben (▶ Abb. 2) (Appel et al. 2011).

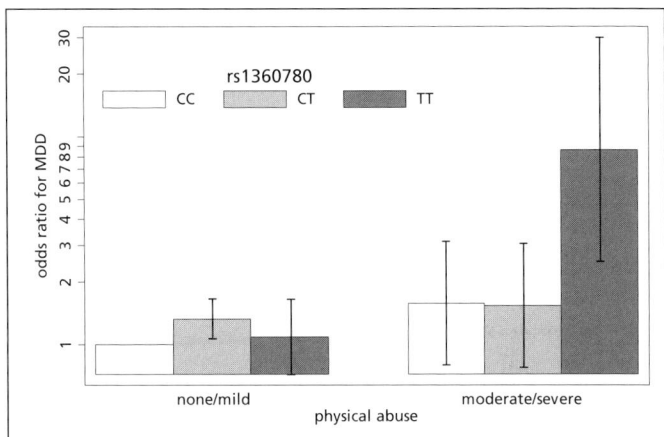

Abb. 2:
Gen-Umwelt Interaktion zwischen körperlichen Missbrauch (physical abuse) und dem Single Nucleotid Polymorphism rs1 360 780 des FBBP5 Gens. Dargestellt ist das jeweilige Risiko (odds ratio), an einer depressiven Störung (lifetime) zu erkranken (Appel et al. 2011).

In weiteren Studien konnte gezeigt werden, dass auch der Val66Met-Polymorphismus des BDNF-Gens, der in einer Substitution der Aminosäure Valin durch Methionin besteht und zu einer reduzierten BDNF-Aktivität führt, mit einem erhöhten Erkrankungsrisiko an MDD einhergeht. Jüngste Forschungsbefunde zeigen den modulierenden Effekt des Val66Met-Polymorphismus auf das Depressionsrisiko durch seine Beteiligung an einer dreifachen Interaktion zusammen mit dem 5-HTTLPR-Polymorphismus und kindlicher Misshandlung (Grabe et al. 2011; Wichers et al. 2008).

11   Zusammenfassung und Ausblick

Die derzeitige Studienlage verdeutlicht, dass die Posttraumatische Belastungsstörung nur eine von zahlreichen psychischen Konsequenzen infolge eines Traumas darstellt und dass hohe Komorbiditätsraten im Rahmen epidemiologischer Untersuchungen belegt werden konnten. Depressive Erkrankungen gehören dabei zu den häufigsten komorbiden Störungen. Allerdings zeigt sich, dass eine Depression auch als distinktes Störungsbild nach einer Traumatisierung entstehen kann, vor allem wenn diese in frühen Lebensphasen auftritt. Bezüglich der Frage, ob beide Störungsbilder einer gemeinsamen Vulnerabilität und Diathese unterliegen, existieren in der bestehenden Literatur kontrovers diskutierte Hypothesen und Befunde. Ferner konnte bislang noch nicht hinreichend geklärt werden, welche Faktoren dazu beitragen, ob sich in der Folge eines Traumas eine PTBS, eine MDD oder beide Erkrankungen komorbid entwickeln. Maercker et al. (2004) versuchen, dieser Frage auf der Grundlage eines alters- bzw. entwicklungsdeterminierten Ansatzes nachzugehen. Dabei postulieren sie, dass für die Entstehung einer PTBS, insbesondere intrusiver Symptome, eine gewisse neurobiologische Reifung stattgefunden haben muss, die jedoch nicht vor der Adoleszenz abgeschlossen ist. Ihre Untersuchungsergebnisse stützen die Hypothese, dass frühe Traumatisierungen mit einem erhöhten Risiko für depressive Störungen in späteren Lebensphasen assoziiert sind, Traumatisierungen während oder nach der Adoleszenz hingegen eher mit einer PTBS-Symptomatik einhergehen. Aktuelle Forschungsvorhaben mit genomweiten, Gen-Gen- und Gen-Umwelt-Interaktionsanalysen können vorliegende Befunde essenziell erweitern und zu einem detaillierten Ursachenverständnis depressiver Störungen infolge von Stress und belastenden Lebensereignissen beitragen. Vielfach konnte bereits empirisch der Stellenwert der Interaktion zwischen genetischen Polymorphismen z. B. im Serotonintransporter- oder BDNF-Gen und belastenden oder traumatischen Ereignissen für die Entstehung psychischer Erkrankungen nachgewiesen und repliziert werden. Allerdings bleibt es auch weiterhin noch eine wesentliche Aufgabe, die genauen genetischen Mechanismen und deren Wechselwirkungen zu verstehen, die die Entstehung einer Depression prädisponieren. Warum einige Traumatisierte eher eine PTBS entwickeln, während andere hingegen an einer Depression erkranken, bleibt bis heute ebenso eine nur unvollständig geklärte Fragestellung und bedarf weiterer Forschungsbemühungen. Abschließend sollte nicht außer Acht gelassen werden, dass neben den Risikofaktoren auch protektive Faktoren wie z. B. die individuelle Resilienz, die Verfügbarkeit von Coping-Strategien oder soziale Unterstützungsprozesse das Erkrankungsrisiko signifikant moderieren. Insofern ist es wichtig, die übliche Forschung zu Risikofaktoren um protektive Faktoren systematisch zu ergänzen und dies auch auf die Interaktion mit genetischen Faktoren auszudehnen.

Literatur

Appel K, Schwahn C, Mahler J, Schulz A, Spitzer C, Fenske K, Barnow S, Lucht M, Freyberger HJ, John U and others (2011) Moderation of Adult Depression by a Polymorphism in the FKBP5 Gene and Childhood Physical Abuse in the General Population. Neuropsychopharmacology 36(10):1982–1991.

Arnow BA (2004) Relationships between childhood maltreatment, adult health and psychiatric outcomes, and medical utilization. J Clin Psychiatry 65 Suppl 12:10–15.

Bernstein DP, Stein JA, Newcomb MD, Walker E, Pogge D, Ahluvalia T, Stokes J, Handelsman L, Medrano M, Desmond D and others (2003) Development and validation of a brief screening version of the Childhood Trauma Questionnaire. Child Abuse Negl 27(2):169–190.

Binder EB (2009) The role of FKBP5, a co-chaperone of the glucocorticoid receptor in the pathogenesis and therapy of affective and anxiety disorders. Psychoneuroendocrinology 34 Suppl 1:S186–195.

Bradley RG, Binder EB, Epstein MP, Tang Y, Nair HP, Liu W, Gillespie CF, Berg T, Evces M, Newport DJ and others (2008) Influence of child abuse on adult depression: moderation by the corticotropin-releasing hormone receptor gene. Arch Gen Psychiatry 65(2):190–200.

Breslau N, Davis GC, Peterson EL, Schultz LR (2000) A second look at comorbidity in victims of trauma: the posttraumatic stress disordermajor depression connection. Biol Psychiatry 48(9):902–909.

Caspi A, Sugden K, Moffitt TE, Taylor A, Craig IW, Harrington H, McClay J, Mill J, Martin J, Braithwaite A and others (2003) Influence of life stress on depression: moderation by a polymorphism in the 5-HTT gene. Science 301 (5631):386–389.

Comijs HC, Beekman AT, Smit F, Bremmer M, van Tilburg T, Deeg DJ (2007) Childhood adversity, recent life events and depression in late life. J Affect Disord 103(1–3):243–246.

Fergusson DM, Boden JM, Horwood LJ (2008) Exposure to childhood sexual and physical abuse and adjustment in early adulthood. Child Abuse Negl 32(6):607–619.

Fergusson DM, Horwood LJ, Lynskey MT. 1996. Childhood sexual abuse and psychiatric disorder in young adulthood: II. Psychiatric outcomes of childhood sexual abuse. J Am Acad Child Adolesc Psychiatry 35(10):1365–1374.

Gilbert R, Widom CS, Browne K, Fergusson D, Webb E, Janson S (2009) Burden and consequences of child maltreatment in high-income countries. Lancet 373(9657):68–81.

Glaser B, Strauss A (1967) The discovery of grounded theory: Strategies of qualitative research. London: Wledenfeld and Nicholson.

Grabe HJ, Lange M, Wolff B, Volzke H, Lucht M, Freyberger HJ, John U, Cascorbi I (2005) Mental and physical distress is modulated by a polymorphism in the 5-HT transporter gene interacting with social stressors and chronic disease burden. Mol Psychiatry 10(2):220–224.

Grabe HJ, Schwahn C, Appel K, Mahler J, Schulz A, Spitzer C, Barnow S, John U, Freyberger HJ, Rosskopf D and others (2010) Update on the 2005 paper: moderation of mental and physical distress by polymorphisms in the 5-HT transporter gene by interacting with social stressors and chronic disease burden. Mol Psychiatry.

Grabe HJ, Schwahn C, Appel K, Mahler J, Schulz A, Spitzer C, Fenske K, Barnow S, Lucht M, Freyberger HJ and others (2010) Childhood maltreatment, the corticotropin-releasing hormone receptor gene and adult depression in the general population. Am J Med Genet B Neuropsychiatr Genet 153B (8):1483–1493.

Grabe HJ, Schwahn C, Mahler J, Appel K, Schulz A, Spitzer C, Fenske K, Barnow S, Freyberger HJ, Teumer A and others (2011) Genetic epistasis between the brain-derived neurotrophic factor Val66Met polymorphism and the 5-HTT promoter polymorphism moderates the susceptibility to depressive disorders after childhood abuse. Prog Neuropsychopharmacol Biol Psychiatry.

Grabe HJ, Spitzer C, Schwahn C, Marcinek A, Frahnow A, Barnow S, Lucht M, Freyberger HJ, John U, Wallaschofski H and others (2009) Serotonin transporter gene (SLC6A4) promoter polymorphisms and the susceptibility to posttraumatic stress disorder in the general population. Am J Psychiatry 166(8):926–933.

Ikin JF, Creamer MC, Sim MR, McKenzie DP (2010) Comorbidity of PTSD and depression in Korean War veterans: prevalence, predictors, and impairment. J Affect Disord 125 (1–3):279–286.

Kaufman J, Yang BZ, Douglas-Palumberi H, Houshyar S, Lipschitz D, Krystal JH, Gelernter J (2004) Social supports and serotonin transporter gene moderate depression in maltreated children. Proc Natl Acad Sci USA 101 (49):17 316–17 321.

Lupien SJ, McEwen BS, Gunnar MR, Heim C (2009) Effects of stress throughout the lifespan on the brain, behaviour and cognition. Nat Rev Neurosci 10(6):434–445.

Maercker A, Michael T, Fehm L, Becker ES, Margraf J (2004) Age of traumatisation as a predictor of post-traumatic stress disorder or major depression in young women. Br J Psychiatry 184:482–487.

McGowan PO, Sasaki A, D'Alessio AC, Dymov S, Labonte B, Szyf M, Turecki G, Meaney MJ (2009) Epigenetic regulation of the glucocorticoid receptor in human brain associates with childhood abuse. Nat Neurosci 12(3): 342–348.

O'Donnell ML, Creamer M, Pattison P (2004) Posttraumatic stress disorder and depression following trauma: understanding comorbidity. Am J Psychiatry 161(8):1390–1396.

Putnam FW (2003) Ten-year research update review: child sexual abuse. J Am Acad Child Adolesc Psychiatry 42(3):269–278.

Schumacher J, Leppert D, Gunzelmann T, Strauss B, Brähler E (2005) Die Resilienzskala – Ein Fragebogen zur Erfassung der psychischen Widerstandsfähigkeit als Personmerkmal. Zeitschrift für Klinische Psychologie, Psychiatrie und Psychotherapie(53):16–39.

van der Vegt EJ, Tieman W, van der Ende J, Ferdinand RF, Verhulst FC, Tiemeier H (2009) Impact of early childhood adversities on adult psychiatric disorders: a study of international adoptees. Soc Psychiatry Psychiatr Epidemiol 44(9):724–731.

Wagnild G, Young HM (1990) Resilience among older women. Image J Nurs Sch 22(4): 252–255.

Wagnild GM (2009) The Resilience Scale Users Guide. Worden, MT: The Resilience Center.

Wagnild GM, Young HM (1993) Development and psychometric evaluation of the Resilience Scale. J Nurs Meas 1(2):165–178.

Wichers M, Kenis G, Jacobs N, Mengelers R, Derom C, Vlietinck R, van Os J (2008) The BDNF Val(66)Met x 5-HTTLPR x child adversity interaction and depressive symptoms: An attempt at replication. Am J Med Genet B Neuropsychiatr Genet 147B(1):120–123.

Widom CS, DuMont K, Czaja SJ (2007) A prospective investigation of major depressive disorder and comorbidity in abused and neglected children grown up. Arch Gen Psychiatry 64(1):49–56.

Wingenfeld K, Spitzer C, Mensebach C, Grabe HJ, Hill A, Gast U, Schlosser N, Hopp H, Beblo T, Driessen M (2010) The German Version of the Childhood Trauma Questionnaire (CTQ):Preliminary Psychometric Properties. Psychother Psychosom Med Psychol 60(11):442–450.

4 Dissoziative und somatoforme Störungen

Carsten Spitzer und Michael Dümpelmann

Kapitelübersicht

1 Einleitung und Begriffsklärung
2 Historischer Exkurs und gegenwärtige Klassifikation
3 Dissoziation, Somatisierung und Kindheitstrauma
4 Dissoziative Bewusstseinsstörungen
5 Konversionsstörungen
6 Somatoforme Störungen
7 Diagnostische und therapeutische Implikationen

---

1 Einleitung und Begriffsklärung

Die Begriffe der Dissoziation, Konversion und Somatisierung sind durch erhebliche terminologische Unschärfen und schillernde Bedeutungsvielfalt gekennzeichnet. Alle Konzepte stammen aus der psychodynamischen Theoriebildung und zeigen daher auch Überschneidungen (Hoffmann 2004), die bis heute die Konzeptualisierungen bestimmen. Darüber hinaus sind die Begriffe von anderen Theorien, Strömungen und Schulen aufgegriffen worden, was zum Teil zu wertvollen Präzisierungen und Weiterentwicklungen, aber ebenso zu Verwirrungen geführt hat. Daher erscheint zunächst eine Begriffsklärung sinnvoll, um sich dann den korrespondierenden Störungen genauer zuzuwenden.

Das psychophysiologische Konstrukt der Dissoziation beschreibt laut DSM-IV-TR »eine Unterbrechung der normalerweise integrativen Funktionen des Bewusstseins, des Gedächtnis, der Identität oder der Wahrnehmung der Umwelt«. Die ICD-10 weitet die Desintegration auch auf die neurophysiologischen Systeme der Motorik, Sensibilität und Sensorik aus. Alternative Ansätze wiederum konzipieren Dissoziation sehr breit als Gegenteil von Assoziation und damit als Trennung von Wahrnehmungs- und Gedächtnisinhalten im Alltagsbewusstsein (Ross 1997). Die »semantische Offenheit« des Terminus wurde von Cardena schon 1994 bemängelt, der sehr differenziert die heterogenen Bedeutungsfelder herausarbeitete und dabei deutlich machte, dass der Dissoziationsbegriff sowohl deskriptiv wie auch erklärend verwandt wird. Trotz dieser schillernden Begriffsunschärfe besteht weitestgehender Konsens darüber, dass Dissoziation als Prozess bzw. klinisches Symptom respektive Syndrom durch psychosoziale Belastungen im weiteren Sinne respektive traumatischen Stress im engeren Sinne bedingt wird (Bremner und Marmar 1998; Fiedler 2008). Dies wird nicht zuletzt daran deutlich, dass dissoziative Symptome diagnostische Kriterien der akuten und posttraumatischen Belastungsstörung darstellen. Eine ausführliche Darstellung verschiedener Theorien zum Dissoziationsverständnis findet sich an anderer Stelle (Spitzer et al. 2011).

Somatisierung ist charakterisiert durch »eine Tendenz, körperliche Beschwerden und Symptome, für die keine erklärenden organpathologischen Befunde bestehen, zu erleben und zu kommunizieren, sie einer somatischen Krankheit zuzuschreiben und dafür medizinische Hilfe in Anspruch zu nehmen«, wobei ein Zusammenhang mit psychosozialem Stress angenommen wird (Lipowski 1988). Darüber hinaus finden sich weitere Bedeutungen (Kirmayer und Robbins 1991):

(1) Rein deskriptiv als medizinisch ungeklärte Symptome
(2) als eine übermäßige Beschäftigung mit den eigenen Körperfunktionen
(3) als eine somatische Manifestation einer bekannten psychischen Störung, insbesondere bei der Depression

Andere Autoren verwenden den Begriff weniger deskriptiv-phänomenologisch als theoretisch-erklärend, etwa als einen Mechanismus, durch den Affekte zu körperlichen Beschwerden führen (Henningsen 1998). In diesem Kontext ist auch das Konversionskonzept zu verstehen, mit dem Freud »den rätselhaften Sprung vom Seelischen ins Körperliche« zu erklären suchte (Freud 1909, S. 379). Die zentrale Frage, wie sich Psychisches in Körperliches übersetzt, prägt bis heute den Diskurs, aber kann immer noch keineswegs befriedigend beantwortet werden. Auch aktuelle Theorieentwürfe helfen mit einer neuen Nomenklatur kaum weiter, sondern tragen eher zur begrifflichen Verwirrung bei, etwa durch den Terminus der somatoformen Dissoziation (Nijenhus 2006) oder indem die ICD-10 Dissoziation und Konversion synonym verwendet.

Letztendlich sind Dissoziation und Somatisierung komplexe, multifaktorielle Konzepte, die sowohl eine beschreibende als auch eine erklärende Dimension aufweisen. Sie können sich als einzelne Symptome manifestieren oder aber als Syndrome verstanden werden, die bei entsprechender Beeinträchtigung des psychosozialen Funktionsniveaus und Leidensdruck krankheitswertig werden und dann als dissoziative oder somatoforme Störungen imponieren.

2 Historischer Exkurs und gegenwärtige Klassifikation

Die begriffliche Unschärfe und Bedeutungsvielfalt lassen sich letztendlich nur historisch verstehen. Die sehr heterogenen klinischen Phänomene, die wir nach heutigem Verständnis als dissoziativ oder somatoform klassifizieren, sind seit langer Zeit bekannt und wurden erstmals in der ägyptischen Hochkultur um 2000 v. Chr. beschrieben (Fiedler 2008; Ellenberger 2005). Vermutlich übernahmen die Griechen der peri-hippokratischen Ära die zugrunde liegenden Modellvorstellungen, die eine im Körper umherwandernde Gebärmutter für die vielfältige Symptomatik verantwortlich machten, und gaben den Erkrankungen folgerichtig den Namen Hysterie, abgeleitet von dem griechischen Wort für Gebärmutter (hystera). Diese erste Krankheitstheorie fand weite

Verbreitung und vielfältigen Niederschlag. So formulierte Platon im 44. Kapitel seines Timaios-Dialogs (91c):

»Aus eben demselben Grunde aber empfindet es das, was man bei den Frauen Gebärmutter und Mutterscheide nennt, welches als ein auf Kinderzeugung begieriges Lebendiges in ihnen ist, dies empfindet es mit schmerzlichem Unwillen, wenn es länger, über die rechte Zeit hinaus unfruchtbar bliebt, und schafft, indem es dann allerwärts im Körper umherschweift und durch Versperren der Durchgänge das Atemholen nicht gestattet, große Beängstigung sowie es noch andere Krankheiten aller art herbeiführt...« (Platon 1964).

Dieses Zitat verweist bereits in aller Deutlichkeit auf zwei wichtige Aspekte der Störungen, nämlich ihre Vielgestaltigkeit sowie ihre psychosexuelle Dimension. Auf die wechselvolle Geschichte der Hysterie kann hier nicht näher eingegangen werden (vgl. dazu Ellenberger 2005; Fiedler 2008; Mentzos 2012), aber sowohl die schillernde klinische Präsentation als auch die psychosexuellen Aspekte tragen erheblich zu dem Faszinosum bei, das von diesen Erkrankungen ausgeht. Eine erste Systematik der »bunten« Klinik wurde in der französischen Neurologie des 19. Jahrhunderts von Paul Briquet entwickelt, der jedoch dadurch keine Einsichten in die Ätiopathogenese gewann. Diese gehen vielmehr auf Jean Martin Charcot zurück, der auf die psychologische Dimension des Krankheitsgeschehens aufmerksam machte, indem er hysterische Symptome unter Hypnose auflöste bzw. induzierte. Dies gelang ihm u.a. auch bei funktionellen Lähmungen nach Eisenbahnunfällen, so dass ein Zusammenhang mit traumatischen Ereignissen nahe lag.

Charcots Schüler Pierre Janet und Sigmund Freud griffen die Überzeugung auf, dass der Hysterie keine organische Ursache zu Grunde liege, sondern vielmehr psychische Mechanismen, die eng mit belastenden, gar traumatischen Erlebnissen zusammenhingen. Nach Janet, der den Terminus der Dissoziation prägte, konstituieren »psychologischen Automatismen«, die in ihrer Gesamtheit in einem phänomenalen Bewusstsein vereint sind, das mentale Leben. Durch äußere belastende Erfahrungen kann es zu einer Abspaltung oder Dissoziation einzelner Elemente aus dem Bewusstsein kommen, die in der Folge eigendynamisch wirken und so die vielfältigen hysterischen Symptome hervorrufen. Die Bereitschaft zu dieser Dissoziation hängt dabei nicht allein von der Schwere des Traumas, sondern vielmehr von der individuellen Konstitution und Disposition ab. Somit entwickelte Janet ein Diathese-Stress-Modell von Dissoziation (Putnam 1989).

Obwohl Freud in seinen ersten Überlegungen zur Ätiopathogenese hysterischer Symptome durchaus Bezug auf Janets Dissoziationskonzept nahm, verstand er darunter jedoch weniger einen Prozess als einen Bewusstseinszustand, der häufig durch traumatische Erfahrungen ausgelöst wird. Wesentlich für die hysterische Symptombildung war für ihn aber der Mechanismus der Konversion, »jener rätselhafte Sprung aus dem Seelischen ins Körperliche«. Im Verlauf der psychoanalytischen Theoriebildung wurde die Bedeutung äußerer Traumata zugunsten intrapsychischer Konflikte relativiert (für eine ausführliche Darstellung der sog. Verführungstheorie sei auf die Arbeiten von Dümpelmann (2006), Dulz (2011) und Bohleber (2011) verwiesen). Für die Psychodynamik der hysterischen Neurose postulierte Freud einen genital-sexuellen Triebwunsch, der mit inneren Normen unvereinbar sei und folglich aus dem Bewusstsein verdrängt werde. Die seelische Energie, die an diesen Triebwunsch gekoppelt ist, werde dann qua Konversion in ein hysterisches Körpersymptom umgewandelt, wobei das Symptom den Konflikt symbolhaft darstelle. Während Freud sein Hysteriekonzept für Körpersymptome ausschließlich im Bereich der Willkürmotorik, der Sensibilität und des Sensoriums entwickelte, wurde es in der Folgezeit auch auf andere körperliche Beschwerden wie z. B. Schmerzen oder Funktionsunregelmäßigkeiten von autonom innervierten Organen ausgeweitet. Zudem zeigte sich, dass nicht nur ödipale, sondern auch durchaus andere Konflikte oder Konfliktkonstellationen einer hysterischen Neurose zugrunde liegen können. Ebenfalls wurde deutlich, dass sog. hysterische Charakterzüge wie Emotionalisierung und Dramatisierung bzw. eine hysterische Persönlichkeit nicht überzufällig häufig bei Patienten mit Konversionssymptomen vorkommen, sondern auch durchaus bei anderen Neuroseformen. Entsprechend charakterisiert die Psychoanalyse heute den hysterischen Modus als Neigung zur »unbewussten Inszenierung«, die weitgehend störungsunspezifisch ist (Mentzos 2012).

Trotz dieser z. T. sehr elaborierten Modellvorstellungen zur Hysterie kam es in der Folgezeit nicht zu einer Vereinheitlichung der verschiedenen theoretischen Strömungen. Auch unter phänomenologisch-nosologischen Gesichtspunkten zeigte sich, dass die Hysterie keine einheitliche Störung darstellt.

Daher wurde Anfang der 1970er-Jahre im Bemühen um eine Klarifizierung der nosologischen Entität die allumfassende Diagnose der Hysterie unterschieden in pseudoneurologische Konversionsstörungen, die polysymptomatische Hysterie (oder Briquet-Syndrom bzw. die heutige Somatisierungsstörung), die dissoziativen Störungen (also hysterische Symptomdarbietungen auf Bewusstseinsebene) und die hysterische Persönlichkeitsstörung (Kapfhammer 2007). Diese Ausdifferenzierung bildet den Grundstein für die aktuellen Klassifikationssysteme ICD-10 und DSM-IV, die jedoch keineswegs deckungsgleich sind: Während das DSM-IV unter den dissoziativen Störungen ausschließlich jene subsumiert, die sich auf Bewusstseinsniveau manifestieren, führt die ICD-10 die dissoziativen Störungen auf psychischer Ebene mit den pseudoneurologischen Konversionsstörungen in einer Kategorie zusammen. Hingegen werden die Konversionsstörungen im DSM-IV als ein Typus der somatoformen Störungen verstanden. Eine Übersicht zur Klassifikation ehemals hysterisch genannter Erkrankungen vermittelt ▶ Tab. 1, welche auch die phänomenologische Vielfalt verdeutlicht.

Tab. 1: »Hysterie« in der ICD-10 und dem DSM-IV

ICD-10		DSM-IV	
F44 Dissoziative Störungen		Dissoziative Störungen	
F44.0	dissoziative Amnesie	300.12	dissoziative Amnesie
F44.1	dissoziative Fugue	300.13	dissoziative Fugue
F44.2	dissoziativer Stupor		
F44.3	dissoziative Trance- und Besessenheitszustände		
F44.4	dissoziative Bewegungsstörungen	300.11	Konversionsstörung (gehört zu den somatoformen Störungen)
F44.5	dissoziative Krampfanfälle		
F44.6	dissoziative Sensibilitäts- und Empfindungsstörungen		
F44.7	dissoziative Störungen, gemischt		
F44.8	andere		
F44.80	Ganser-Syndrom		
F44.81	multiple Persönlichkeit	300.14	dissoziative Identitätsstörung

ICD-10		DSM-IV	
F45 Somatoforme Störungen		**Somatoforme Störungen**	
F45.0	Somatisierungsstörung	300.81	Somatisierungsstörung
F45.1	undifferenzierte Somatisierungsstörung	300.81	undifferenzierte somatoforme Störung
F45.2	hypochondrische und körperdysmorphe Störung*	300.7	hypochondrische und körperdysmorphe Störung
F45.3	somatoforme autonome Funktionsstörung		
F45.4	anhaltende somatoforme Schmerzstörung	307.8	somatoforme Schmerzstörung
F48 Sonstige neurotische Störungen			
F48.1	Depersonalisations-/Derealisationsstörung	300.60	Depersonalisationsstörung (gehört zu den dissoziativen Störungen)
F60 Persönlichkeitsstörungen		**Persönlichkeitsstörungen (Achse II)**	
F60.4	histrionische Persönlichkeitsstörung	301.50	histrionische Persönlichkeitsstörung

* Die hypochondrische und körperdysmorphe Störung gehört historisch nicht zur Hysterie, wird hier jedoch aufgeführt, da sie nach heutigem Verständnis den somatoformen Erkrankungen zugerechnet wird.

3 Dissoziation, Somatisierung und Kindheitstrauma

Jenseits der skizzierten konzeptuellen Unschärfen des Dissoziationskonstruktes besteht Konsens dahin gehend, dass sich dissoziative Symptome auf das autobiographische Gedächtnis, das Bewusstsein und die personale Identität beziehen, und dass ein Zusammenhang mit traumatischem Stress im Allgemeinen und Kindheitstraumatisierungen im Besonderen besteht (Vermetten et al. 2007; Ross 2007; van der Hart et al. 2008). Insbesondere wird angenommen, dass sexueller Kindesmissbrauch spezifisch und möglicherweise kausal mit dissoziativer Psychopathologie im Erwachsenenalter assoziiert ist (Ross 2007).

Verschiedene Studien mit erwachsenen Probanden aus der Allgemeinbevölkerung haben diesen Zusammenhang untersucht. In einer ersten Studie konnte Irwin (1994) zeigen, dass Dissoziation von drei Typen von Kindheitstraumata prädiziert wird, und zwar von intra- und extrafamiliärem sexuellem Missbrauch und Verlusten von Familienangehörigen. In einer großen Neuseeländischen Allgemeinbevölkerungsstudie konnten Mulder und Kollegen (1998) die vermutete Assoziation von sexuellem Missbrauch in der Kindheit und dissoziativen Symptomen (gemessen mit der Dissociative Experiences Scale [DES], dem verbreitesten Selbstbeurteilungsinstrument zu Erfassung von Dissoziation; vgl. auch ▶ **Kap. A8**) nicht replizieren; hingegen zeigte körperlicher Missbrauch einen direkten Zusammenhang mit dissoziativer Psychopathologie. Eine andere Untersuchung (Ross et al. 1992) berichtete, dass Schneidersche Symptome einschließlich Depersonalisation und Derealisation als typische Merkmale von Dissoziation besonders eng mit Kindheitstraumatisierungen vergesellschaftet sind. Obwohl die differenzielle Assoziation der verschiedenen Formen von Kindesmisshandlungen und dissoziativen Symptomen im Erwachsenenalter bisher nicht abschließend geklärt ist, wird der generelle Zusammenhang von Dissoziation und Kindheitstrauma durch weitere Allgemeinbevölkerungsstudien aus der Türkei und China untermauert (Akyuz et al. 2005; Xiao et al. 2006).

Dieser Zusammenhang ist auch ausführlich in klinischen Stichproben untersucht worden. Dabei konnte die Assoziation zwischen Misshandlungen in der Kindheit und Dissoziation für viele psychische Erkrankungen bestätigt werden, insbesondere für Substanzabhängigkeiten (Schäfer et al. 2010), Somatisierungs- und Konversionsstörungen (Spitzer et al. 2008; Sar et al. 2004, 2009 a), Zwangserkrankungen (Lochner et al. 2007), Essstörungen (Brown et al. 1999; Nagata et al. 1999), affektive (Post 1992) und psychotische Störungen (Dümpelmann 2003). In einer Metaanalyse zur Dissociative Experiences Scale (DES) wurde die Assoziation zwischen DES-Werten und sexuellen und körperlichen Missbrauchserfahrungen in der Kindheit über insgesamt 26 Studien mit 2108 klinischen und nicht-klinischen Probanden analysiert; dabei fand sich eine kombinierte Effektstärke von d = 0,52 (van IJzendoorn und Schuengel 1996). Bei der Borderline-Persönlichkeitsstörung scheint der Zusammenhang zwischen Kindheitstrauma und Dissoziation am prominentesten zu sein (Korzekwa et al. 2009), zumal eine andere Untersuchung (Watson et al. 2006) eine Dosis-Wirkungsbeziehung nahe legt: Das Ausmaß dissoziativer Symptome hing von der Schwere der Kindheitstraumatisierungen ab. Darüber hinaus zeigen viele weitere Studien, dass emotionaler Missbrauch und Vernachlässigung mindestens ebenso potente Risikofaktoren für die Entwicklung dissoziativer Psychopathologie im Erwachsenenalter sind wie körperlicher oder sexueller Missbrauch (Watson et al. 2006; Draijer et al. 1999).

Somatisierung bzw. somatoforme Symptome sind ebenfalls mit Misshandlungen in Kindheit und Jugend vergesellschaftet (Übersichten: Springer et al. 2003; Arnow 2004). So fand sich in einer finnischen Allgemeinbevölkerungsstudie ein Zusammenhang von somatoformer Dissoziation mit körperlicher Strafe, aber nicht mit sexuellem Missbrauch; auch bestand eine positive Korrelation zwischen somatoformer Dissoziation und der Anzahl der belastenden Kindheitserfahrungen (Maaranen et al. 2004). Kritisch ist einzuwenden, dass sich diese Untersuchung auf das Konstrukt der somatoformen Dissoziation bezieht, welches im Wesentlichen pseudoneurologische und Schmerzsymptome sowie Entfremdungserlebnisse erfasst (Nijenhuis 2006). In einer kanadischen Allgemeinbevölkerungsstudie zu den Langzeitauswirkungen von körperlichem Missbrauch zeigte sich eine Assoziation mit der Zahl der von den Probanden berichteten körperlichen Symptomen (Springer et al. 2007). Andere Untersuchungen haben einen Zusammenhang zwischen körperlichen Beschwerden und sexuellem Kindesmissbrauch gefunden (Cunningham et al. 1988; Kinzl et al. 1995; Dickinson et al. 1999; Newman et al. 2000). Werden sowohl körperliche als auch sexueller Missbrauch gemeinsam untersucht, ergibt sich ein ähnliches Muster, wobei die Kombination gravierendere Auswirkungen zu haben scheint als eine Missbrauchsform alleine (Farley et al. 2001; Bonomi et al. 2008). Bei den genannten Studien muss aus methodischen Gründen allerdings offen bleiben, ob die über Selbstbericht erfassten Beschwerden als somatoform oder ausreichend organisch begründet zu bewerten sind.

Auch bei Patienten aus Primärversorgung und Allgemeinmedizin konnte ein Zusammenhang zwischen körperlichen Beschwerden (Felitti 2002) bzw. somatoformen Symptomen und Misshandlungen in Kindheit und Jugend belegt werden (McCauley et al. 1997; McNutt et al. 2002; Spertus et al. 2003), ebenso bei Patienten einer psychosomatischen Klinik (Nickel et al. 2006).

Dabei scheinen emotionale Misshandlungsformen hinsichtlich Somatisierung möglicherweise bedeutsamer zu sein als andere Formen von Missbrauch und Vernachlässigung (Spertus et al. 2003). Ob es einen differenziellen Zusammenhang zwischen Somatisierung und den diversen Formen von Kindesmisshandlungen gibt, kann angesichts der Datenlage nicht eindeutig beantwortet werden.

4 Dissoziative Bewusstseinsstörungen

Zu den dissoziativen Bewusstseinsstörungen zählen die dissoziative Amnesie, die dissoziative Fugue, Trance- und Besessenheitszustände, der dissoziative Stupor, das Ganser-Syndrom, die Depersonalisations- und die dissoziative Identitätsstörung sowie nicht näher bezeichnete dissoziative Störungen. Diese Erkrankungen sind also durch dissoziative Auffälligkeiten im psychischen Bereich charakterisiert (Eckhardt-Henn und Hoffmann 2004).

Zentrales Kennzeichen der dissoziativen Amnesie ist eine defizitäre Erinnerung an persönlich relevante Informationen wie die eigene Identität, wichtige Lebensereignisse oder -abschnitte. Die Amnesie bezieht sich somit auf das autobiographisch-deklarative Gedächtnis, wobei die vergessenen Inhalte ganz überwiegend traumatischen Charakter haben oder die psychische Integrität massiv in Frage stellen. In der Regel ist die Amnesie unvollständig, selektiv und im Verlauf fluktuierend, übersteigt jedoch immer das Ausmaß natürlicher Vergesslichkeit (Hofmann 2004; Fiedler 2008). Der Zusammenhang dieser Amnesieform mit traumatischem Stress kann als gesichert gelten (Bremner und Marmar 1998; van der Hart und Nijenhuis 2001); möglicherweise besteht sogar eine Dosis-Wirkungsbeziehung: Je intensiver das Trauma, desto ausgeprägter die Amnesie (van der Kolk 1996). Zudem scheinen Traumatisierungen in der Kindheit eher zur Amnesie zu führen als traumatischer Stress im Erwachsenenalter. So konnten Widom und Shepard (1996) in einer prospektiven Untersuchung zeigen, dass 40 % von 110 Betroffenen, die als Kinder gerichtlich dokumentierte physische Gewalt erleben mussten, diesen körperlichen Missbrauch 20 Jahre später nicht erinnerten. Ähnliche Zahlen werden auch von Opfern von sexuellem Missbrauch in Kindheit und Jugend berichtet (Williams 1994). In einer Studie von Coons und Mitarbeitern (1992) gaben 86 % der Patienten mit einer dissoziativen Amnesie Missbrauch und Vernachlässigung in der Kindheit an. Erlebnisse von Misshandlungen in der Kindheit gehören zu den Informationen, die von vielen Betroffenen offensichtlich nicht stabil im autobiographischen Gedächtnis abgespeichert werden können, und bei vielen psychischen Erkrankungen beobachtet werden.

Welche Rolle Kindesmisshandlungen in der Ätiopathogenese der anderen dissoziativen Bewusstseinsstörungen wie Fugue oder Stupor spielen, muss offen bleiben. Diese Störungen sind insgesamt so selten, dass jenseits von Falldarstellungen oder kleinen Fallserien (Coons 1999) kein gesichertes und systematisches Wissen vorliegt. Es ist jedoch stark anzunehmen, dass Kindheitstraumatisierungen einen Risikofaktor für die Entwicklung dieser dissoziativen Störungen im Erwachsenenalter darstellen (Hoffmann 2004).

Während die Depersonalisationsstörung in der ICD-10 unter den »anderen neurotischen Störungen« subsumiert wird, zählt sie im DSM-IV ganz eindeutig zu den dissoziativen Störungen. Daher wird sie hier kurz referiert, obwohl ihr sehr wahrscheinlich andere ätiopathogenetische Mechanismen zugrunde liegen als den anderen dissoziativen Störungen (Simeon und Abugel 2008; Michal 2012). Dennoch haben verschiedene Studien erhöhte Raten von Kindheitstraumatisierungen bei Patienten mit Depersonalisationsstörungen gefunden. In der ersten empirischen Untersuchung berichteten insgesamt 43 % der Betroffenen traumatische Kindheitserfahrungen einschließlich sexuellem (33 %) und körperlichem Missbrauch (39 %; Simeon et al. 1997). Mit Hilfe eines detaillierten Interviews zu interpersonalen Traumatisierungen in der Kindheit und Jugend fand diese Arbeitsgruppe, dass Patienten mit Depersonalisationsstörungen signifikant höhere Werte für Trennung, Verlust und emotionalen Missbrauch erzielten als die gesunden Kontrollprobanden (Simeon et al. 2001).

Die dissoziative Identitätsstörung (dissociative identity disorder, DID), die in der ICD-10 unter dem Terminus der multiplen Persönlichkeitsstörung (multiple personality disorder, MPD) aufgeführt wird, gilt als die schwerste Ausprägung und gewissermaßen als der Prototyp dissoziativer Pathologie. Die DID ist durch das Vorhandensein von zwei oder mehreren verschiedenen Persönlichkeiten bzw. Persönlichkeitsanteilen innerhalb eines Individuums gekennzeichnet, wobei jeweils nur eine in Erscheinung tritt. Jeder Teil hat sein eignes Gedächtnis, eigene Vorlieben und Verhaltensweisen und übernimmt in unterschiedlichem zeitlichem Ausmaß die volle Kontrolle über das Verhalten der Betroffenen. In der Regel haben die verschiedenen Persönlichkeitsanteile keinen Zugang zu der Existenz oder den Erinnerungen der anderen Anteile. Klinisch wegweisend ist die direkte Beobachtung eines Wechsels zwischen den verschiedenen Persönlichkeit(santeil)en. Obwohl in den diagnostischen Klassifikationen eine Vorgeschichte von Kindheitstraumatisierungen für die Diagnose nicht gefordert wird, steht diese Erkrankung seit jeher in einem engen, häufig auch kausalen Zusammenhang mit frühen, schweren und chronischen Misshandlungen, insbesondere sexuellem Missbrauch (Übersichten bei Eckhardt-Henn 2004; van der Hart et al. 2008; Ross 1997). In großen Fallserien, die zwischen 50 und 355 Patienten umfassten, berichteten zwischen 74 und 97 % der Patienten mit einer DID, körperlichen und/oder sexuellen Missbrauch in ihrer Kindheit und Jugend erlebt zu haben (Coons et al. 1988; Putnam et al. 1986; Ross 1997; Ross et al. 1989, 1990; Boon und Draijer 1993; Foote et al. 2006; Ross und Ness 2010). Studien, in denen versucht wurde, die schweren Misshandlungen zu verifizieren, fanden unabhängige und valide Hinweise auf biographisch frühen Traumatisierungen in 17 von 20 erwachsenen DID-Fällen und in 18 von 19 jugendlichen Fällen (Coons 1986, 1994). Lewis und Kollegen (1997) untersuchten elf Männer und eine Frau mit einer DID, die wegen Mordes verurteilt worden waren, und fanden in den Kranken- und Justizakten in elf Fällen unabhängige und objektive Belege für die von den Patienten berichteten extremen und chronischen Misshandlungen in Kindheit und Jugend.

Dieses Bemühen um objektive und valide Beweise für den Wahrheitsgehalt der Erinnerungen an Kindesmisshandlungen verweist auf eine zentrale Kritik am Konstrukt der MPD/DID: Durch die Erwartungshaltung des Therapeuten (oder gar sein aktives Zutun) würden bei den zum Teil sehr suggestiblen Patienten iatrogen »falsche Erinnerungen« regelrecht erzeugt. Die Diagnose der MPD/DID könne somit als ein Arrangement zwischen Patient und Behandler verstanden werden, welches seinerseits bestimmte, individuell unterschiedliche Funktionen erfülle. Die umfassendste und elaborierteste Kritik findet sich in dem sog. soziokognitiven Modell von Spanos (2001).

Insgesamt ist die nosologische Stellung dieser Störung umstritten, insbesondere im europäischen Kulturraum (Merskey 1995; Freyberger et al. 2007). Hingegen verstehen andere Autoren die DID als ein Syndrom im Rahmen eines komplexeren Störungsgeschehens, etwa bei der Borderline-Persönlichkeitsstörung oder der komplexen posttraumatischen Belastungsstörung (Dulz und Sachsse 2004). In diesem Zusammenhang wird auch diskutiert, ob der gesamte begriffliche Apparat wie »alter personality« nicht zuletzt altbekannte Phänomene aus der psychoanalytischen bzw. Ich-psychologischen Literatur aufgreift. In anderen Theorietraditionen wird Ähnliches mit Begriffen wie verschiedene »Ich-Zustände« oder »Persönlichkeitszustände« gefasst (Eckhardt 1996). Unabhängig von der vielfältigen Kritik und divergierenden Termini in den diversen Theorien bleibt unbestritten, dass bei bestimmten Patienten (insbesondere schwer traumatisierten) unterschiedliche Persönlichkeitskonfigurationen vorkommen. Ob man dieses Phänomen als multiple Persönlichkeit, dissoziative Identitätsstörung oder wechselnde Ich-Zustände im Rahmen eines komplexen Störungsgeschehens konzipiert, ist letztendlich sekundär.

5   Konversionsstörungen

Die Verbindung von traumatischen Erfahrungen und Konversionsstörungen lässt sich bis zu den ersten wissenschaftlichen Bemühungen um hysterische Patienten in der französischen Neurologie des 19. Jahrhunderts zurückverfolgen (Putnam 1989). Auch Freud nahm in seinen ersten Theorien – ausgehend von der Behandlung hysterischer Patientinnen – an, dass »vorzeitige sexuelle Erfahrung, die der frühesten Jugend angehören« (Freud 1986, S. 439) ein wesentliches ätiopathogenetisches Moment darstellen. Auch wenn Freud seine Verführungstheorie im Verlauf seiner Theoriebildung relativierte, so kann kein Zweifel daran bestehen, dass er die Bedeutung von biographisch frühen Traumatisierungen weithin anerkannte – von einer Aufgabe seiner Verführungstheorie kann somit keineswegs die Rede sein (Dümpelmann 2006; Dulz 2011; Bohleber 2011). Trotz dieser langen Historie finden sich relativ wenige systematische Arbeiten zu dem Zusammenhang von Kindheitstraumatisierungen und Konversionsstörungen im Allgemeinen; am besten untersucht ist noch die Gruppe der Patienten mit dissoziativen Anfällen, die in anderen Terminologien als funktionell oder psychogene nicht- bzw. pseudo-epileptische Anfälle bezeichnet werden.

Eine holländische Studie verglich 54 Patienten mit verschiedenen Konversionsstörungen mit einer Kontrollgruppe von 50 alters- und geschlechtsparallelisierten Patienten mit affektiven Erkrankungen hinsichtlich einer Vorgeschichte von Kindheitstraumatisierungen, die mittels eines strukturierten Trauma Interviews erhoben wurden (Roelofs et al. 2002). Patienten mit Konversionsstörungen berichteten mehr körperlichen und sexuellen Missbrauch in der Kindheit, verschiedene Formen körperlichen Missbrauchs, längere Dauer des sexuellen Missbrauchs und häufiger inzestuösen Missbrauch als die Kontrollgruppe. Eine türkische Arbeitsgruppe (Sar et al. 2004) untersuchte 38 Patienten mit diversen Konversionsstörungen, davon jedoch die große Mehrheit mit Anfällen mittels des Childhood Trauma Questionnaire (CTQ; ▶ Kap. A8). Insgesamt gaben 68 % mindestens ein Kindheitstrauma an. Emotionale Vernachlässigung wurde von 37 % berichtet und körperliche Vernachlässigung von 42 %. Die Missbrauchsformen verteilten sich wie folgt: körperlich 45 %, sexuell 26 % und emotional 34 %. Bei etwa der Hälfte der Patienten wurde zusätzlich eine dissoziative Störung diagnostiziert, die ihrerseits einen Zusammenhang mit dem Ausmaß der kindlichen Traumatisierungen zeigte (Sar et al. 2004). In einer ähnlichen Studie dieser Arbeitsgruppe erwies sich bei Patienten mit Konversionsstörungen nur emotionaler Missbrauch als relevanter Prädiktor für dissoziative Psychopathologie (Sar et al. 2009a). In einer Allgemeinbevölkerungsstudie, die 628 türkische Frauen einschloss, berichteten 48,7 % von Konversionssymptomen. Diese Gruppe erinnerte im Vergleich zu den Frauen ohne Konversionssymptome mehr Formen von Kindesmisshandlungen (Sar et al. 2009b). Hingegen konnte eine andere Untersuchung bei Patienten mit dissoziativen Anfällen, dissoziativen Bewegungs- und sensorischen Störungen keine konsistente Assoziation mit Kindheitstraumatisierungen replizieren (Spinhoven et al. 2004).

Konversionsstörungen, bei denen motorische Ausfälle im Vordergrund stehen, sind bisher nur selten systematisch hinsichtlich biographisch früher Traumatisierungen analysiert worden. Binzer und Eisemann (1998) fokussierten auf den elterlichen Erziehungsstil und fanden bei 30 Patienten mit dissoziativen Bewegungsstörungen ein höheres Ausmaß an elterlicher Zurückweisung, geringerer Zuwendung und emotionaler Wärme im Vergleich zu einer Kontrollgruppe mit neurologischen Erkrankungen.

Die bisher am intensivsten untersuchte Form der Konversionsstörungen sind die Anfälle (Fiszman et al. 2004; Sharpe und Faye 2006). In ▶ Tab. 2 findet sich eine Übersicht zu einer Auswahl von Studien, die der vermuteten Assoziation zwischen dissoziativen Anfällen und traumatischen Kindheitserfahrungen nachgegangen sind. Zusammenfassend lässt sich festhalten, dass 26–85 % dieser Patientengruppe Kindesmisshandlungen erinnern. Diese große Spannbreite lässt sich durch methodische Unterschiede und Stichprobencharakteristika (z.B. Geschlechtsverteilung) erklären. Untersuchungen, bei denen Patienten mit dissoziativen Anfällen einer Kontrollgruppe gegenübergestellt wurden, fanden durchweg höhere Raten bzw. Werte der verschiedenen Formen von Kindheitstraumatisierungen bei den dissoziativen Anfällen. In einer Metaanalyse erwies sich sexueller Missbrauch im Allgemeinen (also nicht nur im Kindes- und Jugendalter) eng mit psychogenen Anfällen assoziiert: Opfer von sexuellem Missbrauch hatten eine fast dreifach erhöhte Wahrscheinlichkeit, daran im Verlauf ihres Lebens zu erkranken (Paras et al. 2009). Allerdings ist auch zu konstatieren, dass in Studien aus anderen Kulturkreisen wie etwa China deutlich seltener traumatische Kindheitserlebnisse von Patienten mit dissoziativen Anfällen berichtet wurden (An et al. 2010), was jedoch auch unter den Bedingungen der kulturell besonders verankerten Scham zu interpretieren ist.

Tab. 2: Studien zur Häufigkeit von Kindesmisshandlungen bei dissoziativen Anfällen (Auswahl)

Studie	N	Kindesmisshandlung
Alper et al. (1993)	92	NNS 27 %
Bowman und Markand (1996)	45	SM 67 %; KM 67 %
Alper et al. (1997)	132	NNS 50 %
Wyllie et al. (1999)	34 Kinder	SM 32 %
Prigatano et al. (2002)	13	SM 85 %
Dikel et al. (2003)	17	SM 70 %
Abubakr et al. (2003)	23	SM/KM 26 %
Salmon et al. (2003a)	81	SM 31 %; KM 36 %; EM 53 %
Binzer et al. (2004)	20	SM 30 %
Akyuz et al. (2004)	33	SM 33 %; KM 79 %; EM 61 %; V 42 %
Ozcetin et al. (2009)	56	Höhere CTQ-Werte für EM, SM, KM und V als gesunde Kontrollgruppe
Proenca et al. (2011)	20	Höhere CTQ-Werte für EM und V als Kontrollgruppe mit Temporallappen-Epilepsie

N: Stichprobenumfang (Trauma allgemein: irgendein traumatisches Erlebnis, altersunabhängig)
CTQ: Childhood Trauma Questionnaire; EM: Emotionaler Missbrauch; KM: Körperlicher Missbrauch; NNS: nicht näher spezifizierte Kindesmisshandlung; SM: Sexueller Missbrauch; V: Vernachlässigung

6 Somatoforme Störungen

Obwohl jüngste, groß angelegte Allgemeinbevölkerungsstudien in verschiedenen Ländern einen Zusammenhang zwischen belastenden Kindheitserlebnisse einschließlich traumatischer Erfahrungen und einer Vielzahl psychischer Störungen gezeigt haben (Green et al. 2010; McLaughlin et al. 2010; Kessler et al. 2010), kann dies für die Gesamtgruppe aller somatoformen Störungen nur vermutet werden, denn diese wurden in den erwähnten Arbeiten nicht untersucht. Hingegen zeigt eine aktuelle Metaanalyse, dass sexueller Missbrauch im Allgemeinen (also nicht nur im Kindes- und Jugendalter) nicht mit somatoformen Störungen assoziiert ist (Chen et al. 2010). Bei psychosomatischen Patienten einer Universitätsambulanz bzw. Patienten, die im psychosomatischen Konsildienst gesehen wurden, fand sich jedoch ein enger Zusammenhang zwischen körperlichem Missbrauchserfahrungen in der Kindheit und körperlichen Beschwerden bzw. der Diagnose einer somatoformen Störung im Erwachsenenalter (Subic-Wrana et al. 2011). Körperlicher Missbrauch erhöhte die Wahrscheinlichkeit, später an einer somatoformen Störung zu leiden, um fast 70 %; die anderen Formen von Kindheitstraumatisierungen zeigten jedoch keine Assoziation mit der Diagnose einer somatoformen Störung (Subic-Wrana et al. 2011).

Zur Bedeutung von Kindesmisshandlungen bei der klinisch auffälligsten und quasi prototypischsten Variante von Somatisierung, nämlich der Somatisierungsstörung, finden sich erstaunlich wenig Arbeiten. Morrison (1989) verglich 60 Frauen mit Somatisierungsstörung mit 30 Frauen mit affektiven Erkrankungen und fand eine signifikant höhere Rate von sexuellen

Grenzüberschreitungen (definiert als ungewollter sexueller Kontakt mit und ohne Penetration) bei den Somatisierungsstörungen; andere Formen von Kindesmisshandlungen wurden allerdings nicht untersucht. In einer konsekutiven Serie von ambulanten Patientinnen, die wegen unzureichend geklärter körperlicher Symptome vorstellig wurden, konnten Pribor und Kollegen (1993) bei Probandinnen mit einem Briquet-Syndrom (das in etwa der heutigen Somatisierungsstörung entspricht) signifikant mehr Vorgeschichten von sexuellem, körperlichen und emotionalem Missbrauch in Kindheit und Jugend nachweisen als bei jenen ohne dieses Syndrom. Brown und Mitarbeiter (2005) stellten 22 Patienten mit einer Somatisierungsstörung 19 neurologischen Patienten mit einer Dystonie gegenüber. Die Somatisierungsgruppe erzielte höhere Werte für emotionalen Missbrauch und zeigte eine schwerere körperliche Misshandlung als die Kontrollgruppe, unterschied sich jedoch nicht bezüglich frühen Trennungserfahrungen, Vernachlässigung oder sexuellem Missbrauch. In einer eigenen Untersuchung (Spitzer et al. 2008), die darum bemüht war, methodische Schwächen der bereits zitierten Arbeiten (z. B. Stichproben ohne Männer, keine Anwendung von Interviews zur Erfassung von Kindheitstraumatisierungen, ausschließliche Fokussierung auf sexuellen Missbrauch) zu überwinden, verglichen wir 28 Patienten mit Somatisierungsstörung (davon fünf Männer) mit einer alters- und geschlechtsparallelisierten Kontrollgruppe von depressiven Patienten, bei denen Misshandlungserfahrungen im Kindesalter ebenfalls von hoher Bedeutung waren (▶ Kap. B3). Im Selbstbeurteilungsverfahren (Childhood Trauma Questionnaire; CTQ) erreichten die Patienten mit Somatisierungsstörung signifikant höhere Werte für sexuellen und körperlichen Missbrauch sowie für körperliche Vernachlässigung als die Patienten mit einer Depression. Diese Befunde konnten mittels dem Strukturierten Trauma Interview (STI) weitgehend bestätigt werden. Es zeigte sich auch, dass von allen Formen von Kindheitstraumatisierungen sexueller Missbrauch am engsten mit einer Somatisierungsstörung assoziiert war: Die Wahrscheinlichkeit als Kind sexuell missbraucht worden zu sein, war bei den Somatisierungspatienten neunmal höher als bei depressiven Patienten (Spitzer et al. 2008). Zusammenfassend bleibt festzuhalten, dass Misshandlungen in Kindheit und Jugend bei Somatisierungsstörungen überzufällig häufig gefunden werden. Jedoch erlaubt die bisherige Datenbasis aufgrund methodischer Schwächen keine abschließende Beurteilung der differenziellen Bedeutung der einzelnen Formen von Kindheitstraumatisierungen.

Innerhalb der Gruppe der somatoformen autonomen Funktionsstörungen sind bisher funktionelle gastrointestinale Störungen, etwa der Reizdarm (irritable bowel syndrome; IBS), wahrscheinlich am besten hinsichtlich der Relevanz von Kindesmisshandlungen untersucht worden (Chitkara et al. 2008; Rey et al. 2009). Verglichen mit gesunden Probanden oder Patienten mit entzündlichen Darmerkrankungen haben IBS-Patienten deutlich häufiger Kindheitstraumatisierungen erlebt (Salmon et al. 2003; Ross 2005; Beesley et al. 2010), wobei die Angaben für sexuellen Missbrauch zwischen 11 % und 31 % schwanken (Walker et al. 1993; Bradford et al. 2012); für körperliche Strafe werden Raten von 60 % und für emotionalen Missbrauch von 55 % berichtet (Bradford et al. 2012). Hinsichtlich klinischer Korrelate von Kindheitstraumatisierungen bei funktionellen Darmerkrankungen existieren inkonsistente Befunde: Während eine Arbeit keinen Zusammenhang mit psychischer Symptombelastung fand (Han et al. 2009), waren in anderen Untersuchungen Misshandlungserfahrungen mit vermehrter Psychopathologie (Ross 2005; Heitkemper et al. 2011) und höherer psychiatrischer Komorbidität assoziiert (Salmon et al. 2003; Blanchard et al. 2004). Die Vorgeschichte von Kindheitstraumata hatte keine prädiktive Bedeutung für das Ansprechen auf eine medikamentöse Therapie (Han et al. 2009). Andere Arbeiten zeigten ein Hyperarousal sowie eine hyperreagible Hypothalamus-Hypophysen-Nebennierenrindenachse bei IBS-Patienten mit traumatischen Kindheitserfahrungen im Vergleich zu Patienten ohne diese Erlebnisse (Kendall-Tackett 2000; Videlock et al. 2009).

60 ambulante Patienten mit Hypochondrie erinnerten signifikant häufiger Kindheitstraumatisierungen als eine Kontrollgruppe ambulanter psychiatrischer Patienten ohne Hypochondrie (Barsky et al. 1994): Knapp 30 % erinnerten sexuellen Missbrauch und 32 % körperlichen Missbrauch im Vergleich zu je 7 % in der Kontrollgruppe. Eine Replikation dieser Ergebnisse steht noch aus.

In der ersten systematischen Studie zu Kindesmisshandlungen bei Patienten mit Dysmorphophobie (Didie et al. 2006) wurden 75 Betroffene eingeschlossen, darunter 30 % Männer. Knapp 80 % erinnerten irgendeine Form von Kindesmisshandlung: 68 % emotionale Vernachlässigung, 56 % emotionalen Missbrauch, je ein Drittel körperlichen Missbrauch respektive Vernachlässigung und 28 % sexuellen Missbrauch. In einer jüngeren Fall-Kontrollstudie mit 19 dysmorphophoben Patienten konnten diese Befunde partiell repliziert werden: Die Dysmorphophobiegruppe erinnerte mehr sexuellen und körperlichen Missbrauch als eine gesunde Kontrollgruppe, unterschied sich jedoch nicht bezüglich emotionaler Misshandlungsformen (Buhlmann et al. 2012).

Chronische Schmerzen und die somatoforme Schmerzstörung einschließlich spezifischer Formen wie der Fibromyalgie und des chronischen Unterbauchschmerzes bei Frauen sind sicherlich die klinischen Bilder, deren Assoziation mit Kindheitstraumatisierungen am besten untersucht ist. Die Darstellung der Studienlage würde den Rahmen dieses Beitrages bei weitem sprengen, so dass wir hier auf hervorragende Übersichten und weiterführende Literatur verweisen möchten (Neun und Dümpelmann 1989; Rubin 2005; Davis et al. 2005; Sachs-Ericsson et al. 2009; Irish et al. 2010).

7 Diagnostische und therapeutische Implikationen

Angesichts der referierten Befundlage kann kein Zweifel daran bestehen, dass enge Zusammenhänge zwischen Dissoziation, Konversion und Somatisierung auf der einen und traumatischem Stress im Allgemeinen und frühkindlichen interpersonalen Traumatisierungen im Besonderen auf der anderen Seite bestehen (van der Kolk et al. 1996). Daher ist aus klinischer Perspektive unabdingbar, bei solchen Beschwerden und Auffälligkeiten zumindest ein Screening auf belastende und traumatische Kindheitserfahrungen durchzuführen. Wenn sich in der Anamnese, mit Hilfe von Screeninginstrumenten und in der Interaktion mit den Patientinnen und Patienten diese Hinweise verdichten, können erweiterte Anamnesen und Interviewverfahren dabei helfen, ausführlichere und eindeutigere Informationen zu erhalten, die für die Differenzialdiagnostik sowie für die Differenzialindikation und Therapieplanung relevant sind.

Welcher Stellenwert dann den verschiedenen Folgen von Kindheitstraumatisierungen im jeweils individuell zu elaborierenden Störungsmodell zukommt, kann nicht pauschal beurteilt, sondern muss im Einzelfall geprüft und bewertet werden. Ob die Traumafolgen dabei als kausales Agens, als spezifischer oder als genereller Risikofaktor und somit als ein Aspekt eines multifaktoriellen Geschehens von dissoziativen und somatoformen Verarbeitungsmustern zu verstehen sind, kann nicht aufgrund der Datenlage von Studien geklärt werden, nicht abschließend und allgemeingültig und schon gar nicht für den einzelnen klinischen Fall. Ob eine oft lange abgewehrte bzw. »verdrängte« Erinnerung an frühe Traumatisierungen und deren Reaktualisierung symptomauslösend wirkt, ob sie den Verlauf dissoziativer und somatoformer Syndrome kompliziert, etwa durch eine eher begleitende posttraumatische Belastungsstörung, die sich mehr auf die aktuelle Arzt-Patienten-Interaktion bezieht, oder ob sie einen starken ätiologischen Faktor des individuellen Störungsbilds darstellt, lässt sich in aller Regel nur durch fachlich qualifizierte Diagnostik und Verlaufsbeobachtung im Rahmen einer Psychotherapie klären.

In dieser bestehen dann auch ausreichende Möglichkeiten dazu, die Wirkung früher Beziehungserfahrungen und früh entstandener Bindungsmuster auf die Entwicklung struktureller psychischer Fähigkeiten differenziert zu erkennen, die für spätere Somatisierung und Dissoziation grundlegend sind (Waldinger et al. 2006; Lyons-Ruth et al. 2006; Schore 2002; Liotti 2006). Wie werden Selbst- und Selbstwertgefühl reguliert, wie Affekte und Impulse, wie Nähe und Distanz, wie funktionieren Reizschutz und Abgrenzung? Unter welchen Einflüssen und in welchem Kontext kam es hier zu Entwicklungsstörungen mit dem Effekt eingeschränkter Ich-Funktionen? Welche pathologischen Bindungsmuster manifestierten sich unter und nach welchen biographischen Belastungen? Neben unsicheren oder gar desorganisierten Bindungsmodi sind es insbesondere die durch Kindheitstraumatisierungen sehr häufig und sehr nachhaltig gestörten Fähigkeiten zur Affektregulation, ob Affekte wahrgenommen, toleriert und ihre Wirkmächtigkeit kontrolliert werden können, die erklären, wie zwischen Beziehungstraumatisierungen in der Kindheit und späteren dissoziativen und somatoformen Störungen vermittelt wird (van der Kolk et al. 1996; Waller et al. 2006). Selbst in überwiegend kognitionspsychologischen Modellen zur Entstehung von somatoformen und Konversionssymptomen wird der Emotions(dys)regulation bzw. dem emotionalen Arousal eine gewichtige Rolle zugeschrieben (Brown 2004).

Die eingehende Analyse der Effekte früher Traumata vermeidet, aus Korrelationen zwischen früheren Traumatisierungen und aktueller dissoziativer oder somatisierender Symptomatik vorschnell Kausalität abzuleiten, indem das Substrat der Traumatisierungen, die Entwicklung struktureller psychischer Fähigkeiten, die resultierende traumatogene Störung und deren Rolle bei der Symptomentstehung in den Fokus genommen werden (Kapfhammer 1995).

Psychotherapie ist Mittel der Wahl zur Aufklärung der beschriebenen Zusammenhänge, insbesondere aber auch Mittel der Wahl zur Behandlung dissoziativer und somatoformer Störungen (Gabbard 2005). Der vorgestellte entwicklungspsychologische Ansatz ermöglicht die gezielte Abstimmung der Interventionen auf basale pathologische Verarbeitungsmuster und deren Weiterentwicklung in, mit und durch verbale wie averbale therapeutische Beziehungen. Konventionelles konfliktzentriertes Vorgehen ist sehr kritisch zu betrachten. Versucht man etwa, eine konversive Armlähmung durch deutendes Vorgehen als Symbol von Schuldgefühle bewirkenden aggressiven Impulsen zu bearbeiten, bleibt das in der Regel nicht nur erfolglos, sondern ist auch unlogisch, weil bereits diese Symptomwahl zur Voraussetzung hat, dass das Bewusstwerden von Aggression nicht ertragen wird. Die Konsequenz daraus muss sein, die psychischen Fähigkeiten zu stärken und weiterzuentwickeln, die die Regulation aggressiver Affekte und Impulse ermöglicht.

Therapieverfahren, die dem Rechnung tragen, sind auf Interaktion, Intersubjektivität, Bindung und Strukturentwicklung bezogen (Heigl-Evers und Ott 2002; Stolorow und Atwood 2002; Fonagy 2003; Rudolf 2006; Streeck und Leichsenring 2009) und ermöglichen ausgiebig, die maladaptive Affektregulation, dysfunktionale Bindungsmuster und andere strukturelle Defizienzen zu bearbeiten. Wenn nicht nur strukturelle Traumafolgen, sondern posttraumatische Symptome wesentlich für das klinische Bild sind, sind eine traumazentrierte Psychotherapie oder Elemente daraus hilfreich (Linehan 1996; Sachsse 2004). Das wird unabhängig von der Art der Psychotherapie auch in den jeweiligen Richtlinien und schulen-spezifischen Ansätzen zur Behandlung von Patienten mit dissoziativen und somatoformen Störungen ausdrücklich betont.

Literatur

Abubakr A, Kablinger A, Caldito G (2003) Psychogenic seizures: clinical features and psychological analysis. Epilepsy Behav 4:241–245.

Akyuz G, Kugu N, Akyuz A, Dogan O (2004) Dissociation and childhood abuse history in epileptic and pseudoseizure patients. Epileptic Disord 6:187–192.

Akyuz G, Sar V, Kugu N, Doğan O (2005) Reported childhood trauma, attempted suicide and self-mutilative behavior among women in the general population. European Psychiatry 20(3):268–73.

Alper K, Devinsky O, Perrine K, Vazquez B, Luciano D (1993) Nonepileptic seizures and childhood sexual and physical abuse. Neurology 43:1950–1953.

Alper K, Devinsky O, Perrine K, Luciano D, Vazquez B, Pacia S, Rhee E (1997) Dissociation in epilepsy and conversion nonepileptic seizures. Epilepsia 38:991–997.

An DM, Wu XT, Yan B, Mu J, Zhou D (2010) Clinical features of psychogenic nonepileptic seizures: a study of 64 cases in southwest China. Epilepsy Behav 17:408–411.

Arnow BA (2004) Relationships between childhood maltreatment, adult health and psychiatric outcomes, and medical utilization. J Clin Psychiatry 65:10–15.

Barsky AJ, Wool C, Barnett MC, Cleary PD (1994) Histories of childhood trauma in adult hypochondriacal patients. Am J Psychiatry 151:397–401.

Beesley H, Rhodes J, Salmon P (2010) Anger and childhood sexual abuse are independently associated with irritable bowel syndrome. Br J Health Psychol 15:389–399.

Binzer M, Eisemann M (1998) Childhood experiences and personality traits in patients with motor conversion symptoms. Acta Psychiatr Scand 98:288–295.

Binzer M, Stone J, Sharpe M (2004) Recent onset pseudoseizures: clues to aetiology. Seizure 13:146–155.

Blanchard EB, Keefer L, Lackner JM, Galovski TE, Krasner S, Sykes MA (2004) The role of childhood abuse in Axis I and Axis II psychiatric disorders and medical disorders of unknown origin among irritable bowel syndrome patients. J Psychosom Res 56:431–436.

Bohleber W (2011) Die Traumatheorie in der Psychoanalyse. In: Seidler GH, Freyberger HJ, Maercker A (Hrsg.) Handbuch der Psychotraumatologie. Stuttgart: Klett-Cotta. S. 107–117.

Boon S, Draijer N (1993) Multiple Personality Disorder in the Netherlands. Amsterdam: Zwets und Zeitlinger.

Bonomi AE, Cannon EA, Anderson ML, Rivara FP, Thompson RS (2008) Association between self-reported health and physical and/or sexual abuse experienced before age 18. Child Abuse Negl 32:693–701.

Bowman ES, Markand ON (1996) Psychodynamics and psychiatric diagnoses of pseudoseizure subjects. Am J Psychiatry 153:57–63.

Bradford K, Shih W, Videlock EJ, Presson AP, Naliboff BD, Mayer EA, Chang L (2012) Association between early adverse life events and irritable bowel syndrome. Clin Gastroenterol Hepatol 10:385–390.

Bremner JD, Marmar CR (1998) Trauma, memory, and dissociation. Washington, DC: American Psychiatric Press.

Brown L, Russell J, Thornton C, Dunn S (1999) Dissociation, abuse and the eating disorders: evidence from an Australian population. Aust N Z J Psychiatry 33:521–528.

Brown RJ (2004) Psychological mechanisms of medically unexplained symptoms: an integrative conceptual model. Psychol Bull 130:793–812.

Brown RJ, Schrag A, Trimble MR (2005). Dissociation, childhood interpersonal trauma, and family functioning in patients with somatization disorder. Am J Psychiatry 162:899–905.

Buhlmann U, Marques LM, Wilhelm S (2012) Traumatic experiences in individuals with body dysmorphic disorder. J Nerv Ment Dis 200:95–98.

Cardena E (1994) The domain of dissociation. In: Lynn SJ, Rhue RW (Hrsg.) Dissociation: Theoretical, clinical, and research perspectives. New York: Guilford Press,

Chen LP, Murad MH, Paras ML, Colbenson KM, Sattler AL, Goranson EN, Elamin MB, Seime RJ, Shinozaki G, Prokop LJ, Zirakzadeh A (2010) Sexual abuse and lifetime diagnosis of psychiatric disorders: systematic review and meta-analysis. Mayo Clin Proc 85:618–629.

Chitkara DK, van Tilburg MA, Blois-Martin N, Whitehead WE (2008) Early life risk factors that contribute to irritable bowel syndrome in adults: a systematic review. Am J Gastroenterol 103:765–774.

Coons PM, Bowman ES, Milstein V (1988) Multiple personality disorder: A clinical investigation of 50 cases. Journal of Nervous and Mental Disease 176:519–527.

Coons PM, Milstein V (1986) Psychosexual disturbances in multiple personality, characteristics, etiology and treatment. J Clin Psychiatry 47:106–110

Coons PM, Milstein V (1992) Psychogenic amnesia: A clinical investigation of 25 cases. Dissociation 5:73–79.

Coons PM, Milstein V (1994) Confirmation of childhood abuse in child and adolescent cases of multiple personality disorder and dissociative disorders not otherwise specified. J Nerv Ment Dis 182:461–464.

Coons PM (1999) Psychogenic or dissociative fugue: A clinical investigation of five cases. Psychol Rep 84:881–886.

Cunningham J, Pearce T, Pearce P (1988) Childhood sexual abuse and medical complaints in adult women. Journal of Interpersonal Violence 3:131–144.

Davis DA, Luecken LJ, Zautra AJ (2005) Are reports of childhood abuse related to the experience of chronic pain in adulthood? A meta-analytic review of the literature. Clin J Pain 21:398–405.

Dickinson LM, deGruy FV 3rd, Dickinson WP, Candib LM (1999) Health-related quality of life and symptom profiles of female survivors of sexual abuse. Arch Fam Med 8:35–43.

Didie ER, Tortolani CC, Pope CG, Menard W, Fay C, Phillips KA (2006) Childhood abuse and neglect in body dysmorphic disorder. Child Abuse Negl 30:1105–1115.

Dikel TN, Fennell EB, Gilmore RL (2003) Posttraumatic stress disorder, dissociation, and sexual abuse history in epileptic and nonepileptic seizure patients. Epilepsy Behav 4:644–650.

Draijer N, Langeland W (1999) Childhood trauma and perceived parental dysfunction in the etiology of dissociative symptoms in psychiatric inpatients. The American journal of psychiatry 156(3):379–385.

Dulz B (2011) Über die Aktualität der Verführungstheorie. In: Dulz B, Herpertz S, Kernberg OF, Sachsse U (Hrsg.) Handbuch der Borderline-Störungen. Stuttgart: Schattauer. S. 7–19.

Dulz B, Sachsse U (2004) Dissoziative Identitätsstörung – eigene nosologische Entität oder Variante der Borderline-Störung? In: Eckhardt-Henn A, Hoffmann SO (Hrsg.) Dissoziative Bewusstseinsstörungen. Schattauer, Stuttgart, S 343–353.

Dümpelmann M (2003) Traumatogene Aspekte bei psychotischen Krankheitsbildern. Selbstpsychologie 12:184–206.

Dümpelmann M (2006) Trauma – als Charakterschwäche aufgegeben und als ätiologischer Faktor wieder entdeckt. In: Böker H (Hrsg.) Psychoanalyse und Psychiatrie. Heidelberg: Springer. S. 335–344.

Eckhardt A (1996) Die Dissoziation – Klinische Phänomenologie, Ätiologie und Psychodynamik. In: Seidler G (Hrsg.) Hysterie heute – Metamorphosen eines Paradiesvogels. Enke, Stuttgart, S. 37–55.

Eckhardt-Henn A, Hoffmann SO (Hrsg.) (2004) Dissoziative Bewusstseinsstörungen. Schattauer, Stuttgart

Eckhardt-Henn A (2004) Die Trauma-Pathogenese dissoziativer Bewusstseinsstörungen: Empirische Befunde. In: Eckhardt-Henn A, Hoffmann SO (Hrsg.) Dissoziative Bewusstseinsstörungen. Schattauer, Stuttgart, S. 265–275.

Ellenberger HF (2005) Die Entdeckung des Unbewußten. Diogenes, Zürich

Farley M, Patsalides BM (2001) Physical symptoms, posttraumatic stress disorder, and healthcare utilization of women with and without childhood physical and sexual abuse. Psychol Rep 89:595–606.

Felitti V (2002) Belastungen in der Kindheit und Gesundheit im Erwachsenenalter: die Verwandlung von Gold in Blei. Z Psychosom Med Psychother 48:359–369.

Fiedler P (2008) Dissoziative Störungen und Konversion. Trauma und Traumabehandlung, 3. Aufl. Psychologie Verlagsunion, Weinheim

Fiszman A, Alves-Leon SV, Nunes RG, D'Andrea I, Figueira I (2004). Traumatic events and posttraumatic stress disorder in patients with psychogenic nonepileptic seizures: a critical review. Epilepsy & Behavior, 5, 818–825.

Foote B, Smolin Y, Kaplan M, Legatt ME, Lipschitz D (2006) Prevalence of dissociative disorders in psychiatric outpatients. The American journal of psychiatry 163(4):623–9.

Fonagy P (2003) Bindungstheorie und Psychoanalyse. Klett-Cotta, Stuttgart.

Freud S (1986) Zur Ätiologie der Hysterie. GW I, S. 423–459.

Freud S (1909) Bemerkungen über einen Fall von Zwangsneurose.GW VII, S 379

Freyberger HJ, Spitzer C, Gast U, Rodewald F, Wilhelm-Gößling C, Emrich HM (2007) Die multiple Persönlichkeit ist eine Mode, aber keine Krankheit. Psychiatr Prax 34:266–268.

Gabbard G (2005) Psychodynamic Psychiatry. Washington D.C.: American Psychiatric Publishing Inc. S. 293–303

Green JG, McLaughlin KA, Berglund PA, Gruber MJ, Sampson NA, Zaslavsky AM, Kessler RC (2010) Childhood adversities and adult psychiatric disorders in the national comorbidity survey replication I: associations with first onset of DSM-IV disorders. Arch Gen Psychiatry 67:113–123.

Han C, Masand PS, Krulewicz S, Peindl K, Mannelli P, Varia IM, Pae CU, Patkar AA (2009) Childhood abuse and treatment response in patients with irritable bowel syndrome: a posthoc analysis of a 12-week, randomized, double-blind, placebo-controlled trial of paroxetine controlled release. J Clin Pharm Ther 34:79–88.

Heigl-Evers A, Ott J (2002) Die psychoanalytisch-interaktionelle Methode. Theorie und Praxis. Vandenhoeck & Ruprecht, Göttingen.

Heitkemper MM, Cain KC, Burr RL, Jun SE, Jarrett ME (2011) Is childhood abuse or neglect associated with symptom reports and physiological measures in women with irritable bowel syndrome? Biol Res Nurs 13:399–408.

Henningsen P (1998). Somatisierung und Affektregulation: Elemente eines interpersonellen Modells. In: Rudolf G, Henningsen P (Hrsg.) Somatoforme Störungen. Stuttgart: Schattauer. S. 185–98.

Hoffmann SO (2004) Konversion, Dissoziation und Somatisierung: historische Aspekte und Entwurf eines integrativen Modells. In: Eckhardt-Henn A, Hoffmann SO (Hrsg.) Dissoziative Bewusstseinsstörungen. Schattauer, Stuttgart, S. 114–130.

Hofmann A (2004) Die dissoziative Amnesie. In: Eckhardt-Henn A, Hoffmann SO (Hrsg.) Dissoziative Bewusstseinsstörungen. Schattauer, Stuttgart, S. 131–143.

Irish L, Kobayashi I, Delahanty DL (2010) Long-term physical health consequences of childhood sexual abuse: a meta-analytic review. J Pediatr psychol 35:450–461.

Irwin HJ (1994) Proneness to dissociation and traumatic childhood events. The journal of nervous and mental disease 182(8):456–60.

Kapfhammer HP (1995) Entwicklung der Emotionalität. München: Kohlhammer, S. 43–191

Kapfhammer HP (2007) Pierre Briquet (1796–1881): Von der polysymptomatischen Hysterie zur Somatisierungsstörung der modernen psychiatrischen Klassifikationssysteme. Psychosomatik und Konsiliarpsychiatrie 1: 81–84.

Kendall-Tackett KA (2000) Physiological correlates of childhood abuse: chronic hyperarousal in PTSD, depression, and irritable bowel syndrome. Child Abuse Negl 24:799–810.

Kessler RC, McLaughlin KA, Green JG, Gruber MJ, Sampson NA, Zaslavsky AM, Aguilar-Gaxiola S, Alhamzawi AO, Alonso J, Angermeyer M(2010) Childhood adversities and adult psychopathology in the WHO World Mental Health Surveys. Br J Psychiatry 197: 378–385.

Kinzl JF, Traweger C, Biebl W (1995) Family background and sexual abuse associated with somatization. Psychother Psychosom 64:82–87.

Kirmayer LJ, Robbins J (1991) Three forms of somatization in primary care: prevalence, co-occurence, and sociodemographic characteristics. J Nerv Ment Dis 179, 647–55.

Korzekwa MI, Dell PF, Pain C (2009) Dissociation and borderline personality disorder: an update for clinicians. Curr Psychiatry Rep 11:82–88.

Lewis DO, Yeager CA, Swica Y, Pincus JH, Lewis M (1997) Objective documentation of child abuse and dissociation in 12 murderers with dissociative identity disorder. The American journal of psychiatry 154(12):1703–1710.

Linehan M (1996) Dialektisch-Behaviorale Therapie der Borderline-Persönlichkeitsstörung. CIP-Medien.

Liotti G (2006) A model of dissociation based on attachment theory and research. J Trauma Dissociation 7:55–73.

Lipowski ZJ (1988) Somatization: the concept and its clinical application. Am J Psychiatry 145: 1358–68.

Lochner C, Seedat S, Hemmings SM, Moolman-Smook JC, Kidd M, Stein DJ (2007) Investigating the possible effects of trauma experiences and 5-HTT on the dissociative experiences of patients with OCD using path analysis and multiple regression. Neuropsychobiology 56:6–13.

Lyons-Ruth K, Dutra L, Schuder MR, Bianchi I (2006) From infant attachment disorganization to adult dissociation: relational adaptations or traumatic experiences? Psychiatr Clin North Am:63–86.

Maaranen P, Tanskanen A, Haatainen K, Koivumaa-Honkanen H, Hintikka J, Viinamäki H (2004) Somatoform dissociation and adverse childhood experiences in the general population. J Nerv Ment Dis 192:337–42.

McCauley J, Kern DE, Kolodner K, Dill L, Schroeder AF, DeChant HK, Ryden J, Derogatis LR, Bass EB (1997) Clinical characteristics of women with a history of childhood abuse: unhealed wounds. JAMA 277:1362–1368.

McLaughlin KA, Green JG, Gruber MJ, Sampson NA, Zaslavsky AM, Kessler RC (2010) Childhood adversities and adult psychiatric disorders in the national comorbidity survey replication II: associations with persistence of DSM-IV disorders. Arch Gen Psychiatry 67:124–132.

McNutt LA, Carlson BE, Persaud M, Postmus J (2002) Cumulative abuse experiences, physical health and health behaviors. Ann Epidemiol 12:123–130.

Mentzos S (2012) Hysterie. Vandenhoeck & Ruprecht, Göttingen.

Merskey H (1995) The analysis of hysteria. Understanding conversion and dissociation. Gaskell, London.

Michal M (2012) Depersonalisation und Derealisation. Kohlhammer, Stuttgart.

Morrison J (1989) Childhood sexual histories of women with somatization disorder. Am J Psychiatry 146:239–241.

Mulder RT, Beautrais AL, Joyce PR, Fergusson DM (1998) Relationship between dissociation, childhood sexual abuse, childhood physical abuse, and mental illness in a general population sample. Am J Psychiatry 155:806–811.

Nagata T, Kiriike N, Iketani T, Kawarada Y, Tanaka H (1999) History of childhood sexual or physical abuse in Japanese patients with eating disorders: relationship with dissociation and impulsive behaviours. Psychol Med 29:935–942.

Neun H, Dümpelmann M (1989) Depersonalisation. In: Hirsch M (Hrsg.) Der eigene Körper als Objekt. Heidelberg: Springer. S. 33–76.

Newman MG, Clayton L, Zuellig A, Cashman L, Arnow B, Dea R, Taylor CB (2000) The relationship of childhood sexual abuse and depression with somatic symptoms and medical utilization. Psychol Med 30:1063–1077.

Nickel R, Egle UT (2006) Psychological defense styles, childhood adversities and psychopathology in adulthood. Child Abuse Negl 30:157–170.

Nijenhuis ERS (2006) Somatoforme Dissoziation. Phänomene, Messung und theoretische Aspekte. Junfermann, Paderborn.

Ozcetin A, Belli H, Ertem U, Bahcebasi T, Ataoglu A, Canan F (2009) Childhood trauma and dissociation in women with pseudoseizure-type conversion disorder. Nord J Psychiatry 63:462–468.

Paras ML, Murad MH, Chen LP, Goranson EN, Sattler AL, Colbenson KM, Elamin MB, Seime RJ, Prokop LJ, Zirakzadeh A (2009) Sexual abuse and lifetime diagnosis of somatic disorders: a systematic review and meta-analysis. JAMA 302:550–561.

Platon (1964) Timaios. In: Grassi E (Hrsg.) Platon. Sämtliche Werke nach der Übersetzung von Friedrich Schleiermacher. Rowohlt, Reinbek.

Post RM (1992) Transduction of Psychosocial Stress into the Neurology of Recurrent Affective Disorder. Am J Psychiatry 149:999–110

Pribor EF, Yutzy SH, Dean JT, Wetzel RD (1993) Briquet's syndrome, dissociation, and abuse. Am J Psychiatry 150:1507–1511.

Prigatano GP, Stonnington CM, Fisher RS (2002) Psychological factors in the genesis and management of nonepileptic seizures: clinical observations. Epilepsy Behav 3:343–349.

Proença IC, Castro LH, Jorge CL, Marchetti RL (2011). Emotional trauma and abuse in patients with psychogenic nonepileptic seizures. Epilepsy Behav 20:331–333.

Putnam FW, Guroff JJ, Silberman EK, Barban L, Post RM (1986) The clinical phenomenology of multiple personality disorder: Review of 100

recent cases. Journal of Clinical Psychiatry 47:285–293.
Putnam FW (1989) Pierre Janet and modern views of dissociation. Journal of Traumatic Stress 2:413–429.
Rey E, Talley NJ (2009) Irritable bowel syndrome: novel views on the epidemiology and potential risk factors. Dig Liver Dis 41:772–780.
Roelofs K, Keijsers GP, Hoogduin KA, Näring GW, Moene FC (2002) Childhood abuse in patients with conversion disorder. The American journal of psychiatry 159(11):1908–13.
Ross CA, Norton GR, Wozney K (1989) Multiple personality disorder: An analysis of 236 cases. Can J Psychiatry 34:413–418.
Ross CA, Miller SD, Bjornson L, Reagor P, Fraser GA, Anderson G (1990) Structured interview data on 102 cases of multiple personality disorder from four centers. Am J Psychiatry 147:596–601.
Ross CA, Joshi S (1992) Schneiderian symptoms and childhood trauma in the general population. Comprehensive Psychiatry 33:269–273.
Ross CA (1997) Dissociative identity disorder: Diagnosis, clinical features, and treatment of multiple personality. New York: John Wiley & Sons.
Ross CA (2005) Childhood sexual abuse and psychosomatic symptoms in irritable bowel syndrome. J Child Sex Abus 14:27–38.
Ross CA (2007) The trauma model: A solution to the problem of comorbidity in psychiatry. Manitou Communications, Richardson TX.
Ross CA, Ness L (2010). Symptom patterns in dissociative identity disorder patients and the general population. Journal of Trauma & Dissociation 11(4):458–68.
Rubin JJ (2005) Psychosomatic pain: new insights and management strategies. South Med J 98:1099–1110.
Rudolf G (2006) Strukturbezogene Psychotherapie: Leitfaden zur psychodynamischen Therapie struktureller Störungen. 2., überarb. Aufl. Stuttgart: Schattauer.
Sachs-Ericsson N, Cromer K, Hernandez A, Kendall-Tackett K (2009) A review of childhood abuse, health, and pain-related problems: the role of psychiatric disorders and current life stress. J Trauma Dissociation 10:170–188.
Sachsse U (2004) Traumazentrierte Psychotherapie. Stuttgart: Schattauer.
Salmon P, Al-Marzooqi SM, Baker G, Reilly J (2003a) Childhood family dysfunction and associated abuse in patients with nonepileptic seizures: towards a causal model. Psychosom Med 65:695–700.

Salmon P, Skaife K, Rhodes J (2003b) Abuse, dissociation, and somatization in irritable bowel syndrome: towards an explanatory model. J Behav Med 26:1–18.
Sar V, Akyuz G, Kundakci T, Kiziltan E, Dogan O (2004). Childhood trauma, dissociation, and psychiatric comorbidity in patients with conversion disorder. Am J Psychiatry 161, 2271–2276.
Sar V, Islam S, Oztürk E (2009a) Childhood emotional abuse and dissociation in patients with conversion symptoms. Psychiatry Clin Neurosci 63:670–677.
Sar V, Akyüz G, Dogan O, Oztürk E (2009b) The prevalence of conversion symptoms in women from a general Turkish population. Psychosomatics 50:50–58.
Schäfer I, Langeland W, Hissbach J, Luedecke C, Ohlmeier MD, Chodzinski C, Kemper U, Keiper P, Wedekind D, Havemann-Reinecke U, Teunissen S, Weirich S, Driessen M; TRAUMAB-Study group (2010) Childhood trauma and dissociation in patients with alcohol dependence, drug dependence, or both-A multicenter study. Drug Alcohol Dependence 109:84–89.
Schore AN (2002) Dysregulation of the right brain: a fundamental mechanism of traumatic attachment and the psychopathogenesis of posttraumatic stress disorder. Aust NZ J Psychiatry 36:9–30.
Sharpe D, Faye C. (2006) Non-epileptic seizures and child sexual abuse: a critical review of the literature. Clin Psychol Rev. 26:1020–1040.
Simeon D, Gross S, Guralnik O, Stein DJ, Schmeidler J, Hollander E (1997). Feeling unreal: 30 cases of DSM-III-R depersonalization disorder. The American journal of psychiatry 154(8):1107–1113.
Simeon D, Guralnik O, Schmeidler J, Sirof B, Knutelska M (2001). The role of childhood interpersonal trauma in depersonalization disorder. Am J Psychiatry 158(7):1027–1033.
Simeon D, Abugel J (2008) Feeling Unreal: Depersonalization Disorder and the Loss of the Self. Oxford: Univ Press
Spanos NP (2001) Multiple Identities and False Memories: A Sociocognitive Perspective. Washington, DC: American Psychological Association.
Spertus IL, Yehuda R, Wong CM, Halligan S, Seremetis SV (2003) Childhood emotional abuse and neglect as predictors of psychological and physical symptoms in women presenting to a primary care practice. Child Abuse Negl 27:1247–1258.

Spinhoven P, Roelofs K, Moene F, Kuyk J, Nijenhuis E, Hoogduin K, Van Dyck R (2004) Trauma and dissociation in conversion disorder and chronic pelvic pain. International Journal of psychiatry in medicine 34 (4):305–318.

Spitzer C, Barnow S, Gau K, Freyberger HJ, Grabe HJ (2008) Childhood maltreatment in patients with somatization disorder. Aust N Z J Psychiatry 42:335–341.

Spitzer C, Wibisono D, Freyberger HJ (2011) Theorien zum Verständnis von Dissoziation. In: Seidler G, Maercker A, Freyberger HJ (Hrsg.) Handbuch der Psychotraumatologie. Klett-Cotta, Stuttgart, S. 22–37.

Springer KW, Sheridan J, Kuo D, Carnes M (2003) The long-term health outcomes of childhood abuse. An overview and a call to action. J Gen Intern Med 18:864–870.

Springer KW, Sheridan J, Kuo D, Carnes M (2007) Long-term physical and mental health consequences of childhood physical abuse: results from a large population-based sample of men and women. Child Abuse Negl 31:517–530.

Streeck U, Leichsenring F (2009) Handbuch psychoanalytisch-interaktionelle Therapie: Behandlung von Patienten mit strukturellen Störungen und schweren Persönlichkeitsstörungen. Vandenhoeck & Ruprecht, Göttingen.

Subic-Wrana C, Tschan R, Michal M, Zwerenz R, Beutel M, Wiltink J (2011) Childhood trauma and its relation to diagnoses and psychic complaints in patients of a psychosomatic university ambulance. Psychother Psychosom Med Psychol 61:54–61.

Stolorow RD, Atwood GE (2002) Der Neutralitätsmythos in der Psychoanalyse. Eine Alternative aus der intersubjektiven Systemtheorie. Selbstpsychologie 8:189–209

van der Hart O, Nijenhuis ERS (2001) Generalized dissociative amnesia: episodic, semantic and procedural memories lost and found. Aust N Z J Psychiatry 35:589–600.

van der Hart O, Nijenhuis ERS, Steele K, Kierdorf T (2008) Das verfolgte Selbst: Strukturelle Dissoziation und die Behandlung chronischer Traumatisierung. Junfermann, Paderborn.

van der Kolk BA (1996) Trauma and memory. In: van der Kolk BA, McFarlane A, Weisaeth I (Hrsg.): Traumatic stress. Guilford, London, S. 279–302.

van der Kolk BA, Pelcovitz D, Roth S, Mandel FS, McFarlane A, Herman JL (1996) Dissociation, somatization, and affect dysregulation: the complexity of adaptation of trauma. Am J Psychiatry 153:83–93.

van IJzendoorn MH, Schuengel C (1996) The measurement of dissociation in normal and clinical populations: Meta-analytic validation of the Dissociative Experiences Scale (DES). Clin Psychol Rev 16:365–382.

Vermetten E, Spiegel D, Dorahy MJ (2007) (Hrsg.) Traumatic Dissociation: Neurobiology and Treatment. American Psychiatric Publishing Inc. Arlington.

Videlock EJ, Adeyemo M, Licudine A, Hirano M, Ohning G, Mayer M, Mayer EA, Chang L (2009) Childhood trauma is associated with hypothalamic-pituitary-adrenal axis responsiveness in irritable bowel syndrome. Gastroenterology 137:1954–1962.

Waldinger RJ, Schulz MS, Barsky AJ, Ahern DK (2006) Mapping the road from childhood trauma to adult somatization: the role of attachment. Psychosom Med 68:129–135.

Walker EA, Katon WJ, Roy-Byrne PP, Jemelka RP, Russo J (1993) Histories of sexual victimization in patients with irritable bowel syndrome or inflammatory bowel disease. Am J Psychiatry 150:1502–1506.

Waller E, Scheidt CE (2006) Somatoform disorders as disorders of affect regulation: a development perspective. Int Rev Psychiatry 18:13–24.

Watson S, Chilton R, Fairchild H, Whewell P (2006) Association between childhood trauma and dissociation among patients with borderline personality disorder. Aust N Z J Psychiatry 40:478–481.

Widom CS, Shepard RL (1996) Acuracy of adult recollections of childhood victimisation: part I. Childhood physical abuse. Psychol Assessm 9:34–46.

Williams LM (1994) Recall of childhood trauma: a prospective study of women's memory of child sexual abuse. J Consult Clin Pschol 62:1167–1176.

Wyllie E, Glazer JP, Benbadis S, Kotagal P, Wolgamuth B (1999) Psychiatric features of children and adolescents with pseudoseizures. Arch Pediatr Adolesc Med 153:244–248.

Xiao Z, Yan H, Wang Z, Zou Z, Xu Y, Chen J, Zhang H, Ross CA, Keyes BB (2006) Trauma and Dissociation in China. Am J Psychiatry 163:1388–1391.

5   Artifizielle Störungen

Harald J. Freyberger

Kapitelübersicht

1   Vorbemerkung
2   Zur Klassifikation und Symptomatik
3   Ätiologie und Pathogenese: Der Zusammenhang mit Missbrauch und Vernachlässigung
4   Therapie

---

1   Vorbemerkung

Nach der Erstbeschreibung der artifiziellen Störungen durch den englischen Internisten Asher 1951 sind eine Vielzahl von Einzelfallbeschreibungen zu dieser Störungsgruppe erschienen, während systematische Studien vor dem Hintergrund des besonderen Krankheitsverhaltens dieser Patienten, auf das weiter unten eingegangen wird, nur als kumulative Fallsammlungen veröffentlicht wurden (vgl. z. B. Fliege et al. 2002; Freyberger et al. 1994; Kapfhammer et al. 1998; Plassmann 1987). Eine Hochzeit haben die Veröffentlichungen zwischen 1985 und 1995 mit über 5000 publizierten Kasuistiken erlebt, danach ist es zu einer erheblichen Reduktion gekommen. Dies lässt sich möglicherweise auf einen Gestaltwandel im gesamten Bereich selbstverletzenden bzw. autoaggressiven Verhaltens im Zuge der zunehmenden Etablierung des Konzepts der Borderline-Persönlichkeitsstörung zurückführen, unter das viele der betroffenen Patienten zu subsummieren sind. Es steht zu vermuten, dass der damit zusammenhängende zunehmend offenere gesellschaftliche Umgang mit selbstverletzendem Verhaltensmustern zu einer Reduktion der heimlichen Selbstverletzung im öffentlichen Feld geführt hat, der dieser Störungsgruppe zu Grunde liegt.

2   Zur Klassifikation und Symptomatik

Ashers Erstbeschreibung 1951 beruhte, wie so viele spätere Publikationen auch, auf einer Einzelfallstudie eines Patienten, der bei sich durch Selbstmanipulation verschiedenste

Körpersymptome erzeugte, mit denen er die behandelnden Ärzte zu zahlreichen, auch invasiven diagnostischen und therapeutischen Maßnahmen zwang. In Analogie zu der historischen Figur des sog. »Lügenbarons« von Münchhausen führte Asher dabei für diese Störungsgruppe den Terminus »Münchhausen-Syndrom« ein. Damit unterlag er einem fundamentalen Irrtum, der sich in einem Teil der später erscheinenden Literatur wiederholen sollte und sich sowohl auf die Person des Baron von Münchhausen als auch auf die öffentliche Rezeption des entsprechenden Krankheitsbildes beziehen lässt: Denn weder der Baron, der als ein hervorragender Schriftsteller gelten kann, noch die betroffenen Patienten sind, wie noch zu zeigen sein wird, allein über Konzepte der Unwahrheit, des Lügens oder der Simulation zu verstehen.

In den über 7000 seitdem erschienen Einzelfallstudien und Übersichtsarbeiten wurden variierende Bezeichnungen für das Krankheitsbild verwendet, wie etwa artifizielle Störung, vorgetäuschte Störung, Koryphäen-Killer-Syndrom, »factitious disease«, Mimikry-Syndrom, Operationssucht, »hospital-hopper-syndrome« und andere (Freyberger et al. 1990, 2004). Abhängig vom Krankheitsverhalten werden heute in der klinischen Praxis und der Forschung unter artifiziellen Störungen drei miteinander zum Teil assoziierte Syndrome subsumiert (Freyberger und Schneider 1994):

1. Das *Münchhausen-Syndrom* im engeren Sinne kennzeichnet eine vergleichsweise sozial desintegrierte, latent oder manifest dissoziale, vorwiegende männliche Gruppe von Patienten, die mit erfundenen, vorgetäuschten oder inszenierten hochdramatischen Beschwerden in den Notfallambulanzen zumeist großer Klinika erscheint und umfassende diagnostische und therapeutische Eingriffe induziert. Erfundene oder phantasievoll ausgeschmückte Anamnesen (sog. Pseudologia Phantastica; Freyberger 2011) tragen dazu bei, dass diese Patienten zumeist als somatisch krank fehlidentifiziert werden. Nach Abschluss einer Behandlung ziehen diese Patienten zumeist in das nächste klinische Zentrum weiter, um diese Inszenierung zu wiederholen, wobei in der Literatur verschiedene Fälle beschrieben wurden, die mehr als 400 nacheinander erfolgende stationäre Aufnahmen realisiert haben (»Behandlungswandern«; »Hospital-hopper-Syndrom«). In den USA wurden in dieser Population Vietnam-Veteranen identifiziert.

2. Die *Kerngruppe artifizieller Störungen* kennzeichnet eine Gruppe zumeist weiblicher Patienten mit häufig medizinischen Assistenzberufen, überzufällig häufig allein oder getrennt lebend, die sich selbst in einem zumeist langfristigen Verhaltensmuster invasive körperliche Schäden direkt oder indirekt zufügen und bei einem zu Grunde liegenden somatischen Krankheitsverständnis ärztliche Behandlung aufsuchen. Die Beschädigung des eigenen Körpers erfolgt akut, rezidivierend oder chronisch, ein Behandlungswandern tritt nur selten als akzessorisches Verhaltensmerkmal auf. Die Störungen können nahezu jedes Organ- und Körpersystem betreffen, so dass häufig eine vielfältige und heterogene Symptomatik resultiert. Die Komorbidität mit (Borderline-)Persönlichkeitsstörungen, Suchtkrankungen und Essstörungen ist hoch. Das Überwiegen des weiblichen Geschlechts bei artifiziellen Störungen wird mit der Tendenz männlicher Patienten erklärt, ihre bewussten oder unbewussten Selbstbeschädigungstendenzen eher im dissozialen Bereich auszuagieren, z. B. als sogenannte »Schlucker« in Haftanstalten, durch Fremdbeschädigung oder andere Formen der Kriminalität.

3. Das *erweiterte Münchhausen-Syndrom oder Münchhausen-«by-proxy«-Syn-*

drom (»battered child-Syndrom«; Fisher und Mitchell 1992; Meadow 1977; Waller 1983) liegt vor, wenn eine primäre Bezugsperson (fast ausschließlich die Mutter, die häufig selbst an einer artifiziellen Störung leidet) anstelle einer Selbstschädigung ihrem Kind Schaden zufügt und dieses in entsprechenden klinischen Zentren mit einem vermeintlich aus anderen Gründen entstandenen medizinischen Problem vorstellt. In der Literatur sind hierzu bisher etwa 700 Fälle beschrieben worden, wobei immer wieder hervorgehoben wird, dass die manipulierenden Mütter sich selbst artifizielle Schäden zufügen oder andere autodestruktive Symptomäquivalente wie Suizidversuche, episodische Essstörungen oder süchtiges Verhalten aufweisen. Die Kinder werden im Verborgenen heimlich misshandelt und unmittelbar danach dem Arzt vorgestellt, wobei die zur Symptomatik passenden Anamnesen erfunden und therapeutische Maßnahmen befürwortet werden. Für die Münchhausen-«by-proxy«-Syndrome gilt, dass ohne Präferenz des Geschlechts oder der Stellung in der Geschwisterreihe Kinder unter fünf Jahren das höchste Risiko dafür tragen, misshandelt zu werden. Die Prognose der betroffenen Kinder ist schlecht. Vermutlich sterben über 50 % im Verlauf weniger Jahre an den Folgen der Misshandlungen. Zu Unrecht wird als Todesursache vermutlich in bis zur Hälfte der Fälle ein »plötzlicher Kindstod« diagnostiziert. Andere Geschwisterkinder sind wahrscheinlich in etwa 70 % mit betroffen.

Der deskriptive Ansatz des DSM-IV (APA 1994), nach dem artifizielle Störungen in solche mit psychischen bzw. körperlichen Symptomen sowie eine nicht näher bezeichnete Form unterteilt werden, erscheint ebenso unzureichend wie der operationale Ansatz der ICD-10 (Dilling und Freyberger 2011), nach dem die Störung in einer diagnostischen Kategorie erfasst wird. In beiden Klassifikationssystemen bleiben psychologische Erklärungsmodelle für das selbstschädigende Verhalten unberücksichtigt, und die Diagnose stützt sich fast ausschließlich auf Ausschlusskriterien in Zusammenhang mit dem sekundären Krankheitsgewinn. Damit werden die Patienten mit artifiziellen Störungen in inadäquater Weise in die Nähe des Begriffsumfeldes der Simulation und Aggravation gerückt.

Für die über den deskriptiven Ansatz hinausgehende Definition der artifiziellen Störungen und Münchhausen-Syndrome sind folgende Aspekte von Bedeutung:

1. Psychische und/oder körperliche artifizielle Störungen werden *heimlich* erzeugt. Der Arzt und das psychosoziale Umfeld werden über die Ursachen im Unklaren gelassen, so dass die Störungen als psychische und/oder somatische Erkrankungen verkannt werden. Die sogenannte *offene Selbstschädigung* bei anderen psychischen Störungen ist in aller Regel ein bewusstseinsnaher Akt, dessen Motiv und Genese innerhalb der Arzt-Patient-Beziehung vergleichsweise leicht zugänglich und thematisierbar sind.

2. Die selbst- oder fremdschädigenden Handlungen werden zumindest in der Kerngruppe der artifiziellen Störungen zu einem großen Anteil in einem *Zustand qualitativer Bewusstseinsveränderung* unternommen, der als hochangespannter, dissoziativer Bewusstseinszustand beschrieben werden kann. Sie unterliegen daher Verleugnungs- und Abspaltungsprozessen und sind den Patienten oft nicht bewusst zugänglich. Die zu Grunde liegende Motivation bleibt in der Arzt-Patient-Beziehung zumeist vordergründig unklar.

Hinsichtlich der im Vordergrund stehenden Symptomatik lassen sich artifizielle Störungen – abhängig von der Art der Selbstschädigung – in mindestens sieben Subgruppen unterteilen, die häufig kombiniert vorkommen (▶ Tab. 1). Ihre diagnostische Relevanz beziehen sie aus der inszenierten Todesnähe und dem mit der Selbstschädigung verbundenen Invalidisierungsrisiko. Die wahrscheinlich häufigste Art der Selbstschädigung besteht im Einbringen von pharmakologisch wirksamen Substanzen in den Körper. Bei den invasiv selbstschädigend handelnden Patienten erscheint es sinnvoll, zwischen nichtchirurgisch und chirurgisch manipulierenden Patienten zu unterscheiden, da der Schweregrad der möglichen Invalidisierung unterschiedlich ausgeprägt ist. Die einzelnen Maßnahmen der Selbstschädigung sind außerordentlich vielfältig und erfassen praktisch jeden Bereich der Medizin (▶ Tab. 2).

Tab. 1: Systematik selbstschädigenden Verhaltens bei artifiziellen Störungen (nach Freyberger und Stieglitz 2004)

1. Einfaches Erfinden und/oder Inszenieren von Symptomen
2. Manipulation von medizinischen Akten oder Geräten (z. B. Thermometermanipulation)
3. Manipulation von Körpersekreten
4. Vornehmenlassen von Eingriffen mit Verschweigen bekannter spezifischer Kontraindikationen
5. Einnahme pharmakologisch wirksamer Substanzen (Medikamente oder Drogen)
6. Direkte Manipulation am eigenen Körper (nicht-chirurgischer Bereich; z. B. Injektion von pyogenem Material)
7. Direkte Manipulation am eigenen Körper (chirurgischer Bereich; z. B. artifizielle Wundheilungsstörungen)

Damit ist ein zentraler Bereich in der *Differentialdiagnostik* angesprochen, der vor allem im *Ausschluss einer zugrunde liegenden körperlichen Erkrankung* besteht. Zumindest 20–30 % der Patienten mit artifiziellen Störungen weisen allerdings eine chronische körperliche Erkrankung auf, so dass in die bestehende Komorbidität das artifizielle Handeln gewissermaßen eingebettet ist. Beispiele hierfür sind Patienten mit Diabetes mellitus und Insulinmanipulation oder Patienten mit immer wieder auftretenden Wundheilungsstörungen nach indizierten operativen Eingriffen.

Die Verdachtsdiagnose wird in der Regel durch den Behandler in der somatischen Medizin gestellt und sollte grundsätzlich durch einen spezialisierten Facharzt für Psychiatrie und Psychotherapie oder Psychotherapeutische Medizin verifiziert werden. Voraussetzung für eine sichere Diagnosenstellung bildet die systematische Erhebung einer differenzierten biographischen Anamnese und Krankheitsvorgeschichte sowie die systematische Einbeziehung fremdanamnestischer Angaben. Durch eine Analyse der sich ergebenden Informationen können die äußerst selten bewusste und absichtliche Vortäuschung und Nachahmung von Krankheitssymptomen (Simulation) oder sekundäre Motive (z. B. Rentenbegehren) in der Regel valide ausgeschlossen werden.

Diagnostisch wegweisend sind in diesem Zusammenhang die multiple und zumeist polymorphe psychische Symptomatik der Patienten mit häufig zahlreichen identifizierbaren weiteren autoaggressiven Symptomäquivalenten, die sich daraus ergebenden psychiatrischen Komorbiditätsmuster im Quer- und Längsschnitt, die charakteristischen Aspekte der Arzt-Patient-Beziehung (s. u.) und das Fehlen einer äußeren, sekundärprozessbezogenen Motivation. Bei Patienten mit einem Münchhausen-Syndrom kann der Verdacht in der Regel durch eine Anfrage bei der vom Patienten angegebenen Krankenkasse erhärtet werden. Entweder sind die Patienten nicht mehr versichert

Tab. 2: Überblick über häufige artifizielle Syndrome (nach Freyberger und Stieglitz 2004)

1. **Artifizielle Hauterkrankungen** (z. B. Kratzen, Infektion mit pyogenem Material)
2. **Artifizielle internistische Erkrankungen**
    - *artifizielles Fieber:*
    - Thermometermanipulation
    - Infektion mit pyogenem Material
    - Einnahme fiebersteigernder Medikamente
    - Fälschung des Krankenblattes
    - *artifizielle Bluterkrankungen:*
    - selbst herbeigeführtes Bluten
    - artifizielle Anämien durch Einnahme von Antikoagulantien

    - *artifizielle Stoffwechselstörungen:*
    - Hyperthyreose durch Einnahme von Schilddrüsenhormonen
    - Hypoglykämie durch Einnahme von Insulin oder oralen Antidiabetika
    - Hypokaliämie durch Diuretika, Laxantien- oder Lakritzenmissbrauch
    - Hyperkalzämie durch Kalzium oder Vitamin D
    - Cushing-Syndrom durch Prednison
    - Hyperamylasurie durch Speichelzusatz zum Urin
    - Anticholinergicaintoxikation durch Atropin
    - Pseudo-Phäochromozytom durch Sympathikomimetika

    - *artifizielle kardiologische Syndrome:*
    - Vortäuschung einer koronaren Herzkrankheit
    - Einnahme von Betablockern oder Clonidin
    - artifizielle pulmologische Symptome (z. B. Hämoptysis)

oder es liegen Rechnungen einer nicht mehr überschaubaren Anzahl von Krankenhäusern vor.

Differentialdiagnostisch abzugrenzen sind zudem suizidale Handlungen, selbstbeschädigendes Verhalten schizophrener und persönlichkeitsgestörter Patienten, die meist ungezielten, stereotypen Formen der Selbstverletzung bei geistig Behinderten sowie Selbstverletzungen bei Patienten mit Epilepsien (vor allem Temporallappenepilepsie) oder anderen organischen psychischen Störungen. Die zugehörigen selbstschädigenden Handlungen erfolgen in der Regel offen und vergleichsweise transparent, d. h. dem Behandler oder den Angehörigen ist bewusst, dass diese selbst verursacht wurden. Entsprechende Verleugnungsprozesse treten selten auf. Patienten mit hirnorganischen Erkrankungen können die Kontrolle über ihre Handlungen verlieren. Bei schizophrenen Patienten ist die Selbstbeschädigung in psychotisches Erleben eingebettet (z. B. unmittelbares oder mittelbares Resultat von imperativen Stimmen oder Wahn) und es erfolgt eine Stimulation als tot oder kaum mehr spürbar erlebter Körperzonen. Selbstverletzungen insbesondere bei Borderline-Persönlichkeitsstörungen werden zumeist bewusstseinsnah zur Spannungsreduktion oder vor einem erkennbaren interaktionellen Hintergrund ausgeführt.

Zum *Langzeitverlauf* artifizieller Störungen und Münchhausen-Syndrom gibt es nur wenige Angaben: Die Prognose ist schlecht aufgrund einer zunehmenden iatrogenen Invalidisierung, z. B. durch zahlreiche Klinikaufenthalte mit invasiven Eingriffen. Es kommt zu schweren Beeinträchtigungen der sozialen und beruflichen Leistungsfähigkeit. Für den Verlauf entscheidend und prognostisch ungünstig scheint die Komorbidität mit Persönlichkeitsstörungen und Suchterkrankungen zu sein. Es wird angenommen, dass weniger als 50 % der Patienten mit artifiziellen Störungen und Münchhausen-Syndromen zehn Jahre überleben. Jedoch stellt bei 10–15 % aller Patienten mit diagnostizierten artifiziellen Störungen die heimliche Selbstbeschädigung ein einmaliges Ereignis im Rahmen einer Anpassungsstörung dar. Allerdings ist darauf hinzuweisen, dass in der Altersspanne zwischen 15 und 25 Jahren artifiziell anmutende Selbstbeschädigungstendenzen auch als Übergangsphänomene vorkommen, die sich im weiteren Verlauf nicht mehr finden lassen.

3 Ätiologie und Pathogenese: Der Zusammenhang mit Missbrauch und Vernachlässigung

Nach psychodynamischem Verständnis lassen sich die selbstschädigenden Handlungen der Kerngruppe dieser Patienten mit artifiziellen Störungen und Münchhausen-Syndromen als Reinszenierungen kumulativer realer Traumata verstehen, die sich in der Vorgeschichte dieser Patienten gehäuft finden und nicht nur Kindheit und Jugend, sondern auch das Erwachsenenalter betreffen (vgl. Berichte über Münchhausen-Syndrome bei Vietnam-Veteranen). Aus den vorliegenden Erfahrungen über Langzeittherapien (z. B. Plassmann 1987, 1989) ist bekannt, dass die Vorgeschichte dieser Patienten häufig durch schwere und kombinierte Misshandlungen und soziale Deprivation und Vernachlässigung in der frühen Entwicklung gekennzeichnet ist. Überzufällig häufig weisen die betroffenen Patienten darüber hinaus frühe und langandauernde Behandlungserfahrungen in der somatischen Medizin auf, so dass der spätere Beginn der Störung, der in der Regel mit medizinischen Interventionen verknüpft ist, auch einen Reaktualisierungscharakter aufweist.

In einer gewissen Hinsicht lässt sich hieraus schlussfolgern, dass die zumeist durch Eltern oder Elternersatzfiguren praktizierte Misshandlung durch die Patienten in der Artefakterzeugung ihre Fortsetzung findet. Hierfür spricht, dass Artefaktpatienten durch ihr Krankheitsverhalten den untersuchenden und diagnostische und therapeutische Interventionen einleitenden Arzt in die (Übertragungs-/Gegenübertragungs-)Rolle eines »körperlich eindringenden«, besitzergreifenden und verletzenden invasiven Täters bringen. Auch das für Artefaktpatienten charakteristische Umschlagen einer heimlichen in eine offene Selbstbeschädigung, zumeist im Rahmen der psychiatrisch-psychotherapeutischen Behandlung, wenn der Zusammenhang zwischen Realtraumata und Artefakthandlungen deutlicher wird, untermauert diese These.

Die selbstdestruktiven Handlungen am eigenen Körper können situativ eine sehr komplexe Funktionalität aufweisen, wie dies etwa von Plassmann (1993) und von Eckhardt-Henn und Hoffmann (2004) herausgearbeitet wird: Sie können zu einer Reduktion innerer Spannung beitragen, mit ihnen können unerträgliche Gefühle der inneren Leere und Einsamkeit kompensiert werden oder präpsychotisch anmutende Depersonalisations- oder Derealisationszustände bzw. dranghafte Suizidalität werden auf diese Weise kontrolliert. Störungen im Körperselbst kommt dabei eine bedeutsame Rolle zu, wobei der Ort der Selbstschädigung durchaus dem Ort einer vorangegangenen Fremdschädigung entsprechen kann. Plassmann (1993) unterscheidet tote Zonen im Körperselbst mit dem Nebeneinander von lebendem und totem Gewebe (z. B. artifizielle Geschwüre), fusionäre Zonen im Körperselbst (Repräsentanzen undifferenzierter Verschmelzungszonen von Subjekt und Objekt, z. B. die Körperöffnungen), Spaltungszonen im Körperselbst, die »gut« und »böse« repräsentieren (wie z. B. paarig angelegte Organe) sowie Entwertungszonen im Körperselbst zuvor narzisstisch hoch besetzter Organe, an denen destruktiv agiert wird (z. B. bei Amputationen).

Die Tatsache, dass Artefaktpatienten gerade das Gesundheitswesen als »Bühne« für ihre Handlungen benutzen, scheint – neben den besonderen regressiven Angeboten – damit in Zusammenhang zu stehen, dass sie in etwa 50 % der Fälle medizinischen Assistenzberufen angehören oder oft über einschlägige Erfahrungen im medizinischen System verfügen und eine vergleichsweise »hohe Kompetenz« im Hinblick auf verdecktes selbstschädigendes Verhalten aufweisen. Darüber hinaus dürfte von Bedeutung sein, dass Patienten mit artifiziellen Störungen in der frühen Entwicklung emotionale Nähe und Zuwendung nur bei eigenen Erkrankungen, etwa im Rahmen einer Hospitalisierung, erlebten und es sich also im Sinne des Verhaltens um eine Fortsetzung positiver Verstärker handelt. Schließlich reinszenieren einige Patienten auch Körperschäden, die sie zuvor an ihnen nahestehenden Personen erlebt haben.

Nicht zuletzt vor dem Hintergrund des im Verlauf häufig auftretenden Symptomwechsels in Richtung anderer autoaggressiver Symptomäquivalente und der nicht selten komplizierend auftretenden präpsychotischen bzw. kurzzeitig psychotischen Episoden im Verlauf wird die dieser Erkrankung zugrundeliegende strukturelle Störung von der Mehrzahl der Autoren auf Borderline-Niveau angesiedelt, ohne dass die diagnostischen Kriterien einer Borderline-Persönlichkeitsstörung in jedem Fall erfüllt sein müssen (Freyberger et al. 1994).

Die Analyse der vorliegenden Einzelfallstudien ergibt für die drei Störungsgruppen unterschiedliche *Komorbiditätsmuster*: Während in Stichproben aus psychosomatischen oder psychiatrischen Kliniken die Münchhausen-Syndrome überzufällig häufig mit dissozialen Persönlichkeitsstörungen assoziiert sind, finden sich bei Patienten mit artifiziellen Störungen und Münchhausen-«by-proxy«-Syndromen häufiger Essstörungen, Störungen durch psychotrope Substanzen, Borderline- und narzisstische Persönlichkeitsstörungen.

In Konsiliardienststudien (Fliege et al. 2002; Freyberger et al. 1994; Kapfhammer et al. 1998) hingegen zeigen kaum mehr als die Hälfte aller Patienten mit artifiziellen Störungen eine Komorbidität mit Persönlichkeitsstörungen. Hier finden sich häufiger nur kurzzeitig auftretende Reaktionsmuster vor allem adoleszenter Patienten. Die Komorbidität mit Persönlichkeitsstörungen geht allerdings regelmäßig mit einem todesnäheren artifiziellen Verhalten einher. In den Fällen, in denen die Störung in Assoziation mit einer Persönlichkeitsstörung auftritt, findet man häufiger einen »maligneren« Verlauf, der auch mit einer schlechteren Prognose (d. h. einer erhöhten Mortalität) einhergeht.

4   Therapie

Wie bei anderen stark durch autoaggressive Aspekte gekennzeichneten Erkrankungen (z. B. Borderline-Persönlichkeitsstörungen) tendieren Patienten mit artifiziellen Störungen dazu, ihre behandelnden Ärzte in ein komplexes Beziehungsgeflecht zu verwickeln. Dies ist schon beim Erstkontakt zu berücksichtigen. Häufig präsentieren sie sich initial als »ideale« Patienten, die auf der Grundlage eines ausschließlich somatischen Krankheitskonzepts eine hohe vordergründige Behandlungsmotivation zeigen und ihre Bereitschaft signalisieren, auch größere und invasive Eingriffe in Kauf zu nehmen. Der somatische Leidensdruck imponiert in den ersten Begegnungen als hoch, psychische Auffälligkeiten werden initial wegen des hohen Signalcharakters der z. T. dramatischen somatischen Symptomatik eher übersehen.

Die sich zunehmend einstellende Erfolglosigkeit der ärztlichen Bemühungen lassen bei den Ärzten zunehmend Verhaltensauffälligkeiten ins Blickfeld geraten und Zweifel an der »Echtheit« der Erkrankung auftreten. Die Behandler ergreifen häufig »kriminalistisch-detektivisch« anmutende Maßnahmen, um den vermeintlichen Missbrauch ihrer Behandlungsansätze nachzuweisen. Vor diesem Hintergrund kann es in Notfallambulanzen und auf Krankenhausstationen zu einer erheblichen Beunruhigung und Verunsicherung der Behandlerteams kommen. Die Bestätigung des Verdachts mit den dazugehörigen aggressiv-konfrontativen Impulsen der sich getäuscht fühlenden Ärzte führt zu einem – für die Qualität der Arzt-Patient-Beziehung deletären – Beziehungsumschwung mit offener aggressiver Entwertung und Beziehungsabbruch auf Seiten des Patienten, der dieses »Drama« häufig an einem anderen Ort in der Medizin reinszeniert.

Bei erfolgenden Konfrontationen durch die Behandlungsteams reagieren die Patienten häufig sowohl auf der kognitiven als auch der emotionalen Ebene mit Verleugnungstendenzen im Sinne eines Ungeschehenmachens und verhalten sich affektiv so, als ob in der Arzt-Patient-Beziehung nichts Besonderes geschehen wäre. Die abgespaltenen, dem bewussten Erleben nicht oder kaum zugänglichen Selbstschädigungstendenzen können dabei für den Patienten spürbar bleiben: Er fühlt sich vom behandelnden Arzt missverstanden, abgelehnt oder gedemütigt. In der Regel wird bei einem anderen Arzt neuer Kontakt gesucht, das gleiche Beziehungsmuster wiederholt sich hier in ähnlicher Abfolge.

Der initiale und wesentliche Schritt zur Therapie besteht im Aufbau einer stabilen therapeutischen Beziehung, die die psychische Störungsdimension fokussiert. Erstkontakte werden in der Regel durch den psychiatrischen Konsiliarius in einem anderen medizinischen Bereich hergestellt, wobei hier bei den relevanten Interventionen die stattgehabten Interaktionen mit den somatischen Behandlern zu berücksichtigen sind. Häufig werden psychiatrische Konsiliarärzte erst dann hinzugezogen, wenn die Verdachtsdiagnose bereits gestellt, in die Interaktionen mit dem Patienten eingebracht und die Arzt-Patient-Beziehung dadurch bereits kompliziert wurde. In dem psychotherapeutischen Erstkontakt ist von einer anklagenden Haltung und direkten Konfrontation, z. B. durch »Überführung« des Patienten, dringend abzuraten. Häufig führt dies zu einem plötzlichen Beziehungsabbruch durch den Patienten, zumindest aber zu einer erheblich verminderten Bereitschaft zu seiner Mitarbeit. Fokus ist die in der Regel explorierbare somatische und psychische Symptomatik des Patienten und die Motivationsarbeit im Hinblick auf eine weiterführende Psychotherapie.

Von den meisten Autoren, die sich länger mit dieser Patientengruppe beschäftigt haben, wird eine indirekte Konfrontationsarbeit in einer sequentiellen Serie von Gesprächen vorgeschlagen, um einerseits eine tragfähige supportiv orientierte Arzt-Patient-Beziehung zu etablieren und andererseits die somatische und psychische Symptomatik ohne eine nachdrückliche Thematisierung des artifiziellen Agierens zu thematisieren. Ziel dieses therapeutischen

Vorgehens ist die schrittweise Förderung der Bereitschaft des Patienten, sich einer stationär-psychotherapeutischen Behandlung zu unterziehen. Diese ist bei fast allen Patienten mit einer artifiziellen Störung indiziert.

Nach den bisher vorliegenden stationär-psychotherapeutischen Behandlungserfahrungen erscheint eine Intervalltherapie mit wiederholten stationären Aufnahmen und zwischengeschalteten ambulanten Therapiephasen am ehesten effektiv zu sein. Am größten scheint der Therapieerfolg, wenn dem Patienten – unter der Voraussetzung einer positiven Therapiemotivation – das Angebot einer langfristigen Behandlungsbeziehung auf der Basis konfliktorientierter Arbeit gemacht werden kann. Allerdings erfüllen nur etwa 25 % der Artefaktpatienten die Eingangsvoraussetzungen für stationäre konfliktbearbeitende psychotherapeutische Verfahren. Der wesentlich größere Teil muss im Rahmen psychiatrisch-psychotherapeutischer Krisenintervention behandelt werden. Die Einbeziehung von Familienangehörigen in die Therapie kann hilfreich sein, um Informationen zu vermitteln und Verständnis zu schaffen.

Es bleibt das zentrale Ziel jeder Therapie, mit den Patienten gemeinsam die interpersonellen und intrapsychischen Mechanismen der Störung und ihre biographische Einbettung herauszuarbeiten. Dabei muss vor allem bei Patienten mit artifiziellen Störungen und Münchhausen-«by-proxy»-Syndromen die Frage gestellt werden, ob angesichts der vitalen Selbstgefährdung bzw. der Gefährdung der betroffenen Kinder eine Behandlung gegen den expliziten Willen des Patienten erfolgen sollte oder ob im Einzelfall durch weiterführende Maßnahmen (z. B. Einschaltung von Jugendamt und Jugendhilfe) das Risiko für das betroffene Kind zu reduzieren ist.

Literatur

American Psychiatric Association (1994): Diagnostic and Statistical Manual of Mental Disorders (4th ed.) (DSM-IV). Washington: APA.

Asher R (1951) Munchhausen's syndrome. Lancet 1:339–341.

Dilling H, Freyberger HJ (Hrsg.) (2011) Taschenführer zur ICD-10 Klassifikation psychischer Störungen. Mit Glossar und Diagnostischen Kriterien: DCR-10 und Referenztabellen ICD-10 vs. DSM-IV-TR. Bern: Huber.

Eckhardt-Henn A (2005) Offene und heimliche Selbstbeschädigung. In: Egle UT, Hoffmann SO, Joraschky P (Hrsg.) Sexueller Missbrauch, Misshandlung, Vernachlässigung. 3. Auflage. Stuttgart: Schattauer, S. 431–445.

Fischer GC, Mitchell I (1992) Munchhausen's syndrome by proxy (factitious illness by proxy). Current opinion in psychiatry 5:224–227.

Fliege H, Scholler G, Rose M, Willenberg H, Klapp BF (2002) Factitious disorders and pathological self-harm in a hospital population: an interdisciplinary challenge. Gen Hosp Psychiatry 24:164–171.

Freyberger HJ, Schröder G, Schneider W (1990) Phänomenologie und Psychodynamik artifizieller Störungen. Psycho 16:73–80.

Freyberger HJ, Schneider W (1994) Diagnoses and Classification of Factitious Disorders with Operational Diagnostic Systems. Psychother and Psychosom 62:27–29.

Freyberger HJ, Nordmeyer J (1994) Patients suffering from factitious disorders in the clinico-psychosomatic consultation-liaison service: Psychodynamic processes, psychotherapeutic initial care and clinicointerdisciplinary cooperation. Psychother and Psychosom 62:108–122.

Freyberger HJ, Stieglitz D (2004) Artifizielle Störungen. In: Berger M. (Hrsg.) Psychische Erkrankungen. Klinik und Therapie. München: Urban & Fischer, S. 985–994.

Freyberger HJ (2011): Münchhausen-Syndrom und Pseudologia phantastica. Persönlichkeitsstörungen 15:139–144.

Kapfhammer HP (2011) Artifizielle Störungen, Simulation und Körperintegritätsstörungen. In: Möller HJ, Laux G, Kapfhammer HP (Hrsg.) Psychiatrie und Psychotherapie. Heidelberg: Springer, S. 1386–1400.

Kapfhammer HP, Rothenhäuser HP, Dietrich E, Dobmeier P, Mayer C (1998) Artifizielle Störungen – zwischen Täuschung und Selbstschädigung. Konsiliarpsychiatrische Erfahrungen an einem Universitätsklinikum. Nervenarzt 69:463–474.

Meadow R (1977) Munchhausen's syndrome by proxy: The hinterland of child abuse. Lancet 2:343–346.

Palmer AJ, Yoshimura J (1984) Munchhausen syndrome by proxy. J Amer Acad Child Psychiatry 23:503–508.

Plassmann R (1987) Der Arzt, der Artefakt-Patient und der Körper. Psyche 41:883–889.

Plassmann R (1989) Artifizielle Krankheiten und Münchhausen-Syndrome. In: Hirsch M (Hrsg.) Der eigene Körper als Objekt. Zur Psychodynamik selbstdestruktiven Körperagierens. Heidelberg: Springer, S. 118–154.

Plassmann R (1993) Organwelten. Grundrisse einer analytischen Körperpsychologie. Psyche 48:261–282.

Rogers R (2004) Diagnostic, explanatory, and detection models of Munchhausen by proxy: extrapolations from malingering and deception. Child Abuse Neglect 28:225–238.

Sachsse U (1987) Selbstbeschädigung als Selbstfürsorge. Forum Psychoanalyse 3:51–70.

Waller D (1983) Obstacles to the treatment of a Munchhausen by proxy syndrome. J Amer Acad Child Psychiatry 22:80–85.

Wood HN, Brown J, Wood P (2001) Differing approaches to the identification of Munchhausen by proxy syndrome (MBPS): a case of professional training or role of experimental exposure. J Clin Forensic Med 8:140–150.

6 Trauma und Persönlichkeitsstörungen

Johanna Rönfeldt und Birger Dulz

> **Kapitelübersicht**
> 1 Einleitung
> 2 Cluster A – sonderbar oder exzentrisch
> 3 Cluster B – dramatisch, emotional oder unbeständig
> 4 Cluster C – ängstlich und furchtsam
> 5 Andere Persönlichkeitsstörungen
> 6 Auswirkungen auf die Psychotherapie

1 Einleitung

Kann man ohne Trauma in der Kindheit und Jugend überhaupt eine Persönlichkeitsstörung entwickeln? Oder sind Personen ohne Trauma vielleicht nicht so krank wie diejenigen, die als Kinder schwerstens misshandelt wurden?

Was haben Persönlichkeitsstörungen und biographisch frühe Traumatisierung miteinander zu tun? Viele Menschen mit einer Persönlichkeitsstörung haben ein Trauma in der Anamnese, doch ist ein Trauma nötig, um eine Persönlichkeitsstörung zu entwickeln? Und wenn ja, gilt dies gleichermaßen für alle Persönlichkeitsstörungen oder nur für vereinzelte Formen? Im klinischen Alltag fällt auf, dass viele der Patienten überdurchschnittlich häufig Opfer von Misshandlung, Missbrauch oder Vernachlässigung geworden sind, doch spiegelt dies die tatsächliche Lage korrekt wider? Sind es nicht Bias, durch die dieser Eindruck entsteht? Täuscht der klinische Eindruck, weil sich vielleicht viele schwer Erkrankte in den Kliniken aufhalten und dadurch eine fälschlich hohe Komorbidität suggeriert wird? Diese Fragen sind seit Jahren Gegenstand der Forschung und auch in den Studien kommen Traumatisierungen – sexueller Missbrauch, körperliche Misshandlung, aber auch emotionaler Missbrauch und emotionale Vernachlässigung – häufig bei Menschen mit Persönlichkeitsstörungen vor. So wurde emotionaler Missbrauch in klinischen Populationen im Vergleich zu anderen psychiatrischen Erkrankungen gehäuft bei Persönlichkeitsstörungen gefunden (Bandelow et al. 2005; Bierer et al. 2003) und bei über 80 % findet sich körperlicher wie auch sexueller Missbrauch (Brodsky et al. 1995; Horesh et al. 2008]). Speziell die Borderline-Persönlichkeitsstörung scheint dabei aufgrund der Prävalenz sexuellen Missbrauchs von bis über 80 % (Bierer et al. 2003; Dulz und Jensen 2011) eine herausragende Position einzunehmen (Brodsky et al. 1995).

1.1 Einordnung in Cluster und Spezifik

Die Studienlage zeichnet kein homogenes Bild bezüglich Zusammenhängen, Wahrscheinlichkeiten und Komorbiditäten von Traumatisierungen und den spezifischen Persönlichkeitsstörungen, zu sehr unterscheiden sich die Studien bezüglich Probandenzahl und Studiendesign in toto (u. a. Bierer et al. 2003; Haller et al. 2004; Saleptsi et al. 2004). Dennoch können bestimmte Persönlichkeitssymptome mit Traumatisierungen in Verbindung gebracht werden. So belegen Grover et al. (2007) einen Zusammenhang von Missbrauchserfahrungen mit einer höheren Wahrscheinlichkeit für Symptome der Paranoiden, Narzisstischen, Borderline-, Antisozialen, Zwanghaften, Passiv-aggressiven und Depressiven Persönlichkeitsstörung. Hierauf und auf Assoziationen zwischen Trauma und den Unterformen der Persönlichkeitsstörungen werden wir in den Abschnitten bei den konkreten Persönlichkeitsstörungen eingehen.

Tyrka et al. (2009) ordnen verschiedene Formen von Missbrauch in der Anamnese von Patienten den drei Persönlichkeitsstörungs-Clustern zu: Der Effekt verschiedener Arten des Kindesmissbrauchs auf verschiedene Persönlichkeitsstörungssymptome wurde in einer Stichprobe von Erwachsenen untersucht, die nicht zugleich an einer Achse-I-Störung erkrankt waren; körperlicher, sexueller, emotionaler Missbrauch und Vernachlässigung korrelierten jeweils mit einem Symptomanstieg in allen drei Persönlichkeitsstörungs-Clustern. Verstärkte Symptome konnten zusätzlich beobachtet werden bei der Paranoiden, Borderline-, Vermeidenden, Dependenten, Zwanghaften und der Depressiven Persönlichkeitsstörung.

Eine signifikante Assoziation mit einem »Traumaerleben« wurde insgesamt für die Cluster-C-Persönlichkeitsstörungen nachgewiesen (Bierer et al. 2003). Diese Ergebnisse zeigen erneut, dass physischer sowie emotionaler Missbrauch und jegliche Form der Vernachlässigung Risikofaktoren für eine große Reihe an Folgen für die Persönlichkeit darstellen – auch in nicht-klinischen Stichproben. Viele Patienten berichten von einem gesteigerten Anteil an Kindesmissbrauch mit einer »Auswahlpalette« von Misshandlungsarten wie emotionalem Missbrauch, körperlichem Missbrauch, sexuellem Missbrauch oder Vernachlässigung (Battle et al. 2004; Bierer et al. 2003; Gibb et al. 2001; Grover et al. 2007; Johnson et al. 1999; Johnson et al. 2006). Das legt ein weites Spektrum an Persönlichkeitsveränderungen (personality outcomes) als Folge von Misshandlung nahe. Trotzdem zeigen die Untersuchungen keine Konsistenz bezüglich des Zusammenhanges von Misshandlungsart und Psychopathologie (Gibb et al. 2001; Johnson et al. 1999).

1.2 Vergleichbarkeit verschiedener Missbrauchsarten

Zu diskutieren bleibt, ob sexueller Missbrauch oder physische Misshandlung (sog. »Realtraumata«) eine schwerere Pathologie bedingen als emotionale oder verbale Gewalt. Verschiedene Studien konzentrieren sich speziell auf Patienten mit anamnestisch sexuellem Missbrauch und/oder körperlicher Misshandlung (Briere und Elliott 2003). Allerdings existieren die verschiedenen Arten von Traumatisierungen häufig nebeneinander und dürften daher einen synergistischen Effekt aufweisen (Dube et al. 2001; Edwards et al. 2003; Teicher et al. 2006). Darüber hinaus berichten Teicher und Kollegen (2006) anhand von Daten einer großen Community-Studie mit jungen Erwachsenen, dass das isolierte Vorhandensein von verbalem Missbrauch und/oder das Erleben von häuslicher Gewalt depressive und dissoziative Symptome begünstigt – vergleichbar oder sogar stärker als andere Formen der Traumatisierung wie körperliche Gewalt bzw. sexueller Missbrauch. Wenige Studien betrachten den jeweiligen Effekt von emotionalem Missbrauch in der Kindheit (wie wiederholte Demütigungen und Beschimpfungen) verglichen mit körperlichem oder sexuellem Missbrauch auf die Persönlichkeitspathologie, allerdings mit widersprüchlichen Ergebnissen. Einheitlich wurde jedoch dargestellt, dass Individuen mit einer Missbrauchsanamnese im Vergleich zu Kontrollpersonen eine höhere Wahrscheinlichkeit für die Entwicklung von einem oder mehreren Symptomen der Paranoiden Persönlichkeitsstörung, der Borderline-Persönlichkeitsstörung und von Cluster C-Persönlichkeitsstörungen aufweisen. Dies ist nachvollziehbar, weil Symptome dieser Erkrankungen Schwierigkeiten widerspiegeln mit Vertrauen, Sicherheit, Stabilität, Flexibilität, Selbstvertrauen und -wirksamkeit sowie Affektregulation – diese Eigenschaften entwickeln sich in einem sicheren und geborgenen Umfeld (»holding environment/function«, Winnicott 1974, 1984; s. hierzu Dulz und Ramb 2011).

Genetisch bedingte Unterschiede der Stress-Sensibilität und -Vulnerabilität, die manchen Persönlichkeitsstörungen zugrunde liegen, mögen mit Stress- und Traumaerfahrung zusammenwirken und erhöhen somit das Risiko für eine Persönlichkeitsstörung (Goodman et al. 2004). Diese Wechselbeziehung könnte zu der großen Breite an Persönlichkeitspathologie und psychischen Belastungen beitragen, die bei Personen mit Missbrauchserfahrungen zu beobachten sind (Tyrka et al. 2009).

2 Cluster A – sonderbar oder exzentrisch

Umwelteinflüsse und Lernerfahrungen spielen für die Entwicklung einer Schizoiden und Paranoiden, aber auch Schizotypen Persönlichkeitsstörung eine wesentliche Rolle. Besonders bei den Persönlichkeitsstörungen vom Cluster A besteht ein starker Zusammenhang mit sexuellem Missbrauch und körperlicher Misshandlung während der Kindheit (Bierer et al. 2003).

2.1 Paranoide Persönlichkeitsstörung

Individuen, die von Misshandlungen in der Kindheit berichten, zeigen häufiger als Kontrollpersonen Symptome einer Paranoiden Persönlichkeitsstörung (Grover et al. 2007; Tyrka et al. 2009). Körperlicher und sexueller Missbrauch in der Kindheit wurden in einer Studie sogar – neben der Antisozialen Persönlichkeitsstörung – als Prädiktoren für die Paranoide Persönlichkeitsstörung gesehen (Bierer et al. 2003). Es konnten weitere Zusammenhänge zwischen spezifischen Formen von Kindheitsbelastung und der Paranoiden Persönlichkeitsstörung hergestellt werden.

2.2 Schizoide Persönlichkeitsstörung

Die Kindheit der Patienten mit dieser Persönlichkeitsstörung ist – bei freilich nicht einheitlicher Datenlage – geprägt von emotionalen Defiziten sowie von Hass und Zurückweisung (Benjamin 1993; Wöller et al.

2001). Yen et al. (2002) fanden eine hohe Rate an Traumatisierungen (die nur bei Borderline-Persönlichkeitsstörungen höher lag). Es konnten auch Zusammenhänge zwischen spezifischen Formen von Kindheitsbelastung und der Schizoiden Persönlichkeitsstörung hergestellt werden.

2.3 Schizotype Persönlichkeitsstörung

Ein Risikofaktor einer erhöhten Prävalenz für psychotische/psychosenahe Symptome ist eine Vorgeschichte von Kindheitstraumatisierung (Bebbington et al. 2004; Janssen et al. 2004; Offen et al. 2003; Spauwen et al. 2006). Bebbington und Kollegen (2004) berichten davon, dass Menschen, die sexuell missbraucht worden waren, 15 Mal wahrscheinlicher klinisch relevante psychotische Symptome aufweisen als Individuen ohne solche Erfahrungen. Zusätzlich erwähnenswert erscheint die Tatsache, dass mehrere Studien eine Verknüpfung von erheblichen Kindheitsbelastungen und psychotischen Phänomenen nahelegen (z. B. Lataster et al. 2006; Steel et al. 2009). Thema von Studien war u. a. der Nachweis einer Beziehung von multiplen Missbrauchserfahrungen in der Kindheit und einem erhöhten Maß an verschiedenen schizotypen Vorstellungen und schizotypem Erleben (Campbell und Morrison 2007). Zusätzlich zu diesen Studienergebnissen, in welchen die Verbindung von einer Anzahl psychotischer Symptome und psychologischem Trauma dargestellt wurde (z. B. Berenbaum 1999; Ross und Joshi 1992), deuten weitere Studien darauf hin, dass speziell die Schizotype Persönlichkeitsstörung mit psychologischem Trauma assoziiert ist. Zwei Arbeitsgruppen konnten den Zusammenhang in Allgemeinbevölkerungsstudien belegen (Johnson et al. 1999; 2000a; 2001). In einer Stichprobe junger Erwachsener zeigten sich signifikante Zusammenhänge zwischen Kindesmisshandlung (speziell Vernachlässigung) und Symptomen der Schizotypen Persönlichkeitsstörung (auch, nachdem mögliche Bias wie Alter, Bildungsgrad der Eltern, elterliche psychiatrische Erkrankung, statistisch herausgerechnet worden waren) (Johnson et al. 1999; 2000a; 2001). Die Beziehung von Kindesmisshandlung und Symptomen der Schizotypen Persönlichkeitsstörung konnte in zahlreichen weiteren Studien nachgewiesen werden (u. a. Berenbaum et al. 2003; Shea et al. 1999). Yen und Kollegen (2002) verglichen die Anzahl traumatischer Erlebnisse und Kindesmissbrauchs bei der Major Depression mit der bei verschiedenen Persönlichkeitsstörungen (eine nichtpsychiatrische Kontrollgruppe fand indes keine Berücksichtigung): Patienten mit Schizotyper Persönlichkeitsstörung hatten signifikant häufiger als z. B. Patienten mit Vermeidender oder Zwanghafter Persönlichkeitsstörung traumatische Erlebnisse oder waren Opfer physischer Gewalt im Kindesalter geworden.

In einer Studie mit ambulanten Patienten, die alle eine diagnostizierte oder vermutete Persönlichkeitsstörungsdiagnose hatten, konnten vermehrte schizotype Symptome besonders bei extrafamiliärem sexuellem Missbrauch beobachtet werden (Norden et al. 1995); es zeigte sich allerdings keine Korrelation mit sexuellem oder physischem Missbrauch innerhalb der Familie (Ruggiero et al. 1999). Das höchste Maß an schizotypen Symptomen wurde bei Betroffenen von schwerer Vernachlässigung, schwerem sexuellen Missbrauch sowie schwerer physischer und psychischer Gewalt gefunden, wohingegen das geringste Maß die Gruppen der »geringgradig Misshandelten« und »moderat sexuell Missbrauchten« aufwiesen (Ruggiero et al. 1999).

In weiteren Studien (u. a. Luntz und Widom 1994; Zanarini et al. 1989) wurde untersucht, ob die Zusammenhänge von Trauma und schizotypen Symptomen auch bestehen bleiben, wenn der statistische Effekt der ebenso assoziierten Faktoren wie

Cluster B-Persönlichkeitsstörungen und biologische Faktoren explizit nicht berücksichtigt wird. Johnson und Kollegen (2000 b) konnten nachweisen, dass Kindesmissbrauch und -vernachlässigung nicht mehr signifikant mit schizotypen Symptomen korreliert, nachdem die Effekte der komorbid bestehenden Persönlichkeitsstörungen berücksichtigt wurden – allerdings wurden lediglich Kindheitstraumatisierungen berücksichtigt.

3 Cluster B – dramatisch, emotional oder unbeständig

Die Entstehung der Persönlichkeitsstörungs-Cluster im DSM-III (APA 1980) basierte primär auf klinischer Erfahrung, systematische Untersuchungen spielten noch kaum eine Rolle. Trotzdem zeigten die Persönlichkeitsstörungen des Clusters B, dem dramatischen Cluster, in Studien hohe Korrelationen zu Missbrauchserfahrungen (Fossati et al. 2000; Grilo und McGlashan 2000; Zimmermann und Coryell 1989). Zudem zeigte sich eine hohe Komorbidität untereinander (Fossati et al. 2000; Zimmermann et al. 2005) und das Muster von zugrunde liegender Genetik und beteiligten Umweltfaktoren des Clusters B weist hohe Ähnlichkeiten auf (Livesley et al. 1998).

3.1 Antisoziale Persönlichkeitsstörung

Bei der Antisozialen Persönlichkeitsstörung spielt der Zusammenhang mit Traumatisierung eine bedeutende ätiologische Rolle (Grover et al. 2007). Die Belastung durch traumatische Erlebnisse disponiert für psychiatrische Morbidität: Traumaerleben in Kindes- oder Jugendalter korreliert signifikant mit einem höheren Auftreten von psychiatrischen Erkrankungen, u. a. der Antisozialen Persönlichkeitsstörung (Zlotnick et al. 2008). Nachgewiesen wurde, dass traumatische Kindheitserlebnisse mit verschiedenen Formen antisozialer Charakteristik in Verbindung stehen wie

- Verhaltensstörungen (Kelso und Steward 1983)
- sozialer Unangepasstheit (social maladjustment) (Martens 2005)
- Substanzabusus (Kendler et al. 2000)
- Aggressivität (Barnow et al. 2001)
- antisozialem Verhalten (Chamberlain und Moore 2002; Luntz und Widom 1994)
- Kriminalität, Delinquenz und insgesamt gewalttätigem Verhalten (Widom 1989 b)
- geringem Maß an Empathie (Martens 2005)
- Depression (Bifulco et al. 1991; Fergusson et al. 1996; Mullen et al. 1993)
- Suizidgedanken und Suizidversuchen (Christoffersen et al. 2003)

Prospektive Studien zeigen, dass missbrauchte und vernachlässigte Kinder – im Vergleich zu einer Kontrollgruppe – mit einer höheren Wahrscheinlichkeit verhaftet werden (Widom 1989 b) und mit höherer Wahrscheinlichkeit die Kriterien der Antisozialen Persönlichkeitsstörung erfüllen (Luntz und Widom 1994). Missbrauch und geringe elterliche Fürsorge sowie Traumata in der Kindheit und Jugend wurden als Risikofaktoren für eine Antisoziale Persönlichkeitsstörung im Erwachsenenalter identifiziert (Bierer et al. 2003; Chamberlain und Moore

2002; Gibson et al. 1999; Horwitz et al. 2001). Auch das DSM-III erwähnt, dass Kindheitsmissbrauch häufig einen prädisponierenden Faktor für eine Antisoziale Persönlichkeitsstörung darstellt. Allerdings ist wenig über zugrunde liegende Mechanismen dieser Verbindung bekannt. Da jedoch überproportional viele Menschen mit einer Antisozialen Persönlichkeitsstörung eine ähnliche Vergangenheit teilen, kann grundsätzlich geschlussfolgert werden, dass frühe Kindheitstraumatisierung und ungünstige Erlebnisse im Leben eine Rolle bei der Entstehung der Antisozialen Persönlichkeitsstörung spielen. In vielen Studien wurde die Verbindung zwischen der Entwicklung einer Antisozialen Persönlichkeitsstörung sowie körperlichem und sexuellen Missbrauch belegt (Haapasalo und Kankkonen 1997; Johnson et al. 2003; Rivera und Widom 1990; Rundell et al. 1989; Shahar et al. 2004; Stein und Lewis 1992; Widom 1989 b; 1991). Das ist nicht verwunderlich, da viele dieser Personen mit vernachlässigenden und manchmal gewalttätigen Eltern aufwuchsen (Robins 1987). Obwohl eine frühe Traumatisierung nicht den einzigen pathogenetischen Weg zu einer späteren Antisozialen Persönlichkeitsstörung darstellt, scheint sie eine Schlüsselrolle im Kreislauf antisozialen Verhaltens zu spielen (Weeks und Widom 1998). Ein weiterer psychologischer Risikofaktor antisozialen Verhaltens stellt die frühe Trennung der Eltern dar. Anhaltende Trennung von der Mutter wird als ein kausaler Faktor der Entstehung antisozialen Verhaltens diskutiert (Bowlby 1946). Allerdings scheint nicht die mütterliche Bindung der kritische Faktor zu sein, sondern dass das Kind überhaupt Bindung zu einer konstanten Bezugsperson erhält (Loeber 1990). Fehlt ein solches adäquates Rollenmodell, lernt das Kind, Aggressionen zur Lösung von Problemen einzusetzen und hat kaum eine Chance, Empathie und Mitgefühl für seine Mitmenschen zu entwickeln (Martens 2005). Traumatische Kindheitserlebnisse sind eng korreliert mit der Entstehung eines desorganisierten Bindungsmusters, das Aggressionen, Kontrollstörungen und Verhaltensauffälligkeiten begünstigt und zur Entwicklung einer Antisozialen Persönlichkeitsstörung beiträgt (Martens 2005). Es konnte gezeigt werden, dass männliche Teenager, die eine Bindungsproblematik in frühen Jahren erlebt hatten, dreimal wahrscheinlicher gewalttätige Verbrechen begehen (Levy und Orlans 1999). Zusätzlich existieren Daten, die den Effekt von Erziehung und den sozioökonomischen Status hervorheben – eine geringe Schulbildung und ein niedriger sozioökonomischer Status werden bei Menschen mit einem aggressiven und antisozialen Verhalten besonders häufig beschrieben (Criss und Shaw 2005; Kilgore et al. 2000; Linver et al. 2002). Nicht zu vernachlässigen ist der Einfluss der psychiatrischen Anamnese der Eltern für die Entwicklung eines Kindes in Bezug auf Trauma und Antisozialer Persönlichkeitsstörung. Missbrauchende Eltern sind ebenfalls häufig verhaltensauffällig und zeigen Einschränkungen der psychischen Belastbarkeit (Frick et al. 1992; Wolfe 1985). Insgesamt untermauern diese Befunde die Vermutung, dass traumatische Kindheitserlebnisse wichtige Komponenten in der Ätiologie einer Antisozialen Persönlichkeitsstörung darstellen (Semiz et al. 2007).

3.2 Borderline-Persönlichkeitsstörung

Die Borderline-Persönlichkeitsstörung kommt gehäuft bei Personen vor, die traumatischen Situationen in der Kindheit ausgesetzt waren. Die Assoziation der Borderline-Persönlichkeitsstörung mit Traumata ist deutlich konsistenter belegt als bei allen anderen Persönlichkeitsstörungen (Grover et al. 2007; Sack et al. 2011; Tyrka et al. 2009). Die hohe Prävalenz für Borderline-Persönlichkeitsstörung bei Individuen mit einer Traumaanamnese in der Kindheit wurde in vielen Studien untersucht. Es wurde darüber hinausgehend diskutiert, ob nicht Missbrauch ein ubiquitäres Geschehen in den frühen Jahren dieser Patienten sei (Herman et al. 1989; Zanarini et al. 1989). Ein Traumageschehen in der Anamnese ist nicht erforderlich, um die Diagnose einer Borderline-Persönlichkeitsstörung stellen zu können, allerdings sind ungünstige Erlebnisse, wie körperlicher und sexueller Missbrauch so präsent in den Lebensgeschichten dieser Patienten (Zanarini et al. 1989; 1997), dass einige Autoren die Theorie der Borderline-Persönlichkeitsstörung als einer Traumafolgestörung vertreten (Goldman et al. 1992; Herman et al. 1989; Ogata et al. 1990; Zanarini 1989). Die Borderline-Persönlichkeitsstörung ist die am häufigsten mit sexuellem Missbrauch verknüpfte psychiatrische Erkrankung (Brown und Anderson 1991; Dulz und Jensen 2011; Sansone et al. 2002; Yen et al. 2002).

Diskutiert wird aber auch, ob nicht das zugrunde liegende Familienklima den entscheidenden Faktor für die Entstehung einer Borderline-Störung darstellt – in Familien mit psychischer Missachtung dürften Missbrauch und Misshandlung häufiger vorkommen als in einer »haltenden Umgebung« im Sinne Winnicotts (1974, 1984). Hierzu passt das Ergebnis, dass in rund 80 % der Fälle der »Nicht-Täter-Elternteil« eigentlich ein Mittäter ist, der die Realtraumatisierungen duldet, ignoriert oder gar fördert (Dulz und Jensen 2011).

Sack et al. (2011) fanden denn auch im Rahmen einer Multicenterstudie, »dass 80 % der Patienten mit der Diagnose Borderline-Persönlichkeitsstörung zugleich auch die diagnostischen Kriterien für eine Komplexe Posttraumatische Belastungsstörung erfüllten. Ein sehr großer Anteil (96 %) der Patienten mit Borderline-Störung berichtete über traumatische Erfahrungen in der Kindheit wie Vernachlässigung, physische und/oder sexualisierte Gewalt [...]. Bei Patienten, die zugleich die Diagnosekriterien einer Komplexen Posttraumatische Belastungsstörung erfüllten, fanden sich signifikant häufiger sexuelle Traumatisierungen (23 % vs. 48 %) und körperliche Gewalterfahrungen (50 % vs. 70 %), so dass sich die Diagnose Komplexe Posttraumatische Belastungsstörung als noch enger mit Traumatisierungen in der Kindheit im Sinne von DSM und ICD assoziiert erwies als die Diagnose Borderline-Persönlichkeitsstörung«.

Eine überdurchschnittlich enge Assoziation der Borderline-Persönlichkeitsstörung und der Antisozialen Persönlichkeitsstörung ist belegt (Fossati et al. 2000; Moldin et al. 1994; Zimmermann und Coryell 1989).

3.3 Histrionische Persönlichkeitsstörung

Ohne systematische empirische Daten wird von familiärer Gewalt und Missbrauch (Fiedler 1995) sowie von emotionaler Vernachlässigung und Verlusten in früher Kindheit berichtet (Chodoff und Lyons 1958; Ott et al. 2001; Zetzel 1968).

3.4 Narzisstische Persönlichkeitsstörung

Personen mit einer Missbrauchs-/Misshandlungsanamnese zeigen mit deutlicher Wahrscheinlichkeit auch Symptome der Narzisstischen Persönlichkeitsstörung (Grover et al. 2007). Eine wesentliche Rolle spielen dabei insbesondere Beziehungserfahrungen von Instrumentalisierung, z. B. zur narzisstischen Stabilisierung im Sinne einer Selbstwertregulation der Eltern (Kernberg 1978, 1988; Kohut 1976).

4 Cluster C – ängstlich und furchtsam

Personen, die von Misshandlung in der Vergangenheit berichten, zeigen neben Symptomen einer Paranoiden oder Borderline-Persönlichkeitsstörung auch vermehrt Symptome einer Cluster C-Persönlichkeitsstörung (Tyrka et al. 2009). So konnte ein signifikanter Zusammenhang speziell mit körperlicher Misshandlung und sexuellem Missbrauch nachgewiesen werden (Bierer et al. 2003).

4.1 Ängstlich-vermeidende Persönlichkeitsstörung

Es werden weniger Realtraumatisierungen als überprotektive Erziehungsstile als relevant postuliert (Arbel und Stravinsky 1991; Langenbach et al. 2001a).

4.2 Dependente Persönlichkeitsstörung

In der Literatur findet sich für die Dependente Persönlichkeitsstörung eine divergierende Beziehung zu dem Begriff »Trauma« als bei anderen Persönlichkeitsstörungen. Wo bei den anderen Persönlichkeitsstörungen von einer Traumaanamnese ausgegangen wird, die als ätiologischer Faktor zur Entstehung einer Persönlichkeitsstörung beiträgt, spielt bei der Dependenten Persönlichkeitsstörung eher das Risiko eine Rolle, bei Vorhandensein einer Dependenten Persönlichkeitsstörung ausgenutzt zu werden.

Dependenz kann einen Risikofaktor für missbräuchliches Verhalten darstellen, besonders im Kontext einer fortbestehenden dyadischen Beziehung. Die Verbindung von Dependenter Persönlichkeitsstörung und Missbrauch wird mit dem 5. Kriterium des DSM-IV beschrieben: übermäßiges Bemühen, Geborgenheit und Unterstützung von anderen zu erhalten, bis zu dem Punkt, sich anzubieten, Dinge zu tun, die unangenehm sind.

Rusbult und Martz (1995) entwickelten ein Abhängigkeitsmodell bezogen auf Hingabe in intimen Beziehungen. Dieses Modell beinhaltet, dass Menschen, die bestimmte Beziehungen eingehen, dies tun, weil sie davon ausgehen, dass diese Beziehungen etwas bieten, das nirgendwo anders gefunden werden kann. Dieser Rahmen bedingt, dass ein Partner, der in hohem Maß eine ökonomische oder emotionale Abhängigkeit aufweist, eine bestehende Beziehung vermutlich nicht beenden wird. Demzufolge ist eine wie auch immer geartete Abhängigkeit eines Partners in ihren Augen mit einem erhöhten Risiko für Missbrauch verknüpft. Andere Autoren (u. a. Bornstein 1993) sehen die Abhängigkeits-Missbrauch-Beziehung aus einer anderen Perspektive. Ihr Modell, das sie Abhängigkeits-Besitzgier-Modell nannten, zeigt auf, dass ein hohes Maß an emotionaler Abhängigkeit eines Partners die Wahrscheinlichkeit erhöht, dass diese Person den anderen Partner in der Beziehung körperlich missbrauchen wird. Zahlreiche Studien belegen den Zusammenhang von Abhängigkeit und partnerschaftlichem Missbrauch. Einige konzentrieren sich auf die Rolle der Opfer-Abhängigkeit bei Gefahr von Missbrauch, andere untersuchten die Rolle der Täter-Abhängigkeit bei Gefahr von Missbrauch (Bornstein 2006). Andere Autoren berichten von missbräuchlich-kontrollierendem und parallel bestehendem vernachlässigendem Verhalten im häuslichen Umfeld der Patienten (Benjamin 1993) bzw. mütterlicher Überbehütung sowie Überbesorgtheit (Levy 1996).

4.3 Zwanghafte Persönlichkeitsstörung

Es werden wie bei der Ängstlich-vermeidenden Persönlichkeitsstörung weniger Realtraumatisierungen als überprotektive Erziehungsstile als relevant postuliert (Langenbach et al. 2001 b).

5 Andere Persönlichkeitsstörungen

5.1 Depressive Persönlichkeitsstörung

Personen mit einer Missbrauchsanamnese in der Kindheit zeigen signifikant häufiger Symptome einer Depressiven Persönlichkeitsstörung – neben Symptomen der Paranoiden, Narzisstischen, Borderline-, Antisozialen, Zwanghaften und Passiv-aggressiven Persönlichkeitsstörung (Grover et al. 2007).

5.2 Passiv-aggressive Persönlichkeitsstörung

Personen mit einer Missbrauchsanamnese zeigen signifikant häufiger Symptome einer Passiv-aggressiven Persönlichkeitsstörung, neben Symptomen der Paranoiden, Narzisstischen, Borderline-, Antisozialen, Zwanghaften und Depressiven Persönlichkeitsstörung (Grover et al. 2007).

6 Auswirkungen auf die Psychotherapie

Generell sind Inhalte, die auf etwas Realem basieren, in der Psychotherapie leichter zu bearbeiten als etwas, was »nicht existiert«. Dies bedeutet, dass konkrete (Real)Traumatisierungen bei hinreichend stabilen Patienten gut ansprechbar und bearbeitbar sind. Die Patienten sind durch das (Real)Trauma zwar belastet, aber die Belastung hat einen (wie auch immer verarbeiteten) »leicht greifbaren« Hintergrund.

Komplexer ist die Bearbeitung der Lebensgeschichte bei Patienten, die keine Realtraumata erinnern, aber vermuten. Hier muss sich der Therapeut zurückhalten, nicht zu investigieren, sprich zu suggerieren. Was unter Umständen bleibt, ist eine verkomplizierende Verunsicherung von Patient sowie Therapeut bezüglich einer Traumatisierung.

Am Belastendsten erleben viele Patienten das Nichtvorhandensein eines Realtraumas (»wie krank muss ich erst sein, wo ich all das, was die anderen an Furchtbarem erlebt haben, nicht erlebt habe – und trotzdem bin ich genauso gestört«). Oft sind Patienten nur schwer davon zu überzeugen, dass die Basis von Realtraumatisierungen immer eine gestörte Beziehungssituation mit den primären Bezugspersonen darstellt und eben diese Basis der Missachtung und Vernachlässigung das zentrale Problem darstellt, das es zu bearbeiten gilt; Missbrauch und Misshandlung sind sozusagen »nur« das »i-Tüpfelchen« auf einer insgesamt desaströsen Kindheit bzw. Jugend.

Zur Bearbeitung von Traumata bei Persönlichkeitsstörungen gibt es verschiedene

Verfahren, von denen insbesondere die Traumatherapie mit Stabilisierung und Traumabearbeitung nach Reddemann und Sachsse die bekannteste ist. Für die Dialektisch-Behaviorale Therapie (DBT) – ursprünglich ein zur Psychotherapie von Borderline-Patienten entwickelte Methode – wurde als Subform die DBT-PTBS entwickelt, in die traumatherapeutische Elemente integriert wurden. Auch für die Übertragungsfokussierte Therapie (TFP) wird aktuell daran gearbeitet, wie die Traumata im Rahmen dieses ebenfalls Borderline-spezifischen Verfahrens zu behandeln sind.

Welche Methode idealerweise bei welchem Patienten anzuwenden ist, ist letztlich noch völlig unerforscht. Hier sind wir auf ein bloßes Abschätzen der individuellen Wirksamkeit angewiesen, was eine Kenntnis der Patienten und ebenso der unterschiedlichen Verfahren voraussetzt, denn einen Königsweg gibt es nicht.

Viele Patienten mit Persönlichkeitsstörungen nehmen zunächst eine Methode primär zur Symptomreduzierung (durch DBT) wahr, um danach die Beziehungsstörung (insbes. durch TFP und Mentalisierungsbasierte Therapie) und auch die Bearbeitung der Lebensgeschichte anzugehen. Es ist davon auszugehen, dass dieser mehrschrittige Weg für viele Patienten auch der erfolgversprechendste ist.

Literatur

APA (1980) Diagnostic and Statistical Manual of Mental Disorders, 3rd edn. American Psychiatric Association: Washington, DC.

Arbel N, Stravinsky A (1991) A retrospective study of separation in the development of adult avoidant personality disorder. Acta Psychiatr Scand 83:174–178.

Bandelow B, Krause J, Wedekind D, Broocks A, Hajak G, Rüther E (2005) Early traumatic life events, parental attitudes, family history, and birth risk factors in patients with borderline personality disorder and healthy controls. Psychiatry Res 15:169–179.

Battle CL, Shea MT, Johnson DM, Yen S, Zlotnick C, Zanarini MC, Sanislow CA, Skodol AE, Gunderson JG, Grilo CM, McGlashan TH, Morey LC (2004) Childhood maltreatment associated with adult personality disorders: findings from the Collaborative Longitudinal Personality Disorders Study. J Pers Disord 18:193–211.

Barnow S, Lucht M, Freyberger HJ (2001) Influence of punishment, emotional rejection, child abuse, and broken home on aggression in adolescence: an examination of aggressive adolescents in Germany. Psychopathology 34: 167–173.

Bebbington P, Bhugra D, Bhugha T, Farrel M, Lewis G, Meltzer H et al. (2004) Psychosis, victimisation and childhood disadvantage: evidence from the second British National Survey of Psychiatric Morbidity. Br J Psychiatry 185: 220–226.

Benjamin LS (1993) Interpersonal Diagnosis and Treatment of Personality Disorders. New York, London: Guilford.

Berenbaum H (1999) Peculiarity and reported childhood maltreatment. Psychiatry 62: 21–35.

Berenbaum H, Valera EM, Kerns JG (2003) Psychological trauma and schizotypal symptoms. Schizophrenia Bull 29:143–152.

Bifulco A, Brown GW, Adler Z (1991) Early sexual abuse and clinical depression in adult life. Br J Psychiatry 159:115–122.

Bierer LM, Yehuda R, Schmeidler J, Mitropoulou V, New AS, Silverma JM, Siever LJ (2003) Abuse and neglect in childhood: relationship to personality disorder diagnoses. CNS Spectrums 8:737–754.

Bornstein RF (1993) The Dependent Personality. New York: Guilford.

Bornstein RF (2006) The complex relationship between dependency and domestic violence. Am Psychologist 61:595–606.

Bowlby J (1946) Forty-Four Juvenile Thieves: Their Character and Home Life. London: Bailliére, Tindall and Cox.

Briere J, Elliott DM (2003) Prevalence and psychological sequelae of self-reported childhood physical and sexual abuse in a general population sample of men and women. Child Abuse Neglect 27:1205–1222.

Brodsky BS, Cloitre M, Duilt RA (1995) Relationship of dissociation to selfmutilation and childhood abuse in borderline personality disorder. Am J Psychiatry 152:1788–1792.

Brown GR, Anderson B (1991) Psychiatric morbidity in adult inpatients with childhood histories of sexual and physical abuse. Am J Psychiatry, 148, 55–61.

Campbell M, Morrison AP (2007) The relationship between bullying, psychotic-like experiences and appraisal in 14–16 year olds. Behav Res Ther 45:1579–1591.

Chamberlain P, Moore KJ (2002) Chaos and trauma in the lives of adolescent females with antisocial behavior and delinquency. In: Geffner R, Greenwald R (eds) Trauma and Juvenile Delinquency: Theory, Research, and Interventions. Binghamton, NY: Haworth; 79–108.

Chodoff P, Lyons H (1958) Hysteria, the hysterical personality, and hysterical conversion. Am J Psychiatry 114:734–740.

Christoffersen M, Poulsen H, Nielsen A (2003) Attempted suicide among young people: Risk factors in a prospective register based study of Danish people born in 1966. Acta Psychiatr Scand 108:350–358.

Criss MM, Shaw DS (2005) Sibling relationships as contexts for delinquency training in low-income families. J Fam Psychol 19:592–600.

Dube SR, Anda RF, Felitti VJ, Chapman DP, Williamson DF, Giles WH (2001) Childhood abuse, household dysfunction, and the risk of attempted suicide throughout the life span: findings from the Adverse Childhood Experiences Study. J Am Medical Assoc 286: 3089–3096.

Dulz B, Jensen M (1997) Vom Trauma zur Aggression- von der Aggression zur Delinquenz. Einige Überlegungen zur Borderline-Störung. Persönlichkeitsstörungen 4:189–198.

Dulz B, Jensen M (2011) Traumata: psychoanalytisch-psychodynamische Überlegungen und empirische Daten. In: Dulz B, Herpertz SC, Kernberg OF, Sachsse U (Hrsg.) Handbuch der Borderline-Störungen. 2. Auflage. Stuttgart, New York: Schattauer, S. 203–234.

Dulz B, Ramb C (2011) Beziehungszentrierte Psychodynamische Psychotherapie: von haltender Funktion, technischer Neutralität und persönlicher Sympathie. In: Dulz B, Herpertz SC, Kernberg OF, Sachsse U (Hrsg.) Handbuch der Borderline-Störungen. 2. Auflage. Stuttgart, New York: Schattauer, S. 584–609.

Edwards VJ, Holden GW, Felitti VJ, Anda RF (2003) Relationship between multiple forms of childhood maltreatment and adult mental health in community respondents: results from the adverse childhood experiences study. Am J Psychiatry 160:1453–1460.

Fergusson DM, Horwood J, Lynskey MT (1996) Childhood sexual abuse and psychiatric disorder in young adulthood: II. Psychiatric outcomes of childhood sexual abuse. J Am Acad Child Adolesc Psychiatry 34:1365–1374.

Fiedler P (1995) Persönlichkeitsstörungen. Weinheim: Beltz.

Fossati A, Maffei C, Bagnoto M, Battaglia M, Donati D, Donimi M, Fiorilli M, Novella L, Prolo F (2000) Pattern of covariation of DSM-IV personality disorders in a mixed psychiatric sample. Compr Psychiatry 41:206–215.

Frick PJ, Lahey BB, Loeber R, Stouthamer-Loeber M, Green S, Hart E, Christ MAG, Hansen K (1992) Familiar risk factors to oppositional deviant disorder and conduct disorder: parental psychopathology and maternal parenting. J Consult Clin Psychol 60:49–55.

Gibb BE, Wheeler R, Alloy LB, Abramson LY (2001) Emotional, physical, and sexual maltreatment in childhood versus adolescence and personality dysfunction in young adulthood. J Pers Disord 15:505–511.

Gibson LE, Holt JC, Fondacaro KM, Tang TS, Powell TA, Turbitt EL (1999) An examination of antecedent traumas and psychiatric comorbidity among male inmates with PTSD. J Trauma Stress 12:473–484.

Goldman SJ, D'Angelo EJ, DeMaso DR, Mezzacappa E (1992) Physical and sexual abuse histories among children with borderline personality disorder. Am J Psychiatry 149: 1723–1726.

Goodman M, New A, Siever L (2004) Trauma, genes, and the neurobiology of personality disorders. Annals of the New York Academy of Sciences 1032:104–116.

Grilo C, McGlashan T (2000) Convergent and discriminant validity of DSM-IV axis II personality disorder criteria in adult outpatients with binge eating disorder. Compr Psychiatry 41:163–166.

Grover KE, Tyrka AR, Carpenter LL, Gagne GG, Feijo Mello AA, Feijo Mello M, Price LH (2007) The relationship between childhood abuse and adult personality disorder symptoms. J Pers Disord 21:442–447.

Haapasalo J, Kankkonen M (1997) Self-reported childhood abuse among sex and violent offenders. Arch Sex Behav 26:421–432.

Haller DL, Miles DR (2004) Personality disturbances in drug-dependent women: relationship to childhood abuse. Am J Drug Alcohol Abuse 30:269–286.

Herman JL, Perry JC, van der Kolk BA (1989) Childhood trauma in borderline personality disorder. Am J Psychiatry 146:490–495.

Horesh N, Ratner S, Laor N, Paz T (2008) A comparison of life events in adolescents with major depression, borderline personality disorder and matched controls: a pilot study. Psychopathology 41:300–306.

Horwitz AV, Widom CS, McLaughlin J, White HR (2001) The impact of childhood abuse and neglect on adult mental health: a prospective study. J Health Soc Behav 42:184–202.

Janssen I, Krabbendam L, Bak M, Hanssen M, Vollebergh W, Graaf R, van Os J (2004) Childhood abuse as a risk factor for psychotic experiences. Acta Psychiatr Scand 109:38–45.

Johnson JG, Cohen P, Brown J, Smailes EM, Bernstein DP (1999) Childhood maltreatment increases risk for personality disorders during early adulthood. Arch Gen Psychiatry 56:600–606.

Johnson JG, Rabkin JG, Williams JBW, Remien RH, Gorman JM (2000a) Difficulties in interpersonal relationships associated with personality disorders and Axis I disorders: a community-based longitudinal investigation. J Pers Disord 14:42–56.

Johnson JG, Smailes EM, Cohen P, Brown J, Bernstein DP (2000b) Associations between four types of childhood neglect and personality disorder symptoms during adolescence and early adulthood: Findings of a community-based longitudinal study. J Pers Disord 14: 171–187.

Johnson DM, Sheahan TC, Chard KM (2003) Personality disorders, coping strategies, and posttraumatic stress disorder in women with histories of childhood sexual abuse. J Child Sex Abuse 12:19–39.

Johnson JG, Cohen P, Smailes EM, Skodol AE, Brown J, Oldham JM (2001) Childhood verbal abuse and risk for personality disorders during adolescence and early adulthood. Compr Psychiatry 42:16–23.

Johnson JG, Cohen P, Chen H, Kasen S, Brook JS (2006) Parenting behaviors associated with risk for offspring personality disorder during adulthood. Arch Gen Psychiatry 63:579–587.

Kelso J, Stewart MA (1983) Factors which predict the persistence of aggressive conduct disorder. J Child Psychol Psychiatry 24:77–86.

Kendler K, Bulik S, Silberg J, Hettema J, Myers J, Prescott C (2000) Childhood sexual abuse and adult psychiatric and substance use disorders in women. Arch Gen Psychiatry 57:953–959.

Kernberg OF (1978, 1988) Borderline-Störungen und pathologischer Narzissmus. Frankfurt/M: Suhrkamp.

Kilgore K, Snyder J, Lentz C (2000) The contribution of parental discipline, parental monitoring, and school risk to early onset conduct problems in african american boys and girls. Dev Psychol 36:835–845.

Kohut H (1976) Narzißmus. Frankfurt/M: Suhrkamp.

Langenbach M, Hartkamp N, Wöller W, Ott J, Tress W (2001a) Ängstlich (vermeidende) Persönlichkeitsstörung. In: Tress W, Wöller W, Hartkamp N, Langenbach M, Ott J (Hrsg.) Persönlichkeitsstörungen. Leitlinie der AWMF und Quellentext. Stuttgart, New York: Schattauer; S. 195–204.

Langenbach M, Hartkamp N, Wöller W, Ott J, Tress W (2001b) Anankastische (zwanghafte) Persönlichkeitsstörung. In: Tress W, Wöller W, Hartkamp N, Langenbach M, Ott J (Hrsg.) Persönlichkeitsstörungen. Leitlinie der AWMF und Quellentext. Stuttgart, New York: Schattauer; S. 181–194.

Lataster T, van Os J, Drukker M, Henquet C, Feron F, Gunther N, Myin-Germeys I (2006) Childhood victimisation and developmental expression of non-clinical delusional ideation and hallucinatory experiences. Soc Psychiatry Psychiatr Epidemiol 41:423–428.

Levy D (1966) Maternal Overprotection. New York: Norton.

Levy TM, Orlans M (1999) Kids who kill: attachment disorder, antisocial personality, and violence. Forensic Examiner 8:19–24.

Linver MR, Brooks-Gunn J, Kohen DE (2002) Family processes as pathways from income to young children's development. Dev Psychol 38:719–734.

Livesley WJ, Jang KL, Vernon PA (1998) Phenotypic and genetic structure of traits delineating personality disorders. Arch Gen Psychiatry 55:941–948.

Loeber R (1990) Development and risk factors of juvenile antisocial behavior in delinquency. Clin Psychol Rev 10:1–41.

Luntz BK, Widom CS (1994) Antisocial personality disorder in abused and neglected children grown up. Am J Psychiatry 151:670–674.

Martens WJ (2005) Multidimensional model of trauma and correlated antisocial personality disorder. J Loss Trauma 10:115–129.

Moldin S, Rice J, Erlenmeyer-Kimling L, Squires-Wheeler E (1994) Latent structure of DSM-III-

R axis II psychopathology in a normal sample. J Abnormal Psychology 103:259–266.

Mullen PE, Martin JL, Anderson JC, Romans SE, Herbison GP (1993) Childhood sexual abuse and mental health in adult life. Br J Psychiatry 163:721–732.

Norden KA, Klein DN, Donaldson SK, Pepper CM, Klein LM (1995) Reports of the early home environment in DSM–III–R personality disorders. J Pers Disord 9:213–223.

Offen L, Waller G, Thomas G (2003) Is reported sexual abuse associated with the psychopathological characteristics of patients who experience auditory hallucinations? Child Abuse Negl 27:919–927.

Ogata SN, Silk KR, Goodrich S, Lohr NE, Westen D, Hill EM (1990) Childhood sexual and physical abuse in adult patients with borderline personality disorder. Am J Psychiatry 147:1008–1013.

Ott J, Langenbach M, Hartkamp N, Wöller W, Tress W (2001) Histrionische Persönlichkeitsstörung. In: Tress W, Wöller W, Hartkamp N, Langenbach M, Ott J (Hrsg.) Persönlichkeitsstörungen. Leitlinie der AWMF und Quellentext. Stuttgart, New York: Schattauer, S. 169–180.

Rivera B, Widom CS (1990) Childhood victimization and violent offending. Violence Vict 5:19–35.

Robins LN (1987) The epidemiology of antisocial personality disorder. In: Michels RO, Cavenar JO (eds.) Psychiatry, vol 73. Philadelphia: Lippincott.

Ross CA, Joshi S (1992) Schneiderian symptoms and childhood trauma in the general population. Compr Psychiatry 33:269–273.

Ruggiero J, Bernstein DP, Handelsman L (1999) Traumatic stress in childhood and later personality disorders: A retrospective study of male patients with substance dependence. Psychiatric Ann 29:713–721.

Rundell JR, Ursano RJ, Holloway HC, Silberman EK (1989) Psychiatric responses to trauma. Hosp Community Psychiatry 40:68–74.

Rusbult CE, Martz JM (1995) Remaining in an abusive relationship: an investment model analysis of nonvoluntary dependence. Personality Social Psychol Bull 21:558–571.

Sack M, Sachsse, Dulz B U (2011) Ist die Borderline-Persönlichkeitsstörung eine Traumafolgestörung? In: Dulz B, Herpertz SC, Kernberg OF, Sachsse U (Hrsg.) Handbuch der Borderline-Störungen. 2. Auflage. Stuttgart, New York: Schattauer, S. 197–202.

Saleptsi E, Bichescu D, Rockstroh B, Neuner F, Schauer M, Studer K, Hoffmann K, Elbert T (2004) Negative and positive childhood experiences across developmental periods in psychiatric patients with different diagnoses – an explorative study. BMC Psychiatry 26:40.

Sansone RA, Gaither GA, Songer DA (2002) The relationship among childhood abuse, borderline personality, and selfharm behavior in psychiatric inpatients. Violence and Victims 17:49–55.

Semiz UB, Basoglu C, Ebrinc S, Cetin M (2007) Childhood trauma history and dissociative experiences among Turkish men diagnosed with antisocial personality disorder. Social Psychiatry and Psychiatric Epidemiology 42:865–873.

Shahar G, Wisher A, Chinman M, Sells D, Kloos B, Tebes JK, Davidson L, Shahar G (2004) Trauma and adaptation in severe mental illness: the role of self-reported abuse and exposure to community violence. J Trauma Dissociation 5:29–47.

Shea MT, Zlotnick C, Weisberg RB (1999) Commonality and specificity of personality disorder profiles in subjects with trauma histories. Journal of Personality Disorders 13:199–210.

Spauwen J, Krabbendam L, Lieb R, Wittchen H, van Os J (2006) Impact of psychological trauma on the trajectory of psychosis proneness. Br J Psychiatry 188:527–533.

Steel C, Marzillier S, Fearon P, Ruddle A (2009) Childhood abuse and schizotypal personality Soc Psychiat Epidemiol 44:917–923.

Stein A, Lewis DO (1992) Discovering physical abuse: insights from a follow-up study of delinquents. Child Abuse Negl 16:523–531.

Teicher MH, Samson JA, Polcari A, McGreenery CE (2006) Sticks, stones, and hurtfulwords: relative effects of various forms of childhood maltreatment. Am J Psychiatry 163:993–1000.

Tyrka AR, Wyche MC, Kelly MM, Price LH, Carpenter LL (2009) Childhood maltreatment and adult personality disorder symptoms: influence of maltreatment type. Psychiatry Res 165:281–287.

Weeks R, Widom CS (1998) Self-reports of early childhood victimization among incarcerated adult male felons. J Interpers Violence 13:346–361.

Widom CS (1989a) The cycle of violence. Science 244:160–166.

Widom CS (1989b) Child abuse, neglect, and adult behavior: research design and findings on criminality, violence, and child abuse. Am J Orthopsychiatry 59:355–367.

Widom CS (1991) Avoidance of criminality in abused and neglected children. Psychiatry 54:162–174.

Winnicott DW (1974, 1984) Reifungsprozesse und fördernde Umwelt. Frankfurt/M: Fischer.

Wöller W, Langenbach M, Ott J, Hartkamp N, Tress W (2001) Schizoide Persönlichkeitsstörung. In: Tress W, Wöller W, Hartkamp N, Langenbach M, Ott J (Hrsg.) Persönlichkeitsstörungen. Leitlinie der AWMF und Quellentext. Stuttgart, New York: Schattauer, S. 83–91.

Wolfe DA (1985) Child-abusive parents: An empirical review and analysis. Psychol Bull 97:462–482.

Yen S, Shea MT, Battle CL, Johnson DM, Zlotnick C, Dolan-Sewell R, Skoldol AE, Grilo CM, Gunderson JG, Sanislow CA, Zanarini MC, Bender DS, Bame Rettew J, McGlashan TH (2002) Traumatic exposure and posttraumatic stress disorder in borderline, schizotypal, avoidant and obsessive-compulsive personality disorders: findings from the Collaborative Longitudinal Personality Disorders Study. J Nerv Ment Dis 190:510–518.

Zanarini MC, Gunderson JG, Marino MF, Schwartz EO, Frankenburg FR (1989) Childhood experiences of borderline patients. Compr Psychiatry 30:18–25.

Zanarini MC, Williams AA, Lewis RE, Reich R, Vera SC, Marino MF, Levin A, Yong L, Frankenburg FR (1997) Reported pathological childhood experiences associated with the development of borderline personality disorder. Am J Psychiatry 154:1101–1106.

Zetzel ER (1968) The so-called good hysteric. Int J Psychoanal 49:256–260.

Zimmerman M, Coryell WH (1989) DSM-III personality disorder diagnoses in a nonpatient sample. Demographic correlates and comorbidity. Arch Gen Psychiatry 46:682–689.

Zimmerman M, Rotschild L, Chelminski I (2005) The prevalence of DSM-IV personality disorders in psychiatric outpatients. Am J Psychiatry 162:1911–1918.

Zlotnick C, Johnson J, Kohn R, Vicente B, Rioseco P, Saldivia S (2008) Childhood trauma, trauma in adulthood, and psychiatric diagnoses: results from a community sample. Compr Psychiatry 49:163–169.

7 Kardiovaskuläre Erkrankungen

Carsten Spitzer, Kim Hinkelmann und Christian Otte

Kapitelübersicht

1 Einleitung
2 Psychosoziale Aspekte
3 Kindheitstrauma und kardiovaskuläre Erkrankungen
4 Vermittelnde Mechanismen
5 Fazit und Ausblick

---

1 Einleitung

Der unscharfe Oberbegriff der kardiovaskulären Erkrankungen umfasst in einem weiteren Sinne alle Krankheiten des Herzens und des Gefäßsystems einschließlich des venösen und lymphatischen Systems, entzündlicher Erkrankungen und angeborener Malformitäten wie Herzfehler. Die Internationale Klassifikation von Krankheiten (ICD-10) bildet diese Gruppe im Kapitel IX unter der Ziffern I00 bis I99 ab und nennt explizit folgende Erkrankungen:

- Akutes rheumatisches Fieber
- Chronische rheumatische Herzkrankheiten
- Hypertonie
- Ischämische Herzkrankheiten
- Pulmonale Herzkrankheit und Krankheiten des Lungenkreislaufes und sonstige Formen der Herzkrankheit
- Zerebrovaskuläre Krankheiten
- Krankheiten der Arterien, Arteriolen und Kapillaren
- Krankheiten der Venen, der Lymphgefäße und der Lymphknoten, anderenorts nicht klassifiziert
- Sonstige und nicht näher bezeichnete Krankheiten des Kreislaufsystems

In einem engeren Sinne werden unter den kardiovaskulären Störungen die koronare Herzkrankheit (KHK), zerebrovaskuläre Krankheiten (v. a. der ischämische Hirninfarkt) und die periphere arterielle Verschlusskrankheit (pAVK) subsumiert, also insbesondere die Erkrankungen des Kreislaufsystems, deren pathologische Ursache die Arteriosklerose darstellt. Unter den kardiovaskulären Krankheiten stellen die KHK, der akute Myokardinfarkt und der Apoplex, gemessen an der Zahl der damit verbundenen Todesfälle, die wichtigsten Erkrankungen dar. Sowohl im klinischen Jargon als auch in der wissenschaftlichen Literatur wird der Begriff der kardiovaskulären Erkrankungen überwiegend in diesem engeren

Sinne verwandt; auch die meisten der im Folgenden vorgestellten Studien nutzen den Terminus in diesem Sinne.

Epidemiologische Angaben zu den kardiovaskulären Erkrankungen lassen sich aufgrund der uneinheitlichen Definition, unterschiedlicher Erhebungsmethoden und regionaler Unterschiede nur schwer präzisieren. Für die KHK als epidemiologisch bedeutsamster Repräsentant kadiovaskulärer Krankheiten liegt die Lebenszeitprävalenz in westlichen Industrienationen bei etwa 8 % (Koch-Institut 2011; Roger, Go et al. 2012). Die KHK ist bei Männern häufiger als bei Frauen (9,2 % vs. 6,5 % über alle Altersgruppen); bei den über 65-jährigen steigt die Lebenszeitprävalenz bei Männern auf 28,2 %, bei Frauen auf 19,1 % (Koch-Institut 2011). Die Stichtagsprävalenz der KHK in der Hausarztpraxis beträgt 12,1 %, wobei auch hier die Männer mit 17,5 % häufiger betroffen sind als die Frauen mit 8,9 % (Wittchen et al. 2005). Die Inzidenz der KHK beträgt etwa 0,6 % pro Jahr über alle Altersklassen hinweg, jedoch mit einer deutlichen Zunahme in den höheren Altersklassen. Weltweit gehören Herz-Kreislauf-Krankheiten weiterhin zu den häufigsten Todesursachen; in Deutschland führen sie die Todesursachenstatistik an und sind bei Frauen für fast 50 % der Todesfälle verantwortlich, bei Männern für knapp 40 %. Auch die wirtschaftliche Bedeutung ist immens. So verursachen kardiovaskuläre Erkrankungen prozentual den größten Anteil an den direkten Kosten im Gesundheitswesen.

Ursache und Entstehung kardiovaskulärer Krankheiten sind nur multifaktoriell verstehbar. Die Arteriosklerose als Systemerkrankung der Arterien stellt in der Regel die ätiopathogenetische Endstrecke dar, wobei chronische Entzündungsprozesse in den Arterienwände vermittelnd wirken, ohne dass die einzelnen Pathomechanismen bisher genau entschlüsselt sind (Weber und Noels 2011). In der komplexen Ätiopathogenese spielen verschiedenste Risikofaktoren eine Rolle. Zu den konstitutionellen und unbeeinflussbaren Risikofaktoren gehören Alter, männliches Geschlecht und genetische Veranlagung. Zu den modifizierbaren Risikofaktoren zählen Rauchen, arterielle Hypertonie, Bewegungsmangel, Übergewicht, erhöhtes LDL-Cholesterin (Low Density Lipoprotein) und Triglyceride sowie vermindertes HDL-Cholesterin (High Density Lipoprotein), Diabetes mellitus und andere körperliche Krankheiten wie chronisches Nierenversagen, Hyperthyreose, Gicht, rheumatoide Arthritis und (menopausal bedingter) Östrogenmangel. Die einzelnen Risikofaktoren wirken nicht nur additiv, sondern erhöhen zusammen das kardiovaskuläre Risiko überproportional (synergistisch).

2 Psychosoziale Aspekte

Die hohe Bedeutung psychosozialer Faktoren für die Entstehung, Aufrechterhaltung und Behandlung der kardiovaskulären Erkrankungen ist seit langem bekannt. So ist es beispielsweise tradiertes volkstümliches Wissen, dass einem vor Enttäuschung »das Herz brechen« kann. Aber auch von wissenschaftlicher Seite ist inzwischen gut belegt und anerkannt, dass psychosoziale Aspekte eine herausragende Rolle im Kontext kardiovaskulärer Erkrankungen spielen. In der vielbeachteten INTERHEART-Studie (Rosengren et al. 2004; Yusuf et al. 2004) wurden in einem Fall-Kontroll-Design über 11 100 Patienten mit einem akuten Myokardinfarkt mit über 13 600 alters- und geschlechtsparallelisierten Kontrollprobanden aus 52 Entwicklungs-, Schwellen- und Industrieländern aus allen Kontinenten hinsichtlich bekannter Risiko- und Schutzfaktoren für kardiovaskuläre Erkrankungen verglichen. Dabei zeigte sich, dass ein gestörter Fettstoffwechsel, Rauchen, Hypertonus, Diabetes mellitus, Adipositas, psychosoziale Faktoren, gesunde Ernährung und Bewegungsmangel tatsächlich weltweit bei Frauen und Männern gleichermaßen und über alle Altersgruppen hinweg relevante Risikofaktoren sind. Zudem wurde deutlich, dass psychosoziale Faktoren – in der INTERHEART-Studie definiert über Depressivität, empfundenen Stress und Lebensereignisse – nach der Dyslipidämie den zweitwichtigsten Risikofaktor noch vor Diabetes mellitus oder Rauchen darstellen (Rosengren et al. 2004; Yusuf et al. 2004). Besonders relevant ist dabei, dass psychosoziale Risikofaktoren bei dem gleichen Patienten oft gemeinsam vorkommen (Cluster-Phänomen) und auch noch häufig zusammen mit den klassischen kardiovaskulären Risikofaktoren auftreten. Damit ergibt sich das totale kardiovaskuläre Risiko aus dem additiven oder multiplikativen Effekt sämtlicher Risikofaktoren (Rozanski et al. 1999). Zudem liegen zwei Meta-Analysen zahlreicher prospektiver Kohortenstudien vor, die jeweils eindeutig den Zusammenhang zwischen Depression und folgender KHK (Nicholson et al. 2006) bzw. Depression und folgendem Schlaganfall (Pan et al. 2011) belegen.

Die bekannten psychosozialen Parameter mit kardiotoxischem Effekt lassen sich einerseits nach qualitativen, andererseits nach Verlaufsaspekten einteilen. Folgende Übersicht orientiert sich an qualitativen Gesichtspunkten (Rozanski et al. 1999, 2005; von Kanel 2008):

- Negative Affekte (Distress) wie Depression, Angst, Ärger, Trauer, Hoffnungslosigkeit oder posttraumatische Symptome
- Fatigue als vitale Erschöpfung
- Persönlichkeitsfaktoren wie Feindseligkeit, Ärgerbereitschaft, Typ D-Persönlichkeit (distressed personality), übersteigerte Verausgabungsbereitschaft
- Soziales Umfeld, gekennzeichnet durch den sozioökonomischen Status, Stress am Arbeitsplatz, soziale Isolation sowie Stress in der Partnerschaft

Eine Einteilung nach dem zeitlichem Verlauf psychosozialer Faktoren ist in ▶ Tab. 1 dargestellt.

Tab. 1: Psychosoziale Faktoren mit kardiotoxischem Effekt, nach Verlauf geordnet (in Anlehnung an Kop 1999; Ladwig, Lederbogen et al. 2008)

Akut	Bedeutsame Lebensereignisse Persönliche Niederlagen Traumatische Erfahrungen Akute heftige Affekte
Episodisch	Depressivität Depressive Erkrankungen Vitale Erschöpfung Negative Affektivität Posttraumatische Belastungsstörung
Chronisch	Niedriger sozioökonomischer Status Chronischer Stress am Arbeitsplatz Schicht- und Nachtarbeit Chronische familiäre Konflikte Doppelbelastung von Beruf und Haushalt/Familie bei Frauen Feindseligkeit/Ärgerbereitschaft

Die Mechanismen, über die psychosoziale Faktoren ihre schädliche Wirkung auf Herz und Kreislauf entfalten, lassen sich grob folgenden drei Kategorien zuordnen, die in ihrer Komplexität hier nicht dargestellt werden können (Whooley 2006; Herrmann-Lingen et al. 2008; Ladwig et al. 2008; Herrmann-Lingen 2011):

- Förderung eines ungesunden Lebensstil
- Direkte pathophysiologische Auswirkungen
- Beeinträchtigung der Compliance mit kardiologischer Therapie

Die klinische Relevanz psychosozialer Aspekte für Entstehung, Aufrechterhaltung und Therapie kardiovaskulärer Erkrankungen wird mittlerweile nicht nur von Psychiatern, Psychosomatikern und Medizinpsychologen, sondern auch und gerade von Kardiologen anerkannt. Dies spiegelt sich u. a. darin wider, dass eine Vielzahl kardiologischer Leitlinien mit expliziten psychosozialen Bezügen publiziert worden ist, z. B. eine Empfehlung der American Heart Association zum Umgang mit Depression (Lichtman et al. 2008), und dass die Deutsche Gesellschaft für Kardiologie – Herz- und Kreislaufforschung (DGK) in einem zusammenfassenden Positionspapier zur enormen Bedeutung psychosozialer Faktoren klar Stellung genommen hat (Ladwig et al. 2008).

3 Kindheitstrauma und kardiovaskuläre Erkrankungen

Mittlerweile ist eine ganze Reihe von Studien publiziert worden, die sich mit dem Zusammenhang von traumatischen Kindheitsbelastungen und Herz-Kreislauferkrankungen beschäftigen. Wie aus der zusammenfassenden Übersicht in ▶ Tab. 2 hervorgeht, unterscheiden sich die einzelnen Untersuchungen sehr, beispielsweise hinsichtlich Art und Umfang der Stichprobe. Daher sollen die Studien im Folgenden etwas detaillierter beschrieben werden.

Die Arbeiten von Cunningham und Kollegen (1988) sowie von Lechner und Mitarbeitern (1993) fokussierten ausschließlich auf sexuellen Missbrauch in der Kindheit und untersuchten nur Frauen. In der erst genannten Studie (Cunningham et al. 1988) berichteten die 27 sexuell missbrauchten Frauen deutlich häufiger Palpitationen als die 33 Frauen ohne Missbrauchserfahrungen. In der zweiten Studie (Lechner et al. 1993) gaben 26 % der 523 erwachsenen Frauen, die sich bei ihrem Hausarzt vorstellten, eine Vorgeschichte von sexuellem Missbrauch in der Kindheit an; diese Gruppe klagte über mehr kardiovaskuläre Symptome als die Gruppe der Frauen ohne sexuellen Kindesmissbrauch. Diese Ergebnisse wurden – methodisch höherwertig – von Hulme (2000) im Wesentlichen bestätigt: Von 395 Frauen aus der Primärversorgung berichteten 23 % über sexuellen Missbrauch in der Kindheit; dabei wurde sexueller Missbrauch über 13 Fragen klar, konkret und verhaltensnah operationalisiert. Die sexuell missbrauchten Frauen klagten signifikant häufiger über Herz- bzw. Brustschmerzen in den zwei Jahren vor der Untersuchung als die Frauen ohne Missbrauchsgeschichte (Hulme 2000).

In einer ersten größeren Studie, die erwachsene Frauen aus der neuseeländischen Allgemeinbevölkerung im Alter zwischen 18 und 65 Jahren einschloss, fanden Romans und Mitarbeiter (2002) eine Assoziation zwischen sexuellem Missbrauch in der Kind-

Tab. 2: Arbeiten, die eine Assoziation zwischen Kindheitstraumatisierungen und kardiovaskulären Erkrankungen fanden

Studie	Stichprobe	N	Anteil Frauen	Trauma-Typ	Kardiovaskuläre Erkrankung
Cunningham et al. (1988)	–	60	100 %	SM	Selbstauskunft zu Palpitationen
Lechner et al. (1993)	PV	523	100 %	SM	Selbstauskunft zu kardiovaskulären Symptomen
Hulme (2000)	PV	395	100 %	SM	Selbstauskunft zu Herz- und Brustschmerzen
Romans et al. (2002)	AB	708	100 %	KM, SM	Selbstauskunft zu Hypertonus, Herzproblemen und Schlaganfall
Goodwin et al. (2004) # Batten et al. (2004) #	AB	5877/5	62 %/50	KM, SM, V	Selbstauskunft zu Hypertonus, Herzproblemen und Schlaganfall
Dong et al. (2004)	AB	17 337	54 %	KM, SM, EM, V	Ischämische Herzkrankheit, definiert über Selbstauskunft zu Herzanfall, Schmerzen/Druck auf der Brust und Anwendung von Nitro
Springer et al. (2007)	AB	2501	50 %	KM	Selbstauskunft zur Diagnose von Kreislauf-erkrankungen, Hypertonus und Herzkrankheiten
Roy et al. (2010)	DM	393		KM, SM, EM, V	Interview zu kardiovaskulären Erkrankungen
Scott et al. (2011)	AB	18 303		KM, SM, EM, V	Selbstauskunft zur Diagnose von Herzkrankheiten

PV: Primärversorgung   AB: Allgemeinbevölkerung   DM: Patienten mit Diabetes mellitus Typ 1   N: Stichprobenumfang
KM: Körperlicher Missbrauch   SM: Sexueller Missbrauch   EM: Emotionaler Missbrauch   V: Vernachlässigung
Diese Studien werden zusammen genannt, da sie denselben Datensatz aus der National Comorbidity Study (NCS) nutzen

heit und kardiovaskulären Erkrankungen (definiert über Fragen zu hohem Blutdruck, Herzproblemen und Schlaganfall in den vergangenen zwölf Monaten). Hingegen fand sich dieser Zusammenhang für körperlichen Missbrauch im Sinne physischer Gewalterfahrungen in der Kindheit nicht (Romans et al. 2002).

Die Adverse Childhood Experiences (ACE)-Studie (http://www.acestudy.org und http://www.cdc.gov/ace/index.htm) gehört mit zu den Pionier- und bis heute wichtigsten Untersuchungen zu den psychischen und körperlichen Folgen von traumatischen Kindheitsbelastungen. Über 17 000 Versicherten des Kaiser's Permanente Medical Care Programms wurden zwischen 1995 und 1997 umfassend und nach einem standardisierten Protokoll medizinisch untersucht und dabei auch zu Kindheitstraumatisierungen befragt. Dieser so genannte Adverse Childhood Experiences Questionnaire, der mittlerweile auch in einer validierten deutschen Fassung vorliegt (Wingenfeld et al. 2011), erfasst mittels zehn dichotomen Items (ja vs. nein) körperlichen, sexuellen und emotionalen Missbrauch, körperliche und emotionale Vernachlässigung sowie weitere Traumatisierungen in der Kindheit (z. B. Gewalt gegenüber anderen Familienmitgliedern). Von den 17 337 Probanden mit einem Durchschnittsalter von 56 Jahren und einem Frauenanteil von 54 % berichteten knapp 64 % von mindestens einer traumatischen Kindheitsbelastung. Dong und Kollegen (2004) analysierten den Zusammenhang mit der ischämischen Herzkrankheit (IHK), die als vorhanden angenommen wurde, wenn eine der folgenden drei Fragen bejaht wurde:

- »Haben Sie jemals einen Herzanfall gehabt?«
- »Haben Sie Schmerzen oder starken Druck auf der Brust bei Anstrengung?«
- »Nutzen Sie Nitroglyzerin?«

Von allen Kindheitstraumatisierungen zeigten nur massive Eheprobleme der Eltern keine Assoziation mit der IHK. Alle anderen Kategorien zeigten einen signifikanten Zusammenhang mit der ischämischen Herzkrankheit. Zudem fand sich eine dosisabhängige Beziehung: Je mehr Kindheitstraumata berichtet wurden, desto höher war das IHK-Risiko. Selbst unter Kontrolle soziodemographischer Variablen (Alter, Geschlecht, Ethnie und Bildungsniveau), traditioneller und psychologischer Risikofaktoren (Ärger und Depressivität) bestand diese Dosis-Wirkungsbeziehung: Bei drei oder vier traumatischen Kindheitsbelastungen war das Risiko für eine Herzerkrankung um 30 % erhöht, bei fünf bis sechs um 50 % und bei sieben bis acht sogar um 130 % höher als bei Probanden ohne Kindheitstraumata (Dong et al. 2004).

Zu ähnlichen, aber nicht deckungsgleichen Ergebnissen kommt auch eine andere große US-amerikanische Allgemeinbevölkerungsstudie, die National Comorbidity Survey (NCS). In der NCS wurden zwischen 1990 und 1 992 8098 Personen im Alter zwischen 15 und 54 Jahren hinsichtlich ihrer psychischen Gesundheit und Störungen untersucht. In einem zweiten Untersuchungsteil konnten bei 5877 Personen auch Daten zu Kindesmisshandlung und verschiedenen körperlichen Erkrankungen erhoben werden (Goodwin und Stein 2004). Die Traumatisierungen in der Kindheit wurden mit Fragen zu sexuellem Missbrauch, körperlichem Missbrauch und schwerer Vernachlässigung erfasst. Die körperlichen Erkrankungen umfassten u. a. Lungenkrankheiten, Diabetes sowie gastrointestinale, neurologische und Autoimmunkrankheiten; zudem wurde nach »Herzanfällen und anderen ernsten Herzproblemen«, »Schlaganfällen« und »hohem Blutdruck« in den letzten zwölf Monaten vor der Erhebung gefragt. Es zeigte sich unter statistischer Berücksichtigung soziodemographischer Unterschiede und begleitender psychischer Störungen eine relevante Assoziation zwischen Herzerkrankungen und sexuellem Missbrauch in der Kindheit: So war das Risiko für eine Herzerkrankung bei sexuell missbrauchten Studienteilnehmern um den Faktor 3,7 erhöht. Diese Risikoerhöhung war dabei ausschließlich auf einen Geschlechtseffekt zurückzuführen: Frauen mit einem sexuellen Missbrauch in der Kindheit hatten eine 5,4-fach höhere Wahrscheinlichkeit, in den zwölf Monaten vor der Erhebung an einer Herzerkrankung zu leiden als Frauen ohne sexuellen Kindesmissbrauch. Bei Männern mit und ohne sexuelle Missbrauchserfahrungen fanden sich keine relevanten Unterschiede. Interessanterweise konnte kein Zusammenhang zwischen kardiovaskulären Erkrankungen und körperlichem Missbrauch oder Vernachlässigung gezeigt werden (Goodwin und Stein 2004).

Dieser geschlechtsspezifische Effekt konnte mit Hilfe einer etwas anderen Auswertungsstrategie der NCS-Daten bestätigt werden (Batten et al. 2004). Dazu wurden zunächst sexueller und körperlicher Missbrauch sowie Vernachlässigung als Kindesmisshandlung zusammengefasst und als vorhanden gewertet, wenn mindestens eine der genannten Formen bejaht wurde. Zudem wurden Herzprobleme, Schlaganfälle und Hypertonus unter dem Oberbegriff der kardiovaskulären Erkrankungen subsumiert. Es zeigte sich unter statistischer Kontrolle soziodemographischer Differenzen, dass Frauen mit einer Vorgeschichte von Kindesmisshandlung ein fast 9-fach höheres Risiko für eine kardiovaskuläre Erkrankung hatten als Frauen ohne Kindesmisshandlung. Bei Männern gab es diesen Zusammenhang nicht (Batten et al. 2004).

Körperlicher Missbrauch in der Kindheit als Risikofaktor für kardiovaskuläre Erkrankungen wurde von Springer und Mitarbeiter (2007) als assoziiertes Projekt einer Langzeitstudie, der Wisconsin Longitudinal Study (WLS), analysiert. In dieser populationsbasierten Untersuchung werden Frauen und Männer längsschnittlich begleitet, die 1957 ihren Abschluss an einer weiterführenden Schule (high school) in Wisconsin (USA) gemacht haben. Herz-Kreislauferkrankungen wurden erfasst, in dem die Teilnehmer danach gefragt wurden, ob ein Arzt bei ihnen in den letzten sechs Monaten Herz- oder Kreislaufprobleme bzw. hohen Blutdruck diagnostiziert habe. Unter Berücksichtigung soziodemographischer Unterschiede zeigte sich, dass Probanden mit körperlichem Missbrauch in der Kindheit im Vergleich zu nicht missbrauchten Teilnehmer mit signifikant höherer Wahrscheinlichkeit über Kreislaufprobleme (1,5-fach erhöhtes Risiko), Hypertonus (1,4-fach gesteigertes Risiko) und Herzbeschwerden (1,5-fach höheres Risiko) berichteten (Springer et al. 2007).

Eine kürzlich erschienene Arbeit von Scott und Kollegen (2011) näherte sich der Assoziation von Kindesmisshandlungen und chronischen Erkrankungen, darunter auch kardiovaskuläre Krankheiten, aus einer internationalen Perspektive: In einer von der Weltgesundheitsorganisation WHO initiierten weltweiten Studie zur psychischen Gesundheit, dem WHO World Mental Health Survey (http://www.hcp.med.harvard.edu/wmh), wurde in assoziierten Projekten auch die körperliche Gesundheit erfasst. Dabei konnte anhand der Daten von über 18 300 Probanden aus zehn Schwellen- und Industrieländern nachgewiesen werden, dass Herzkrankheiten, operationalisiert über die Frage, ob ein Arzt eine Herzkrankheit festgestellt hat, mit Kindheitstraumatisierungen zusammenhängen. Insbesondere körperlicher und sexueller Missbrauch waren mit Herzkrankheiten assoziiert, wobei sexueller Missbrauch das Risiko noch sehr viel deutlicher erhöhte als körperlicher Missbrauch. Darüber hinaus zeigte diese Querschnittsstudie auch eine dosisabhängige Beziehung zwischen traumatischen Kindheitsbelastungen und Herzkrankheiten (Scott et al.).

Patienten mit Diabetes mellitus Typ 1 als spezifische Hochrisikopopulation für die

Entwicklung kardiovaskulärer Erkrankungen wurden von Roy und Mitarbeitern (2010) untersucht. Im follow-up Zeitraum von sechs Jahren hatten von 393 Patienten 60 (15,3 %) eine Herz-Kreislauferkrankung entwickelt. Kindheitstraumatisierungen erwiesen sich als relevanter Prädiktor kardiovaskulärer Ereignisse, unabhängig von Alter, Body Mass Index, Blutdruckwerten und Proteinurie; auch bei zusätzlicher Berücksichtigung von Depressivität blieb die Assoziation stabil (Roy et al. 2010).

In einer finnischen Studie zur psychosozialen Gesundheit der erwerbsfähigen Bevölkerung (Sumanen et al. 2005) wurden zwar keine Misshandlungen in Kindheit und Jugend erfasst, jedoch generelle Kindheitsbelastungen wie finanzielle Schwierigkeiten, Scheidung oder elterliche Alkoholprobleme. Dennoch wird diese Untersuchung hier erwähnt, weil sie – im Einklang mit den anderen genannten Studien – mit Hilfe eines Fall-Kontrolldesigns zeigen konnte, dass Probanden mit einer Vorgeschichte von Angina pectoris oder Herzinfarkt signifikant mehr Kindheitsbelastungen berichteten. An diese Basisuntersuchung schloss sich nach etwa acht Jahren ein erstes Follow-up an, in welchem aus nationalen Krankheits- und Sterberegistern Daten zur KHK und zu zerebrovaskulären Krankheiten erfasst wurden (Korkeila et al. 2010). Damit ist diese Arbeit die erste mit einem prospektiven Ansatz, die zudem die kardiovaskulären Ergebnisparameter mittels objektiver Daten erfasst und nicht ausschließlich auf der Selbstauskunft der Probanden basiert. Es konnte gezeigt werden, dass Frauen mit Kindheitsbelastungen ein signifikant erhöhtes Risiko hatten, in dem achtjährigen Nachuntersuchungszeitraum eine kardiovaskuläre Erkrankung zu entwickeln; auch hier bestand eine Dosis-Wirkungsbeziehung, die unabhängig von etablierten Risikofaktoren war. Bei Männern fand sich dieser Befund nicht (Korkeila et al.).

Zusammenfassend lässt sich festhalten, dass von unabhängigen Arbeitsgruppen, in unterschiedlichen Populationen und mit partiell anderer Methodik eine Assoziation von Traumatisierungen in Kindheit und Jugend mit kardiovaskulären Erkrankungen belegt worden ist. So kommt auch eine erste Meta-Analyse zu diesem Thema zu dem klaren Befund, dass trotz aller noch bestehenden methodischen Schwachpunkte der bisherigen Studien eine eindeutige Beziehung zwischen traumatischen Kindheitserlebnissen und körperlichen Erkrankungen besteht (Wegman und Stetler 2009). Für Herz-Kreislauferkrankungen wurde eine mittlere Effektstärke über alle Studien hinweg von 0,66 ermittelt.

4 Vermittelnde Mechanismen

Trotz der oben dargestellten Vielzahl von Studien, die zu relativ konsistenten Befunden kommen, ist kritisch zu konstatieren, dass die Assoziation von traumatischen Kindheitsbelastungen und kardiovaskulären Erkrankungen zunächst rein statistischer Art ist und somit zur Plausibilisierung noch einer kausalen Erklärung bedarf. Dabei sind prinzipiell drei direkte und indirekte ätiopathogenetische Pfade denkbar, über welche Kindesmisshandlungen toxisch auf das Herz-Kreislaufsystem wirken (vgl. auch ▶ Abb. 1):

- Schädliches Gesundheitsverhalten (z. B. Rauchen, körperliche Inaktivität)
- Psychische Veränderungen (z. B. Feindseligkeit, Depressivität, posttraumatische Belastungsstörung)
- Direkte pathophysiologische und neurobiologische Alterationen sowie manifeste somatische Krankheiten, die das kardiovaskuläre Risiko erhöhen

Diese drei grundsätzlichen Mechanismen beeinflussen sich zudem wechselseitig und meist nachteilig, so dass insgesamt von einem sehr komplexen und dynamischen Zusammenspiel auszugehen ist, in welchem jedoch auch protektive Faktoren zu berücksichtigen sind (Taylor 2010).

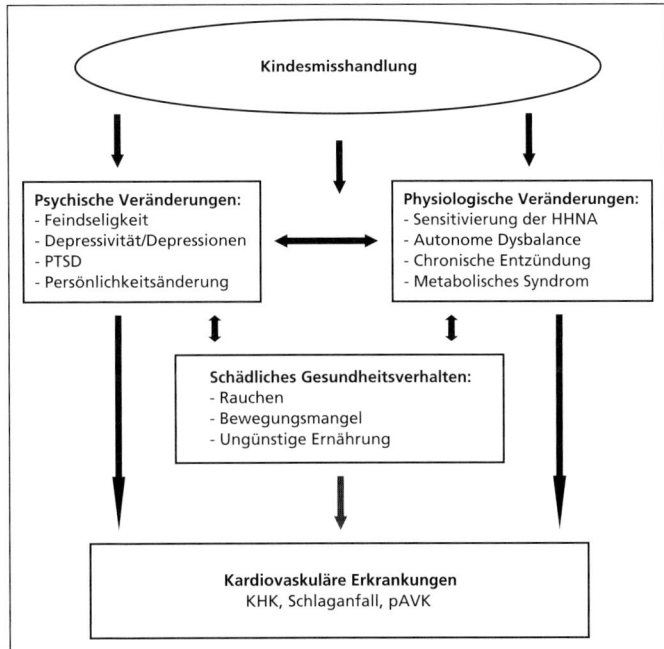

Abb. 1:
Mechanismen, die den Zusammenhang zwischen Kindheitstraumatisierungen und kardiovaskulären Erkrankungen vermitteln

Der Zusammenhang von Traumatisierungen in Kindheit und Jugend mit ungünstigem Gesundheitsverhalten ist mehrfach und unabhängig belegt (Arnow 2004; Rodgers et al. 2004; Gilbert et al. 2009). Folgende klassische kardiovaskuläre Risikofaktoren sind mit Kindesmisshandlungen assoziiert:

- Rauchen (Felitti et al. 1998; Agrawal et al. 2005; Edwards et al. 2007; Chartier et al. 2009; Spratt et al. 2009)
- Bewegungsmangel (Felitti et al. 1998; Dong et al. 2004)
- Fetthaltige Ernährung bzw. Übergewicht (Felitti et al. 1998; Bentley und Widom 2009; Chartier et al. 2009; Gilbert et al. 2009)

Die mannigfaltigen psychischen Faktoren, die nachteilige Effekte auf das Herz-Kreislaufsystem haben und – zumindest partiell – auf Kindheitstraumatisierungen zurückführbar sind, können hier nicht umfassend dargestellt werden (Whooley 2006; Herrmann-Lingen et al. 2008; Herrmann-Lingen 2011). Exemplarisch seien jedoch depressive Erkrankungen und die posttraumatische Belastungsstörung (posttraumatic stress disorder; PTSD) erwähnt, die beide sehr eng mit traumatischen Erfahrungen in der Kindheit einerseits (vgl. dazu die entsprechenden Kapitel in diesem Buch) und kardiovaskulären Krankheiten andererseits assoziiert sind. Der Zusammenhang zwischen Depression und Herz-Kreislauferkrankungen ist dabei bi-direktional, d. h. depressive Personen haben ein erhöhtes kardiovaskuläres Risiko sowie umgekehrt Patienten mit Herz-Kreislauferkrankungen eine höhere Wahrscheinlichkeit für eine depressive Dekompensation haben (Whooley 2006; Golden et al. 2008; Pan et al. 2011).

Die PTSD als typische Folge traumatischer Erfahrungen ist ebenfalls mit kardiovaskulären Erkrankungen vergesellschaftet (Kubzansky und Koenen 2009; Dedert et al. 2010). Auch hier scheint eine bi-direktionale Beziehung zu bestehen (Shemesh et al. 2004; Gander und von Kanel 2006), wobei jüngste Längsschnittstudien eindrucksvoll belegen, dass posttraumatische Belastungssymptome bei herz-kreislaufgesunden Personen das kardiovaskuläre Risiko deutlich erhöhen, und zwar unabhängig von komorbider Depression (Kubzansky et al. 2007; Boscarino 2008; Kubzansky et al. 2009). Die diskutierten Mechanismen, welche die Verbindung von Depression, PTSD und kardiovaskulären Erkrankungen vermitteln könnten, sind vielfältig und umfassen neben ungünstigem Gesundheitsverhalten (siehe oben) unter anderem subklinische Entzündungsprozesse, Endotheldysfunktionen, Hyperkoagulabilität aufgrund von Thrombozytenhyperaktivität, Veränderungen der Hypothalamus-Hypophysen-Nebennierenrinden-Achse (HHNA) sowie eine Dysregulation des autonomen Nervensystem (Übersicht: Dedert et al. 2010; Celano und Huffman 2011).

Die direkten neurobiologischen Auswirkungen von Kindheitstraumatisierungen sind ausführlich in ▶ Kap. A3 und A4 dargestellt. Zu den potentiellen pathophysiologischen Veränderungen, welche ein erhöhtes kardiovaskuläres Risiko als Folge von Kindesmisshandlungen erklären könnten, zählen eine verstärkte Aktivität der HHNA, erhöhte Katecholamin- und Serotonin-Spiegel, Thrombozytenaktivierung, Veränderungen des autonomen Nervensystems, erniedrigte Spiegel von Omega-3-Fettsäuren und Entzündungsprozesse (Whooley 2006). So konnte beispielsweise in einer Langzeitstudie gezeigt werden, dass traumatische Kindheitsbelastungen einen unabhängigen Prädiktor für subklinische Entzündungsprozesse im Erwachsenenalter darstellen (Danese et al. 2007). In diesem Kontext ist relevant, dass eine subklinische Entzündung – operationalisiert über einen CRP-Wert > 3 mg/l – das relative Risiko für kardiovaskuläre Erkrankungen etwa verdoppelt (Danesh et al. 1998; Pearson et al. 2003). Auch die in ▶ Kap. A3 umfassend erläuterte Hyperaktivität und Sensitivierung der Stressregulationssysteme durch Kindheitstraumatisierungen sind möglicherweise bedeutsame Bausteine in der Ätiopathogenese kardiovaskulärer Erkrankungen: Probanden mit traumatischen Kindheitsbelastungen reagierten auf psychologischen Stress mit einer höheren Cortisol- und Katecholaminausschüttung als unbelastete Probanden (Otte et al. 2005). Erhöhtes Cortisol und erhöhte Katecholamine tragen nicht nur zu einem erhöhten Blutdruck als Risikofaktor für arteriosklerotische Prozesse bei, sondern ebenso zu einer Verdickung der Arterienwände, indem sie eine Proliferation glatter Muskelzellen induzieren (Doran et al. 2008).

Neben diesen unmittelbaren pathophysiologischen Veränderungen in der Folge von Kindesmisshandlungen erhöhen diese das kardiovaskuläre Risiko auch mittelbar. So belegen verschiedene und unabhängige Studien eine Assoziation zwischen traumatischen Kindheitsbelastungen und körperlichen Erkrankungen, die ihrerseits toxisch auf das Herz-Kreislaufsystem wirken. Ein querschnittlicher Zusammenhang wurde für folgende Krankheiten gefunden:

- Diabetes (Felitti et al. 1998; Romans et al. 2002; Goodwin und Stein 2004; Scott et al. 2011)
- Hypertonus (Batten et al. 2004; Goodwin und Stein 2004; Springer et al. 2007; Riley et al. 2010; Scott et al. 2011)
- Adipositas (Felitti et al. 1998; Bentley und Widom 2009; Chartier et al. 2009; Gilbert et al. 2009)

Auch das metabolische Syndrom als Kombination dieser Erkrankungen ist mit Kindheitstraumatisierungen assoziiert (van Reedt Dortland et al. 2012). Für den Diabetes und die Adipositas konnten prospektive Untersuchungen eine Assoziation mit Kindesmisshandlungen eindrucksvoll belegen (Thomas et al. 2008; Bentley und Widom 2009; Rich-Edwards et al. 2010).

5   Schlussfolgerungen und Ausblick

Die mehrfach und von unabhängigen Arbeitsgruppen bestätigte Assoziation von Kindesmisshandlungen und körperlichen Krankheiten scheint in besonderem Maße für Herz-Kreislauferkrankungen zu gelten. Sowohl in der Allgemeinbevölkerung als auch bei Patienten aus der Primärversorgung bzw. solchen mit Diabetes mellitus Typ 1 konnte dieser Zusammenhang in Querschnittsstudien belegt werden. Methodenkritisch sind jedoch neben den querschnittlichen Designs insbesondere folgende Aspekte hervorzuheben:

- Retrospektive Erfassung von Kindheitstraumatisierungen mit der inhärenten Anfälligkeit für Verzerrungen, z. B. durch die aktuelle Stimmung
- Fokussierung auf eine spezifische Form von Kindesmisshandlung, etwa sexueller Missbrauch
- Unter psychometrischen Gesichtspunkten unzureichende Diagnostik von Kindesmisshandlung, z. B. mit nicht evaluierten Fragen oder wenig verhaltensnahen Fragen
- Ausschließliche Anwendung von Selbstbeurteilungsinstrumenten ohne Durchführung eines Interviews zur Erfassung von Kindheitstraumatisierungen
- Mangelhafte Definition bzw. Operationalisierung der interessierenden Ergebnisparameter
- Selbstauskunft zu kardiovaskulären Erkrankungen ohne Validierung durch eine körperliche oder apparative Zusatzuntersuchung wie etwa ein EKG

Vor diesem Hintergrund sind für zukünftige Forschungsstrategien idealerweise ein längsschnittlicher Ansatz, eine psychometrisch saubere und breite Diagnostik von Kindheitstraumatisierungen mittels Selbst- und Fremdbeurteilung sowie eine klare Operationalisierung der klinischen Endpunkte, die als Ergebnisparameter dienen, vorzunehmen. Nur auf diese Art und Weise können weitere Fragen substantiell beantwortet werden, etwa zu den differentiellen Effekten der verschiedenen Formen von Kindheitstraumatisierungen auf das Herz-Kreislaufsystem. So gibt es erste Hinweise, dass verschiedene Typen von Kindesmisshandlung zu unterschiedlichen Langzeitfolgen führen (Edwards et al. 2003; Rodgers et al. 2004; Teicher et al. 2006). Insbesondere emotionaler Missbrauch scheint einen großen und unabhängigen Effekt auf die Gesundheit im Erwachsenenalter auszuüben; auch gibt es Hinweise, dass emotionale Misshandlungen die negativen Auswirkungen anderer Formen von Missbrauch und Vernachlässigung akzentuieren, die ohnehin häufig in Kombination vorkommen (Edwards et al. 2003; Teicher et al. 2006). Darüber hinaus sind die ätiopathogenetischen Pfade von traumatischen Kindheitsbelastungen zu manifesten kardiovaskulären Erkrankungen von großem Interesse. Hier könnten Ansätze hilfreich sein, die bereits subklinische Manifestationen der Arteriosklerose mit Kindheitstrauma in Zusammenhang bringen. Weiterhin ist zu fragen, welche Rolle Kindheitstraumatisierungen im Kontext von Gen-Umwelt-Interaktionen bei der Entstehung von metabolischem Syndrom und Herz-Kreislauferkrankungen spielen (Andreassi 2009). Schlussendlich ist zu klären, welche Bedeutung diesen Befunden für die Primär- und Sekundärprävention sowohl von Kindesmisshandlungen als auch kardivaskulären Erkrankungen zukommt.

Literatur

Agrawal A, Madden PA, et al. (2005) Correlates of regular cigarette smoking in a population-based sample of Australian twins. Addiction 100(11):1709–1719.

Andreassi MG (2009) Metabolic syndrome, diabetes and atherosclerosis: influence of gene-environment interaction. Mutat Res 667 (1–2):35–43.

Arnow BA (2004) Relationships between childhood maltreatment, adult health and psychiatric outcomes, and medical utilization. J Clin Psychiatry 65(Suppl 12):10–15.

Batten SV, Aslan M, et al. (2004) Childhood maltreatment as a risk factor for adult cardiovascular disease and depression. J Clin Psychiatry 65(2):249–254.

Bentley T, Widom CS (2009) A 30-year follow-up of the effects of child abuse and neglect on obesity in adulthood. Obesity (Silver Spring) 17(10):1900–1905.

Boscarino JA (2008) A prospective study of PTSD and early-age heart disease mortality among Vietnam veterans: implications for surveillance and prevention. Psychosom Med 70 (6):668–676.

Celano CM, Huffman JC (2011) Depression and cardiac disease: a review. Cardiol Rev 19 (3):130–142.

Chartier MJ, Walker JR, et al. (2009) Health risk behaviors and mental health problems as mediators of the relationship between childhood abuse and adult health. Am J Public Health 99 (5):847–854.

Cunningham J, Pearce T, et al. (1988) Childhood sexual abuse and medical complaints in adult women. Journal of Interpersonal Violence 3:131–144.

Danesh J, Collins R, et al. (1998) Association of fibrinogen, C-reactive protein, albumin, or leukocyte count with coronary heart disease: meta-analyses of prospective studies. Jama 279 (18):1477–1482.

Dedert EA, Calhoun PS, et al. (2010) Posttraumatic stress disorder, cardiovascular, and metabolic disease: a review of the evidence. Ann Behav Med 39(1):61–78.

Dong M, Giles WH, et al. (2004) Insights into causal pathways for ischemic heart disease: Adverse Childhood Experiences study. Circulation 110(13):1761–1766.

Doran AC, Meller N, et al. (2008) Role of smooth muscle cells in the initiation and early progression of atherosclerosis. Arterioscler Thromb Vasc Biol 28(5):812–819.

Edwards VJ, Holden GW, et al. (2003) Relationship between multiple forms of childhood maltreatment and adult mental health in community respondents: results from the adverse childhood experiences study. Am J Psychiatry 160(8):1453–1460.

Edwards VJ, Anda RF, et al. (2007) Adverse childhood experiences and smoking persistence in adults with smoking-related symptoms and illness. Perm J 11(2):5–13.

Felitti VJ, Anda RF, et al. (1998) Relationship of childhood abuse and household dysfunction to many of the leading causes of death in adults. The Adverse Childhood Experiences (ACE) Study. Am J Prev Med 14(4):245–258.

Gander ML, Kanel v. R (2006) Myocardial infarction and post-traumatic stress disorder: frequency, outcome, and atherosclerotic mechanisms. Eur J Cardiovasc Prev Rehabil 13 (2):165–172.

Gilbert RC, Widom S, et al. (2009) Burden and consequences of child maltreatment in high-income countries. Lancet 373(9657):68–81.

Golden SH, Lazo M, et al. (2008) Examining a bidirectional association between depressive symptoms and diabetes. Jama 299(23): 2751–2759.

Goodwin RD, Stein MB (2004) Association between childhood trauma and physical disorders among adults in the United States. Psychol Med 34(3):509–520.

Herrmann-Lingen C (2011) Steps towards integrated psychosomatic medicine – the example of psychocardiology. J Psychosom Res 70 (2):111–115.

Herrmann-Lingen C, Albus C, et al. (Hrsg.) (2008) Psychokardiologie: Ein Praxisleitfaden für Ärzte und Psychologen. Köln: Deutscher Ärzteverlag.

Hulme PA (2000) Symptomatology and health care utilization of women primary care patients who experienced childhood sexual abuse. Child Abuse Negl 24(11):1471–1484.

Koch-Institut R (Hrsg.) (2011) Daten und Fakten: Ergebnisse der Studie Gesundheit in Deutschland aktuell 2009. Berlin: Robert Koch-Institut.

Kop WJ (1999) Chronic and acute psychological risk factors for clinical manifestations of coronary artery disease. Psychosom Med 61 (4):476–487.

Korkeila J, Vahtera J, et al. (2010) Childhood adversities as predictors of incident coronary heart disease and cerebrovascular disease. Heart 96(4):298–303.

Kubzansky LD, Koenen KC, et al. (2007) Prospective study of posttraumatic stress disorder symptoms and coronary heart disease in the Normative Aging Study. Arch Gen Psychiatry 64(1):109–116.

Kubzansky LD, Koenen KC (2009) Is posttraumatic stress disorder related to development of heart disease? An update. Cleve Clin J Med 76 Suppl 2:S60–65.

Kubzansky LD, Koenen KC, et al. (2009) A prospective study of posttraumatic stress disorder symptoms and coronary heart disease in women. Health Psychol 28(1):125–130.

Ladwig KH, Lederbogen F, et al. (2008) Positionspapier zur Bedeutung von psychosozialen Faktoren in der Kardiologie. Kardiologe 2:274–287.

Lechner ME, Vogel ME, et al. (1993) Self-reported medical problems of adult female survivors of childhood sexual abuse. J Fam Pract 36 (6):633–638.

Lichtman JH, Bigger JT Jr., et al. (2008) Depression and coronary heart disease: recommendations for screening, referral, and treatment: a science advisory from the American Heart Association Prevention Committee of the Council on Cardiovascular Nursing, Council on Clinical Cardiology, Council on Epidemiology and Prevention, and Interdisciplinary Council on Quality of Care and Outcomes Research: endorsed by the American Psychiatric Association. Circulation 118(17): 1768–1775.

Nicholson A, Kuper H, et al. (2006) Depression as an aetiologic and prognostic factor in coronary heart disease: a meta-analysis of 6362 events among 146 538 participants in 54 observational studies. Eur Heart J 27(23):2763–2774.

Otte C, Neylan TC, et al. (2005) Association between childhood trauma and catecholamine response to psychological stress in police academy recruits. Biol Psychiatry 57(1):27–32.

Pan A, Sun Q, et al. (2011) Depression and risk of stroke morbidity and mortality: a meta-analysis and systematic review. JAMA 306 (11):1241–1249.

Pearson TA, Mensah GA, et al. (2003) Markers of inflammation and cardiovascular disease: application to clinical and public health practice: A statement for healthcare professionals from the Centers for Disease Control and Prevention and the American Heart Association. Circulation 107(3):499–511.

Rich-Edwards JW, Spiegelman D, et al. (2010) Abuse in childhood and adolescence as a predictor of type 2 diabetes in adult women. Am J Prev Med 39(6):529–536.

Riley EH, Wright RJ, et al. (2010) Hypertension in adult survivors of child abuse: observations from the Nurses' Health Study II. J Epidemiol Community Health 64(5):413–418.

Rodgers CS, Lang AJ, et al. (2004) The impact of individual forms of childhood maltreatment on health behavior. Child Abuse Negl 28 (5):575–586.

Roger VL, Go AS, et al. (2012) Heart Disease and Stroke Statistics – 2012 Update: A Report From the American Heart Association. Circulation 125(1):e2–e220.

Romans S, Belaise C, et al. (2002) Childhood abuse and later medical disorders in women. An epidemiological study. Psychother Psychosom 71(3):141–150.

Rosengren A, Hawken S, et al. (2004) Association of psychosocial risk factors with risk of acute myocardial infarction in 11 119 cases and 13 648 controls from 52 countries (the INTERHEART study):case-control study. Lancet 364 (9438):953–962.

Roy A, Janal MN, et al. (2010) Childhood trauma and prevalence of cardiovascular disease in patients with type 1 diabetes. Psychosom Med 72(8):833–838.

Rozanski A, Blumenthal JA, et al. (1999) Impact of psychological factors on the pathogenesis of cardiovascular disease and implications for therapy. Circulation 99(16):2192–2217.

Rozanski A, Blumenthal JA, et al. (2005) The epidemiology, pathophysiology, and management of psychosocial risk factors in cardiac practice: the emerging field of behavioral cardiology. J Am Coll Cardiol 45(5):637–651.

Scott KM, Korff v. M, et al. (2011) Association of childhood adversities and early-onset mental disorders with adult-onset chronic physical conditions. Arch Gen Psychiatry 68(8):838–844.

Shemesh E, Yehuda R, et al. (2004) Posttraumatic stress, nonadherence, and adverse outcome in survivors of a myocardial infarction. Psychosom Med 66(4):521–526.

Spratt EG, Back SE, et al. (2009) Relationship between child abuse and adult smoking. Int J Psychiatry Med 39(4):417–426.

Springer KW, Sheridan J, et al. (2007) Long-term physical and mental health consequences of childhood physical abuse: results from a large population-based sample of men and women. Child Abuse Negl 31(5):517–530.

Sumanen M, Koskenvuo M, et al. (2005) Childhood adversities experienced by working-aged coronary heart disease patients. J Psychosom Res 59(5):331–335.

Taylor SE (2010) Mechanisms linking early life stress to adult health outcomes. Proc Natl Acad Sci U S A 107(19):8507–8512.

Teicher MH, Samson JA, et al. (2006) Sticks, stones, and hurtful words: relative effects of various forms of childhood maltreatment. Am J Psychiatry 163(6):993–1000.

Thomas C, Hypponen E, et al. (2008) Obesity and type 2 diabetes risk in midadult life: the role of childhood adversity. Pediatrics 121(5): e1240–1249.

van Reedt Dortland AK, Giltay EJ, et al. (2012) Personality traits and childhood trauma as correlates of metabolic risk factors: the Netherlands Study of Depression and Anxiety (NESDA) Prog Neuropsychopharmacol Biol Psychiatry 36(1):85–91.

von Kanel R (2008) Psychological distress and cardiovascular risk: what are the links? J Am Coll Cardiol 52(25):2163–2165.

Weber C, Noels H (2011) Atherosclerosis: current pathogenesis and therapeutic options. Nat Med 17(11):1410–1422.

Wegman HL, Stetler C (2009) A meta-analytic review of the effects of childhood abuse on medical outcomes in adulthood. Psychosom Med 71(8):805–812.

Whooley MA (2006) Depression and cardiovascular disease: healing the broken-hearted. Jama 295(24):2874–2881.

Wingenfeld K, Schafer I, et al (2011). The reliable, valid and economic assessment of early traumatization: first psychometric characteristics of the German version of the Adverse Childhood Experiences Questionnaire (ACE). Psychother Psychosom Med Psychol 61(1): e10–14.

Wittchen HU, Glaesmer H, et al. (2005) Cardiovascular risk factors in primary care: methods and baseline prevalence rates – the DETECT program. Curr Med Res Opin 21(4):619–630.

Yusuf S, Hawken S, et al. (2004) Effect of potentially modifiable risk factors associated with myocardial infarction in 52 countries (the INTERHEART study):case-control study. Lancet 364(9438):937–952.

8 Autoimmunerkrankungen

Carsten Spitzer und Christoph Heesen

Kapitelübersicht

1 Einleitung
2 Stress, Kindesmisshandlung und Immunsystem
3 Rheumatoide Arthritis
4 Multiple Sklerose
5 Neurobiologische Mechanismen
6 Schlussfolgerungen und Ausblick

---

1 Einleitung

Unter dem Sammelbegriff der Autoimmunerkrankungen wird eine heterogene Gruppe von Krankheiten zusammengefasst, deren Ursache eine überschießende Reaktion des Immunsystems gegen körpereigenes Gewebe ist. Dabei erkennt das Immunsystem körpereigenes Gewebe irrtümlich als zu bekämpfenden Fremdkörper, wodurch es zu schweren Entzündungsreaktionen kommt, die ihrerseits zu Schäden an den betroffenen Organen führen. Eine Übersicht zu den wichtigsten und epidemiologisch bedeutsamsten Autoimmunkrankheiten vermittelt ▶ Tab. 1.

Zu den Autoimmunerkrankungen zählen 70–80 verschiedene entzündliche Erkrankungen, die ca. 4–10 % der Bevölkerung betreffen und in der Regel oft über Jahrzehnte chronisch verlaufen (Shapira et al. 2010). Von den allermeisten Autoimmunerkrankungen sind mehrheitlich Frauen betroffen, wobei das Frauen zu Männer-Verhältnis zwischen 2:1 (Rheumatoide Arthritis, Multiple Sklerose) und 9:1 (Sjögren-Syndrom, Lupus erythematodes) schwankt (Oliver und Silman 2009). Während einige Autoimmunerkrankungen wie z. B. Diabetes mellitus Typ 1 vergleichsweise früh (2. Dekade) auftreten, wird die Mehrzahl jedoch erst zwischen der 3. und 6. Lebensdekade klinisch manifest. Die Behandlungsstrategien sind oft nur partiell wirksam und die Lebensqualität der Betroffenen kann erheblich eingeschränkt sein. Damit haben Autoimmunerkrankungen eine hohe persönliche und ökonomische Relevanz.

Ihre multifaktorielle Ätiopathogenese ist durch ein komplexes Wechselspiel genetischer, immunologischer, endokriner und Umweltfaktoren charakterisiert. Für wesentliche Autoimmunerkrankungen wie Diabetes mellitus Typ 1, Multiple Sklerose (MS), rheumatoide Arthritis (RA), autoimmune

Schilddrüsenerkrankungen und entzündliche Darmerkrankungen lässt sich eine Häufung in gemäßigten Breiten und damit in hochentwickelten Industrienationen nachweisen (Shapira et al. 2010). Bei den Umweltfaktoren werden im Wesentlichen UV-Strahlungen, westlicher Lebensstil, Infektionen, Umweltgifte, Ernährungsfaktoren und einige krankheitsspezifische Faktoren wie z. B. Jodexposition bei Autoimmunthyreoiditis diskutiert. Angesichts des gehäuften Auftretens bei Frauen von Autoimmunerkrankungen spielen unter epidemiologischen Gesichtspunkten endokrine Faktoren, insbesondere Geschlechtshormone, in der Pathogenese sehr wahrscheinlich eine zentrale Rolle. Eine grundsätzlich unterschiedliche immunologische Antwort auf inflammatorische Stimuli zwischen Männern und Frauen könnte hier relevant sein. Während es bei Frauen verstärkt zu einer Antikörperantwort kommt, treten bei Männern eher allgemeine inflammatorische Reaktionen auf (McCombe et al. 2009).

Grundsätzlich ist Autoimmunität als ein physiologisches Phänomen zu betrachten (Kabelitz und Schreiber 2009). So lassen sich autoreaktive Zellen und Autoantikörper auch bei Gesunden nachweisen. Autoimmune Zellen werden über den Thymus eliminiert, persistierende autoreaktive Zellen werden vermutlich durch regulatorische T-Zellen kontrolliert, die in den letzten Jahren verstärkt in den Fokus der Autoimmunitätsforschung gerückt sind (Bettini und Vignali 2009). Bei entsprechender genetischer Disposition und/oder Exposition gegenüber relevanten Umweltfaktoren sowie Veränderungen im Immunsystem kann die Elimination autoimmuner Zellen ungenügend oder gar nicht gelingen. Alternativ könnten dazu auch fehlerhafte Kontrollmechanismen beitragen, etwa alterungsbedingt. Insofern ist eine Autoimmunreaktion als Dysregulation der physiologischen Autoimmunität und als dynamischer Prozess und nicht als Frage des Vorhandenseins oder Fehlens zu verstehen (Kabelitz und Schreiber 2009).

Autoimmunerkrankungen lassen sich nach dem Zielorgan, dem Zielgewebe oder das Funktionssystem, gegen den sich die Immunreaktivität richtet, klassifizieren, wobei typischerweise drei Gruppen unterschieden werden:

- Organspezifische Krankheiten wie etwa Diabetes mellitus Typ 1 oder Hashimoto-Thyreoiditis
- Systemische Krankheiten oder nicht-organspezifische Krankheiten wie beispielsweise systemisch-entzündliche rheumatische Erkrankungen (Kollagenosen)
- Intermediäre Krankheiten als Misch- oder Übergangsformen

Als alternative Klassifikation ist die Unterscheidung von Autoimmunerkrankungen nach dem so genannten TH-1/2-Paradigma üblich. Dieser vereinfachende Ansatz bezieht sich darauf, dass einige Krankheiten von T-Helferzellen-Typ 1 (TH-1) vermittelt werden, andere hingegen von T-Helferzellen-Typ 2 (TH-2). Beim TH-1-Typus der Immunantwort werden präferentiell pro-inflammatorische Zytokine wie Interleukin 2 (IL-2) oder Interferon- Gamma (IFN-γ) gebildet, im Fokus steht ein T-zellulär vermittelter Immunprozess. Beim TH-2-Typus kommt es vorwiegend zur Produktion anti-entzündlicher Zytokine wie etwa der Interleukine 4, 10 und 13 (IL-4, IL-10 und IL-13), die letztlich B-zellulär vermittelte Immunprozesse in Gang setzen. Normalerweise besteht eine Balance zwischen TH-1- und TH-2-Prozessen, die jedoch bei den Autoimmunerkrankungen aus dem Gleichgewicht geraten ist. Eine Aufstellung der Autoimmunerkrankungen gemäß dem TH-1/2-Paradigma findet sich in ▶ Tab. 1.

Bei dieser sehr praktischen, aber auch holzschnittartigen Klassifikation darf nicht übersehen werden, dass bei vielen Autoimmunprozessen sowohl zelluläre als auch antikörpervermittelte Prozesse wirksam sind

(Calcagni und Elenkov 2006). In den letzten Jahren ist eine weitere Zellpopulation mit Sekretion der Zytokine IL-17 und IL-22 in den Fokus des Verstehens von Toleranz gerückt, die sog. TH-17-Zellen. Insofern kommen zu den oben genannten Zelltypen TH-17-Zellen als dritte Gruppe von T-Helferzellen hinzu (Basso et al. 2009).

Tab. 1: Wichtige Autoimmunerkrankungen nach dem TH-1/2-Paradigma

TH-1 Typus	TH-2 Typus
Multiple Sklerose (MS)	Systemischer Lupus erythematodes (SLE)
Rheumatoide Arthritis (RA)	»Schwangerschaft«
Diabestes mellitus Typ 1	»Alter«
Morbus Crohn	Colitis ulcerosa
Hashimoto-Thyreoiditis	Morbus Basedow

2 Stress, Kindesmisshandlung und Immunsystem

Unter den exogenen Umweltfaktoren, die das Immunsystem beeinflussen können, wird die Relevanz von psychischem bzw. emotionalem Stress seit jeher angenommen und diskutiert. Dabei existieren viele Stresstheorien, die jeweils unterschiedliche Schwerpunkte in ihren Modellen setzen. Als zentrale Theorien seien Walter Cannons Beschreibung der Notfallreaktion im Sinne einer »fight-or-flight«-Handlung, Hans Selyes allgemeines Anpassungssyndrom und Richard Lazarus' transaktionales Stressmodell erwähnt. Allen Modellen ist gemeinsam, dass ein Umweltagens, der Stressor, zu einer Reaktion auf Seiten des menschlichen Organismus führt. Offen ist jedoch bis heute, was genau einen Stressor charakterisiert, denn neben der Dauer und Schwere beeinflussen auch subjektive Bewertungen die physiologischen Auswirkungen. Darüber hinaus hat die Stressforschung gezeigt, dass auch positive und appetitive Stimuli ähnliche Veränderungen bewirken können wie aversive und bedrohliche Reize (Koolhaas et al. 2011). Trotz dieser konzeptuellen Unklarheiten hat sich in der Stressliteratur eine Unterscheidung der Stressoren nach Schwere, Dauer und Unvorhersehbarkeit bzw. Unkontrollierbarkeit etabliert.

Die Auswirkungen von Stress auf das Immunsysten sind in zahlreichen präklinischen Studien, d. h. am Tiermodell, untersucht worden (Grippo und Johnson 2009), aber auch in vielen Humanstudien, ganz überwiegend an gesunden Probanden (Segerstrom und Miller 2004). Eine Meta-Analyse, die über 300 Originalarbeiten zu dem Zusammenhang von Stress und Immunparametern am Menschen berücksichtigt, kommt zu dem vorläufigen Ergebnis, dass trotz aller methodischen Schwierigkeiten der analysierten Untersuchungen die immunologische Effekte eines Stressors vor allem durch seine Dauer bestimmt werden: Während sich kurzzeitiger Stress auf das Immunsystem aktivierend auswirkt, führen längerfristige Stressoren zu seiner Dysregulation (Segerstrom und Miller 2004). Diese Meta-Analyse macht aber auch deutlich, dass die Assoziation zwischen Immunfunktion und traumatischem Stress, zu dem Kindesmisshandlungen sicherlich zu rechnen sind, bisher nur unzureichend untersucht worden ist. In den wenigen berücksichtigten Studien wurde regelmäßig die Zytotoxizität der natürlichen Killerzellen analysiert, die jedoch im Vergleich zu Gesunden keine Veränderung aufwies. Neuere Arbeiten, die Frauen mit einer posttraumatischen Belastungsstörung (posttraumatic stress disorder; PTSD) aufgrund von Kindesmissbrauch mit gesunden Kontrollen verglichen, widersprechen diesen Befunden jedoch: Zum einen konnte eine verstärkte zelluläre Immunantwort bei den Frauen mit PTSD durch Kindesmisshandlungen gezeigt werden (Altemus et al. 2003), zum anderen eine erhöhte periphere Aktivität des NF-κB (nuclear factor »kappa-light-chain-enhancer« of activated B-cells), der von großer Bedeutung für die Regulation der Immunantwort ist (Pace et al. 2012). Offen bleibt bei diesen Untersuchungen jedoch, ob diese Immuneffekte auf das Trauma, d. h. den Missbrauch im Kindesalter, oder aber die daraus resultierende PTSD zurückzuführen sind.

Der Zusammenhang von Stress und Autoimmunerkrankungen ist ebenfalls Gegenstand zahlreicher präklinischer und klinischer Studien (Harbuz et al. 2006). Hierbei ist zu berücksichtigen, dass psychosozialer Stress sowohl Auswirkungen auf die Entstehung und Manifestation, also die Inzidenz, einer Autoimmunkrankheit als auch auf ihren Verlauf und ihre Krankheitsaktivität haben kann. Hinsichtlich Verlauf und Krankheitsaktivität liegen mittlerweile zahlreiche Untersuchungen vor, welche für die meisten und epidemiologisch relevantesten Autoimmunerkrankungen negative Folgen von psychosozialem Stress im weitesten Sinne belegen, so für die MS (Mohr et al. 2004), für rheumatische Erkrankungen (Malysheva et al. 2010), für den Diabetes mellitus Typ 1 (Kulzer et al. 2011) und für chronisch entzündliche Darmerkrankungen (Bitton et al. 2008, Farhadi et al. 2005).

Trotz der großen Relevanz von Stress im Allgemeinen für das Immunsystems bzw. für Autoimmunerkrankungen ist die Bedeutung von Kindesmisshandlungen als extreme Form von traumatischem Stress bisher nur unzureichend untersucht. Obwohl eine jüngere Studie gezeigt hat, dass Kindheitstraumatisierungen die Wahrscheinlichkeit für eine stationäre Behandlung aufgrund verschiedener Autoimmunerkrankung signifikant erhöhen (Dube et al. 2009), sind Zusammenhänge zwischen Kindesmisshandlungen und einzelne Krankheiten aus diesem Spektrum kaum analysiert worden. Die meisten Studien gibt es noch für die rheumatoide Arthritis und die Multiple Sklerose, die daher in den nächsten Abschnitten detaillierter dargestellt werden. Hingegen existieren für autoimmune Schilddrüsenerkrankungen oder chronisch entzündliche Darmerkrankungen kaum Untersuchungen. Eine amerikanische Arbeitsgruppe hat sich intensiver mit Kindheitstraumatisierungen bei Patienten mit Diabetes mellitus Typ 1 beschäftigt, wobei keine Kontrollgruppe untersucht wurde, so dass zur Häufigkeit von Kindesmisshandlungen bei Typ 1-Diabetikern im Vergleich zu anderen Populationen keine Aussage gemacht werden kann. Es konnte gezeigt werden, dass auch bei Patienten mit Typ 1-Diabetes ein Zusammenhang zwischen Kindheitstraumatisierungen und Depressivität, Suizidalität und kardiovaskulären Erkrankungen besteht (Roy et al. 2010, Roy et al. 2011, Roy et al. 2010). Somit lässt sich für diese Autoimmunkrankheit vorläufig festhalten, dass wir zwar bei dem aktuellen Kenntnisstand keine Schlussfolgerungen zur ätiologischen Relevanz von Kindesmisshandlung ziehen können, dass aber traumatische Erfahrungen in der Kindheit offensichtlich das Risiko für kardiovaskulären Komplikationen erhöhen und somit den Verlauf beeinflussen.

3 Rheumatoide Arthritis

Die Rheumatoide Arthritis (RA) ist eine chronische und systemische Autoimmunerkrankung, welche die Synovia verschiedener Gelenke betrifft, wobei ein symmetrischer Befall der stammfernen Gelenke charakteristisch ist (Scott et al. 2010). Typischerweise sind bevorzugt die Handwurzelknochen, die Fingergrundgelenke und die proximalen Interphalangealgelenke befallen. Es kommt zur Schwellung, Überwärmung und ggf. Rötung sowie starken Schmerzen in den Gelenken. Gelenkschäden bis zur völligen Destruktion, daraus resultierende Behinderungen, reduzierte Lebensqualität sowie kardiovaskuläre Komorbiditäten sind häufige und schwere Komplikationen.

Weltweit sind etwa 0,5–1 % der Bevölkerung betroffen (Scott et al. 2010). In Deutschland schätzt man die Zahl der Erkrankungen auf 800 000, wobei Frauen rund zwei- bis dreimal so häufig betroffen sind wie Männer. An der RA können Menschen aller Altersgruppen erkranken, wobei als Gipfel der Neuerkrankungsrate bei Frauen das Alter zwischen 55 und 64 Jahren, bei Männern das Alter zwischen 65 und 75 Jahren angegeben wird. Die Prävalenz nimmt mit steigendem Alter zu. Der Krankheitsbeginn ist oft schleichend, kann aber auch plötzlich eintreten. Ein Schub dauert typischerweise zwischen einigen Wochen und Monaten an; im schubfreien Intervall lassen die Beschwerden in der Regel nach.

Obwohl die genaue Ätiopathogenese der RA noch nicht vollständig aufgeklärt ist, finden sich vielfältige Hinweise auf ein komplexes Wechselspiel aus genetischer Vulnerabilität, immunologischen und inflammatorischen Prozessen sowie diversen Umwelteinflüssen, die sowohl das Risiko für die Erkrankung als auch ihren Verlauf beeinflussen (Klareskog et al. 2009). Unter den relevanten Umweltfaktoren spielt psychosozialer Stress eine wichtige Rolle. Dabei besteht Konsens darüber, dass dieser den Verlauf nachteilig beeinflusst, d. h. zur Schubauslösung bzw. zur Krankheitsaktivität beiträgt (Geenen et al. 2006, Straub und Kalden 2009). Hingegen wird seine Bedeutung als Risikofaktor bzw. Auslöser für die RA weiterhin kontrovers diskutiert (Geenen et al. 2006, Malysheva et al. 2010).

Die Rolle von Kindheitstraumatisierungen ist in einigen wenigen Studien untersucht worden. Dabei ist zu berücksichtigen, dass manche der zitierten Arbeiten RA-Patienten als Kontrollgruppe im Vergleich zu Patienten mit einer Fibromyalgie eingeschlossen haben (Carpenter et al. 1998, Walker et al. 1997), so dass hier nur indirekte Schlüsse möglich sind. Eine Übersicht über die relevanten Untersuchungen und ihre Ergebnisse ist in ▶ Tab. 2 dargestellt.

Eine abschließende Interpretation der Befunde ist aus methodischen Gründen nur bedingt möglich. Die methodischen Schwächen umfassen kleine Fallzahlen, vage Kriterien für die Diagnose einer RA sowie ungenügende Berücksichtigung von potenziell konfundierenden Variablen wie sozioökomischer Status oder aktuelle Depressivität. Zusammenfassend lässt sich jedoch vorläufig festhalten, dass bis auf eine Arbeit (Carette et al. 2000) die Studien mehrheitlich gefunden haben, dass Patienten mit einer RA häufiger Kindheitstraumatisierungen berichten als Probanden aus der Allgemeinbevölkerung.

Tab. 2: Arbeiten zu Kindheitstrauma und rheumatoider Arthritis (chronologisch dargestellt)

Autor	Jahr	Indexkrankheit	KG	N	Methode	Ergebnisse
Walker et al.	1997	Fibromyalgie	RA	33	Int + SR	KM: 16,7 %; SM: 13,3 %; höhere CTQ-Werte als die AB
Carpenter et al.	1998	Fibromyalgie	RA	44	SR	KM: 16 %; SM: 32 %
Carette et al.	2000	RA	AB	55	SR	Keine Unterschiede in der Häufigkeit von Kindheitstrauma
Kopec et al.	2004	Selbst berichtete Arthritis	AB		Int	Kindheitstrauma erhöht mäßig das Risiko für Arthritis
Castro et al.	2005	Rheumatische Erkrankungen	Gesunde	74	SR	KM: 30,7 %; SM: 0 %; EM: 42,3 %
Dube et al.	2009	21 AK einschließlich RA	AB	70	SR	2 oder mehr traumatische Kindheitsbelastungen verdoppeln das Risiko für eine RA
Spitzer et al.	Unveröffentlicht	RA	AB	331	SR	Bis auf körperliche Vernachlässigung deutlich mehr Kindesmisshandlung bei Frauen mit RA, auch unter Kontrolle von Depressivität und Soziodemographie; bei Männern nur Unterschiede bzgl. EV

Indexkrankheit: Die Erkrankung, die im Fokus der Studie steht
KG: Kontrollgruppe; N: Anzahl der Patienten mit rheumatoider Arthritis, die eingeschlossen wurden
Methodik: Art der Erfassung von Kindheitstrauma (Int = Interviewverfahren; SR = Fragebogen)
AK: Autoimmunkrankheiten; AB: Allgmeinbevölkerung; CTQ: Childhood Trauma Questionnaire
KM: Körperlicher Missbrauch; SM: Sexueller Missbrauch; EM: Emotionaler Missbrauch; EV: Emotionale Vernachlässigung

4 Multiple Sklerose

Die Multiple Sklerose (MS) ist eine chronisch entzündliche und degenerative Erkrankung des Zentralnervensystems (ZNS), die das Gehirn und das Rückenmark befällt. Aufgrund autoimmunologischer Prozesse kommt es zur Zerstörung von Myelinscheiden und Neuronen, die Plaques bzw. Narben hinterlässt. Klinisch imponieren angesichts der Vielzahl möglicher Läsionsorte im ZNS vielfältige neurologische, aber auch neuropsychiatrische Symptome wie Sensibilitätsstörungen, Einschränkungen des Visus bis zur Blindheit, Gang- und Standataxien, Einschränkungen der Feinmotorik, Doppelbilder durch Augenmuskellähmungen sowie motorische Ausfälle der Extremitäten, aber auch Blasenentleerungsstörungen, chronische Müdigkeit, Konzentrationsdefizite und depressive Beschwerden. Vor dem Hintergrund dieser »bunten« Symptomatik wird die MS auch immer wieder als die »Krankheit der 1000 Gesichter« bezeichnet (Compston und Coles 2008, Noseworthy et al. 2000).

Die Prävalenz der MS liegt weltweit zwischen 1 und 300 Erkrankten pro 100 000 Einwohner und in Deutschland bei etwa 0,15 %. Die Prävalenz und Inzidenz steigt mit zunehmender Entfernung vom Äquator und divergiert erheblich zwischen Ethnien unabhängig vom Breitengrad. Frauen sind zwei- bis dreimal häufiger betroffen als

Männer. Typischerweise beginnt die Erkrankung zwischen dem 20. und 35. Lebensjahr, meist mit einem akuten Schub. Ganz überwiegend verläuft die MS – zumindest in der Anfangsphase – schubförmig, wobei etwa 70 % der Betroffenen später einen sekundär progressiven Krankheitsverlauf zeigen. Während ca. 10–30 % nach den ersten Beschwerden in den nächsten 20 Jahren keine erneuten Symptome aufweisen (benigne MS), leiden 15 % unter der primär chronisch progredienten Verlaufsform, die später als die schubförmige beginnt (ca. 45.–50. Lebensjahr) und häufiger Männer betrifft (Degenhardt et al. 2009, Noseworthy et al. 2000).

Ähnlich wie bei den meisten Autoimmunerkrankungen ist die genaue Ätiologie unbekannt, aber es besteht Konsens, dass sich die MS in genetisch empfänglichen Menschen entwickelt, bei denen die immunologische Toleranz gegen körpereigenes Gewebe im ZNS verloren gegangen ist (Kleinschnitz et al. 2007, Noseworthy et al. 2000). Der Toleranzverlust ist dabei multifaktoriell und wird neben Fehlfunktionen des Immunsystems auf Umweltfaktoren einschließlich psychosozialem Stress zurückgeführt. Im Tiermodell – der experimentell autoimmunen Enzephalitis (EAE) – zeigen sich sehr differenzierte Effekte von Stress auf Entwicklung und Verlauf der Erkrankung abhängig vom Zeitpunkt der Belastung in Bezug auf die Immunisierung und die Art des Stressors (Heesen et al. 2007). Beim Menschen wird die Relevanz von psychosozialem Stress für die MS-Entstehung bzw. den Krankheitsbeginn kontrovers diskutiert; hingegen ist die Bedeutung von Stress für den Verlauf unbestritten. So weist eine Meta-Analyse einen deutlich positiven Zusammenhang mit einer mittleren Effektstärke von 0,5 zwischen der Auslösung von MS-Schüben und psychosozialen Belastungen nach (Mohr et al. 2004).

Kindheitstraumatisierungen als Risikofaktoren für die Entstehung von MS bzw. verlaufsmodifizierende Einflussgrößen sind bisher nur in zwei Studien untersucht worden. Riise und Kollegen (2011) analysierten eine 1989 etablierte Kohorte von 116 671 Krankenschwestern, die zum Beginn der Rekrutierung zwischen 25 und 42 Jahren alt waren. Diese Kohorte wurde alle zwei Jahre untersucht und u. a. auf die Manifestation einer MS befragt; im Falle einer positiven Antwort wurden die behandelnden Neurologen kontaktiert, um die Diagnose einer MS nach den so genannten Poser-Kriterien zu sichern. 2001 wurde der Kohorte zusätzlich ein Fragebogen vorgelegt, in dem mit Hilfe von 22 Items nach sexuellem und körperlichem Missbrauch in Kindheit und Jugend gefragt wurde. Von den 68 505 Krankenschwestern, welche die Fragen nach Kindheitstraumatisierungen beantworten, entwickelten 292 eine MS. Unter statistischer Kontrolle von Alter, Ethnie, Breitengrad des Geburtsortes, Body Mass Index im Alter von 18 Jahren und Rauchgewohnheiten konnte kein Zusammenhang zwischen körperlichem und sexuellem Missbrauch einerseits und MS andererseits festgestellt werden. Auch bei einer Differenzierung nach traumatischen Erlebnissen in der Kindheit (bis zum 10. Lebensjahr) oder Jugend (zwischen dem 11. und 17. Lebensjahr) bzw. nach Schweregrad der Traumatisierung fand sich keine Assoziation (Riise et al. 2011).

In einer eigenen Querschnittsuntersuchung (Spitzer et al. 2012) wurden 234 Patienten mit einer nach den so genannten revidierten McDonald-Kriterien gesicherten MS eingeschlossen und einer Kontrollgruppe von 885 Erwachsenen aus der Allgemeinbevölkerung gegenübergestellt. Kindheitstraumatisierungen wurden mittels eines international etablierten, reliablen und validen Selbstbeurteilungsinstruments, dem Childhood Trauma Questionnaire (CTQ; vgl. auch ▶ **Kap. A8**), erfasst, der sowohl eine dimensionale als auch eine kategoriale Auswertung erlaubt. Dabei zeigte sich, dass

MS-Patienten unter statistischer Adjustierung für Alter, Geschlecht, Bildungsniveau und aktuelle Depressivität signifikant höhere Werte in den CTQ-Subskalen emotionaler Missbrauch, sexueller Missbrauch und emotionale Vernachlässigung berichteten als die Kontrollgruppe. Keine Unterschiede fanden sich hingegen für körperlichen Missbrauch oder körperliche Vernachlässigung. Auch bei dem kategorialen Auswertungsansatz, bei dem hinsichtlich der verschiedenen Misshandlungsformen zwischen »vorhanden« versus »nicht vorhanden« differenziert wird, zeigte sich dieses Muster: Patienten mit MS hatten eine um den Faktor 2 bis 3,4-fach höhere Wahrscheinlichkeit, emotionalen Missbrauch, sexuellen Missbrauch und emotionale Vernachlässigung anzugeben als die Kontrollprobanden. Zur Illustration der Befunde ist die prozentuale Häufigkeit der diversen Misshandlungsformen in ▶ **Abb. 1** dargestellt.

Geschlechtsdifferenzielle Effekte konnten wir ebenso wenig nachweisen wie verlaufsmodifizierende Einflüsse. Allerdings hatten MS-Patienten mit schwerem körperlichem und/oder sexuellem Missbrauch mehr Krankheitsschübe pro Jahr als jene ohne Missbrauchserfahrungen. Zusammenfassend lassen sich die Arbeiten von Riise und Kollegen (2011) sowie diejenige aus unserer Arbeitsgruppe (Spitzer et al. in press) vorläufig so interpretieren, dass insbesondere emotionale Misshandlungsformen eine Rolle als Risikofaktor bei der MS-Entstehung spielen könnten, während körperlicher Missbrauch und Vernachlässigung nicht als relevant erscheinen. Korrespondierend damit haben jüngere Arbeiten gezeigt, dass emotionaler Missbrauch nicht nur einen signifikanten und unabhängigen Effekt auf die Gesundheit im Erwachsenenalter hat, sondern die nachteiligen Auswirkungen anderer Misshandlungsformen akzentuiert (Teicher et al. 2006).

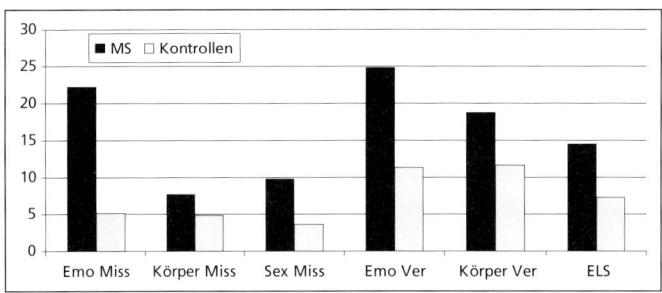

Abb. 1:
Häufigkeit der verschiedenen Misshandlungsformen (in Prozent) bei MS-Patienten und in der Allgemeinbevölkerung (Spitzer et al. 2012)

5 Neurobiologische Mechanismen

Autoimmunität ist als multifaktorielle Dysregulation eines physiologischen Phänomens zu verstehen. Die Hypothalamus-Hypophysen-Nebennieren-Achse (HHNA) und das sympathische Nervensystem (SNS) stellen dabei zwei ganz wesentliche Regulationssysteme des Immunsystems dar (vgl. auch die ▶ **Kap. A3** und **A4**); darüber hinaus werden über die kognitive und emotionale Verarbeitung von Stress seine körperlichen Auswirkungen ganz wesentlich mitgestaltet. Mittlerweile haben zahlreiche Untersuchungen die Bedeutung endokriner Faktoren und Belastungsfaktoren für Autoimmunprozesse zeigen können. Epidemiologische Daten finden Hinweise auf veränderte Immunprozesse bei Erwachsenen mit lebensgeschichtlich frühen Traumatisierungen wie beispielsweise erhöhte CRP- und Leukozytenwerte (Danese et al. 2007).

Geschlechtsspezifische Unterschiede in der endokrinen und immunologischen Regulation erklären vermutlich die unterschiedliche Geschlechtsgebundenheit diverser Autoimmunerkrankungen wie auch die zum Teil gegensätzlichen Veränderungen in der Schwangerschaft. Dube und Kollegen (2009) fanden, dass bei den Opfern von Kindesmisshandlungen Männer insbesondere TH-1-vermittelte Autoimmunprozesse zeigten, Frauen hingegen TH-2-mediierte Prozesse aufwiesen. Verschiedene Untersuchungen haben zudem funktionelle, aber auch morphologisch-strukturelle Unterschiede von biographisch früh traumatisierten Menschen zu Gesunden gefunden. Komplexe EEG-Untersuchungen (Teicher et al. 1997) etwa zeigen veränderte limbische Reaktivität, MR-Untersuchungen eine Reduktion des Hippocampusvolumens oder sogar des Gesamthirnvolumens (Perry et al. 1995). Bei aller Vorläufigkeit ist davon auszugehen, dass am ehesten die endogenen Stressregulationssysteme und deren übermäßige oder anhaltende Aktivierung für Veränderungen in stress-sensitiven Hirnregionen verantwortlich sind (vgl. auch die ▶ Kap. A3 und A4).

6 Schlussfolgerungen und Ausblick

Untersuchung der letzten Jahre haben zunehmend deutlich gemacht, dass die Trennung psychischer Faktoren und die Regulation von Immunprozessen wie auch Hirnfunktionen nicht sinnvoll ist. Wesentliche Stellglieder in der Vermittlung zwischen diesen Systemen sind die Stresssysteme des Körpers. Dabei haben sich Studien vor allem mit Regulationsstörungen der HHNA beschäftigt. Frühe Traumatisierungen können dabei die Reaktivität dieses Systems mit am nachhaltigsten verändern, wobei sich diese Veränderungen nur mit subtilen Methoden zeigen lassen. Da Autoimmunerkrankungen Dysregulationen physiologischer Phänomene darstellen, reichen zum Krankheitsdurchbruch möglicherweise schon derartige Veränderungen der Feinregulation. Wünschenswert sind hier insbesondere mehr longitudinale Untersuchungen zur Funktionalität der Stresssysteme in Abhängigkeit von Lebensbelastungen, um die prognostische Bedeutung besser abschätzen zu können.

Die bereits mehrfach erwähnte Relevanz von psychosozialem Stress auf Verlauf und Krankheitsaktivität von Autoimmunkrankheiten ist auch therapeutisch aufgegriffen worden. Dabei kann die Vielfältigkeit und Zielsetzung der entwickelten psychosozialen Interventionen an dieser Stelle nicht dargestellt werden; hier sei für die RA auf den systematischen Review von Dissanayake und Bertouch (2010), für die MS auf die Arbeit von Thomas und Mitarbeitern (2006) sowie für den Diabetes mellitus Typ 1 auf die Publikation von Gage und Kollegen (2004) hingewiesen. Neben Aspekten der Krankheitsverarbeitung und Therapie komorbider psychischer Störungen wie Depressionen haben sich psychosoziale Interventionsansätze unter anderem auf Stressmanagement konzentriert, um auf diesem Wege den Krankheitsverlauf günstig zu beeinflussen (Plow et al. 2011, Rampton 2011). So konnte beispielsweise in einer jüngst publizierten randomisierten Studie gezeigt werden, dass Stressmanagement bei Patienten mit einer schubförmigen MS objektive neurobiologische Marker für Krankheitsaktivität (mittels MRT nachweisbare Gadolinium-aufnehmende frische ZNS-Läsionen) bessert, was bei den Patienten mit der Kontrollbedingung nicht der Fall war (Mohr et al., im Druck). Interessanterweise hielt dieser Effekt nicht über das Ende des Stressmanagements hinaus an. Im Hinblick auf die Bedeutung von Kindesmisshandlung könnte spekuliert werden, dass Stressmanagement möglicherweise die sensitivierte HHN-Achse positiv beeinflusst und so kurzfristig zu einem günstigen Verlauf beiträgt, dass aber diese Effekte eben nicht zu einer nachhaltigen Ausbalancierung einer durch Kindheitstraumata dysregulierten Stressachse führen. Letztendlich können solche spekulativen Überlegungen nur durch longitudinale Untersuchungen untermauert werden, die neben psychosozialen auch neurobiologische Ergebnismaße berücksichtigen sollten.

Literatur

Altemus M, Cloitre M, Dhabhar FS (2003) Enhanced cellular immune response in women with PTSD related to childhood abuse. Am J Psychiatry 160:1705–1707.

Basso AS, Cheroutre H, Mucida D (2009) More stories on Th17 cells. Cell Res 19:399–411.

Bettini M, Vignali DA (2009) Regulatory T cells and inhibitory cytokines in autoimmunity. Curr Opin Immunol 21:612–618.

Bitton A, Dobkin PL, Edwardes MD, Sewitch MJ, Meddings JB, Rawal S, Cohen A, Vermeire S, Dufresne L, Franchimont D, Wild GE (2008) Predicting relapse in Crohn's disease: a biopsychosocial model. Gut 57:1386–1392.

Calcagni E, Elenkov I (2006) Stress system activity, innate and T helper cytokines, and susceptibility to immune-related diseases. Ann N Y Acad Sci 1069:62–76.

Carette S, Surtees PG, Wainwright NW, Khaw KT, Symmons DP, Silman AJ (2000) The role of life events and childhood experiences in the development of rheumatoid arthritis. J Rheumatol 27:2123–2130.

Carpenter MT, Hugler R, Enzenauer RJ, Des Rosier KF, Kirk JM, Brehm WT (1998) Physical and Sexual Abuse in Female Patients With Fibromyalgia. J Clin Rheumatol 4:301–306.

Compston A, Coles A (2008) Multiple sclerosis. Lancet 372:1502–1517.

Danese A, Pariante CM, Caspi A, Taylor A, Poulton R (2007) Childhood maltreatment predicts adult inflammation in a life-course study. Proc Natl Acad Sci USA 104:1319–1324.

Degenhardt A, Ramagopalan SV, Scalfari A, Ebers GC (2009) Clinical prognostic factors in multiple sclerosis: a natural history review. Nat Rev Neurol 5:672–682.

Dissanayake RK, Bertouch JV (2010) Psychosocial interventions as adjunct therapy for patients with rheumatoid arthritis: a systematic review. Int J Rheum Dis 13:324–334.

Dube SR, Fairweather D, Pearson WS, Felitti VJ, Anda RF, Croft JB (2009) Cumulative childhood stress and autoimmune diseases in adults. Psychosom Med 71:243–250.

Farhadi A, Keshavarzian A, Van de Kar LD, Jakate S, Domm A, Zhang L, Shaikh M, Banan A, Fields JZ (2005) Heightened responses to stressors in patients with inflammatory bowel disease. Am J Gastroenterol 100:1796–1804.

Gage H, Hampson S, Skinner TC, Hart J, Storey L, Foxcroft D, Kimber A, Cradock S, McEvilly EA (2004) Educational and psychosocial programmes for adolescents with diabetes: approaches, outcomes and cost-effectiveness. Patient Educ Couns 53:333–346.

Geenen R, Van Middendorp H, Bijlsma JW (2006) The impact of stressors on health status and hypothalamic-pituitary-adrenal axis and autonomic nervous system responsiveness in rheumatoid arthritis. Ann N Y Acad Sci 1069:77–97.

Grippo AJ, Johnson AK (2009) Stress, depression and cardiovascular dysregulation: a review of neurobiological mechanisms and the integration of research from preclinical disease models. Stress 12:1–21.

Harbuz MS, Richards LJ, Chover-Gonzalez AJ, Marti-Sistac O, Jessop DS (2006) Stress in autoimmune disease models. Ann N Y Acad Sci 1069:51–61.

Heesen C, Gold SM, Huitinga I, Reul JM (2007) Stress and hypothalamic-pituitary-adrenal axis function in experimental autoimmune encephalomyelitis and multiple sclerosis – a review. Psychoneuroendocrinology 32:604–618.

Kabelitz D, Schreiber S (2009) Autoimmunität. Physiologische Kontrollmechanismen und Wege zur Autoimmunerkrankung. Internist (Berl) 50:267–275.

Klareskog L, Catrina AI, Paget S (2009) Rheumatoid arthritis. Lancet 373:659–672.

Kleinschnitz C, Meuth SG, Kieseier BC, Wiendl H (2007) Multiple-Sklerose-Update zur Pathophysiologie und zu neuen immuntherapeutischen Ansätzen. Nervenarzt 78:883–911.

Koolhaas JM, Bartolomucci A, Buwalda B, de Boer SF, Flugge G, Korte SM, Meerlo P, Murison R, Olivier B, Palanza P, Richter-Levin G, Sgoifo A, Steimer T, Stiedl O, van Dijk G, Wohr M, Fuchs E (2011) Stress revisited: a critical evaluation of the stress concept. Neurosci Biobehav Rev 35:1291–1301.

Kulzer B, Albus C, Herpertz S, Kruse J, Lange K, Lederbogen F, Petrak F (2011) Psychosoziales und Diabetes mellitus. Diabetologie und Stoffwechsel 6, Suppl. 2:143–149.

Malysheva O, Pierer M, Wagner U, Baerwald CG (2010) Stress und Rheuma. Z Rheumatol 69:539–543.

McCombe PA, Greer JM, Mackay IR (2009) Sexual dimorphism in autoimmune disease. Curr Mol Med 9:1058–1079.

Mohr DC, Hart SL, Julian L, Cox D, Pelletier D (2004) Association between stressful life events and exacerbation in multiple sclerosis: a meta-analysis. BMJ 328:731.

Noseworthy JH, Lucchinetti C, Rodriguez M, Weinshenker BG (2000) Multiple sclerosis. N Engl J Med 343:938–952.

Oliver JE, Silman AJ (2009) Why are women predisposed to autoimmune rheumatic diseases? Arthritis Res Ther 11:252.

Pace TW, Wingenfeld K, Schmidt I, Meinlschmidt G, Hellhammer DH, Heim CM (2012) Increased peripheral NF-κB pathway activity in women with childhood abuse-related posttraumatic stress disorder. Brain Behav Immun 26:13–17.

Perry BD, Pollard RA, Blakely TL, Baker WL, Vigilante D (1995) Childhood trauma, the neurobiology of adaptation and use-dependent development of the brain: How ›states‹ become ›traits‹. Infant Mental Health Journal 16:271–291.

Plow MA, Finlayson M, Rezac M (2011) A scoping review of self-management interventions for adults with multiple sclerosis. PM R 3:251–262.

Rampton DS (2011) The influence of stress on the development and severity of immune-mediated diseases. J Rheumatol Suppl 88:43–47.

Riise T, Mohr DC, Munger KL, Rich-Edwards JW, Kawachi I, Ascherio A (2011) Stress and the risk of multiple sclerosis. Neurology 76:1866–1871.

Roy A, Janal MN, Roy M (2010) Childhood trauma and prevalence of cardiovascular disease in patients with type 1 diabetes. Psychosom Med 72:833–838.

Roy A, Roy M, Goldman D (2011) Childhood trauma and depressive symptoms in type 1 diabetes. J Clin Psychiatry 72:1049–1053.

Roy A, Roy M, Janal M (2010) Suicide attempts and ideation in African-American type 1 diabetic patients. Psychiatry Res 179:53–56.

Scott DL, Wolfe F, Huizinga TW (2010) Rheumatoid arthritis. Lancet 376:1094–1108.

Segerstrom SC, Miller GE (2004) Psychological stress and the human immune system: a meta-analytic study of 30 years of inquiry. Psychol Bull 130:601–630.

Shapira Y, Agmon-Levin N, Shoenfeld Y (2010) Defining and analyzing geoepidemiology and human autoimmunity. J Autoimmun 34:J168–177.

Spitzer C, Bouchain M, Winkler LY, Wingenfeld K, Gold SM, Grabe HJ, Barnow S, Otte C, Heesen C (2012) Childhood trauma in multiple sclerosis: a case-control study. Psychosom Med 74:312–318.

Straub RH, Kalden JR (2009) Stress of different types increases the proinflammatory load in rheumatoid arthritis. Arthritis Res Ther 11:114.

Teicher MH, Ito Y, Glod CA, Andersen SL, Dumont N, Ackerman E (1997) Preliminary evidence for abnormal cortical development in physically and sexually abused children using EEG coherence and MRI. Ann N Y Acad Sci 821:160–175.

Teicher MH, Samson JA, Polcari A, McGreenery CE (2006) Sticks, stones, and hurtful words: relative effects of various forms of childhood maltreatment. Am J Psychiatry 163:993–1000.

Thomas PW, Thomas S, Hillier C, Galvin K, Baker R (2006) Psychological interventions for multi-

ple sclerosis. Cochrane Database Syst Rev: CD004431.
Walker EA, Keegan D, Gardner G, Sullivan M, Bernstein D, Katon WJ (1997) Psychosocial factors in fibromyalgia compared with rheumatoid arthritis: II. Sexual, physical, and emotional abuse and neglect. Psychosom Med 59:572–577.

Teil C: Behandlungsverfahren und Techniken

1 Psychoanalytische Traumatherapie

Mathias Hirsch

> »Psychotherapie geschieht dort, wo zwei Bereiche des Spielens sich überschneiden: der des Patienten und der des Therapeuten. Psychotherapie hat mit zwei Menschen zu tun, die miteinander spielen.«
> (Winnicott 1971, S. 49)

Kapitelübersicht

1 Einleitung
2 Symbolisierung
3 »Sympathie«
4 Holding
5 Containing
6 Das Trauma in der Übertragung
7 Methodisches Vorgehen

1 Einleitung

Für die Konzepte des therapeutischen Vorgehens in der Therapie Traumatisierter halte ich es für unbedingt notwendig, zwischen chronischen familiären Traumatisierungen (»komplexe Traumatisierung«), die eher zu Persönlichkeitsstörungen führen, und akuten, einmaligen Extremtraumatisierungen jeden Lebensalters, die eher zu *Posttraumatischen Belastungsstörung* (engl. Posttraumatic Stress Disorder, PTSD) führen, zu unterscheiden. Auf die Notwendigkeit dieser Differenzierung weist auch Kernberg (1999b; 2000) hin. Denn die »komplexe« Traumaform findet in langjährigen, für das Kind lebensnotwendigen Beziehungen statt, so dass die traumatische Einwirkung nicht von den pathogenen Beziehungen und Strukturen der Familie getrennt werden kann. Ganz anders bei Extremtraumatisierungen im Erwachsenenalter, die nur insofern Beziehungstraumata sind, als dem Täter, dem Folterer z. B., in der traumatischen Regression vom Opfer, das sich als lebensunfähiges Kind erlebt, in einer Art Übertragung Qualitäten von übergroßer elterlicher, paradoxerweise gar rettender Macht verliehen werden. Insofern halte ich es für ebenso einfach wie zwingend, dass die heute propagierten Techniken der Traumatherapie eher für extremtraumatisierte Erwachsene geeignet sind, während die Folgen langjähriger chronischer Beziehungstraumata eben im Prinzip nur durch eine langjährige Beziehungstherapie, insbesondere eine modifizierte psychoanalytische Therapie wirklich an der Wurzel zu packen sind. Die wichtige Aufgabe ist, eine sorgfältige Indikation zu erstellen, für welchen Patienten welche Behandlungsform optimal ist.

2 Symbolisierung

Die Fähigkeit zur Symbolbildung hat einen zentralen Stellenwert für die menschliche Entwicklung; man kann sagen, dass die Fähigkeit zur Trennung und die Fähigkeit, sich selbst und die Objekte, zu denen man in Beziehung tritt, als getrennt zu erleben, mit der Fähigkeit zur Symbolbildung korrespondiert. Inzwischen denke ich, dass Symbolbildung, Grenzbildung und die Fähigkeit des Ausdrucks von Affekten eng miteinander verknüpft sind. Voraussetzung für die Fähigkeit zur Symbolbildung ist die Anwesenheit einer adäquaten Mutter und *ihrer* Symbolisierungsfähigkeit, die diese Aufgabe erst einmal für das Kind übernimmt, bevor es sie durch Internalisierung nach und nach selbst übernehmen kann. Das Trauma zerstört die Symbolisierungsfähigkeit, es erzeugt nicht nur »Sprachverwirrung« (Ferenczi 1933), sondern auch Sprachlosigkeit. Ferenczi formulierte es so: »In Momenten des Traumas verschwindet die Objektwelt ganz oder teilweise. Alles wird objektlose Sensation.« (Fragmente und Notizen IV, S. 271) Wo die Symbolisierung, die Sprache fehlt, muss konkretisiert agiert werden; das traumatische Gedächtnis führt unbeeinflusst von den Ich-Funktionen der Realitätskontrolle und der sozialen Regulierung, auch der Über-Ich-Funktionen, zum habituellen oder impulsartigen destruktiven Agieren. Freud (1914, S. 129 f.) meinte bereits: Der Patient »reproduziert« das Trauma »nicht als Erinnerung, sondern als Tat; er wiederholt es, ohne natürlich zu wissen, dass er es wiederholt [...] man versteht endlich [...], dies ist seine Art des Erinnerns.«

Ein Prinzip der Therapie von Traumatisierten liegt in der Förderung bzw. Wiederherstellung der Symbolisierungsfähigkeit und damit einhergehend der Förderung der Entwicklung von Ich-Strukturen, die sich an der Grenze zwischen getrennten Objekten bilden. Weil aber die Sprache dabei zuwenig verstanden wird, muss erst einmal auch der Therapeut in gewissem Sinne mitagieren.

3 »Sympathie«

Es ist die Forderung erhoben worden, dem persönlichkeitsgestörten Patienten mit Sympathie entgegenzutreten (Eckert et al. 2000) – aber wie soll der authentische Therapeut sie haben, wenn sie sich nicht entwickeln will? Die Forderung hängt vielleicht mit dem Titel des »Klinischen Tagebuchs« Ferenczis (1985) »Ohne Sympathie keine Heilung« zusammen, aber man kann sie ja nicht einfach erfüllen, denn die einen oder anderen

Persönlichkeitsanteile können schon recht unangenehm sein. Andererseits ist die Forderung berechtigt, man solle wenigstens Teile des Patienten annehmen können; sozusagen das traumatisierte Kind in ihm. Ein grenzenloses Annehmen, ein völliges »Mitleid« wird ebenso künstlich wie unangebracht sein. Es ist sicher berechtigt, mit Kernberg (1999, S. 13) »Sympathie« oder gar »Mitleid« durch »Interesse und objektive Besorgnis« zu ersetzen, die der Therapeut nicht verlieren dürfe.

4 Holding

Winnicotts (1960) Begriff bezeichnet eine mütterlich haltende Umgebung, in der die kindliche Entwicklung sozusagen vorbehaltlos gefördert wird. Holding beruht auf der Identifikation der Mutter mit dem Kind, des Therapeuten mit dem Patienten. Ähnlich spricht Amati (1990, S. 731) für die Therapie von Extremtraumatisierten, z. B. Folteropfern, von der »Unschuldsvermutung«, mit der der Patient unvoreingenommen akzeptiert werden müsse. Besonders in einer ersten Phase der Therapie ist eine solche Akzeptanz notwendig, damit eine tragfähige Beziehung entstehen kann, denn diese Patienten sind gezwungen, Beziehungen ständig zu kontrollieren (Volkan und Ast 1992, S. 107), Nähe abzuwehren, Affekte zu verleugnen und abzuspalten, sie projektiv in der Außenwelt zu sehen. Die Angst und die Scham, in ihrem Wesen erkannt zu werden (Ehrenberg 1992, S. 188), wenn eine größere Nähe entsteht, spielt hier mit hinein. Deshalb sind Deutungen, insbesondere Übertragungsdeutungen, anfangs zu vermeiden, weil sie als Intrusionen erlebt würden, ebenso Konfrontationen, auch mit den destruktiven, selbstschädigenden Verhaltensweisen, solange sie nicht ein extremes Ausmaß annehmen. So hat Sellschopp (1999) in diesem Sinne formuliert: Bei der Traumatherapie gehe »Beziehung vor Deutung«.

Das Holding bedeutet also in der Anfangsphase ein unterstützendes Begleiten und vorwiegendes Bestätigen der Auffassungen und Wahrnehmungen des Patienten seiner Selbst und seiner Umwelt in Vergangenheit und Gegenwart. Gegensätzliche Auffassungen, die der Patient noch nicht tolerieren kann, insbesondere Übertragungsdeutungen, die ja dem Patienten die Ursache, die »Schuld« am Beziehungsgeschehen geben würden, werden zu leicht als Grenzschwächung oder gar -verletzung erlebt. Dazu gehört auch, die vom Patienten bereits berichtete traumatische Realität bestätigend zu benennen, auch Spaltung der Objektrepräsentanzen in »nur gut« und »nur böse« stehen zu lassen und nicht zu relativieren.

5 Containing

Bion (1962) hat für die frühe Mutter-Kind-Beziehung die Vorstellung von einer Behälterfunktion der Mutter entwickelt: Der Container nimmt die zu bedrohlichen, unaushaltbaren Affekte des Kindes in sich auf, behält sie dort, macht sich sozusagen einen

Begriff davon, zu dem der Säugling nicht in der Lage ist, und teilt sie ihm in modifizierter Form zu gegebener Zeit mit. Insofern geht die Containerfunktion weit über das Holding hinaus, als sie Fonagy und Target (2000) zufolge den Beginn der Symbolisierungstätigkeit für den Säugling darstellt. Die Mutter erkennt die überwältigende Emotion des Säuglings zwar als berechtigt an, gibt sie ihm aber als nicht so bedrohlich in liebevoll-ironischer, beruhigender Form wieder zurück; dieser Vorgang kann als erste Form der Symbolisierung verstanden werden. In der Therapie von schweren Störungen spürt der Therapeut überwältigende Affekte *vor* dem Patienten in der Gegenübertragung, die ihm in »verdauter«, modifizierter Form nach und nach mitgeteilt werden, soweit es die wachsende Symbolisierungsfähigkeit des Patienten zulässt, bzw. zurückgehalten werden können, solange sie für ihn noch zu bedrohlich sind.

Das Containing bekommt besonders dann eine Bedeutung, wenn nach einer ersten Phase der Idealisierung des Therapeuten und des Angenommenseins durch ihn die Therapie in eine zweite Phase der »negativen paranoiden Mutterübertragung« mündet. Überwältigende aggressive Gefühle und Empfindungen von Verfolgung und Bedrohtsein entstehen in der Übertragung, weil z. B. anlässlich erster größerer Ferienunterbrechungen ein implizites Versprechen, für den Patienten da zu sein, das in der idealisierten therapeutischen Beziehung enthalten ist, als verraten erlebt wird. Gleichzeitig erfährt der Patient, dass die therapeutische Beziehung ihm doch so wichtig geworden ist, dass sie sich seiner omnipotenten Kontrolle entzieht, dass eine Abhängigkeit entstanden ist.

In dieser zweiten Phase der negativen Mutter-Übertragung kommt es zu einem Kampf zwischen dem »alten« introjizierten traumatischen und dem »neuen« therapeutischen Objekt. Denn in seiner Verlassenheit wendet der Patient sich selbstdestruktiv den alten Objektsurrogaten wieder zu, Rückfälle in destruktives promiskuöses Verhalten, Wiederaufsuchen von sado-masochistischen Partnerbeziehungen, Suchtmittelmissbrauch, Suizidalität und Selbstverletzung werden an die Stelle des als verlassend oder verfolgend erlebten therapeutischen Objekts gesetzt. Der Therapeut propagiert das Aufgeben der alten Objekte, ohne wirklich im ganzen ersehnten Umfange da sein zu können. Nun allerdings ist es an der Zeit, einen Standpunkt einzunehmen, mit konsequenter Deutung nicht mehr dem Patienten zu folgen, vielmehr ihm etwas entgegenzusetzen. Besonders Symptomverschlechterungen und Rückfälle in früheres destruktives Symptomverhalten müssen nun im Zusammenhang mit der therapeutischen Beziehung gedeutet werden. Gegenübertragungsgefühle von Ärger, Empörung oder Sich-benutzt-Fühlen sollen jetzt in einer Form benannt werden, die der Patient voraussichtlich auch annehmen kann. Insbesondere Gefühle der Hilflosigkeit, der Aussichtslosigkeit, die durch projektive Identifikation im Therapeuten entstehen, sollen benannt werden, da sie einer Täter-Opfer-Umkehr entsprechen. Der Therapeut wird sozusagen zu dem Opfer gemacht, das einmal der Patient war; eine solche Interpretation kann allerdings als Vorwurf erlebt werden und Schuldgefühle, Aggressionen oder Rückzug hervorrufen.

Ein erstes Beispiel soll sowohl das entstehende Paradox – der Therapeut ist für die Patientin da, indem er ihr nicht zu Willen ist, also in ihrem Erleben nicht für sie da ist – als auch die Hilflosigkeit des Therapeuten angesichts der mangelnden Symbolisierungsfähigkeit der Patientin illustrieren (vgl. Hirsch 2001):

Eine vaterlos aufgewachsene Patientin, die im Alter von acht bis elf Jahren Opfer einer regelrechten Kinderprostitution geworden war, die ihre Mutter mit ihr betrieben hatte, entwickelte eine sexualisierte Übertragung auf mich, die mit einer unkontrollierten, direkten Aggressivität verbunden war, weil ich ihrem Wunsch nach Sexualität mit ihr nicht entsprach. Innerhalb der Wutausbrüche beschimpfte sie mich, duzte mich, kam mir körperlich nahe, brachte mir sowohl Rosen als auch giftige Pflanzen mit, verspottete mich wegen meiner, wie sie sich vorstellte, Angst vor Frauen. Meine Gegenübertragung war dem völlig entgegengesetzt; eingeschüchtert, hilflos, empfand ich eine Art Empathie wie für ein allerdings tobendes trotziges, sozusagen verrücktes Kind, das nur noch mehr auseinanderfiele, je mehr man sich ihm nähern wollte. Ich fragte sie, ob das Zusammenschlafen und ein Orgasmus, den ich ihr machen soll, wie sie gesagt hatte, wirklich das sei, was sie wolle. Wütend erwiderte sie: »Du hast genau gewusst, dass ich mich verlieben werde, wie schon tausend Frauen vor mir! Du machst Frauen an wie mich, um sie dann fallen zu lassen.« Ich fragte zaghaft, was ich denn hätte tun oder lassen können, das bewirkt hätte, dass sie sich verliebt hätte? – »Hör' auf, das ist auch wieder so ein Trick! Du wusstest genau, dass es dazu kommt!« Ich sagte, es sei paradox, ich tue etwas, indem ich nichts tue. Aber ich sei wenigstens da... – »Sie sind überhaupt nicht da, Sie lassen mich hängen!« (Durch das Wechseln vom Du zum Sie war offenbar bereits eine Art Anerkennung meiner Intention, als von ihr getrennt akzeptiert zu werden, entstanden). Ich fragte sie wieder, ob Sexualität wirklich das sei, was sie wolle. Vielleicht sei es etwas ganz anderes, was ich ihr versprochen habe und nicht halte. »Ich will nicht wie ein Kind behandelt werden, sondern wie eine erwachsene Frau!« Auf mein Insistieren hin, dass es vielleicht doch etwas anderes ist, weinte sie heftig: »Ich habe es satt, Knochen zu sammeln, ich will nicht mehr.« Knochen sammeln bedeutete, auf die Suche nach dem Vater zu gehen. Ich sagte ihr, dass ihr Vater versprochen habe, ein Vater zu sein, allein, indem er sie gezeugt habe. Das Versprechen habe er nicht gehalten. Gegen Ende der Sitzung war sie versöhnlicher und sagte: »Jedenfalls haben Sie es ausgehalten.«

Ich denke, die konkretistische Sexualisierung war für die Patientin ein anfängliches untaugliches, durch den viel späteren Missbrauch begünstigtes Mittel, die Vaterleere, das Vakuum durch etwas »Anfassbares« zu füllen, durch etwas Konkretes, das erst später reiferen Symbolisierungsstufen zugänglich würde. Meine Gegenübertragungsgefühle wechselten von einer global freundlich begleitenden Haltung vor dem Angriff im Sinne des *Holding*, in der ich mich sozusagen als die bessere Mutter fühlte, als sie sie gehabt hatte, zu einer erschreckt betroffenen, ärgerlichen, besorgten, aber auch hilflosen Haltung aufgrund der zahlreichen Angriffe. Ich rettete mich in das Konzept Winnicotts (1969), dass die Mutter die mörderische Aggression des Kindes überleben müsse, um ihm ein Gegenüber zu sein, von dem abgegrenzt es sich entwickeln kann, weil es dann nicht seinen überflutenden Projektionen ausgeliefert bleibt. Ich suchte einen Mittelweg, der unter Umgehung der paranoiden Wut die zugrunde liegende Beziehungssituation beschreiben sollte. Ich versuchte anzumerken, dass ich im Sinne des Haltens da sei, was die Patientin aber zuerst nicht annehmen konnte, weil ich für sie *sexuell* da sein sollte. In diesem Falle konnte die extreme Versagenswut ausgehalten werden und sich zu einer wachsenden Einsicht wandeln, dass ich sie tatsächlich verlassen hätte, wenn ich ihr zu Willen gewesen wäre. Denn dann wäre ich kein Therapeut mehr gewesen, ebenso wenig wie die Mutter durch den Missbrauch sich der Mutterfunktion völlig begeben hatte. Und dass ich für sie da sein konnte, gerade dadurch, dass ich ihr nicht gegeben hatte, was sie wollte, sondern mich selbst dagegen gesetzt hatte, so dass sie sich als entsetzlich verlassenes Kind finden konnte.

6 Das Trauma in der Übertragung

Ich bin mit Kernberg (1999) und Bohleber (2000), auch Sellschopp (1999), der Auffassung, dass die traumatische Situation in der Übertragung immer wieder abgeschwächt erlebt werden soll, auch und gerade, um Grenzen zu bilden zwischen der traumatischen Beziehung damals und ihrer Wiederholung heute mit dem inzwischen erwachsenen Patienten. Denn der wird doch ganz andere Möglichkeiten der Abgrenzung, auch andere Möglichkeiten der Konzeption von psychischer und Beziehungswirklichkeit haben als das Kind damals, so dass er die Opferidentität umso eher verlieren kann, je mehr er zwar den Täter wiedererlebt, aber realisieren kann, dass die Bedrohung keine wirkliche mehr ist und der Täter zunehmend als der erkannt werden kann, der er wirklich einmal war: ein schwacher Erwachsener, der zynischerweise Gewalt über ein Kind zur narzisstischen Vervollständigung nötig gehabt hatte. Das bedeutet Aufrichten von Grenzen dem inneren Objekt gegenüber am Beispiel des äußeren therapeutischen, ein Zurechtrücken der Täter-Opfer-Beziehung, die nun realistischer gesehen werden kann (vgl. das zentrale Schuld-Thema). Für die Handhabung heftiger negativer Übertragung wirkt sich ein therapeutisches Setting günstig aus, in dem eine Übertragungsspaltung *innerhalb* des Gesamtsettings möglich ist, wie die analytische Gruppe, die kombinierte Einzel- und Gruppenpsychotherapie (vgl. Hirsch 1990, 1995) oder die stationäre Psychotherapie. Paranoide Reaktionen, in denen der Therapeut »nur böse« erlebt wird, können besser gehandhabt werden, wenn gleichzeitig »gute« Objekte existieren, die mit ihm in Verbindung stehen und kommunizieren.

7 Methodisches Vorgehen

Es folgen nun Beispiele methodischen Vorgehens, das einerseits zum Ziel hat, an den Ich-Grenzen zu arbeiten, die Selbst-Objekt-Grenzen zu stärken und andererseits, die zu deutenden Inhalte so zu formulieren, dass sie nicht gleich wieder vor Angst abgewehrt werden müssen, sondern vom Patienten zur Bereicherung seines Ichs, aber auch zu Abgrenzung gegen die traumatischen Introjekte verwendet werden können.

7.1 Metaphorische Deutung

Die metaphorische Deutung hat den Zweck, dem Patienten durch gleichnishafte Formulierungen Bilder zu liefern, die er entweder von sich zu weisen oder aber auf sich selbst anzuwenden die Freiheit behält.

Man verwendet z. B. bei einem völlig blockierten Patienten die »Kind-Metapher« (auch Ferro): »Ich könnte mir ein hilfloses, trotziges Kind vorstellen, das ähnlich reagieren würde, das in seiner Hilflosigkeit von der eigenen Wut überschwemmt nicht einmal das von den Eltern annehmen kann, was es eigentlich selbst möchte...«, so dass der Patient sagen kann: »Nein, das sehe ich ganz anders...« oder aber sich derart mit einem solchen Bild identifiziert, dass er Situationen aus der eigenen Kindheit erinnert und die entsprechenden Affekte entstehen lassen kann. Anstatt jemandem direkt zu deuten, er habe massive Schuldgefühle entwickelt, wenn die Mutter Anzeichen der Autonomiebestrebungen des Kindes behinderte, sagt man vielleicht eher: »Mir fällt ein Bild von einer jungen Mutter auf einer Frühlingswiese ein, vielleicht in einer Picknickgesellschaft, die sich mit der Mutter über ihr vielleicht zweijähriges, herumtollendes Kind freut. Es hatte sich von der Mutter entfernt und nimmt jetzt wieder Kontakt zu ihr auf, läuft auf sie zu, die sich über die Liebe des Kindes freut, das nun aber mit einem Jauchzen im Winkel von 90 Grad abbiegt, mit einer großen Lust an der Macht, die es empfindet, der Mutter »Nein« zu sagen. Ich kann mir vorstellen, wie wichtig es für das Kind ist, dass die Mutter sich nun selbst über die eigene Entscheidung des Kindes freut, und wie zerstörerisch es ist, wenn die Mutter nun gekränkt und enttäuscht ist und das Kind abweist, wenn es sich wieder nähern will.«

Sogar Szenen aus Therapien anderer Patienten kann man verwenden: Eine bulimische Patientin hat noch keine Ahnung von der Abgrenzungsfunktion ihres Symptoms gegen eine Mutter-Imago. Ich erzähle die Geschichte einer anderen bulimischen Patientin, die den Kontakt zur Mutter abgebrochen hatte, nach drei Jahren Therapie das Symptom endlich aufgeben konnte und riskiert hatte, sich mit der Mutter an einem neutralen Ort, in einem Café, erstmalig wieder zu treffen. Die Patientin war etwas früher gekommen, dann sah sie die korpulente Mutter zur Tür herein kommen, die mehrere große Plastiktüten trug, in denen für die Tochter vorgekochte Nahrung in Plastikdosen untergebracht war. Die Patientin war erstarrt, konnte sich nicht abgrenzen, nahm all das Essen mit nach Hause und musste natürlich wieder mit dem bulimischen Symptom beginnen... Jetzt kann sich die Patientin aussuchen, ob sie sagt: »So etwas würde meine Mutter nie fertigbringen!«, dann behielte sie die Verbindung zur Mutter noch so, wie sie es nötig hat, oder aber ob sie sagen kann: »Ja, ganz genau, so ähnlich hat mich meine Mutter einmal nach einem Urlaub überfallen...« Oder: »Das ist ja furchtbar, wenn meine Mutter so etwas machen würde, würde ich ihr an den Hals springen und sie mit ihrem ganzen Essen nach Hause schicken!«, wenn die Patientin sich innerlich schon viel mehr trennen konnte.

Auch Bilder aus der Mythologie kann man verwenden, der Ödipusmythos z. B. handelt schließlich von Traumata wie versuchtem Kindesmord, Adoptionsschicksal und Mutter-Sohn-Inzest. Manchmal liest man Passagen aus passenden Märchen vor, und die Tränen fließen aufgrund der Identifikation mit den traumatisierten Helden. Nützlich ist es auch, das abgespaltene traumatische Introjekt, ein archaisches Über-Ich im Selbst des Patienten, als solches, auch personifiziert, zu benennen: »Es ist, als ob ein Teil von Ihnen in die Abhängigkeit zurück will, während ein anderer Teil, der Sie ja auch hierher in die Therapie geführt hat, sich endlich befreien möchte...« Den Über-Ich-Charakter kann man auch wie Gutwinski-Jeggle (2001, S. 51) benennen: »Der Diktator in Ihnen mag jetzt triumphieren, dass er mich überwältigt und in die Knie gezwungen hat... Es gibt aber noch einen anderen Teil in Ihnen, der selbst unter dem terroristischen Diktator leidet, weil er von ihm in Gefangenschaft gehalten wird, und der dringend meine Hilfe braucht, in der Hoffnung, befreit zu werden und sich entwickeln zu können.« Schon Fairbairn (1952) hatte vom »inneren Saboteur« gesprochen, Wurmser vom »inneren Richter«, sogar vom »inneren Henker«.

Nicht nur solche Bilder werden also entschlüsselt, die der Patient in die Therapie bringt und die man gemeinsam übersetzt, sondern der Therapeut entwickelt aufgrund der Gegenübertragung phantasmatische Vorstellungen, die er dem Patienten anbietet. Dadurch leistet man als Hilfs-Ich eine Symbolisierungsarbeit, zu der der Patient noch nicht in der Lage ist, man verbalisiert und bebildert unbewusste Affekte, Konflikte, traumatische Situationen. Eine Patientin trug ein transgenerationales traumatisches Introjekt in sich, das dem Verlust der ostpreußischen Heimat der Mutter entsprach. Indem ich die wogenden Weizenfelder ausmalte, die ich mir als von der Mutter verlorene vorstellte, brach die Patientin in Tränen aus und erinnerte sich, dass es Fotos von dem Gut der mütterlichen Familie gab, die fast mit den Bildern des Therapeuten identisch waren. Die Phantasie des Therapeuten übernimmt die symbolisierende Funktion, die sonst ein Traum haben kann; Borderline-Patienten träumen umso seltener, je mehr sie ihre unbewussten Szenen in der Realität agieren müssen. Solche Bilder sind nicht etwa Rekonstruktionen einer Wirklichkeit, sondern *Konstruktionen* des Therapeuten aufgrund seiner Gegenübertragung, die die Phantasietätigkeit des Patienten übernehmen, zu der dieser noch nicht in der Lage ist. Faimberg und Corel (1991, S. 62) sind der Meinung, dass Agieren »anstatt sich zu erinnern [...] deshalb geschieht, weil entweder die Vorstellung vorher nicht vorhanden war oder ihr zur Integration kein psychischer Raum zur Verfügung stand. In beiden Fällen stellt der Analytiker ein ›missing link‹ zur Verfügung.«

7.2 Psychodramatische Elemente

Eine Möglichkeit, unbewusste Szenen, die relevante Beziehungsaspekte enthalten, dem Patienten vor Augen zu führen, ist ein kontrolliertes psychodramatisches Mitagieren, indem man aufgrund der Gegenübertragung die Rolle des inneren Objekts übernimmt, das dem äußeren, unter Umständen traumatisierenden von damals entspricht. Die Ursprünge eines solchen Vorgehens liegen wieder einmal bei Ferenczi (1931), der in seiner Arbeit »Kinderanalysen mit Erwachsenen« den Versuch beschreibt, die kühle, teilnahmslose Haltung des Analytikers zu überwinden, um die Assoziationsbereitschaft des Patienten anzuregen. »Auf einmal schlingt er [der Patient] seinen Arm um meinen Hals und flüstert mir ins Ohr: ›Du, Großpapa, ich fürchte, ich werde ein kleines Kind bekommen!‹ Da verfiel ich auf die, wie mir scheint, glückliche Idee, ihm zunächst nichts von Übertragung und dergleichen zu sagen, sondern im gleichen Flüsterton die Rückfrage an ihn zu richten: ›Ja, warum glaubst du denn das?‹ Wie Sie sehen, habe ich mich da in ein Spiel eingelassen, das man Frage- und Antwortspiel nennen könnte, durchaus den Vorgängen analog, die uns die Kinderanalytiker berichten.« Ein solches psychodramatisches Spiel ist ein Dialog, der der Weiterentwicklung von Gedanken dienen soll und genau dem »Schnörkelspiel« Winnicotts (1971) entspricht, also den Dialog zwischen Kind und Therapeut mit Hilfe des abwechselnden Zeichnens von Schnörkeln in der Kindertherapie, die schließlich einen Sinn ergeben. Boyer (1997) spricht von »verbalem Schnörkelspiel« in der Behandlung schwer gestörter Patienten, und dabei passiert alles, nur nicht das von theoretischer Überzeugung geleitete Deuten von Inhalten (Ferro).

Gedo (1993, S. 132) übernimmt die »Rolle einer inneren Stimme« des Patienten, und zwar mit kontrolliertem, aber manchmal durchaus starkem Affekt verbunden, und das kann sehr weit gehen. Ein Patient lachte Gedo immer dann aus, wenn dieser nicht mit seinen paranoiden Überzeugungen übereinstimmte. »Ich fing an, mit ärgerlicher Stimme zu antworten, und verglich ihn mit seiner verrückten Mutter, die ich ›Lady Arschloch‹ nannte. Genauso war sie von einigen Nachbarn während seiner Latenzzeit beschimpft worden. Schließlich brach ich in eine Serie von Flüchen und Schimpfkanonaden aus und nannte ihn einen ›Scheißkerl‹, der vor lauter Starrsinn niemandem erlauben würde, sein Leben zu retten. Schließlich brüllte ich ihn an: ›Okay, es geht mich ja nichts an, von mir aus kannst du untergehen!‹« Nach einem kurzen Schweigen setzte sich der Patient auf, zitterte und schluchzte: Er würde sich nie für das revanchieren können, was ihm gerade gegeben wurde. Er hatte begriffen, dass er aus »purem Sadismus« mit dem Analytiker genau das inszeniert hatte, was er mit anderen Menschen machte.

Diese Schilderung aus der Literatur ermutigt mich, eigene Gedanken zur Aggressivität in der Gegenübertragung wiederzugeben. Am Anfang der Therapie ist es angezeigt, wie bereits erwähnt, übermäßige aggressive Affekte im Sinne des Containers aufzubewahren, aber nach Jahren der Therapie kann es nicht mehr darum gehen, den Patient sozusagen zu schonen und ihn so zu begleiten, dass er das Bild, mit dem er *sich selbst* schont, unbefragt weiter aufrechterhalten kann. Wenn zu einem solchen Zeitpunkt die Aggression durch projektive Identifikation im Analytiker erzeugt und abgelagert wird, sollte man sie vielleicht doch *als Böses* zurückgeben, damit sich der Patient überhaupt gegen das Böse abgrenzen und seinen »guten« Anteil entwickeln und schützen lernen kann?

In einer Sitzung mit einer Patientin, die ein schweres Selbstbeschädigungssyndrom entwickelt hatte, hatte ich deutlich meinen Ärger darüber ausgedrückt, dass sie ohne mein Wissen eine andere Therapiesituation vereinbart hatte, so dass sie eine Woche ihre Sitzungen nicht würde wahrnehmen können. Dann passierte es mir aufgrund einer unbewussten Gegenübertragungsreaktion, der Ärger war wohl nicht überwunden, dass ich die Sitzung zehn Minuten vor der Zeit beendete. Das löste einen Sturm von Phantasien in der Patientin aus, die sie mir in einem Brief mitteilte: »Aber nachdem Sie mich heute hinausgeworfen haben, will ich doch herausbekommen, was ich nun wieder verbockt habe. Mir ist klar, dass Sie wieder sagen werden, es wäre alles ganz anders gewesen usw. Aber wenn Sie ehrlich sind, haben Sie die Sitzung vor der Zeit beendet, weil ich Sie maximal verärgert habe. Sie werfen mir vor, ich sei nicht ausreichend motiviert…Ich kann Sie sogar verstehen, an Ihrer Stelle hätte ich mich als Patientin nicht mal angenommen, geschweige denn, soviel Geduld gehabt. Trotzdem will ich gerne einiges aus meiner Sicht darstellen…, weil ich mich so gekränkt, unverstanden und hilflos fühle…Schade, dass Sie keine Entwicklung bei mir sehen. Ich sehe soviel, mehr als ich mir jemals erträumt hätte. Ich habe nie etwas bewusst oder mutwillig verschwiegen, auch wenn Sie mir nicht glauben. *Von dem Kind in mir haben Sie nichts erfahren, weil ich das Kind doch selber nicht kenne.* Mir ist absolut schleierhaft, wie das Kind aussieht. Ehrlich gesagt habe ich auch eine Mordswut in mir. Egal, ob ich wieder nur einer Übertragung erliege oder ausnahmsweise mal was richtig wahrnehme, habe ich den Eindruck, dass Sie genauso sind wie meine Eltern…Mein Eindruck ist, dass ich nicht in ihr Konzept passe…Den Therapieabbruch muss ich hinnehmen, kann ihn auch nachvollziehen, auch wenn ich gerne weitergemacht hätte!…Ehrlich gesagt weiß ich im Moment gar nichts mehr. Schon seit Monaten denke ich, dass ich doch gar nicht sterben will.« Die Patientin fiel aus allen Wolken, als sie erfuhr, dass die Therapie keineswegs abgebrochen worden war und das zu frühe Ende auf einer Fehlleistung meinerseits beruhte, was ich ihr, nachdem ich ihr geschrieben hatte, sie möge zu ihrer nächsten Sitzung kommen, direkt sagte. Wenn sie auch von ihrem inneren Kind nicht viel wusste, erlebte sie es aber in dieser Inszenierung mit allen Affekten und existentieller Angst und Wut; sie konnte darüber hinaus erstmalig denken, dass sie die Therapie, die Beziehung zu mir also, *wollte*.

Es ist wohl immer eine Gratwanderung: Wird man als zu böse erlebt, droht der Abbruch, ist man zu gewährend und bricht die oft jahrelange Abwehr der negativen Affekte nicht auf, verhindert man die Loslösung von den entsprechenden inneren Objekten. Wenn ich

»böse« bin und es der Patientin zeige, kann sie sich besser gegen mich abgrenzen; wäre ich »gut«, würde ich in sie eindringen und ihr das »Gute«, das verborgen in ihr ist, rauben können. Ich darf nicht »zu gut« sein. Den vielleicht ketzerischen Gedanken, den ich zu zeigen versuche, sehe ich darin, dass man Patienten unter Umständen zu Entwicklungsfortschritten verhelfen kann, indem man ihnen in bestimmten Phasen zeigt, dass man sie in großen Teilen *nicht* akzeptiert und nicht mit ihnen einverstanden sein kann, sie nicht einmal mag, während man gleichzeitig selbstverständlich verlässlich das Setting aufrechterhält. So kann es gelingen, dass der Patient sich gegen das externalisierte Böse erstmalig abgrenzen kann, ohne die Situation zu verlassen, weil er gleichzeitig auch »das Gute« der Beziehung spüren kann.

7.3 Körpergegenübertragung

Gegenübertragungsbilder werden sicher durch körpersprachliche Signale des Patienten erzeugt. Die verborgene emotionale Befindlichkeit des traumatisierten Patienten zu erfassen, bedarf aber auch einer gewissen Begabung des Therapeuten, nämlich seinen eigenen Körper, seine Körperbefindlichkeit und Körpergefühle bzw. Körperphantasien als Instrument zu benutzen, das Verborgene des Patienten zu erspüren. Körperempfindungen sowohl des Patienten als auch des Therapeuten versteht Volz-Boers (2001, S. 386) als »Boten«, als Informanten für arretierte, dissoziierte, bis dahin nicht seelisch empfundene […] und somit nicht symbolisierte Erfahrung«, darüber hinaus werden »durch die wortsprachliche Benennung von Körperempfindungen […] neuere Repräsentanzen des Körper-Selbst […] gebildet.« Hess-Liebers (1999, S. 316 f.) hat einen ganzen Katalog von Körperreaktionen in der Gegenübertragung aufgestellt. Neben der Körperhaltung, der Gestik, auch neben Bewegungsimpulsen, gibt es Körpergefühle des Therapeuten von Steifheit oder Eingezwängtsein, Kältegefühl, Hautüberempfindlichkeiten, es gibt Veränderungen der Atmung, Druck in der Herzgegend, Schmerzen des Verdauungstrakts und andere vegetative Zeichen. Man spricht von »Körperempathie« (Jacobs 1973), auch die Vorstellung des Containing durch den Körper des Therapeuten ist in diesem Zusammenhang entwickelt worden (Speziale-Bagliacca 1991).

7.4 Grenzen setzen

Obwohl in einer ersten Phase eine gewährende Haltung des Therapeuten gefordert ist, ist es von Anfang an unbedingt notwendig, das einmal vereinbarte Setting aufrechtzuerhalten und auch alle Versuche, die Struktur des Settings zu verwässern oder zu unterminieren, abzuwehren, auch wenn ein solches Grenzensetzen Wut erzeugt. Schon an diesen basalen Grenzen können Ängste – z. B. vor zu großer Abhängigkeit, vor Freiheitseinschränkung, Ängste, beherrscht und kontrolliert werden etc. – und entsprechende Aggressionen entstehen; manchmal wird eine Therapie aus diesen Gründen gar nicht zustande kommen. In der zweiten Phase der archaischen Aggression ist das Mittel des Begrenzens vorwiegend die Deutung der Basisverunsicherung, des Basis-Schuldgefühls (Hirsch 1997), der Paranoia und der Trennungsangst. In einer dritten Phase des Durcharbeitens der eingefrorenen Charakter- und Persönlichkeitszüge, die in Beziehungen agiert werden, wird das Grenzensetzen auch durch direkte Forderungen des Analytikers ein wichtiges Mittel, Strukturen zu bilden. Die Angst ist jetzt nicht mehr so groß, dass nicht auch eine Auseinandersetzung über diese Grenzsetzungen möglich wäre; der Patient erlebt so ein festes Gegenüber, von dem er in seinen konstruktiven, entwicklungsfördernden Aspekten ernst genommen wird. Die Grenzsetzung betrifft jedes destruktive Symptomverhalten, insbesondere autodestruktives Agieren, sei es sexualisiert, gegen den eigenen Körper oder gegen Beziehungen gerichtet; Selbstdestruktion stellt immer ein provozierendes Attentat auf die Therapie dar.

7.5 Benennung der Realität – Supervisionsaspekt der Therapie

Es ist heute ein Kunstfehler auch in der analytischen Therapie, die Realität des Traumas nicht zu benennen und so den Patienten mit der Unterscheidung allein lässt, wie ein traumatisches Einwirken zu beurteilen sei, ob es Realität sei oder der Phantasie entsprungen, sich innen oder außen befand (vgl. Kogan 1993; Hirsch 2000a). Aber nicht nur das Trauma der Kindheit, sondern auch aktuelle verwirrende Beziehungs- und gruppendynamische Situationen (»Mobbing«), die der Patient nicht einschätzen kann, sollen unter Umständen vom Therapeuten erklärt und benannt werden, bevor ein eventueller irrationaler Anteil und irrationale Ängste des Patienten bearbeitet werden. Dadurch werden Grenzen zwischen innen und außen *aufgerichtet* (Grenzen *setzen* bezieht sich auf die Begrenzung destruktiven Agierens).

Dazu ein Beispiel: Frau C., die ihre Arbeit immer sehr gewissenhaft verrichtete, hatte ihren Chef um Urlaub gebeten, d. h. sie hatte ihren legitimen Anspruch auf Urlaub angemeldet, und es war eigentlich schon klar, dass sie ab Montag gehen könne. Der Chef aber sagte, sie dürfe nicht gehen, sie müsse ihre Vertreterin einweisen, sie müsse am Montag noch kommen – basta! Die Patientin war völlig verwirrt, ging ohne Widerstand am Montag zur Arbeit, aber auch die Kollegin schüttelte den Kopf, weil die Einarbeitung gar nicht nötig war. Frau C. versteht den Chef nicht, denn der hat sie doch immer über den grünen Klee gelobt, wenn sie ihm ihre guten Arbeiten gezeigt hat, er war immer überschwänglich freundlich gewesen, so dass sie den Kontrast zu seinem autoritären Verhalten kaum verkraften kann. Ich kläre die Situation, ohne der Patientin weiter Raum zu geben, ihren Ängsten nachzugehen, um die Verwirrung zu beenden, indem ich das Verhalten des Chefs interpretiere: Es scheint sich um eine narzisstische Persönlichkeit zu handeln; der Chef hat gute Arbeit, die Frau C. ihm gebracht hat, immer als Geschenk und als Beweis, ein wie guter Chef er ist, verstanden. Will sie dagegen Urlaub, hat er das Gefühl, sie lasse ihn im Stich, fühlt sich entwertet, verlassen und muss autoritär Maßnahmen ergreifen, um sein Selbst wieder aufzurichten.

Hier werden Hilfs-Ich-Funktionen übernommen; erst eine Beruhigung diffuser Ängste und eine Klärung der Verwirrung ermöglichen es dem Patienten, eventuelle eigene Anteile zu bearbeiten. Das ist das, was ich (Hirsch 2000b) den Supervisionsaspekt der Therapie genannt habe (heute sagt man auch »Coaching«).

Ein weiteres Beispiel: Frau Q., die vor Jahren in ihrer Wohnung unter Schusswaffen-Bedrohung vergewaltigt worden war und neben intrusiven Ängsten massive Beziehungsschwierigkeiten entwickelt hatte, äußerte in der Therapie ihre Angst, dass eine Verbindung zwischen der Tat, der Vergewaltigung, und ihrem Selbst vorher herauskommen könnte, dass sie schon vorher ein Opfer in ihrer Familie gewesen sei und die Tat nur einem Muster entspreche, das sie schon längst in sich getragen habe. Das Bild dafür: Sie sei Linkshänderin und in der Grundschule »umgezogen« worden, so dass sie sich damals schon fremd, *anders* in der Klasse gefühlt hatte, wie schon die Eltern sich als Flüchtlinge fremd gefühlt hatten. Ich sage darauf: Einerseits gibt es schon Gemeinsamkeiten, denn ohne eine gewisse Gewalt wächst kein Kind auf, das ist das Muster unserer Zivilisation oder gar des Mensch-Seins, und die »Umziehung« zur Rechtshänderin ist schon ein bedeutsames Beispiel. Aber eine Vergewaltigung, wie sie sie erleben musste, ist ein qualitativer Sprung, sie hat deshalb nichts mit der Vorerfahrung, nichts mit ihr, wie sie vor der Tat war, zu tun. Also habe ich Grenzen aufgerichtet, damit sie das »Selbst vor der Tat« deutlich unterscheiden kann von dem »Selbst in der Tat« und dem »Selbst nach der Tat«, damit sie wegen der Angst vor der Verschmelzung dieser Selbstbilder nicht *nur* auf die Tat sehen müsse und so Gefahr laufe, ein Opfer zu bleiben, anstatt sich umso eher aus der Opferidentität zu lösen, als sie auf Ressourcen vor der Tat und auch in ihrem aktuellen Leben zurückgreifen könnte.

7.6 Schuldgefühl-Differenzierung

Zum Aufrichten von Grenzen und zur Benennung und Klärung von Realitäten – inneren des Opfers und äußeren des Täters letztlich – gehört auch die minutiöse Schuldgefühl-Bearbeitung schwerer gestörter Patienten (Hirsch 1993b, 1997). Sehr wichtig ist es, die verschiedenen Schuldgefühlkomponenten in der Bearbeitung zu trennen: Das *Basisschuldgefühl* wegen des Nicht-Gewolltseins der bloßen Existenz; das *Trennungsschuldgefühl* wegen Behinderung der Autonomie, auch das *Vitalitätsschuldgefühl* (inklusive des ödipalen), weil die Eltern mit der Lebendigkeit des Kindes Schwierigkeiten hatten, vor allem aber das introjizierte *traumatische Schuldgefühl*, das ja eigentlich die Schuld des Täters ist, die das Opfer ihm abgenommen hat, wie es uns Ferenczi (1933) gelehrt hat. Insbesondere aber sollte ein Anteil *realer Schuld* auch des Opfers, hervorgerufen durch sekundäre Identifikation mit dem Täter, wodurch dieser tragischerweise imitiert werden musste, sorgfältig von den irrationalen Schuldgefühlen getrennt werden, damit durch Schuldanerkennung und Reueaffekt eine Trennung ermöglicht wird (Hirsch 1997). Auch das ist eine Arbeit an Grenzen und dient letztlich der Lösung vom traumatischen Introjekt.

In der analytischen Therapie schwerer gestörter, traumatisierter Patienten geht man einen langen Weg der Durcharbeitung der traumatischen Beziehung nicht nur, aber auch besonders in der Übertragung. Letztlich ist es ein Prozess der Loslösung von den inneren Objekten, die der erlittenen traumatischen Gewalt entsprechen, ein Trennungs- und Trauerprozess, der in Gang kommt, wenn die asymbolischen »gefrorenen Introjekte« (Giovacchini 1967) in der therapeutischen Beziehung »aufgetaut«, zusammen mit den adäquaten Affekten entäußert und nun überlebt werden können.

Literatur

Amati S (1990) Die Rückgewinnung des Schamgefühls. Psyche 44:724–740.
Bion WR (1962) Lernen durch Erfahrung. Suhrkamp Frankfurt a. M., 1990.
Bohleber W (2000) Die Entwicklung der Traumatheorie in der Psychoanalyse. Psyche 54:797–839f.
Boyer LB (1997) The verbal squiggle game in treating the seriously disturbed patient. Psychoanal. Qu. 66:62–81.
Eckert J, Dulz B, Makowski C (2000) Die Behandlung von Borderline-Persönlichkeitsstörungen. Psychotherapeut 45:271–285.
Ehrenberg DB (1992) Jenseits der Wörter. Zur Erweiterung der psychoanalytischen Interaktion. Stuttgart: Klett-Cotta.
Faimberg H, Corel A (1991) Wiederholung und Überraschung. Ein klinischer Zugang zur Notwendigkeit der Konstruktion und ihrer Gültigkeit. Jahrbuch Psychoanal 28:50–70.

Fairbairn WR (1952) Psychoanalytic studies of the personality. London: Routledge & Kegan Paul (Deutsch: Das Selbst und die inneren Objektbeziehungen. Gießen: Psychosozial-Verlag, 2000).

Ferenczi S (1931/1964) Kinderanalysen mit Erwachsenen. In: Bausteine zur Psychoanalyse III, Bern: Huber, S. 490–510.

Ferenczi S (1932/1964) Fragmente und Notizen IV. Bausteine zur Psychoanalyse IV. Bern Huber, 2. Aufl., S. 258–294.

Ferenczi S (1933/1964) Sprachverwirrung zwischen den Erwachsenen und dem Kind. Bausteine zur Psychoanalyse III. Bern: Huber, 2. Aufl., S. 511–525.

Ferenczi S (1985/1988) Ohne Sympathie keine Heilung. Das klinische Tagebuch von 1932. Frankfurt a. M.: Fischer.

Fonagy P, Target M (2000) Mit der Realität spielen. Zur Doppelgesichtigkeit psychischer Realität von Borderline-Patienten. Psyche – Z. Psychoanal 55:961–995

Freud S (1914) Erinnern, Wiederholen und Durcharbeiten. G. W. X

Gedo JE (1993) Psychoanalytische Interventionen: Überlegungen zur Form. Psyche 47:130–147.

Giovacchini PL (1967) The frozen introject. Int J Psycho-Anal 48:61–67.

Gutwinski-Jeggle J (2001) Sich begegnen und sich verfehlen im Sprachraum des psychoanalytischen Prozesses. Z psychoanal Theor Praxis 16:37–56.

Hess-Liebers W (1999) Erfahrungen mit Körper-Empathie. Ein Bericht aus der psychoanalytischen Praxis. Forum Psychoanal 15:312–326.

Hirsch M (1990) Kombinierte Einzel- und Gruppenpsychotherapie der Bulimie. Praxis Psychother Psychosom 35:315–322.

Hirsch M (1993 a) Therapeutische Erfahrungen mit Opfern inzestuöser Gewalt. Jahrbuch Psychoanal 31:132–148.

Hirsch M (1993 b) Schuld und Schuldgefühl des weiblichen Inzestopfers als Beispiel von Introjektions- und Identifikationsschicksalen traumatischer Gewalt. Z psychoanal Theor Praxis 8:289–304.

Hirsch M (1995) Sexuell missbrauchte Patienten in der Gruppenpsychotherapie. Gruppenpsychother Gruppendyn 30:301–314.

Hirsch M (1997) Schuld und Schuldgefühl – Zur Psychoanalyse von Trauma und Introjekt. Göttingen: Vandenhoeck & Ruprecht.

Hirsch M (2000 a) Die Bearbeitung der Erfahrungen von sexuellem Missbrauch und körperlicher Mißhandlung in der Familie durch psychoanalytische Psychotherapie. In: Kernberg O, Dulz B, Sachsse U (Hrsg.) Handbuch der Borderline-Störungen. Stuttgart: Schattauer.

Hirsch M (2000 b) Elemente der Supervision in der analytischen Einzelpsychotherapie. Supervision – Mensch, Arbeit, Organisation, 3:36–43.

Hirsch M (2001) Multiple Traumatisierung und sexualisierte Übertragung. Forum Psychoanal 17:38–50.

Jacobs TJ (1973) Posture, gesture and movement in the analyst: Cues to interpretation and counter-transference. J Am Psychoanal Assoc 21:77–92.

Kernberg OF (1999) Persönlichkeitsentwicklung und Trauma. Persönlichkeitsstörungen 3:5–15.

Kernberg OF (2000) Die übertragungsfokussierte (oder psychodynamische) Psychotherapie von Patienten mit einer Borderline-Persönlichkeitsorganisation. In: Kernberg OF, Dulz B, Sachsse U (Hrsg.) Handbuch der Borderline-Persönlichkeitsstörungen. Stuttgart: Schattauer.

Kogan I (1993) Kurative Faktoren in Psychoanalysen mit Kindern von Überlebenden des Holocaust vor und während des Golfkrieges. Jahrbuch Psychoanal 34:181–205

Loch W (1970) Zur Entstehung aggressiv-destruktiver Reaktionsbereitschaft. Psyche 24:221–259.

Modell AH (1976) »The holding environment« and the therapeutic action of psychoanalysis. J Am Psychoanal Ass 24:285–307.

Sellschopp A (1999) Das Traumakonzept im Spannungsfeld zwischen Geschichte, Klinik und Forschung. Persönlichkeitsstörungen 3:64–74.

Speziale-Bagliacca R (1991) The capacity to contain: Notes on its function and psychic change. Int J Psycho-Anal 72:27–32 (Deutsch: Z psychoanal Theor Praxis 1991, Sonderheft, 22–31).

Volkan V, Ast G (1992) Eine Borderline-Therapie. Göttingen: Vandenhoeck & Ruprecht.

Volz-Boers U (2001) Mit Leib und Seele: Körpererfahrungen und subsymbolische Kommunikation in der Gegenübertragung. In: Gerlach A, Schlösser A-M (Hrsg.) Kreativität und Scheitern. Gießen: Psychosozial-Verlag.

Winnicott DW (1960/1974) Die Theorie von der Beziehung zwischen Mutter und Kind. In: Winnicott DW, Reifungsprozesse und fördernde Umwelt. München: Kindler.

Winnicott DW (1969) The use of an object. Int J Psychoanal 50:711–716.

Winnicott DW (1971/1973) Die therapeutische Arbeit mit Kindern. München: Kindler.

2 Kognitiv-verhaltenstherapeutische Behandlungsansätze

Christoph Muhtz

Kapitelübersicht

1 Einleitung
2 Ätiologiemodelle
3 Allgemeines zum therapeutischen Vorgehen
4 Kognitive Verfahren
5 Traumafokussierte und -konfrontative Verfahren
6 Stabilisierende und ergänzende Verfahren

---

1 Einleitung

Kindesmissbrauch und -vernachlässigung können zu tiefgreifenden Veränderungen der psychischen Entwicklung mit der Ausbildung von dysfunktionalen Grundüberzeugungen und Schemata führen, die das Auftreten verschiedener Traumafolgestörungen im Erwachsenenalter begünstigen. Als eine wichtige Traumafolgestörung hat die Posttraumatische Belastungsstörung (PTBS) 1980 erstmals als Diagnose Eingang in das DSM-III (Diagnostic and Statistical Manual of Mental Disorders) gefunden und seitdem die Entwicklung von traumafokussierten bzw. -konfrontativen Verfahren stimuliert. Diese basieren auf lerntheoretischen Grundlagen und ermöglichen eine in ihrer Intensität unterschiedliche Reizkonfrontation bzw. Traumabearbeitung (z. B. Exposition in sensu, narrative Expositionen). Auch kognitive Verfahren, die eine Veränderung von durch die traumatischen Erlebnisse entstandenen dysfunktionalen Kognitionen und Schemata zum Ziel haben, spielen in der Behandlung der PTBS eine wichtige Rolle. Die in diesem Kapitel vorgestellten Ätiologiemodelle und kognitiv-verhaltenstherapeutischen Therapieverfahren sind überwiegend für Erwachsene mit einer PTBS entwickelt worden und können auch – teils in modifizierter Form – in der Behandlung einer PTBS infolge einer Kindesmisshandlung eingesetzt werden.

Da die langfristigen psychischen Folgen von Traumatisierung im Kindesalter jedoch sehr unterschiedlich sind und neben einer PTBS zu verschiedenen anderen psychischen Traumafolgestörungen führen können, orientiert sich die Behandlung immer an den aktuellen, in die Therapie führenden Beeinträchtigungen bzw. der diagnostizierten psychischen Folgeerkrankung (z. B. Depression, Angststörung, Borderline-Störung, Suchterkrankung etc.). Dementsprechend werden dann keine traumafokussierten Verfahren, sondern je nach vorliegender Traumafolgestörung z. B. Techniken der Angst- und Depressionsbewältigung oder der Aufbau neuer Verhaltensweisen und Kompetenzen angewandt.

2 Ätiologiemodelle

2.1 Multifaktorielles Ätiologiemodell

Die Folgen einer Kindesmisshandlung im späteren Erwachsenalter sind nicht nur von der Art und Dauer der traumatischen Ereignisse abhängig, sondern auch von einer Reihe ungünstig oder protektiv wirksamer Faktoren und zusätzlicher aufrechterhaltender und umweltbezogener Bedingungen. Eine eindimensionale kausale Verknüpfung von Misshandlung im Kindesalter und langfristiger oder später auftretender psychischer Beeinträchtigung greift deshalb zu kurz.

In einem *multifaktoriellen Ätiologiemodell* für Traumafolgen (▶ Abb. 1 modifiziert nach Maercker; Maerker 2009) wird die Vielschichtigkeit der verschiedenen Bedingungen und ineinandergreifenden Prozesse deutlich, die für die Entstehung von bis ins Erwachsenenalter anhaltenden Folgen einer Kindesmisshandlung bedeutsam sind. So spielen Faktoren eine Rolle, die das Trauma der Misshandlung direkt betreffen, also z. B. die Dauer und die Schwere der Misshandlungen, aber auch die direkte Reaktion des Betroffenen auf und nach einer Misshandlung wie z. B. eine peritraumatische Dis-

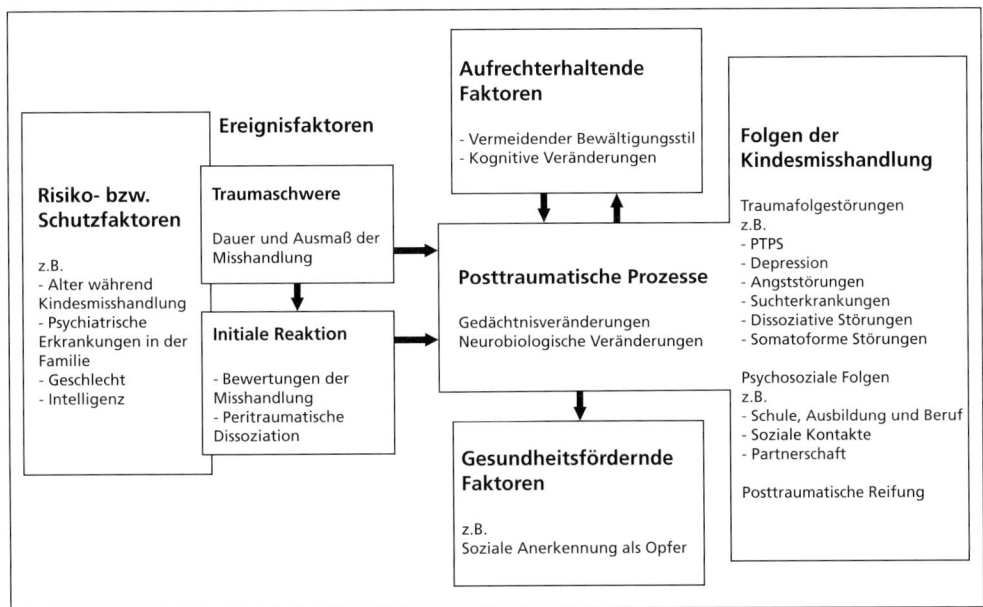

Abb. 1: Multifaktorielles Ätiologiemodell der Traumafolgen nach Kindesmisshandlung (modifiziert nach Maercker 2009)

soziation (Ereignisfaktoren) (Maercker et al. 2000; Kumpula et al. 2011). Relevant sind auch die Vorhersehbarkeit bzw. Unerwartetheit der traumatischen Ereignisse und das Gefühl der Kontrollierbarkeit in der Misshandlungssituation (Foa et al. 1992). Zu beachten ist, dass häufig neben herausgreifbaren traumatischen Ereignissen mit körperlicher oder sexueller Gewalt ein invalidierendes und die kindlichen Bedürfnisse missachtendes Umfeld bzw. Familienklima vorgelegen hat. Risiko- und Schutzfaktoren (Alter bei der Misshandlung, Geschlecht des Kindes u.a.) wirken zusammen mit den traumabezogenen Ereignisfaktoren auf posttraumatische Prozesse (Gedächtnis- und neurobiologische Veränderungen), welche ihrerseits von zusätzlichen aufrechterhaltenden oder gesundheitsfördernden Faktoren beeinflusst werden.

Das Zusammenspiel der verschiedenen Faktoren begünstigt dann die Entstehung von Traumafolgestörungen, kann aber auch zu einem Prozess der persönlichen Reifung und Orientierung auf die eigenen Stärken führen (Hepp 2006).

2.2 Furchtstrukturmodell

Neben dem allgemeinen Rahmenmodell nach Maercker wurden Ätiologiemodelle für die PTBS aufgestellt, die auch für das Verständnis der Entstehung und Aufrechterhaltung einer PTBS-Symptomatik infolge einer Kindesmisshandlung relevant sind. Bei dem lerntheoretischen *Furchtstrukturmodell von Foa und Kozak* (1986) ist die bei dem Trauma erlebte starke Angstreaktion, die sowohl kognitive, emotionale als auch ausgeprägte physiologische Prozesse umfasst, Grundlage der posttraumatischen Symptomatik. Durch die intensive Angst wird das Trauma anders als andere Erlebnisse abgespeichert. Es erfolgt eine so starke Aktivierung und Veränderung von Gedächtnisstrukturen, dass diese nun wie »eingebrannt« sind, und als »Furchtstrukturen« bezeichnet werden. Hierzu gehören »Fakten«, worunter kognitive Elemente zu verstehen sind, die das Trauma und seine Merkmale beschreiben (z. B. Beschreibung des Täters), emotionale Bedeutungen (z. B. Ekel, Todesangst) und physiologische Reaktionen (damals erlebte Körperreaktionen, z. B. Herzrasen, Schwitzen usw.). Diese Elemente sind nun als ein Programm für Flucht oder Kampf miteinander gekoppelt (»Furchtstruktur«) und lassen sich leicht durch Schlüsselreize aktivieren. Fand die Kindesmisshandlung beispielsweise durch den Vater statt, der einen Bart und eine Brille trug, so kann durch den Schlüsselreiz »Mann mit Bart und Brille« eine starke Aktivierung der Furchtstruktur mit Angst, Erregung und Wiedererinnerungen ausgelöst werden.

Durch ein kognitives und behaviorales Vermeidungsverhalten versucht der Betroffene eine Aktivierung der Angstreaktion zu vermeiden, was dann durch das Ausbleiben der Angstreaktion kurzfristig negativ verstärkt wird (operante Konditionierung) und die Aufrechterhaltung posttraumatischer Symptome gut erklären kann.

Später wurde dieses Modell zu einer umfassenderen Theorie der Entstehung und Behandlung einer PTBS erweitert und u.a. auch auf die Bedeutung nachträglicher negativer Bewertungen des Traumas hingewiesen (Foa und Rothbaum 1998; Foa und Cahill 2001, 2006).

2.3 Kognitives Störungsmodell

Das *kognitiv-behaviorale Modell* der chronischen PTBS *nach Ehlers und Clark* (Ehlers 1999, Ehlers und Clark 2000; ▶ Abb. 2) geht von dem Erleben einer anhaltenden Bedrohung trotz einer beendeten Traumatisierung aus (»ich bin nirgendwo sicher«). Diese Wahrnehmung wird unterstützt durch die individuelle negative Interpretation der Traumatisierung und seiner Folgen (»ich ziehe das Unglück magisch an«, »anderen Menschen kann man nicht trauen«) und führt zu dysfunktionalem Vermeidungs- und Sicherheitsverhalten, was wiederum die posttraumatischen Symptome aufrechterhält. Zu den dysfunktionalen kognitiven Vermeidungsstrategien gehören u. a. Versuche, Gedanken an das Trauma zu unterdrücken oder Emotionen zu betäuben (z. B. mit Alkohol). Hinzu kommen die Charakteristika des Gedächtnisses für traumatische Erinnerungen, die zu einer selektiven spezifischen Wahrnehmung von negativen Traumaaspekten führen, was wiederum die dysfunktionalen Interpretationen des Traumas und seiner Folgen verstärkt.

Als Vorbedingungen werden in diesem Modell z. B. die Art der Traumatisierung und weitere personen- und traumabezogene Variablen verstanden. Bei der Kindesmisshandlung spielen hierbei als ungünstige Faktoren die chronische Traumatisierung – in der Regel durch enge Bezugspersonen und damit die emotionale Verstrickung mit den Tätern – und das junge Alter der Betroffenen eine wichtige Rolle.

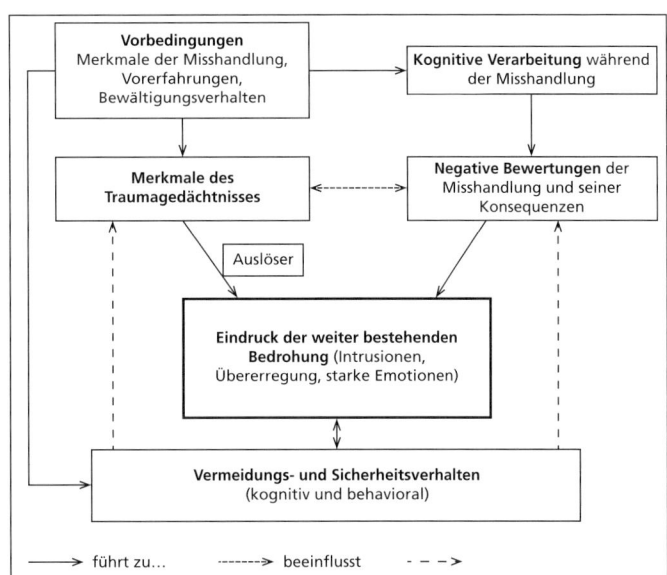

Abb. 2:
Kognitives Modell der chronischen PTBS (modifiziert nach Ehlers und Clark 2000)

2.4 Social-Facilitation-Modell

Das interpersonell-soziokognitive *Social-Facilitation-Modell* von Traumafolgen (Maercker 2009) stellt die Bedeutung der Reaktion der Umwelt auf ein Trauma, hier also einer Kindesmisshandlung, für Entstehung und Aufrechterhaltung einer Traumafolgestörung heraus. Eine »soziale Erleichterung« kann beispielsweise durch die Möglichkeit, über die Misshandlung mit anderen zu sprechen (»disclosure«), oder andere Formen der Aufmerksamkeit und Zuwendung erfolgen. Demnach sind Wertehaltungen, unmittelbare und langfristige Reaktionsweisen des Umfeldes wichtig für die Bewältigung der Traumatisierung. Dass oft gerade eine solche emotionale Unterstützung in Familien, in denen Kindesmisshandlung stattfindet, fehlt, kann die schweren langfristigen psychischen Folgen einer Kindesmisshandlung mit erklären. Aber auch die spätere soziale Anerkennung als Traumaopfer scheint ein relevanter Faktor zu sein (Maercker und Müller 2004; Forstmeier et al. 2009).

3 Allgemeines zum therapeutischen Vorgehen

Neben für die Behandlung von traumatisierten Menschen mit einer PTBS entwickelten manualisierten Therapieverfahren kommen verschiedene verhaltenstherapeutische Therapietechniken, die an den spezifischen Bedürfnissen des Betroffenen orientiert ausgewählt und ggf. adaptiert werden, für die Therapie von Opfern einer Kindesmisshandlung in Betracht (▶ Tab. 1). In Abhängigkeit von der vorliegenden Traumafolgestörung werden diese in die Therapieplanung einbezogen.

Tab. 1: Beispiel für den Ablauf einer kognitiven Verhaltenstherapie bei der Behandlung von in der Kindheit misshandelten Erwachsenen

Therapiephase 1 (»Verstehen und Erklären«)
- Aufbau einer vertrauensvollen und tragfähigen therapeutischen Beziehung
- Diagnostik (Exploration, Erhebung des psychischen Befundes, Biographie/Familienklima, Beziehung zu wichtigen Bezugspersonen, Fragebögen/Interviews, ggf. Fremdanamnese)
- Erstellung eines hypothesengeleiteten Störungsmodells (funktionale Bedingungsanalyse/Verhaltensanalyse)
- Psychoedukation
- Zielanalyse/Therapieplanung

Therapiephase 2 (»Bewältigen und Verändern«)
- stabilisierende Verfahren
- kognitive Verfahren
- traumakonfrontative Verfahren
- andere (ergänzende) Verfahren

Therapiephase 3 (»Stärken und Integrieren«)
- Evaluation des bisher Erreichten
- Integration der traumatischen Erfahrungen in den Lebenskontext
- Rückfallprophylaxe
- Ausblick und Perspektiven

In einer ersten Therapiephase stehen in der Regel das Erfassen der Kindesmisshandlung und das Verstehen seiner damaligen und heutigen Folgen, die Psychoedukation mit der Vermittlung eines lerntheoretischen Modells sowie die Klärung der Therapieziele im Mittelpunkt (»Verstehen und Erklären«).

In einer zweiten Therapiephase kommen je nach Zielanalyse und Therapieplanung verschiedene Techniken zum Einsatz, die sich für die Bearbeitung einer PTBS oder einer anderen Traumafolgestörung als wirksam erwiesen haben (»Bewältigen und Verändern«). Dabei können Techniken miteinander kombiniert oder im Verlauf ergänzt und an die aktuellen Bedürfnisse des Betroffenen in der Therapie angepasst werden. Dieses kann insbesondere dann der Fall sein, wenn erst im Laufe der Therapie klar wird, dass eine Traumatisierung im Kindesalter stattgefunden hat. Neuere Entwicklungen in der Verhaltenstherapie integrieren auch emotionsfokussierte, achtsamkeitsbasierte oder schematherapeutischen Ansätze (vgl. dazu auch die entsprechenden Kapitel in diesem Buch).

In einer abschließenden Phase stehen dann die Evaluation und Stärkung der bisher erreichten Veränderungen, die Integration des bewältigten Traumas in die Lebensgeschichte und das »Zurückerobern des Lebens« (Ehlers 1999) an (»Stärken und Integrieren«).

3.1 Aufbau einer therapeutischen Beziehung

Betroffene von kindlicher Misshandlung kommen nicht selten mit ambivalenten Bedürfnissen in die Therapie: Auf der einen Seite steht der Wunsch, die quälenden Erinnerungen zu verringern und zu überwinden, auf der anderen Seite der Versuch, alles, was mit dem Trauma in Zusammenhang steht, zu vermeiden. Diese widerstrebenden Haltungen führen auch nicht selten zu einem Abbruch der Therapie – insbesondere, wenn traumafokussierte Verfahren zum Einsatz kommen. Um dieses zu verhindern, muss als Vorrausetzung für eine erfolgreiche Therapie eine tragfähige therapeutische Beziehung aufgebaut werden, die es dem Betroffenen erlaubt, seine Vermeidungsstrategien langsam aufzugeben und Vertrauen in den Veränderungsprozess zu fassen.

Die Betroffenen bringen typische kognitive Verzerrungen, die auf ihren traumatischen Beziehungserfahrungen beruhen (z. B. »anderen Menschen kann man nicht trauen«, »man kann nie wissen, was als nächstes passiert«), mit in die Therapie und zeigen diese aufgrund der Generalisierungstendenz solcher dysfunktionaler Überzeugungen auch in der Beziehungsgestaltung zu ihren Therapeuten. So sehen sich die Therapeuten nicht selten Beziehungstests ausgesetzt. Ziel ist es, den Betroffenen in der therapeutischen Beziehung eine neue korrigierende Erfahrung machen zu lassen. Dieses kann gelingen, wenn auf das Bedürfnis des Traumatisierten nach Sicherheit und Kontrolle eingegangen wird. Ein komplementäres therapeutisches Verhalten zu diesen Bedürfnissen beinhaltet, den Betroffenen das Gefühl der Kontrolle über die therapeutische Situation zu geben und gemeinsam zu entscheiden, welche nächsten therapeutischen Schritte anstehen. Möglicherweise muss auf Besonderheiten im therapeutischen Setting geachtet werden (z. B. den Betroffenen die benötigte räumliche Distanz zum Therapeuten wählen lassen). Transparenz in der Therapie und die eigene Verlässlichkeit gegenüber dem Betroffenen (z. B. Einhalten von gemeinsam getroffenen Vereinbarungen) sowie die genaue Exploration von in der Vorgeschichte oft zu findenden vorhergegangen Therapieabbrüchen können einem Therapieabbruch und damit einer erneuten negativen Beziehungserfahrung entgegenwirken.

3.2 Diagnostik

Am Beginn der Behandlung steht die Diagnostik und genaue Verhaltensanalyse, die mittels der klinischen Exploration, der Erhebung des psychischen Befundes und der Biographie sowie zusätzlichen Fragebögen bzw. diagnostischen Interviews (▶ **Kap. A8**) durchgeführt wird. Ziel der Diagnostik ist, gemeinsam mit dem Betroffenen ein hypothesengeleitetes Störungsmodell zu erstellen und hieraus zusammen die Therapieziele abzuleiten.

Bei Störungen infolge von Kindesmisshandlung wird hierbei auf die Erfassung und Einordnung belastender und traumatischer Ereignisse (»Trauma-Landkarte«), des Familienklimas und der Beziehung zu den wichtigen Bezugspersonen besonders Wert gelegt, um die langfristigen Auswirkungen der Traumatisierung im Kindesalter auf die aktuelle Situation zu verstehen. Aufgrund des meist wiederkehrenden Charakters der Kindesmisshandlung ist es manchmal schwierig, überhaupt einen Überblick über die traumatischen Erlebnisse zu bekommen. Hierbei kann die Frage nach den »schlimmsten Momenten« der chronischen Traumatisierung (»hot spots«) (Ehlers 1999; Boos 2005) helfen. Mit Hilfe von Mikroanalysen über diese Ereignisse lässt sich die peri- und posttraumatische Verarbeitung verstehen, was dann zur Grundlage für die weitere traumaspezifische Bearbeitung wird. Auch das Führen eines Tagebuchs über belastende Gedanken und Erinnerungen an die Misshandlung hilft, die am meisten belastendsten Traumata herauszugreifen.

Ebenso wichtig ist es bei der Diagnostik jedoch auch, auf salutogenetische Faktoren und Ressourcen zu achten und sie zu validieren. So haben die Betroffenen trotz oder gerade wegen ihrer Erfahrungen häufig auch eine Vielzahl von funktionalen Überlebensstrategien und Kompetenzen entwickelt, deren Entdeckung und Stärkung ebenfalls Teil der Diagnostik sein sollte.

3.3 Erstellung eines Störungsmodells und Psychoedukation

Bei der gemeinsamen Arbeit am individuellen Störungsmodell des Betroffenen wird ein Verständnis für die Entstehung und Aufrechterhaltung der Traumafolgen geschaffen und herausgearbeitet, in welcher Weise dysfunktionale Grundüberzeugungen entstanden sind, die zu anhaltenden ungünstigen Bewertungen über sich selbst, anderer und der Umwelt führen.

An die Erarbeitung des Störungsmodells mit dem Betroffenen schließt sich die Psychoedukation an, bei der der Betroffene zusätzliche Informationen über Folgen von Kindesmisshandlung bzw. seine Erkrankung und deren Behandlung erhält. Der Betroffene soll verstehen, mit welchen neurobiologischen Veränderungen und Störungen der Informationsverarbeitung das Erleben der traumatischen Erlebnisse in der Kindheit einhergeht und wie sich diese Veränderungen in Form von Symptomen äußern. Hierdurch soll der Betroffene entlastet werden und verstehen, dass seine Reaktionen auf die Kindesmisshandlung eine normale und verständliche Antwort eines Menschen auf extrem verletzende Erfahrungen sind.

3.4 Zielanalyse und Therapieplanung

Die Ziele einer kognitiven Verhaltenstherapie werden gemeinsam mit dem Betroffenen aus dem individuellen Störungsmodell abgeleitet. Steht eine PTBS-Symptomatik im Vordergrund, sollten traumafokussierte Verfahren zum Einsatz kommen (Flatten et al. 2011; Ehlers et al. 2011), es sei denn, es liegen Kontraindikation für eine solche Art der Behandlung vor wie akute Suizidalität, mangelnde Affekttoleranz, akuter Substanzkonsum, psychotische Symptome oder auch unkontrolliert autoaggressives Verhalten.

Die Wirksamkeit der verschiedenen Behandlungsmethoden bei PTBS – auch bei einer PTBS infolge einer Traumatisierung im Kindesalter – wurde u. a. von Foa et al. (2009) und Cloitre (2009) dargelegt.

Häufig finden sich als Spätfolgen von frühen Traumatisierungen vielfältige Problembereiche und komorbide psychische Erkrankungen, so dass neben traumafokussierten und kognitiven Verfahren auch andere verhaltenstherapeutische Techniken zum Einsatz kommen (z. B. Übungen zur Emotionsregulation oder Training sozialer Kompetenzen) (▶ Tab. 2). Manchmal können Probleme in der aktuellen Lebenssituation so vorrangig sein oder als aufrechterhaltende Bedingung wirken, dass sie zunächst bearbeitet werden müssen, wie z. B. das Leben in einer aktuell gewalttätigen Beziehung. Da die Opfer von Misshandlung im Kindesalter in der Regel eine chronische Traumatisierung erlebt haben und in der Folge auch das Risiko einer Reviktimisierung, d. h. einer erneuten Traumatisierung in einem späteren Lebensabschnitt, erhöht ist (Arata 2002; Bockers und Knaevelsrud 2011), kann es deshalb zunächst auch darum gehen, einen sicheren Raum zu schaffen, die Autonomie und das Selbstwirksamkeitserleben der Betroffenen zu stärken und die Entscheidungs- und Handlungskompetenz der Betroffenen zu erhöhen.

Tab. 2: Mögliche Ziele in der Behandlung von Opfern von Kindesmisshandlung

- Verringerung von PTBS-typischen Symptomen (Intrusionen, Alpträume, Hyperarousal, Vermeidungsverhalten)
- Erarbeitung von Strategien zum Umgang mit Ängsten und Depressivität Abbau selbstschädigender/selbstdestruktiver Verhaltensweisen
- Veränderung dysfunktionaler Grundüberzeugungen und Schemata
- Umgang mit Anspannung, Stimmungsschwankungen und Gefühlsstürmen lernen
- Aufbau sozialer/interpersoneller Kompetenzen

4 Kognitive Verfahren

4.1 Kognitive Umstrukturierung

Kognitive Verfahren arbeiten an dysfunktionalen Kognitionen der Selbst- und Fremdwahrnehmung, die sich abhängig von der erlebten Misshandlung entwickelt haben.

Bei der *kognitiven Umstrukturierung* wird dem Betroffenen zunächst ein kognitives Erklärungsmodell vermittelt. Es folgt die Identifizierung der dysfunktionalen Grundüberzeugungen, die sich bei Opfern von Kindesmisshandlung häufig mit den Themen Schuld und vermeintliches Versagen, Selbstwert und dem Anzweifeln der eigenen Kompetenz beschäftigen (Wenninger und Ehlers 1998). Das gemeinsame Infragestellen dieser Überzeugungen soll das Erarbeiten alternativer Sichtweisen und funktionaler Kognitionen ermöglichen. Wichtig ist, den Betroffenen mit eigenen Sichtweisen nicht zu bedrängen oder zu überzeugen, sondern Pro- und Contra-Argumente für Überzeugungen zu finden, den Realitätsgehalt zu überprüfen und nichtlogische Schlussfolgerungen aufzudecken. Hilfreich können Beweissammlungen für oder gegen die dysfunktionalen Grundannahmen oder auch Verhaltensexperimente sein (▶ Tab. 3). Für Opfer von Kindesmisshandlung bzw. chronischer Traumatisierung kann die Methode der kognitiven Umstrukturierung für die typischen selbstabwertenden und selbstbeschuldigenden Denkweisen eingesetzt werden (Jehu 1988; Boos 2005).

4.2 Kognitive Therapie nach Ehlers und Clark

Bei der *kognitiven Therapie nach Ehlers und Clark* (Ehlers und Clark 2000, 2008) für Menschen mit einer chronischen PTBS werden neben der bereits genannten Technik der kognitiven Umstrukturierung zusätzliche Interventionen angewandt, die das Ziel haben, aufrechterhaltende Bedingungen der PTBS entsprechend dem oben vorgestellten kognitiven Störungsmodell zu verändern (▶ Tab. 4).

Tab. 4 Kognitive Therapie nach Ehlers und Clark

- Vermittlung des Störungsmodells und Normalisierung der Symptome
- Diagnostik der aufrechterhaltenden Faktoren der posttraumatischen Symptome
- Elaboration der Traumagedächtnisses und Einordnung in den biographischen Kontext
- Veränderung dysfunktionaler Interpretationen des Traumas und seiner Konsequenzen
- Abbau der eingesetzten behavioralen und kognitiven Sicherheits- und Vermeidungsstrategien zur Kontrolle der vermeintlich anhaltenden Bedrohung und der Auslösung von posttraumatischen Symptomen

Tab. 3: Techniken der kognitiven Umstrukturierung

- sokratischer Dialog (hinterfragen irrationaler/unangemessener Überzeugungen)
- Realitätsprüfung (»Woran machen Sie das fest?«)
- Kosten-/Nutzenanalyse (»Tut Ihnen diese Einstellung gut?«, »Welche Vor- und Nachteile hat diese Überzeugung?«)
- Beweise hinterfragen, Gegenbeweise sammeln, emotionale Beweisführung identifizieren
- Wahrscheinlichkeiten von erwarteten Katastrophen modifizieren
- Verzerrungen benennen
- alternative Erklärungen suchen

Zunächst wird eine genaue Diagnostik der mit dem Trauma bzw. den Intrusionen auftretenden dysfunktionalen Kognitionen und Emotionen sowie des Vermeidungsverhaltens von Auslösern für Intrusionen vorgenommen. Zu diesem Zweck beginnt der Betroffene ein Intrusionstagebuch zu führen, in dem aufgezeichnet wird, welche Stimuli die Wiedererlebenssymptomatik auslösen und welche Gedanken und Gefühle damit verbunden sind. Gleichzeitig lernt der Betroffene, zwischen Auslöser im aktuellen Umfeld und der damaligen traumatischen Situation zu unterscheiden.

Um eine Bearbeitung der dysfunktionalen Interpretationen der Traumatisierung zu ermöglichen, ist es notwendig, die Erinnerungen an die schlimmsten Momente der Traumatisierung und die dazu gehörigen Bewertungen und Bedeutungen zu identifizieren. Der Betroffene stellt sich diesen schlimmsten Moment vor und wird gebeten, in der Ich-Form das Erlebnis zu schildern und zu berichten, was er empfindet und dabei denkt. Die bei dieser Elaboration des Traumagedächtnisses auftretenden Gedanken und Gefühle werden herausgearbeitet und können dann verändert werden (»es ist nicht meine Schuld«, »ich brauche mich nicht zu schämen«, »ich habe das überlebt«, »ich kann darüber hinwegkommen«). Die modifizierten Einstellungen werden in die Erzählung bzw. ein schriftlich erstelltes Traumaskript eingebaut. Durch wiederholtes Durcharbeiten des Skripts wird die Schilderung meist detaillierter, die damit verbundene Angst und Anspannung sinkt und neue Interpretationen über die Traumatisierung können sich verfestigen und in den Lebenskontext integriert werden.

Gleichzeitig wird mit dem Betroffenen der Abbau der behavioralen und kognitiven Sicherheits- und Vermeidungsstrategien (z. B. Gedankenunterdrückung, exzessives Grübeln, Betäubung von Emotionen) besprochen.

4.3 Kognitive Verarbeitungstherapie

Für Opfer von Vergewaltigung bzw. sexuellen Missbrauchs wurde die kognitive Verarbeitungstherapie (»Cognitive Processing Therapy«, CPT) (Resick und Schnicke 1992, 1993; Chard 2005) entwickelt. Ziel der CPT ist das Verändern von mit dem Trauma verbundenen negativen Gefühlen und eine Ablösung alter Traumaschemata, damit wieder ein Gefühl von Sicherheit und Kontrolle hergestellt werden kann. Das manualisierte Therapieverfahren besteht aus zwölf Sitzungen und beginnt mit einer einleitenden Psychoedukation. Die ersten Sitzungen enthalten konfrontative Elemente mit einem schriftlich erstellten Bericht über das schlimmste traumatische Ereignis. In den darauf folgenden Sitzungen werden verzerrte Wahrnehmungen über die Traumatisierung herausgearbeitet und auf ihren Realitätsgehalt hin hinterfragt, um so eine der Realität gerechter werdende Verarbeitung zu ermöglichen. Dabei stehen Selbstvorwürfe und Schuldgefühle im Vordergrund. Zusätzlich werden weitere Themen bearbeitet, die häufig durch eine Traumatisierung in Mitleidenschaft gezogen werden, insbesondere die Bereiche Intimität, Sicherheit, Macht/ Kompetenz, Vertrauen und Selbstwert (McCann 1990).

5 Traumafokussierte und -konfrontative Verfahren

In den S3-Leitlinien für die Behandlung einer Posttraumatischen Belastungsstörung (Flatten et al. 2011) wird tendenziell bei Überwiegen eines vermeidungsbetonten, traumabezogenen Verhaltens die Anwendung traumakonfrontierender Verfahren empfohlen, bei Überwiegen angstbetonter Komponenten die Kombination mit kognitiven

Techniken. Zu den Verfahren, die eine intensive emotionale Reaktion hervorrufen, gehört die prolongierte Exposition nach Foa (Foa und Kozak 1986; Foa und Rothbaum 1998), die basierend auf dem Furchtstrukturmodell (s. Abschnitt 2.2) entwickelt wurde. Für chronisch bzw. in der Kindheit komplex traumatisierte Menschen kann – wenn traumafokussierte Verfahren indiziert sind – mit narrativen Expositionsverfahren (s. Abschnitt 5.1) oder dem »Imagery Rescripting and Reprocessing« nach Smucker (s. Abschnitt 5.2) gearbeitet werden. Therapieschulenübergeifend wird die Traumabehandlung mittels EMDR nach Shapiro eingesetzt.

5.1 Narrative Konfrontation

Narrative Konfrontationsverfahren haben den Ansatz, die Sprachlosigkeit traumatisierter Menschen angesichts des Erlebten zu überwinden und sie die traumatischen Ereignisse und die damit verbundenen Gefühle und Gedanken genau berichten zu lassen. Hierüber werden eine Rekonstruktion des autobiographischen Gedächtnisses und damit eine Integration der Traumata in die eigene Lebensgeschichte erreicht. Die narrative Expositionstherapie (NET) wurde ursprünglich für in Krisen- und Kriegsgebieten traumatisierte Menschen entwickelt, findet aber mittlerweile auch in anderen Betroffenengruppen Anwendung und kann auch in adaptierter Form bei traumatisierten Kindern eingesetzt werden (Onyut et al. 2005; Neuner et al. 2008).

5.2 »Imagery Rescripting and Reprocessing Therapy« nach Smucker

Die »Imagery Rescripting and Reprocessing Therapy« nach Smucker (IRRT) (Smucker 1997) ist ein kognitiv-behaviorales Verfahren, das zur Behandlung von erwachsenen Opfern von (sexueller und körperlicher) Kindesmisshandlung entwickelt wurde. Im Zentrum der Therapie stehen imaginierte Expositionen sowie der zusätzliche Aufbau von Fähigkeiten zur Selbstfürsorge, Selbstberuhigung und affektiven Selbstregulation.

Unter Anleitung des Therapeuten imaginiert der Betroffene eine traumatische Situation unter Aktivierung möglichst aller Sinnesmodalitäten (▶ **Tab. 5**). Hat der Betroffene die Situation komplett erzählt, wird in einem nächsten Schritt das Erlebnis nochmals erzählt, allerdings wird an dem am meisten belastendsten Punkt die Erzählung durch eine verbale Intervention in eine andere Richtung gelenkt: Der Betroffene geht als heutiger Erwachsener (»der gesunde Erwachsene«) in die traumatische Situation und konfrontiert den bzw. die Täter. So kann er dem Täter Einhalt gebieten, bestrafen, vertreiben etc. Ist der Betroffene nicht in der Lage, die Konfrontation mit dem Täter in der Imagination allein durchzuführen, kann überlegt werden, ob er andere Menschen zur Hilfe mitnehmen möchte (z. B. Polizei oder auch den Therapeuten). Nach der Täterkonfrontation kümmert sich dann der Erwachsene in der Imagination um das verletzte Kind, z. B. das Kind umarmen, trösten etc. Ist durch dieses Bewältigungs- bzw. Selbstberuhigungsbild eine Auflösung der traumatischen Situation entstanden, kann die Imagination beendet werden. Durch das Nachbesprechen der Imagination kann dann eine kognitive Verarbeitung und Integration der neuen Bewältigungsbilder in den Kontext der traumatischen Bilder stattfinden. Die einzelnen Sitzungen werden protokolliert, auf Tonband aufgezeichnet und dann von dem Betroffenen zwischen den Sitzungen täglich angehört.

Tab. 5 Imaginative Traumaexpostion (nach Smucker 1997)

1. Patient berichtet über die gesamte traumatische Situation ohne Affekt
2. Auswahl und Einstieg in die Imagination bei dem belastendsten Moment
3. Gefühle des Kindes beschreiben (»Was macht das Kind? Was fühlt das Kind?«)
4. Patient geht als erwachsene Person in die Imagination rein
5. Patient entmachtet den Täter
6. Patient tröstet und versorgt das Kind, bis es sicher ist
7. Aufzeichnung der Sitzung täglich anhören

5.3 EMDR

EMDR (Eye Movement Desensitization and Reprocessing) wurde von Shapiro (2001) entwickelt und wird mittlerweile nicht nur zur Behandlung der PTBS, sondern einer Reihe von anderen Störungsbildern (z. B. Anpassungsstörungen, akuten Belastungsreaktionen) eingesetzt und findet auch Anwendung als Behandlungstechnik bei komplexen Traumafolgestörungen infolge kindlicher Misshandlung.

Hierbei integriert die EMDR Ansätze verschiedener Therapieschulen (kognitiv-behaviorale, psychodynamische, imaginative und körpertherapeutische Ansätze). Eines der zentralen Elemente der EMDR-Methode ist die »bilaterale Stimulation«, die Augenbewegungen, Töne oder kurze Berührungen umfasst. Hintergrund dieser Methode ist die Beobachtung, dass durch bilaterale Reize traumatische bzw. belastende Erinnerungen einem Veränderungsprozess unterliegen und verarbeitet werden können. Shapiro formulierte hierfür das Modell der adaptiven Informationsverarbeitung, nach welchem traumatische Erinnerungen in blockierten bzw. unvollständig integrierten Erinnerungsnetzwerken des Gehirns verankert sind. EMDR führt gemäß dieser Modellvorstellung zu einer Entblockierung und regt eine effektive und adaptive Informationsverarbeitung zur Traumabewältigung an.

Die EMDR-Behandlung läuft in acht Behandlungsphasen ab (▶ **Tab. 6**), beginnend mit den Phasen 1–3, die der Diagnostik sowie der Stabilisierung und Vorbereitung der Traumabearbeitung dienen. In der Phase 3 wird ein traumatisches Bild gewählt, dass bearbeitet werden soll (z. B. ein für die Kindesmisshandlung exemplarisches Erlebnis, das bis heute Beschwerden verursacht). Der möglichst repräsentative schlimmste Moment dieses Erlebnisses wird dann von dem Betroffenen mit negativen (»es ist meine Schuld«), aber auch heutigen positiven Kognitionen (»Wenn Sie sich das Bild vorstellen, was würden Sie heute lieber über sich denken?« – »Ich habe getan, was ich konnte/Ich konnte nichts dafür«) bewertet. Diese Aussagen werden auf ihre Stimmigkeit überprüft, zusätzlich der Belastungsgrad angegeben und nach den mit der traumatischen Erinnerung verbundenen Körpergefühlen gefragt.

Tab. 6 Die acht Behandlungsphasen der EMDR-Behandlung

(1) Anamnese und Behandlungsplanung (client history)
(2) Vorbereitung (preparation)
(3) Einschätzung (assessment)
(4) Desensibilisierung (desensitization)
(5) Einsetzen eines positiven Gedankens (installation phase)
(6) Überprüfung der Körperempfindungen (body scan)
(7) Abschluss (closure)
(8) Neubewertung

In den Phasen 4–6 findet die Traumabearbeitung durch das »Prozessieren« statt, indem der Betroffene in emotionalen Kontakt mit der traumatischen Erinnerung, der negativen Kognition und den belastenden Körpergefühlen gebracht wird und dabei eine Stimulation durch Augenbewegungen oder äquivalente Stimuli erfolgt. Es werden so viele Stimulationsserien durchgeführt, bis die Belastung beseitigt ist. Hierdurch kommt es im Verlauf zu einer Integration der verschiedenen Erinnerungsfragmente und Affekte. In der Phase 5 wird die in Phase 3 gewählte positive Kognition überprüft und verankert (»Stimmt die positive Überzeugung noch? Oder gibt es jetzt eine, die noch besser passt?«). Während des Körpertests vergegenwärtigt sich der Betroffene nochmals das Ausgangsbild und die positive Kognition und wird dabei angeleitet, mit der Aufmerksamkeit durch den Körper zu wandern und seine Wahrnehmungen zu schildern. In den beiden letzten Phasen wird die Behandlung abgeschlossen, dafür gesorgt, dass der Betroffene in einem gesicherten und ausgeglichenen Zustand entlassen wird, sowie die jeweils abgeschlossene Traumabearbeitung in den Kontext der gesamten Therapieziele/-planung und den allgemeinen Lebenskontext integriert.

6 Stabilisierende und ergänzende Verfahren

6.1 Stabilisierende Verfahren

Beruhend auf dem Phasenkonzept der Traumatherapie von Janet (1889) »Stabilisierung – Traumakonfrontation – Integration« wird in der Regel dem Einsatz traumakonfrontativer Verfahren eine vorbereitende Phase zur Stabilisierung und z. B. dem Erlernen von Techniken zur Dissoziationskontrolle vorangestellt (▶ Tab. 7 u. 8). Art und Umfang stabilisierender Techniken sind allerdings wenig systematisch untersucht und nicht unumstritten (Neuner 2008).

Tab. 7 Anti-dissoziative Techniken

- Umgebung laut beschreiben
- aufstehen, sich bewegen, Raum verlassen
- sich abklopfen
- Achtsamkeitsübungen
- intensive Körperreize setzen (Eiswürfel, Wasser, Igelball, klatschen)
- Themenwechsel/über neutrale Dinge sprechen oder aufschreiben
- laute Musik hören

Bei Frauen, die einen Missbrauch in der Kindheit erlebt haben, konnte gezeigt werden, dass eine Phase der Stabilisierung vor einer Traumakonfrontation mit einer Verbesserung der Affektregulation und von interpersonalen Problemen einhergeht (STAIR-Behandlung) (Cloitre et al. 2002).

Tab. 8 Auswahl stabilisierender Verfahren in der Behandlung von Opfern von Kindesmisshandlung

- Positive Selbstverbalisationen/Selbstinstruktionen
- Ablenkungs- und Distanzierungstechniken, Gedankenstopp
- Imaginative Techniken (z. B. Übungen zum sicheren Ort, Tresor-Übung, Lichtstrom-Übung)
- Achtsamkeitsübungen
- Entspannungstechniken
- Ressourcenaktivierung

6.2 Ergänzende Verfahren

In der Behandlung von Opfern einer Kindesmisshandlung können neben den bereits vorgestellten Strategien eine Reihe von zusätzlichen Verfahren eingesetzt werden (▶ Tab. 9).

Tab. 9 Auswahl ergänzender Verfahren in der Behandlung von Opfern von Kindesmisshandlung

- Stressimpfungstraining (Meichenbau, 1974, Jehu 1988)
- Angstbewältigungstraining
- Training sozialer Kompetenzen
- Kommunikationstraining
- Problemlösetraining
- Skills-Training (z. B. zur Emotionsregulation, Stresstoleranz, vgl. Bohus & Wolf 2009)

Diese werden vor einer Traumabearbeitung oder ergänzend im Verlauf der Behandlung eingesetzt. Hinzuweisen ist nochmals auf die Unterschiedlichkeit der Folgen einer Kindesmisshandlung. Stehen beispielsweise eine Suchterkankung, eine somatoforme oder eine Zwangsstörung im Vordergrund, werden entsprechende störungsspezifische kognitiv-behaviorale Verfahren eingesetzt. Insbesondere ist auf die Borderline-Störung aufmerksam zu machen, die mit einer hohen Rate von Traumatisierung im Kindesalter assoziiert ist (Ball und Links 2009) und für die gut evaluierte störungsspezifische Therapieverfahren entwickelt wurden (Bohus 2009).

Literatur

Arata CM (2002) Child sexual abuse and sexual revictimization. Clin Psychol Sci Prac 9: 135–164.

Ball JS, Links PS (2009) Borderline personality disorder and childhood trauma: evidence for a causal relationship. Curr Psychiatry Rep 11:63–68.

Bockers E, Knaevelsrud C (2011) Reviktimisierung: Ein bio-psycho-soziales Vulnerabilitätsmodell. Psychother Psych Med Psych 61: 389–397.

Bohus M, Wolf M (2009) Interaktives SkillsTraining für Borderline-Patienten. Stuttgart: Schattauer.

Boos A (2005) Kognitive Verhaltenstherapie bei chronischer Traumatisierung. Göttingen: Hogrefe.

Chard KM (2005) An evaluation of cognitive processing therapy for the treatment of posttraumatic stress disorder related to childhood sexual abuse. J Consult Clin Psychol 73:965–671.

Cloitre M, Koenen KC, Cohen LR, Han H (2002) Skills Training in Affective and Interpersonal Regulation Followed by Exposure: A Phase-Based Treatment for PTBS Related to Childhood Abuse. Journal of Consulting and Clinical Psychology 70:1067–1074.

Cloitre M (2009): Effective psychotherapies for posttraumatic stress disorder: a review and critique. CNS Spectr 14:32–43.

Ehlers A (1999) Posttraumatische Belastungsstörung. Göttingen: Hogrefe.

Ehlers A, Clark DM (2000) A cognitive model of posttraumatic stress disorder. Behav Res Ther 38:319–345.

Ehlers A, Bisson J, Clark DM, Creamer M, Pilling S, Richards D, Schnurr PP, Turner S, Yule W (2011) Do all psychological treatments really work the same in posttraumatic stress disorder? Clin Psychol Rev 30:269–276.

Ehlers A, Clark DM (2008) Post-traumatic stress disorder: the development of effective psychological treatments. Nord J Psychiatry 47: 11–18.

Flatten G, Gast U, Hofmann A, Knaevelsrud Ch, Lampe A, Liebermann P, Maercker A, Reddemann L, Woller W (2011) S3-Leitlinie Posttraumatische Belastungsstörung. Trauma & Gewalt 3:202–210.

Foa EB, Kozak MJ (1986) Emotional processing of fear: exposure to corrective information. Psychol Bull 99:20–35.

Foa EB, Zinbarg R, Rothbaum BO (1992) Uncontrollability and unpredictability in post-traumatic stress disorder: an animal model. Psychol Bull 112:218–238.

Foa EB, Rothbaum B0 (1998) Treating the trauma of rape: Cognitive behavioral therapy for PTSD. New York: Guilford Press.

Foa EB, Cahill SP (2001) Psychological therapies: Emotional processing. In Smelser NJ, Bates PB (Hrsg.), International Encyclopedia of Social and Behavioral Sciences. Oxford: Elsevier, S. 12 363–12 369.

Foa E, Huppert J, Cahill S (2006) Emotional processing theory: An update. In Rothbaum B (Hrsg.) Pathological anxiety: Emotional processing in etiology and treatment. New York: Guilford Press, S. 3–24.

Foa EB, Keane TM, Friedman MJ, Cohen JA (2009) Effective treatments for PTSD. Practice Guidelines from the International Society of Traumatic Stress Studies (2nd ed). New York: Guilford.

Forstmeier S, Kuwert P, Spitzer C, Freyberger HJ, Maercker A (2009) Posttraumatic growth, social acknowledgment as survivors, and sense of coherence in former German child soldiers of World War II. Am J Geriatr Psychiatry 17: 1030–1039.

Hepp U (2006) Trauma und Resilienz – Nicht jedes Trauma traumatisiert. In: Welter-Enderlin R, Hildenbrand B (Hrsg.) Resilienz – Gedeihen trotz widriger Umstände. Heidelberg: Carl-Auer, S. 139–157.

Janet P (1889) L´automatisme psychologique. Paris: Felix Alcan, 1889. Reprint: Societe Pierre Janet, Paris, 1973.

Jehu D (1988) Beyond sexual abuse: Therapy with woman who were childhood victims. Chichester: Wiley.

Kumpula MJ, Orcutt HK, Bardeen JR, Varkovitzky RL (2011) Peritraumatic dissociation and experiential avoidance as prospective predictors of posttraumatic stress symptoms. J Abnorm Psychol 120:617–627.

Maercker A, Beauducel A, Schützwohl M (2000) Trauma severity and initial reactions as precipitating factors for posttraumatic stress symptoms and chronic dissociation in former political prisoners. J Trauma Stress 13:651–660.

Maercker A, Müller J (2004): Social acknowledgment as a victim or survivor: a scale to measure a recovery factor of PTSD. Trauma Stress 17:345–351.

Maercker A (2009) Psychologische Modelle. Ein multifaktorielles Rahmenmodell. In: Maercker A (Hrsg.) Posttraumatische Belastungsstörungen. Heidelberg: Springer, S. 34–38.

McCann LL, Pearlman AL (1990) Psychological trauma and the adult survivor: Theory, therapy and transformation. New York: Brunner/Mazel.

Meichenbaum D (1974) Cognitive behavior modifcation. Morristown: General Learning.

Neuner F, Catani C, Ruf M, Schauer E, Schauer M, Elbert T (2008) Narrative exposure therapy for the treatment of traumatized children and adolescents (KidNET): from neurocognitive theory to field intervention. Child Adolesc Psychiatr Clin N Am 17:641–664.

Neuner F (2008) Stabilisierung vor Konfrontation in der Traumatherapie – Grundregel oder Mythos? Verhaltenstherapie 18:109–118.

Onyut LP, Neuner F, Schauer E, Ertl V, Odenwald M, Schauer M, Elbert T (2005) Narrative Exposure Therapy as a treatment for child war survivors with posttraumatic stress disorder: two case reports and a pilot study in an African refugee settlement. BMC Psychiatry 5:7.

Resick PA, Schnicke MK (1992) Cognitive processing therapy for sexual assault victims. J Consult Clin Psychol 60:748–756.

Resick PA, Schnicke MK (1993) Cognitive processing therapy for rape victims. A treatment manual. Thousand Oaks. CA: Sage.

Shapiro F (2001) Eye Movement Desensitization and Reprocessing. New York: Guilford.

Smucker MR (1997) Imagery Rescripting. Therapiemanual zur Behandlung von Posttraumatischen Belastungsstörungen nach sexuellem Missbrauch. Thun: Vetter.

Wenninger K, Ehlers A (1998) Dysfunctional cognitions and adult psychological functioning in child sexual abuse survivors. J Trauma Stress 11:281–300.

3 Emotionsfokussierte Traumatherapie

Jeannette Bischkopf und Lea Kreft

> »I...I want to be angry at him. But, ah, just...just, one look in his eyes makes me so scared. Afraid. Ah, that I can't talk, I can't say anything, I'm paralyzed to speak.«
> (aus der Therapie mit einem traumatisierten Klienten, der in seiner Kindheit von seinem Vater misshandelt wurde; Greenberg und Paivio 1997, S. 154)

> »I would take those experiences back with me to all the things I did and, um...you know, the rest of my life was, um, or could have been interesting and fun and exciting, but it was made to be, um, everything else in my life was just tainted by this, ... I carried the memory with me, I carried the understanding and the thought with me. (...) and I felt ashamed, and I felt, you know, I felt bad!«
> (aus der Therapie mit einem traumatisierten Klienten, der in seiner Kindheit sexuell missbraucht wurde; Greenberg und Paivio 1997, S. 248)

Kapitelübersicht

1 Einleitung
2 Behandlungsmodell der Emotionsfokussierten Traumatherapie
3 Indikation und Kontraindikation Emotionsfokussierter Interventionen bei traumatisierten Klienten
4 Wirksamkeit Emotionsfokussierter Interventionen bei traumatisierten Klienten
5 Ausblick

---

1 Einleitung

Angst und Scham sind die beiden Gefühle, die als Kerngefühl des Selbst bei traumatisierten Menschen auftreten (vgl. Paivio und Pascual-Leone 2010). Sie prägen die Art und Weise, wie Menschen sich und andere wahrnehmen, was sie erwarten und gefühlsmäßig vorwegnehmen.

Epidemiologische Studien zeigen, dass Folgen von biographisch frühen Traumatisierungen keineswegs auf den ihnen zugewiesenen Plätzen in den diagnostischen Systemen verbleiben. Eine Untersuchung in den USA aus dem Jahre 1998 – die Adverse Childhood Experiences (ACE)-Studie – zeigte bereits eindrücklich, dass in der Kindheit erlebte Traumata das Gesundheitsrisiko im Erwachsenenalter um das 4- bis 12-fache erhöhen (Felitti et al. 1998). Traumatisierung prägt sich den Betroffenen nicht nur in psychischer, sondern auch in körperlicher Weise ein – eine Sichtweise, die vor allem durch die Untersuchungen zum Leibgedächtnis sehr gut theoretisch fundiert und empirisch nachweisbar ist (van der Kolk 2000; Storch et al. 2006).

Das weite Symptomspektrum und die spezifischen Merkmale der Traumaverarbeitung erfordern ein integratives Vorgehen in der Behandlung von Traumafolgen. Im Folgenden soll ein Ansatz vorgestellt werden, der einen Rahmen bietet, v. a. die emotionalen Folgen zu fokussieren und damit Kernprozesse der Traumaheilung anzustoßen: die Emotionsfokussierte Traumatherapie (EFTT; Paivio und Pascual-Leone 2010), eine Emotionsfokussierte Therapie für traumatisierte Klienten.

Auf Basis von über 15 Jahren Forschung wurde die EFTT als ein Behandlungsmodell für durch Kindesmissbrauch traumatisierte Klienten entwickelt. In früheren Veröffentlichungen wurde sie auch als Emotion-focused therapy for adult survivors of child abuse (EFT-AS) bezeichnet (Paivio und Nieuwenhuis 2001). Sie basiert auf der Emotionsfokussierten Therapie (Greenberg 2011).

Die Emotionsfokussierte Therapie versteht sich als integrativer Ansatz, der historische Entwicklungslinien aus der humanistischen Tradition (u. a. Gesprächspsychotherapie, Gestalttherapie, Focusing), aktuelle neurowissenschaftliche Erkenntnisse zur Rolle von Emotionen für therapeutische Veränderung und eigene Prozessmodelle vereint (Eckert 2006; Greenberg und Bischkopf 2007). In ihrem therapeutischen Vorgehen wird eine klientenzentrierte Beziehungsgestaltung mit prozessdirektiven und erlebnisaktivierenden Elementen verbunden (Greenberg 2011). Die American Psychological Association (APA) hat die Emotionsfokussierte Therapie in die Liste der empirisch basierten Therapieverfahren der Depressionsbehandlung aufgenommen (APA 2008). Für das Manual zur Emotionsfokussierten Traumatherapie (EFTT) liegen bereits Wirksamkeitsstudien mit positiven Ergebnissen vor (Paivio und Nieuwenhuis 2001; Paivio et al. 2010).

Im Folgenden soll das Behandlungsmodell der Emotionsfokussierten Traumatherapie (EFTT) vorgestellt und die einzelnen Behandlungsphasen beschrieben werden. Danach wird die wichtigste Technik – die Leere-Stuhl-Arbeit – und ihre jeweilige Anwendung in den einzelnen Therapiephasen beschrieben. Zuletzt werden empirische Wirksamkeitsnachweise für diese Form therapeutischen Arbeitens sowie ein kurzer Ausblick gegeben.

2 Behandlungsmodell der Emotionsfokussierten Traumatherapie

2.1 Grundannahmen

Der Emotionsfokussierten Therapie liegt die Annahme zugrunde, dass Emotionen grundsätzlich adaptiv sind, durch traumatische Erfahrungen aber problematisch und für den Betroffenen belastend werden können. Ihr Grundprinzip besteht im Verändern von Emotionen durch Emotionen: die problematischen und belastenden Emotionen sollen durch adaptive Emotionen, die es im Therapieprozess zu aktivieren gilt, verändert und ersetzt werden. Die sichere und empathische Therapeuten-Klienten-Beziehung stellt innerhalb der Emotionsfokussierten Therapie die Grundlage für alle anderen Therapieaufgaben dar.

In einer detaillierten klinischen Emotionstheorie werden adaptive von maladaptiven, primäre und sekundäre, produktive und unproduktive Prozesse des Klienten unterschieden (Greenberg 2006). Der Therapeut stellt kontinuierlich Prozessdiagnosen (Leijssen 1998) und bietet bei spezifischen Klientenprozessen (Markern) Interventionen an, die diese Prozesse aufgreifen, vertiefen und integrieren (Bischkopf et al. 2008). Zum Beispiel kann ein Klient, der unbeteiligt und »emotionslos« berichtet, angeleitet werden, sich seinem inneren Erleben zunächst einmal zuzuwenden und sich zu vergegenwärtigen, was er im Augenblick körperlich empfindet (vgl. Gendlin 1998). Diese sogenannten markergeleiteten Interventionen bilden den Kern emotionsfokussierten Arbeitens.

Greenberg und Paivio (1997, S. 62) weisen darauf hin, dass Traumata in der frühen Kindheit auch darum besonders schwerwiegende Folgen haben, weil symbolische und narrative Fähigkeiten zu diesem Zeitpunkt noch nicht voll entwickelt sind. Die aus den frühen traumatischen Erfahrungen erlernten emotionalen Reaktionen auf traumaassoziierte Reize verbleiben so unsymbolisiert im emotionalen Gedächtnis, was dem Betroffenen deren Verständnis erschwert. Die mangelnde Symbolisierung von Erfahrung wird im gesprächspsychotherapeutischen Verständnis als eine Form der Inkongruenz bezeichnet und ist ein zentraler Begriff für das Krankheitsverständnis (vgl. Biermann-Ratjen und Eckert 2011). Paivio und Laurent (2001, S. 215) beschreiben, warum traumatische Erfahrungen in der Kindheit, vor allem Missbrauchserfahrungen durch nahe Bezugspersonen, besonders negative Auswirkungen auf die emotionale Entwicklung, emotionale Kompetenzen, das Selbstwertgefühl und die Fähigkeit zu tiefergehenden zwischenmenschlichen Beziehungen haben: In einer missbrauchenden Umgebung erlebt ein Kind verstärkt intensive negative Emotionen. Gleichzeitig besteht keine Möglichkeit, emotionale Erfahrungen mitzuteilen, emotionale Unterstützung zu bekommen und so Emotionen verstehen und angemessen ausdrücken zu lernen. Das Kind kann somit nicht lernen, mit seinen intensiven negativen Emotionen umzugehen. Eine Auseinandersetzung mit den traumatischen Erfahrungen wird als notwendig erachtet, um diese abschließen zu können und so die Traumasymptome aufzulösen. Neben Angst und Scham werden oft Gefühle von Schuld, Wut, Trauer, Hoffnungslosigkeit, Hilflosigkeit und Verzweiflung erlebt (Greenberg und Bolger 2001). Da sich diese starken negativen Gefühle belastend auf alle Lebensbereiche der Betroffenen auswirken, ist ein wichtiges Therapieziel die Veränderung dieser belastenden Emotionen und derjenigen Prozesse, die sie generieren.

Als wichtigste Technik setzt die Emotionsfokussierte Traumatherapie die Leere-Stuhl-Arbeit ein, die zum Ziel hat, das unabgeschlossene Thema der Missbrauchserfahrung durch einen imaginierten Dialog mit dem verantwortlichen Anderen abzuschließen und so die Traumasymptome aufzulösen und die assoziierten belastenden Emotionen zu verändern (»Imaginal Confrontation«, Paivio und Pascual-Leone 2010). Bei der Leeren-Stuhl-Arbeit platziert der Therapeut den leeren Stuhl vor dem Klienten (sodass die Stühle zusammen mit dem des Therapeuten ein Dreieck bilden und der Klient sowohl den Therapeuten als auch den imaginierten Anderen direkt angucken kann). Er bittet den Klienten zunächst, sich den Anderen so genau wie möglich vorzustellen und vergewissert sich, dass dies dem Klienten gelingt. Hier kann man sich den Anderen zunächst einmal beschreiben lassen, seine Haltung, Mimik, Kleidung. Nun wird der Klient gebeten, seine emotionale Reaktion auszudrücken. Danach wechselt der Klient auf den Stuhl des Anderen und drückt die (imaginierte) Reaktion des Anderen aus. In der Leeren-Stuhl-Arbeit wechselt der Klient mehrfach zwischen beiden Stühlen und der Therapeut hilft ihm, seine emotionalen Reaktionen zu differenzieren und auszudrücken. Der genaue Ablauf wird im Folgenden vorgestellt. Zentral sind dabei zwei Prozesse, die Veränderungen bewirken: das Einführen einer sicheren therapeutischen Beziehung und die Arbeit mit den Traumaerinnerungen. Die therapeutische Beziehung soll eine sichere Basis für die meist schmerzhafte und belastende Arbeit mit den traumatischen Erinnerungen bieten und gleichzeitig eine positive und (emotional) korrigierende zwischenmenschliche Beziehung darstellen. Innerhalb der Arbeit mit den Traumaerinnerungen sollen einerseits diejenigen Traumaerinnerungen aktiviert und bearbeitet werden, die maladaptives Erleben wie Angst und Scham hervorrufen, und andererseits die verborgenen adaptiven Emotionen wie Wut und Trauer zugänglich gemacht werden.

2.2 Therapiephasen und Behandlungsablauf

Der Behandlungsablauf in der EFTT lässt sich grob in vier Phasen untergliedern:

2.2.1 Phase 1: Allianzbildung

Die erste Phase der EFTT hat eine sichere therapeutische Beziehung und ein gemeinsames Arbeitsbündnis (Allianz) zum Ziel. Eine sichere Allianz bildet die Basis für die gesamte weitere Behandlung und alle Aufgaben innerhalb der Therapie. Die entscheidende Grundlage für eine tragfähige Allianz, an der innerhalb der ersten Therapiephase gearbeitet werden sollte, ist die Einigkeit von Klient und Therapeut hinsichtlich der Therapieziele und der Wege, wie diese zu erreichen sind. Innerhalb der EFTT ist dementsprechend ein Einverständnis des Klienten hinsichtlich der Bedeutsamkeit der therapeutischen Hauptaufgaben (Wiedererleben des Traumas und Bearbeiten der unabgeschlossenen Themen) wichtig.

Ein wichtiger Bestandteil der ersten Therapiephase und des gesamten weiteren Therapieverlaufs ist außerdem die Förderung des Erlebens von Emotionen, insbesondere das der primären Emotionen Traurigkeit und Wut. Innerhalb der ersten Phase der EFTT wird zu diesem Zweck insbesondere das Wiedererzählen der traumatischen Erfahrung eingesetzt. Der Übergang zur zweiten Therapiephase ist durch die Einführung der Leeren-Stuhl-Arbeit gekennzeichnet.

2.2.2 Phase 2: Reduzieren von Angst und Transformieren von Scham und Schuld

Das Ziel der zweiten Therapiephase ist es, das Selbstbild des Klienten zu stärken, indem die maladaptiven Emotionen Angst, Scham und Schuld reduziert bzw. transformiert werden. Angst ist eine maladaptive Emotion, wenn sie nicht zu adaptivem Handeln verhilft, sondern durch eine übermäßige Ausprägung und Generalisierung zu einer Vermeidung emotionaler Erfahrungen und Selbstunterbrechungen des emotionalen Erlebens führt (Paivio und Pascual-Leone 2010, S. 180). Angst und Scham wirken sich meist ähnlich auf die Selbstsicht des Klienten aus: durch Gefühle von Unsicherheit, Verletzlichkeit und Wertlosigkeit. Die Folgen sind häufig Verhaltensweisen wie Vermeidung und Rückzug. Fühlen Klienten sich selbst schuldig für die traumatische Erfahrung, können sie in der Lösung des unabgeschlossenen Themas keine Fortschritte machen. Angst, Scham und Schuld behindern häufig den Ausdruck primärer Wut und Traurigkeit und somit den Lösungsprozess innerhalb der EFTT und sollten deswegen frühzeitig bearbeitet werden. Meist werden diese Emotionen innerhalb des ersten Leeren-Stuhl-Dialogs besonders deutlich, zu ihrer Bearbeitung wird diese Aufgabe dann häufig kurzzeitig unterbrochen bzw. mit anderen Interventionen kombiniert.

In der Arbeit mit angstbezogenen Prozessen innerhalb der EFTT liegt der Fokus darauf, dem Klienten zu helfen, die angstbesetzten Emotionen zuzulassen und zuvor vermiedene emotionale Erfahrungen zu explorieren. Der Therapeut kann Empathisches Bestätigen einsetzen und Emotionsregulationsstrategien anbieten, wenn der Klient von seinen Angstgefühlen überwältigt wird. Zum Teil reichen diese Interventionen jedoch nicht aus, um dem Klienten den Ausdruck primärer Emotionen und Erfahrungen zu ermöglichen; bei Markern für Selbstunterbrechungen (z. B. schnelle Wechsel in oder Verschwinden von Emotionen) sollten die unterbrechenden Prozesse, die dahinterstehenden Annahmen und die Folgen der Selbstunterbrechung exploriert werden, um so das Zulassen der vermiedenen Emotionen zu fördern. Die typische Aufgabe innerhalb der EFTT zur Bearbeitung von Selbstunterbrechungen ist das Zwei-Stuhl-Rollenspiel (vgl. Paivio und Pascual-Leone 2010, S. 193), bei dem der Klient einen Dialog zwischen seinem dominanten unterbrechenden Selbstanteil und seinem schwächeren unterdrückten Selbstanteil durchspielen soll. Der Therapeut unterstützt dabei den unterdrückten Selbstanteil, sodass dieser seine Emotionen ausdrücken kann. Sobald dem Klienten die selbstunterbrechenden Prozesse und ihr Ablauf bewusst werden, wird es ihm meist auch möglich, die zuvor unterdrückten Emotionen und Erfahrungen und deren Bedeutungen wahrzunehmen und auszudrücken. Zu diesem Zeitpunkt können die Leere-Stuhl-Arbeit und die Arbeit mit den primären Emotionen Wut und Traurigkeit wieder aufgenommen werden (vgl. Phase 3). Insbesondere der Ausdruck von Wut stärkt dann weiter das Selbst und wirkt somit Angst und Hilflosigkeit entgegen.

Entsprechend dem Vorgehen in der Arbeit mit Angst hilft der Therapeut dem Klienten auch innerhalb der Arbeit mit Scham und Schuld, diese maladaptiven Emotionen zunächst zuzulassen und zu explorieren. Dabei unterstützt er durch empathisches Bestätigen den Ausdruck und die Validierung unbefriedigter Bedürfnisse, wodurch das Hervortreten adaptiver Emotionen (insbesondere Wut über die Misshandlung und Traurigkeit über Verluste) gefördert wird. Die adaptiven Emotionen wirken dann den maladaptiven Emotionen Scham und Schuld entgegen und helfen so bei deren Transformation. Insbesondere das Erleben und der Ausdruck primären Ärgers helfen, den Anderen anstelle des Selbst verantwortlich zu machen (Paivio und Pascual-Leone 2010).

2.2.3 Phase 3: Lösung: Überwinden des Traumas und der Verletzungen aus frühen Beziehungen durch Wut und Traurigkeit

Die dritte Phase der EFTT konzentriert sich konkret auf die Lösung der unabgeschlossenen Themen mit dem spezifischen Anderen, dementsprechend bildet die Leere-Stuhl-Arbeit die Hauptaufgabe dieser Phase. Gearbeitet wird insbesondere am Erleben und Ausdrücken von Emotionen und Bedürfnissen, sowie daran, die primären adaptiven Emotionen Ärger und Traurigkeit und die unbefriedigten Bedürfnisse als berechtigt anzuerkennen. Ziel dieser Phase ist es, einen Wechsel in der Sicht des Selbst und des Anderen zu erreichen, um so das unabgeschlossene Thema bzw. die traumatische Erfahrung abschließen zu können.

2.2.4 Phase 4: Abschluss

Die vierte und letzte Phase der EFTT konzentriert sich auf die Vervollständigung der Lösung und auf das Festigen der Veränderungen beim Klienten. Zu diesem Zweck wird ein abschließender Leerer-Stuhl-Dialog (oder alternativ eine abschließende empathische Exploration) durchgeführt und der Klient aufgefordert, sein aktuelles Erleben den Anderen betreffend mit dem Erleben zu Anfang der Therapie zu vergleichen, um ihm so Änderungen dieses inneren Erlebens bewusst werden zu lassen. Darüber hinaus werden die Erfahrungen (Schwierigkeiten, Erfolge, hilfreiche Aspekte) des Klienten in der Therapie besprochen, was auch ein gegenseitiges Feedback mit einschließt. Außerdem werden Ziele und Pläne des Klienten für die Zukunft erörtert und unterstützt (Angus und Greenberg 2011).

2.3 Die Leere-Stuhl-Arbeit

Die Leere-Stuhl-Arbeit ist die therapeutische Hauptaufgabe innerhalb der EFTT (Paivio und Pascual-Leone 2010). Studien (Paivio et al. 2001, 2004) zeigen, dass etwa ein Viertel der Sitzungen innerhalb der EFTT zu einem Großteil aus der Leeren-Stuhl-Arbeit besteht. Normalerweise wird die Leere-Stuhl-Arbeit innerhalb der EFTT in der vierten Sitzung eingeführt und bildet über den gesamten Therapieverlauf die zentrale Aufgabe der Therapie, wobei sie allerdings teilweise mit anderen Aufgaben kombiniert oder für diese unterbrochen wird (Paivio und Pascual-Leone 2010). Grundsätzlich orientiert sich die EFTT am Modell der Leeren-Stuhl-Arbeit von Greenberg und Foerster (1996). Ob, wie und wie oft die Leere-Stuhl-Arbeit eingesetzt wird, ist abhängig vom Therapieprozess des Klienten und seinen individuellen Behandlungsbedürfnissen und Voraussetzungen (vgl. Paivio und Pascual-Leone 2010). Vor Einführung der Leeren-Stuhl-Arbeit muss der Therapeut beurteilen, ob diese Aufgabe für den jeweiligen Klienten geeignet ist. Insbesondere muss er einschätzen, ob der Klient hinsichtlich seiner Emotionsregulationsfähigkeiten für diese evokative Aufgabe stabil genug ist, die besonders für Klienten mit schweren Kindesmissbrauchserfahrungen und komplexen Traumata meist sehr belastend ist. Entsprechend kommt es auch häufiger zum Ablehnen dieser Aufgabe durch den Klienten. In diesen Fällen sollte verstärkt an der Emotionsregulation des Klienten gearbeitet werden und eventuell weniger evokative Interventionen wie die empathische Exploration durchgeführt werden (vgl. Paivio und Pascual-Leone 2010, S. 172).

Um den geeigneten Zeitpunkt für die Einführung der Leeren-Stuhl-Arbeit zu bestimmen, muss der Therapeut auf die spezifischen Marker für diese Aufgabe achten Er arbeitet aber in jedem Fall auf eine Einführung dieser Aufgabe hin, sofern der Klient als stabil genug eingeschätzt wird. Voraussetzungen für die Einführung der Leeren-Stuhl-Arbeit sind darüber hinaus eine sichere Therapeut-Klient-Beziehung und ein bereits hergestellter Fokus auf das innere Erleben (Paivio und Pascual-Leone 2010, S. 151). Im Folgenden werden die wichtigen Schritte der Leeren-Stuhl-Arbeit in den einzelnen Phasen der EFTT ausführlich (nach Paivio und Pascual-Leone 2010) dargestellt.

2.3.1 Die Leere-Stuhl-Arbeit in der Phase 1 der EFTT

Innerhalb der ersten Phase der EFTT dient die Leere-Stuhl-Arbeit vorrangig dazu, die mit der traumatischen Erfahrung verbundenen Kernschemata und Emotionen zu aktivieren. Eine Wahrnehmung des imaginierten Anderen soll hervorgerufen werden und allgemeine belastende und negative Gefühle in einzelne Emotionen (Ärger, Traurigkeit, Angst und Scham) und ihre assoziierten Bedeutungen (unbefriedigte Bedürfnisse und Effekte dieser unbefriedigten Bedürfnisse und des Traumas auf das Selbst) differenziert werden. Gleichzeitig muss darauf geachtet werden, dass der Klient nicht von den aktivierten Emotionen überwältigt wird. Der Therapeut sollte darum besonders darauf achten, dem Klienten ausreichend Unterstützung durch empathisches Antworten und Bestätigen und eventuell auch durch die Vermittlung von Emotionsregulationsstrategien zu bieten. Innerhalb des ersten Leeren-Stuhl-Dialogs werden meist schon maladaptive Emotionen wie Angst und Scham deutlich, die innerhalb der zweiten Phase der EFTT bearbeitet werden müssen.

Folgende Schritte sind nach Paivio und Pascual-Leone (2010) innerhalb der Leere-Stuhl-Arbeit der ersten Phase der EFTT notwendig.

Vorschlagen und Vorbereiten der Aufgabe

Wie auch alle anderen Aufgaben innerhalb der EFT und EFTT kann die Leere-Stuhl-Arbeit vom Therapeuten nur vorgeschlagen werden, die Entscheidung über die Durchführung liegt beim Klienten. Dies ist wegen der hohen emotionalen Intensität dieser Aufgabe besonders wichtig. Der Therapeut erklärt kurz das Vorgehen bei der Aufgabe und welche Möglichkeiten sie dem Klienten bietet. Fühlt der Klient sich noch nicht für die Aufgabe bereit, kann zunächst eine Leere-Stuhl-Arbeit mit einem nicht hilfreichen Anderen (zum Beispiel einem Elternteil, das den Missbrauch nicht verhindert hat) oder eine empathische Exploration durchgeführt werden, um dann die Aufgabe zu einem späteren Zeitpunkt erneut vorzuschlagen.

Ist der Klient einverstanden, den Dialog mit dem Anderen zu beginnen, platziert der Therapeut den leeren Stuhl vor dem Klienten (sodass die Stühle zusammen mit dem des Therapeuten ein Dreieck bilden und der Klient sowohl den Therapeuten als auch den imaginierten Anderen direkt angucken kann) und gibt klare Anweisungen zur Durchführung. Er weist den Klienten unter anderem an, auf sein inneres Erleben zu achten und es offen auszusprechen. Zusätzlich stellt er seine Hilfe bei der Bearbeitung der Aufgabe in Aussicht.

Kontakt mit dem imaginierten Anderen herstellen

Wenn der Klient einverstanden ist, den Dialog mit dem Anderen zu beginnen, muss der Therapeut sicherstellen, dass der Klient wirklich mit dem imaginierten Anderen in Kontakt tritt. Dies bedeutet, dass der Klient das emotionale Schema des Anderen und damit in Verbindung stehende emotionale Prozesse aktiviert. Methoden, um das Herstellen von

Kontakt zu Beginn des Dialogs zu fördern, sind z. B. Fragen nach dem Aussehen des Anderen und nach den dadurch beim Klienten ausgelösten Gefühlen.

Differenzieren der Gefühle bezogen auf den Anderen

Schon in der Anfangsphase der Leeren-Stuhl-Arbeit ist es entscheidend, allgemeine unangenehme und belastende Gefühle des Klienten in eindeutige primäre Emotionen zu differenzieren, um Zugang zu den damit verbundenen Informationen und Bedeutungen zu erhalten. Besonders wichtig ist das Herausarbeiten von primärer adaptiver Wut und primärer adaptiver Traurigkeit. Der Therapeut hilft dem Klienten, diese Emotionen wahrzunehmen, zuzulassen, dem Anderen gegenüber direkt auszudrücken und ihre Bedeutungen zu symbolisieren und auszudifferenzieren. Um dies zu erreichen, ist er während des gesamten Prozesses empathisch auf das aktuelle subjektive Erleben des Klienten eingestimmt und nutzt empathische Explorationsreaktionen. Häufig muss die Position des Klienten dem Anderen gegenüber durch Spiegeln und Validieren seines Erlebens und durch die Ermutigung, in der ersten Person zu sprechen, gestärkt werden.

Wenn der Klient schon in dieser frühen Phase dazu bereit ist, kann der Therapeut den Klienten im Spielen des Anderen und im Ausdruck dessen charakteristischer Eigenschaften unterstützen, um die typischen emotionalen Reaktionen des Klienten auf den Anderen zu aktivieren. Zu diesem Zweck wird der Klient aufgefordert, sich vorzustellen, wie der Andere auf seinen Ausdruck reagieren würde und den Stuhl zu wechseln, um den antwortenden Anderen zu spielen. Meist wird der Andere anfänglich sehr negativ und mit genau den Eigenschaften dargestellt, die beim Klienten seine problematischen Emotionen hervorrufen. Die Aufgabe des Therapeuten besteht darin, die Kernbedeutungen aus den Antworten des Anderen herauszuarbeiten und hervorzuheben und eventuell zu übertreiben, um die entsprechenden emotionalen Reaktionen des Klienten zu aktivieren, die unaufgelösten Gefühle zu erwecken und diese so der Exploration zugänglich zu machen.

2.3.2 Die Leere-Stuhl-Arbeit in der Phase 2 der EFTT

Die Phase 2 der EFTT hat die Bearbeitung maladaptiver Emotionen wie Angst und Scham zum Ziel, die den Zugang zu den adaptiven Emotionen verhindern. Die Leere-Stuhl-Arbeit wird in dieser Phase mit anderen Interventionen kombiniert oder kurzzeitig unterbrochen.

2.3.3 Die Leere-Stuhl-Arbeit in der Phase 3 der EFTT

In der Phase 3 der EFTT soll der Klient ein verändertes Bild vom Selbst und vom Anderen, das einen Abschluss der traumatischen Erfahrung ermöglicht, entwickeln. Die Leere-Stuhl-Arbeit fördert diese Veränderungen durch folgende Schritte (vgl. Elliott et al. 2008; Paivio und Pascual-Leone 2010).

Erleben und Ausdruck der primären Emotionen Wut und Traurigkeit

In der dritten Phase der EFTT liegt der Hauptfokus in der Leeren-Stuhl-Arbeit auf der Arbeit mit den primären Emotionen Wut und Traurigkeit. Für Wut und Traurigkeit gibt es spezifische Marker: Ein Marker für Wut ist häufig der Ausdruck eines Gefühls von Ungerechtigkeit. Traurigkeit tritt oft im Zusammenhang mit den Themen Trennung, Mangel und Verlust auf. Meist treten sowohl Marker für Wut und als auch für Traurigkeit auf und häufig erscheinen die beiden Emotionen vermischt. Der Therapeut versucht dann zu explorieren, welche der beiden Emotionen im Erleben des Klienten im Vordergrund steht. Steht keine der beiden Emotionen eindeutig im Vordergrund, entscheidet der Therapeut, welche der Emotionen zuerst bearbeitet werden sollte. Seine Entscheidung basiert auf dem bisherigen Therapieprozess, der individuellen Klientengeschichte und den Behandlungszielen.

Wichtig ist es, sowohl das Erleben als auch den Ausdruck der primären Emotionen zu fördern und den Klienten regelmäßig aufzufordern, die Übereinstimmung seines Erlebens mit seinem Ausdruck zu überprüfen. Dabei kommt es darauf an, das individuell angemessene Erregungsniveau des Klienten und Probleme in der Emotionsregulation zu erkennen. Der Klient soll die Emotionen von Wut und Traurigkeit zwar zulassen, aber nicht von ihnen überwältigt werden (Greenberg und Bischkopf 2007). Bei überkontrollierten Klienten sind deswegen evokative Methoden (zum Beispiel eine lebendige und bildreiche Sprache oder ein imaginatives Zurückversetzen in die Zeit der traumatischen Erfahrung) angebracht, bei unterregulierten Klienten sollten beruhigende Methoden eingesetzt und eventuell Emotionsregulationsstrategien vermittelt werden. Beim Ausdruck der Emotionen ist es entscheidend, dass der Klient diese direkt gegenüber dem Anderen in der Ich-Form ausdrückt. Im Fall von Missbrauch kann es sinnvoll sein, den Klienten seine Traurigkeit nicht dem Täter gegenüber, sondern gegenüber dem Therapeuten oder einem Dritten ausdrücken zu lassen.

Ausdrücken und Validieren unbefriedigter Bedürfnisse

Unbefriedigte Bedürfnisse, die in der Leere-Stuhl-Arbeit ausgedrückt und validiert werden sollen, sind insbesondere Bedürfnisse nach Abgrenzung, Bindung, Liebe, Aufmerksamkeit, Selbstachtung oder Gerechtigkeit. In der ursprünglichen Beziehung mit dem Anderen wurden sie vom Klienten nicht geäußert, da er das Gefühl hatte, keinen Anspruch darauf zu haben. Innerhalb der Leeren-Stuhl-Arbeit soll der Klient seine Bedürfnisse als berechtigt anerkennen und sie direkt gegenüber dem Anderen ausdrücken. Die Aufgabe des Therapeuten ist es, aufmerksam gegenüber hervortretenden vergangenen und aktuellen unbefriedigten Bedürfnissen zu sein, diese zu validieren und den Klienten explizit zu deren Ausdruck dem Anderen gegenüber aufzufordern. Drückt der Klient Bedürfnisse nicht von selbst aus, kann der Therapeut exploratives Fragen oder empathisches Vermuten (Greenberg und Elliott 1997) einsetzen. Insbesondere durch empathisches Bestätigen hilft er dem Klienten zu erkennen, dass er einen Anspruch auf die Erfüllung dieser Bedürfnisse hat, was auch den Ausdruck der Bedürfnisse dem Anderen gegenüber erleichtert. Bei starken Zweifeln des Klienten an der Berechtigung seiner Bedürfnisse müssen diese zunächst genauer exploriert und bearbeitet werden. Hilfreich kann es sein, den Klienten die Effekte explorieren zu lassen, die die Nicht-Befriedigung dieser Bedürfnisse durch den Anderen bei ihm hervorrief oder immer noch hervorruft. Auch die Zwei-Stuhl-Arbeit zur Bearbeitung von Selbstunterbrechung wird in diesem Zusammenhang häufig genutzt. Ist sich der Klient seiner Bedürfnisse gar nicht bewusst, sind Focusing (Gendlin 1998) oder empathische Exploration (Greenberg und Elliott 1997) sinnvolle Techniken.

Die eigenen Bedürfnisse zu erkennen und sie als berechtigt anzuerkennen hilft dem Klienten, den Anderen als verantwortlich für die traumatischen Erfahrungen zu sehen, und motiviert ihn, Anstrengungen zu unternehmen, damit diese Bedürfnisse in seinen zukünftigen Beziehungen befriedigt werden. Auch wenn die Bedürfnisse des Klienten vom Anderen nicht befriedigt werden können, ist es notwendig, dass der Klient sie ausdrückt und ihre Berechtigung anerkennt. Dann allerdings muss der Klient diese Erwartungen in Bezug auf den Anderen »loslassen«. Der Therapeut kann den Klienten beim Loslassen seiner Bedürfnisse unterstützen, indem er ihn anleitet, zu explorieren und zu bewerten, ob seine Bedürfnisse durch den Anderen erfüllbar sind und welche Konsequenzen ein Festhalten an den unerfüllbaren Erwartungen hätte.

Veränderung der Repräsentation des Selbst und des Anderen

Das Aktivieren und Ausdrücken der Emotionen und Bedürfnisse und die sich entwickelnde Einsicht, dass diese berechtigt sind, ermöglichen dem Klienten eine neue Sichtweise des Selbst und des Anderen. Ziel ist es, dass der Klient sich als vom Anderen getrennt wahrnimmt und den Anderen als verantwortlich für das Geschehene sieht, zugleich als Person mit Fehlern und begrenzten Möglichkeiten und damit als weniger machtvoll. Häufig führt das zu einem besseren Verständnis für den Anderen und teilweise kann der Klient dem Anderen vergeben (Greenberg et al. 2008). Die veränderte Repräsentation des Anderen führt zu einem Loslassen der unangenehmen Gefühle ihm gegenüber. Zusammen mit dem Anerkennen der eigenen Bedürfnisse ermöglicht dies auch eine veränderte Sicht des Selbst: Es wird als gestärkt, selbstbestimmt und wachstumsfähig erlebt. Der Therapeut verfolgt während der gesamten Leeren-Stuhl-Arbeit diese sich verändernden Wahrnehmungen, da sie einen wichtigen Indikator für den aktuellen Status des Klienten im Lösungsprozess darstellen.

2.3.4 Die Leere-Stuhl-Arbeit in der Abschlussphase der EFTT

In der letzten Phase der Leeren-Stuhl-Arbeit wird der Grad der erreichten Lösung überprüft und ein letzter Leere-Stuhl-Dialog als Abschluss durchgeführt, in dem sich der Klient vom Anderen verabschieden und die bisher unabgeschlossenen Themen abschließen kann. Anschließend sollte der Therapeut den Klienten ermutigen, seine aktuellen Gefühle dem Anderen gegenüber mit denen zu Beginn der Therapie zu vergleichen, wodurch die veränderten Repräsentationen vom Selbst und Anderem gestärkt werden. Der Therapeut kann dies durch das Mitteilen von Prozessbeobachtungen unterstützen. Die Erfahrungen und Fortschritte des Klienten innerhalb der Leeren-Stuhl-Arbeit sollten in den gesamten Therapieprozess und das aktuelle Leben des Klienten integriert werden.

3 Indikation und Kontraindikation Emotionsfokussierter Interventionen bei traumatisierten Klienten

Emotionsfokussierte Traumatherapie (EFTT) ist bei erwachsenen Klienten mit biographisch frühen, durch nahe Bindungspersonen verursachten, traumatischen Erfahrungen einsetzbar, wenn sie unter einer schwachen bis mittleren Symptombelastung leiden. Die EFTT kann (nach den bisherigen Ergebnissen) spezifisch bei Klienten mit Kindesmissbrauchserfahrungen (physischer, emotionaler und sexueller Art) als indiziert betrachtet werden. Voraussetzung ist dabei die allgemeine Eignung der Klienten für eine Kurzzeittherapie. Kontraindikation besteht bei Klienten, die aufgrund aktueller Probleme und Krisen als nicht ausreichend stabil eingeschätzt werden, und bei Klienten, die sich innerhalb der Therapie hauptsächlich auf ihre aktuellen Schwierigkeiten konzentrieren möchten.

4 Wirksamkeit Emotionsfokussierter Interventionen bei traumatisierten Klienten

Elliott, Greenberg und Lietaer (2004) führten innerhalb einer breit angelegten Untersuchung zur Wirksamkeit erlebensorientierter/emotionsfokussierter Psychotherapien eine Metaanalyse spezifisch zur Wirksamkeit dieser Therapien bei traumatisierten Klienten durch. Einbezogen wurden sechs Studien (Clarke 1993; Elliott et al. 1998; Paivio und Greenberg 1995; Paivio und Nieuwenhuis 2001; Souliere 1995; Ragsdale et al. 1996). Die mittlere Prä-Post-Effektgröße über diese sechs Studien lag bei 1.15 (mit einer Standardabweichung von 0.46), was sich nach Cohen (1988) als großer Effekt klassifizieren lässt. Obwohl die Aussagekraft der Metaanalyse durch die geringe

Anzahl einbezogener Studien eingeschränkt ist, liefert sie deutliche Hinweise darauf, dass emotionsfokussierte Therapieverfahren und Interventionen bei traumatisierten und von Missbrauch betroffenen Klienten effektiv sind.

Paivio et al. (2010) untersuchten in einer aktuelleren (nicht in der Metaanalyse enthaltenen) Studie explizit die Wirksamkeit der Leeren-Stuhl-Arbeit innerhalb der EFTT mit durch Kindesmissbrauchserfahrungen traumatisierten Klienten, indem sie eine Gruppe von Klienten, die nach der Standardversion der EFTT (mit der Leeren-Stuhl-Arbeit als Hauptaufgabe) behandelt wurden, mit einer Gruppe von Klienten verglichen, die nach einer Version der EFTT behandelt wurden, die statt der Leeren-Stuhl-Arbeit empathische Exploration (EE) einsetzte. In der Gruppe mit der Leeren-Stuhl-Arbeit konnten die Daten von 20 Klienten, in der EE-Gruppe von 25 ausgewertet werden, wobei die Aufteilung auf die Gruppen zufällig vorgenommen wurde. In beiden Gruppen waren Grundannahmen und grundlegende Prinzipien der Behandlung identisch (Traumafokus, unterliegendes Lösungsmodell, einzelne Schritte im Prozess der Lösung, allgemeine Interventionsprinzipien). Zur Beurteilung des Therapieergebnisses wurden die Symptombelastung, selbst- und zwischenmenschliche Schwierigkeiten und der Grad der Lösung des unabgeschlossenen Themas in einem Pretest, einem Midtreatmenttest und einem Posttest gemessen. Über die drei Messzeitpunkte konnte in beiden Gruppen auf allen Dimensionen zur Messung des Therapieergebnisses eine signifikante Verbesserung festgestellt werden. Im Follow-up, das durchschnittlich nach einem Jahr durchgeführt wurde, konnten die Verbesserungen in beiden Gruppen beibehalten werden. Die Effektstärken zeigten immer noch einen geringen Vorteil für die Leere-Stuhl-Arbeit (d = 1.59 versus d = 1.29 für EE). Die Behandlungseffekte sind in beiden Gruppen nach Cohen als sehr stark zu beurteilen, die Studie liefert dementsprechend deutliche Hinweise für die Wirksamkeit der EFTT bei erwachsenen Klienten mit Kindesmissbrauchserfahrungen.

5 Ausblick

Aufgrund der positiven Ergebnisse der bislang durchgeführten Einzelstudien, der fundierten theoretischen Grundlagen der Emotionsfokussierten Therapie und der Emotionsfokussierten Traumatherapie (EFTT) und angesichts der Notwendigkeit eines wirksamen und von den traumatisierten Klienten gut akzeptierten Therapieverfahrens ist für die Zukunft mehr Forschung zur Wirksamkeit und die Anwendung emotionsfokussierter Arbeit im klinischen Alltag in dieser Klientengruppe zu erwarten.

Literatur

Angus LE, Greenberg LS (2011) Working with narrative in emotion-focused therapy: Changing stories, healing lives. Washington, D. C.: American Psychological Association.

American Psychological Association, society of clinical psychology, division 12 (Ed.) (2008) Website on research-supported psychological treatments, unter: http://www.psychology.sunysb.edu/eklonsky-/division12/treatments/depression_emotion.html (Abrufdatum: 21.10.2011).

Biermann-Ratjen EM, Eckert J (2011) Die gesprächspsychotherapeutische Behandlung von Traumafolgestörungen. In: Seidler G, Freyberger H, Maercker A (Hrsg.) Handbuch der Psychotraumatologie. Stuttgart: Klett-Cotta.

Bischkopf J, Auszra L, Herrmann I (2008) Emotionsfokussierte Therapie. Eine Einführung am Beispiel der Depression. Psychodynamische Psychotherapie 139:171–176.

Bischkopf J, Greenberg LS (2007) Emotionsfokussierte Therapie und die Theorie erfahrungsorientierter Psychotherapie. In: Kritz J, Slunecko D (Hrsg.) Gesprächspsychotherapie: Die therapeutische Vielfalt des personzentrierten Ansatzes. Wien: Facultas, S. 109–122.

Clarke KM (1993) Creation of meaning in incest survivors. Journal of Cognitive Psychotherapy 7:195–203.

Eckert J (2006) Prozess-Erlebnisorientierte Psychotherapie. In: Eckert J, Biermann-Ratjen EM, Höger D (Hrsg.) Gesprächspsychotherapie. Lehrbuch für die Praxis Heidelberg: Springer, S. 441–448.

Elliott R, Davis K, Slatrick E (1998) Process-Experiential Therapy for Posttraumatic Stress Difficulties. In: Greenberg LS, Lietaer G, Watson JC (Hrsg.) Handbook of experiential psychotherapy. New York: Guilford Press, S. 249–270.

Elliott R, Greenberg LS, Lietaer G (2004) Research on Experiential Psychotherapies. In: Lambert MJ (Hrsg.) Bergin and Garfield's Handbook of Psychotherapy and Behavioral Change (5th Edition). New York: Wiley, S. 493–538.

Elliott R, Watson JC, Goldman RN, Greenberg LS (2008) Praxishandbuch der Emotionsfokussierten Therapie. München: CIP-Medien.

Felitti J, Anda RF, Nordenberg D, Williamson DF, Spitz AM, Edwards V, Koss MP, Marks JS (1998) Relationship of Childhood Abuse and Household Dysfunction to Many of the Leading Causes of Death in Adults. The Adverse Childhood Experiences (ACE) Study. American Journal of Preventive Medicine 14 (4):245–258.

Gendlin ET (1998) Focusing-orientierte Psychotherapie: Ein Handbuch der erlebensbezogenen Methode. München: Pfeiffer.

Greenberg LS (2006) Emotionsfokussierte Therapie: Lernen, mit den eigenen Gefühlen umzugehen. Tübingen: dgtv-Verlag.

Greenberg LS (2011) Emotion-focused Therapy. Washington, DC: American Psychological Association.

Greenberg L, Bischkopf J (2007) Anger in Psychotherapy: To Express or not to Express? That is the Question. In: Cavell TA, Malcolm KT (Hrsg.) Anger, Aggression and Interventions for Interpersonal violence. Mahwah: Lawrence Erlbaum Associates, S. 165–183.

Greenberg LS, Bolger E (2001) An Emotion-Focused Approach to the Overregulation of Emotion and Emotional Pain. Journal of Clinical Psychology 57(2):197–211.

Greenberg LS, Elliott R (1997) Varieties of Empathic Responding. In: Bohart AC, Greenberg LS (Hrsg.) Empathy reconsidered: New directions in psychotherapy. Washington, D. C.: American Psychological Association, S. 167–186.

Greenberg LS, Foerster FS (1996) Task analysis exemplified: The process of resolving unfinished business. Journal of Consulting and Clinical Psychology 64:439–446.

Greenberg LS, Paivio SC (1997) Working with emotion in psychotherapy. New York: Guilford Press.

Greenberg LS, Warwar SH, Malcolm WM (2008) Differential Effects of Emotion-Focused Therapy and Psychoeducation in Facilitating Forgiveness and Letting Go of Emotional Injuries. Journal of Counselling Psychology 55 (2):185–196.

Leijssen M (1998) Focusing microprocesses. In: Greenberg LS, Lietaer G, Watson JC (Hrsg.) Handbook of experiential psychotherapy. New York: Guilford Press, S. 121–154.

Paivio SC, Holowaty KAM, Hall IE (2004) The Influence of therapist adherence and Competence on Client reprocessing of child abuse memories. Psychotherapy Research 11:433–453.

Paivio SC, Nieuwenhuis JA (2001) Efficacy of Emotion Focused Therapy for Adult Survivors of Child Abuse: A Preliminary Study. Journal of Traumatic Stress 14(2):115–134.

Paivio SC, Pascual-Leone A (2010) Emotion-Focused Therapy for Complex Trauma. An Integrative Approach. Washington DC: American Psychological Association.

Paivio SC, Greenberg LS (1995) Resolving »Unfinished Business«: Efficacy of Experiential Therapy Using Empty-Chair Dialogue. Journal of Consulting and Clinical Psychology 63 (3):419–425.

Paivio SC, Hall IE, Holowaty KAM, Jellis JB, Tran N (2001) Imaginal Confrontation for Resolving Child Abuse Issues. Psychotherapy Research 11(4):433–453.

Paivio SC, Jarry JL, Chagigiorgis H, Hall I, Ralston M (2010) Efficacy of two versions of emotion-focused therapy for resolving child abuse issues. Psychotherapy Research 20 (3):353–366.

Paivio SC, Laurent C (2001) Empathy and Emotion Regulation: Reprocessing Memories of Childhood Abuse. Psychotherapy in Practice 57(2):213–226.

Ragsdale KG, Cox RD, Finn P, Eisler RM(1996) Effectiveness of short-term specialized inpatient treatment for war related posttraumatic stress disorder: A role for adventure based counseling and psychodrama. Journal of Traumatic Stress 9:269–283.

Souliere M (1995) The differential effects of the empty chair dialogue and cognitive restructuring on the resolution of lingering angry feelings. (Doctoral dissertation, University of Ottawa, 1994). Dissertation Abstracts International, 56, 2342B (University Microfilms No. AAT NN95 979)

Storch M, Cantieni B, Hüther G, Tschacher W (2006) Embodiment. Wechselwirkungen von Körper und Psyche verstehen und nutzen. Bern: Huber.

Van der Kolk BA (2000) Der Körper vergisst nicht. Ansätze einer Psychophysiologie der Posttraumatischen Belastungsstörung. In: McFarlane AC, van der Kolk BA, Weisaeth L (Hrsg.) Grundlagen und Behandlungsansätze; Theorie, Praxis und Forschungen zu posttraumatischem Streß sowie Traumatherapie. Paderborn: Jungfermann, S. 195–220.

4 Übertragungsfokussierte Psychotherapie (TFP)

Stephan Doering

Kapitelübersicht

1 Theoretische Grundlagen
2 Diagnostik
3 Behandlungsprinzipien
4 TFP und Kindesmisshandlung
5 Supervision
6 Empirische Wirksamkeitsnachweise
7 Ausbildung

---

1 Theoretische Grundlagen

Die Übertragungsfokussierte Psychotherapie (Transference-FocusedPsychotherapy, TFP) wurde von Otto F. Kernberg entwickelt (Kernberg 1978, 1981, 1985, 1988). Eine erste Manualisierung erfolgte 1989 (Kernberg et al. 1989, 1993), ein umfassenderes Manual wurde 1999 publiziert (Clarkin et al. 1999, 2001b) und liegt aktuell in zweiter überarbeiteter Auflage vor (Clarkin et al. 2006, 2008). Es handelt sich um ein aus der Psychoanalyse abgeleitetes Verfahren, das zur Behandlung von Patienten mit strukturellen Störungen, bzw. – in Kernbergs Diktion – auf Borderline-Niveau der Persönlichkeitsorganisation, geeignet ist. Empirische Wirksamkeitsnachweise wurden für die Behandlung von Patienten mit Borderline-Persönlichkeitsstörung erbracht (Clarkin et al. 2007; Doering et al. 2010; Levy et al. 2006).

Die TFP basiert auf einer psychoanalytischen Entwicklungspsychologie, der sog. Objektbeziehungstheorie, die davon ausgeht, dass für die Entwicklung der Persönlichkeit frühe verinnerlichte Beziehungserfahrungen von besonderer Bedeutung sind. Kernberg geht davon aus, dass emotional bedeutsame Interaktionen mit wichtigen Bezugspersonen vom ersten Lebensjahr an im Gedächtnis gespeichert werden und in der weiteren Folge die Entwicklung des Selbst und der Identität konstituieren. In den ersten drei Lebensjahren ist das Kind noch nicht in der Lage, sich selbst bzw. das Gegenüber als Ganzheit wahrzunehmen, vielmehr wird jeweils nur ein gerade aktiver Teilaspekt der jeweiligen Person erlebt. Die verinnerlichte Beziehungserfahrung setzt sich demzufolge aus einem Teilaspekt des Selbst (Teilselbstrepräsentanz), einem Teilaspekt des Gegenübers (Teilobjektrepräsentanz) und dem dazugehörigen Affekt zusammen. So wird beispielsweise die Mutter vom

Baby entweder nur als gutes, liebevoll versorgendes Gegenüber erlebt oder als nur schlechte, gleichgültige und versagende Bezugsperson. Korrespondierend dazu erlebt sich das Baby beispielsweise als zufriedenes, geborgenes und geliebtes oder als hilfloses, verzweifeltes und vernachlässigtes Kind. Die Relevanz dieser verinnerlichten Beziehungsdyade wird durch den begleitenden Affekt indiziert, so etwa Geborgenheit auf der einen und Wut auf der anderen Seite.

Erst im Alter von drei Jahren konstituiert sich bei einer gesunden Entwicklung eine sog. Objektkonstanz. Das Kind ist nun in der Lage, positive und negative Aspekte wichtiger Anderer gleichzeitig innerlich zu repräsentieren, und über die Zeit hinweg ein stabiles Bild der Bezugspersonen aufrecht zu erhalten, auch wenn diese vorübergehend abwesend sind. Ab diesem Zeitpunkt zeichnet sich die innere Repräsentanzenwelt durch integrierte, ganzheitliche innere Bilder vom Selbst und wichtigen Anderen aus (► Abb. 1 b). Zuvor besteht eine Spaltungsabwehr, die dazu führt, dass positive und negative Beziehungserfahrungen getrennt voneinander im Gedächtnis gespeichert werden (► Abb. 1 a).

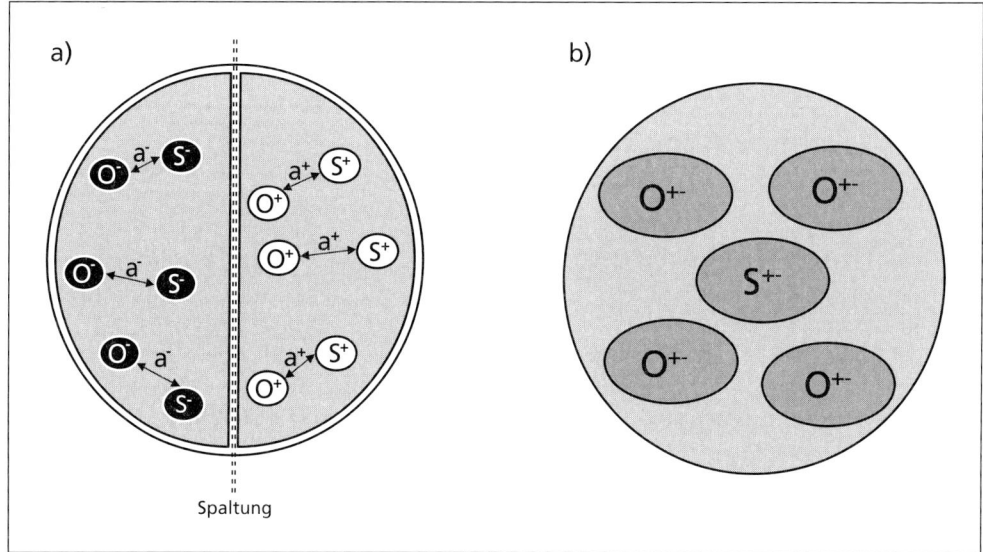

Abb. 1: Innere Repräsentanzenwelt bei struktureller Störung (a) und bei gesunder Entwicklung nach dem dritten Lebensjahr (b) (in Anlehnung an Clarkin et al. 2008).
O$^-$: negative Teilobjektrepräsentanz; S$^-$: negative Teilselbstrepräsentanz; a$^-$: negativer Affekt; O$^+$: positive Teilobjektrepräsentanz; S$^+$: positive Teilselbstrepräsentanz; a$^+$: positiver Affekt; O$^\pm$: integrierte Objektrepräsentanz; S$^\pm$: integrierte Selbstrepräsentanz.

Bei Patienten auf einem Borderline-Niveau der Persönlichkeitsorganisation (struktureller Störung) bleibt diese Spaltung über das dritte Lebensjahr hinaus bis in das Erwachsenenalter bestehen. Theoretisch lässt sich dies dadurch erklären, dass die Betroffenen viel mehr negative als positive Beziehungserfahrungen gemacht haben, dass ein »Öffnen der Schleusen«, d. h. eine Überwindung der Spaltungsabwehr, dazu führen könnte, dass die wenigen positiven verinnerlichten Beziehungserfahrungen von den negativen gleichsam »überflutet« und zerstört werden könnten. An einem Beispiel lasst sich dies erläutern:

4 Übertragungsfokussierte Psychotherapie (TFP)

Eine Borderline-Patientin ist mit Wissen der Mutter jahrelang in der Kindheit vom Vater sexuell missbraucht worden. Anstatt die Tochter zu schützen hat die Mutter sie immer wieder gedrängt, zum Vater zu gehen, um diesen zufrieden zu stellen und zu beruhigen. Darüber hinaus hat sie sich kaum um die Tochter gekümmert, war mit sich selbst beschäftigt und oft betrunken. Als Erwachsene berichtet die Patientin über die Mutter, dass sie diese dafür hasse, dass sie sie »dem Vater zum Fraß vorgeworfen« und im Stich gelassen habe. Wenige Minuten später sagt die Patientin über ihre Mutter, dass diese ihre allerbeste Freundin sei, schon als Kind hätte die Mutter mehrfach wundervolle Spaziergänge mit ihr gemacht, bei denen sie geplaudert hätten und die Patientin ein Eis bekommen habe. Dies seien ihre schönsten Kindheitserinnerungen.

Würde diese Patientin eine Integration der positiven und negativen Erfahrungen bzw. der dazugehörigen »Teilobjektrepräsentanzen« (Teile des inneren Bildes der Mutter) vollziehen, so müsste sie fürchten, dass ihre positiven Erinnerungen dieser zum Opfer fallen würden, da die Gesamtbilanz extrem negativ ausfallen könnte. In ihrer inneren unbewussten Bilanzierung ist daher die Aufrechterhaltung der Spaltungsabwehr das geringere Übel im Vergleich zum potenziellen Verlust der positiven Beziehungserfahrungen. Das Fortbestehen der Spaltung in der Repräsentanzenwelt hat allerdings eine Reihe von weitreichenden Konsequenzen, die klinisch als strukturelle Störung bzw. Beeinträchtigung der Persönlichkeitsfunktionen in Erscheinung treten. Im Einzelnen sind dies:

(1) *Identitätsdiffusion.* Schwierigkeiten bei der ganzheitlichen gestalthaften Wahrnehmung des Selbst und der wichtigen Anderen. Die inneren Bilder bleiben fragmentiert mit idealisierten und entwerteten Anteilen. Die Folge sind Schwierigkeiten dabei, andere Menschen realitätsgerecht wahrzunehmen und mit ihnen entsprechend umzugehen. Ebenso ist das Selbstbild instabil mit häufigen Veränderungen der Ziele, Vorlieben, beruflichen, sozialen, religiösen und ideologischen Orientierungen. Es dominiert eine Schwarz-Weiß-Sicht auf Menschen und Dinge.

(2) *Qualität der Objektbeziehungen.* Freundschaftliche und intime Beziehungen sind dadurch belastet, dass die Selbst- und Objektwahrnehmung beeinträchtigt ist, und darüber hinaus durch die interpersonelle Abwehr sowie die herabgesetzte Impulskontrolle bzw. primitive Aggression (siehe unten). Meist sind die Beziehungen instabil, von Idealisierung und Entwertung gekennzeichnet und zudem reagieren Borderline-Patienten höchst sensibel auf Trennungen.

(3) *Primitive Abwehr.* Patienten mit einer Borderline-Persönlichkeitsorganisation sind nicht in der Lage, Stress bzw. innere und zwischenmenschliche Konflikte intrapsychisch zu verarbeiten. Vielmehr binden sie das Gegenüber in eine interpersonelle Abwehr ein. Neben Spaltung, Idealisierung und Entwertung kommt der projektiven Identifizierung eine besondere Rolle zu. Dabei werden unerträgliche Selbstanteile auf das Gegenüber projiziert, im Gegenüber induziert und dann bekämpft. Dies soll an einem Beispiel verdeutlicht werden:

Eine Borderline-Patientin trifft während einer Wochenendbeurlaubung im Rahmen einer stationären Behandlung zu Hause ihren Freund. Dieser hat die gemeinsame Wohnung nicht ihren Ansprüchen entsprechend gereinigt. Dies erzeugt in ihr eine heftige Angst vor dem Verlust des Partners (der sie möglicherweise nicht mehr liebt) mit dem Impuls, sich (präventiv) von ihm zu trennen. Dieser Impuls ist bedrohlich, da er die Beziehung zu zerstören droht. Daher projiziert die Patientin den Trennungsimpuls auf den Freund und beschimpft ihn, indem sie ihm Lieblosigkeit und Rücksichtslosigkeit vorwirft, ihm unterstellt, sie nicht mehr zu lieben und sich von ihr trennen zu wollen. Der Streit eskaliert, sodass wirklich die Trennung im Raum steht. Rückblickend kann die Patientin erkennen, dass im Grunde weder sie noch der Freund die Absicht hatten, sich zu trennen.

(4) *Primitives Über-Ich*. Ein reifes Über-Ich zeichnet sich dadurch aus, dass moralisches Handeln aufgrund verinnerlichter Wertvorstellungen erfolgt. Bei einer etwas schlechteren Über-Ich-Integration erfolgt zwar noch moralisches Handeln, jedoch weniger aufgrund von moralischen Werten, sondern eher aus der Angst vor dem Erwischt-werden oder Strafe. Bei noch geringerer Integration, wie sie bei einer Borderline-Persönlichkeitsorganisation auftritt, kommt es hin und wieder zu einem Versagen des moralischen Handelns, was dann von massiver Selbstbeschuldigung, Selbstkritik und u.U. auch Selbstbestrafung gefolgt ist. Dabei wird oft das Opfer aus dem Blick verloren, eine Entschuldigung wird ebenso versäumt wie das Bemühen, eine Wiederholung zu vermeiden. Eine noch schlechtere Über-Ich-Organisation findet sich bei antisozialen und psychopathischen Persönlichkeiten, bei denen schließlich moralische Werte und Handlungen sowie Reue gar nicht mehr möglich sind.

(5) *Primitive Aggression*. Bei reifen Persönlichkeiten sind aggressive und libidinöse Impulse durch den jeweils Anderen »gepuffert«, was zur Folge hat, dass Aggression konstruktiv eingesetzt werden kann und nicht destruktiv wird. Auch in einem heftigen Streit mit einem geliebten Menschen wird dabei nichts gesagt oder getan, was die Beziehung beschädigt oder zerstört. Bei Borderline-Patienten treten die Affekte »entmischt«, d.h. ungepuffert auf. Das hat insbesondere bei aggressiven Impulsen die Folge, dass diese destruktiv werden, dass aus Wut Hass wird, und dass Beziehungen und andere Menschen beschädigt werden, da die Betroffenen in ihrem Hass nicht mehr gleichzeitig wahrnehmen können, dass sie den anderen eigentlich auch lieben. Diese sog. primitive Aggression führt sowohl zu indirekter und direkter Selbstschädigung als auch zu fremdaggressiven Verhaltensweisen.

(6) *Realitätsprüfung*. Die Dimension der Realitätsprüfung dient der Abgrenzung des Borderline-Organisationsniveaus nach »unten«, gegen ein psychotisches Niveau, bei dem die Realitätsprüfung verloren geht. Auf Borderline-Niveau ist die Fähigkeit zur Realitätskontrolle allenfalls kurzfristig im Rahmen von dissoziativen Zuständen, überwertigen Ideen oder (Pseudo-)Halluzinationen beeinträchtigt.

2 Diagnostik

Kernberg hat bereits in den frühen 1980er-Jahren das *Strukturelle Interview* für die klinische Diagnostik bei Patienten auf Borderline-Strukturniveau entwickelt (Buchheim et al. 1987, 2012; Kernberg 1981, 1985). Dieses zielt primär auf die Erfassung der o.g. Defizite der Persönlichkeitsorganisation, beinhaltet darüber hinaus aber auch die Abklärung bzw. den Ausschluss von hirnorganischen und psychotischen Störungen. Besonderes Augenmerk wird zudem auf eine Übertragungsdiagnostik gelegt, wobei zum einen beobachtet wird, ob der Patient ganze verinnerlichte Objekte überträgt (reife bzw. neurotische Persönlichkeitsorganisation) oder Teilobjekte im Rahmen von projektiven Identifizierungen (Borderline-Persönlichkeitsorganisation). Zum anderen werden gegen Ende des Interviews probeweise Übertragungsdeutungen gegeben, was einerseits dazu beiträgt, die Hypothesen bezüglich der Übertragung zu untermauern und andererseits dem Patienten einen Eindruck von der Arbeitsweise der TFP vermittelt. Zusätzlich zum Strukturellen Interview sind immer auch eine phänomenologische Diagnostik und Klassifikation gemäß ICD-10 (Weltgesundheitsorganisation 2006) oder DSM-IV (American Psychiatric Association 1994) sowie eine biografische Anamnese für eine vollständige Diagnostik und Indikationsstellung erforderlich.

In den letzten Jahren wurde eine Reihe von testdiagnostischen Instrumenten für die Strukturdiagnostik entwickelt (Übersicht: Doering und Hörz 2012). Aus der Arbeitsgruppe um Kernberg stammt das *Strukturierte Interview zur Persönlichkeitsorganisation* (STIPO; Clarkin et al. 2004; Hörz et al. 2012)[1]. Dabei handelt es sich um eine strukturierte Version des Strukturellen Interviews, das primär für wissenschaftliche Zwecke entwickelt wurde, jedoch auch im klinischen Alltag (ggf. in Teilen) gewinnbringend einzusetzen ist. Das Interview erfasst mit 100 Items die sieben Dimensionen (1) Identität, (2) Objektbeziehungen, (3) Primitive Abwehr, (4) Coping/Rigidität, (5) Aggression, (6) Wertvorstellungen und (7) Realitätskontrolle und Wahrnehmungsverzerrungen. Die Auswertung ergibt sowohl ein dimensionales Strukturprofil der Persönlichkeit über alle Dimensionen hinweg als auch eine Gesamteinschätzung auf einer sechsstufigen Skala von normal über neurotisch 1 und 2 bis Borderline 1, 2 und 3. Das Instrument weist sehr gute Reliabilitäts- und Validitätskennwerte auf (Übersicht: Hörz et al. 2012).

In Ergänzung zur Strukturdiagnostik, der phänomenologischen Diagnostik und der biografischen Anamnese wird besonderer Wert auf eine detaillierte Anamnese der Vorbehandlungen gelegt. Viele Borderline-Patienten haben bereits mehrere psychotherapeutische Behandlungen durchlaufen, wobei zu erwarten ist, dass Probleme, die die Vorbehandlungen haben scheitern lassen, erneut auftreten werden. Auf diese Problembereiche wird bei der Formulierung des Therapievertrages eingegangen.

3 Behandlungsprinzipien

3.1 Der Therapievertrag

Ebenso wie bei anderen manualisierten Therapieverfahren für die Borderline-Persönlichkeitsstörung wird auch in der TFP ein Therapievertrag abgeschlossen. Dieser wird sehr gründlich – ggf. über mehrere Stunden hinweg – verhandelt und dann in mündlicher Form vereinbart. Der Vertrag dient dazu, zu erwartende Gefährdungen der Therapie bzw. für das Leben des Patienten und anderer Menschen zu kontrollieren. Dabei wird

---

[1] Die deutsche Version des STIPO kann unter http://www.meduniwien.ac.at/hp/psychoanalyse/forschung/diagnostik-downloads/diagnostik-der-persoenlichkeitsorganisation/ frei im Internet heruntergeladen werden.

Tab. 1: Elemente des individuellen Therapievertrags (nach Clarkin et al. 2001 b)

- suizidale oder selbstschädigende Verhaltensweisen
- Mordimpulse oder -handlungen, die den Therapeuten gefährden
- Lügen oder Zurückhalten von Informationen
- fehlende Mitarbeit in den Therapiesitzungen
- Substanzmissbrauch
- in berauschtem Zustand zu den Sitzungen erscheinen
- unkontrollierte Essstörung
- exzessive Telefonanrufe oder andere Wege, sich in das Leben des Therapeuten einzumischen
- das Honorar nicht zahlen oder Situationen schaffen, die eine Bezahlung unmöglich machen
- gleichzeitig bei mehreren Therapeuten in Behandlung sein
- Zeitverschwendung in den Sitzungen, Trivialisierung
- Probleme außerhalb der Sitzungen schaffen, die den Fortgang der Therapie gefährden
- eine chronisch passive Lebensweise, die zwar nicht unmittelbar die Therapie gefährdet, aber jeden therapeutischen Versuch einer Veränderung zugunsten des fortbestehenden sekundären Krankheitsgewinns untergraben würde

auf entsprechende Schwierigkeiten in früheren Therapien explizit Bezug genommen. Neben allgemeinen Regelungen wie Stundenfrequenz, Honorarfragen und Verpflichtung zur Offenheit in der Therapie enthält der Vertrag individuelle Elemente, die sich aus den zu erwartenden Gefährdungen der Therapie ergeben (▶ Tab. 1).

Im Unterschied zu anderen Therapieansätzen weist die TFP explizit dem Patienten die Verantwortung für sein Leben außerhalb der Therapiestunden zu. Dies geschieht unter anderem dadurch, dass der Therapeut nicht für telefonische oder face-to-face-Kriseninterventionen zwischen den Sitzungen zur Verfügung steht, und sich der Patient stattdessen verpflichtet, einen bestimmten Psychiater oder eine Klinikambulanz aufzusuchen, wenn er glaubt, seinen Drang, sich zu verletzen oder umzubringen, nicht mehr kontrollieren zu können. Das Vorgehen in solchen Krisenfällen wird sehr detailliert abgesprochen, wodurch es den Patienten meist recht gut gelingt, eigenverantwortlich die entsprechende Hilfe in Anspruch zu nehmen. Erst nach der Einigung auf einen Therapievertrag wird mit der TFP-Behandlung begonnen.

3.2 Settings

Die TFP findet als ambulante Einzeltherapie mit zwei Wochenstunden à 45 oder 50 Minuten in einem sitzenden Setting, d. h. ohne Couch, statt. Die Behandlungsdauer beträgt üblicherweise mindestens zwei bis drei Jahre, nicht selten auch länger. Die TFP wird darüber hinaus auch im stationären Rahmen angewendet; eine Manualisierung sowie empirische Überprüfung dieser Anwendung steht bereits kurz vor dem Abschluss. Des Weiteren gibt es eine TFP für Adoleszente mit Identitätspathologie, die als eine Vorläufersymptomatik der Borderline-Persönlichkeitsstörung aufgefasst wird. Diese Behandlungsform wurde von Paulina Kernberg entworfen, wurde inzwischen weiterentwickelt und wird derzeit manualisiert und empirisch überprüft (Foelsch et al. 2010; Kernberg et al. 2005).

3.3 Behandlungstechnik

Das grundlegende Rational der TFP besteht darin, dass die in der Übertragung aktivierten Teilobjektbeziehungsdyaden identifiziert und benannt werden, und dass dadurch eine Integration der fragmentierten verinnerlichten Selbst- und Objektbilder stattfinden kann. Durch die Überwindung der Identitätsdiffusion kommt es zu einer Verbesserung der Persönlichkeitsorganisation mit einer Verbesserung der o. g. Defizite und damit auch der Borderline-Symptomatik. Der Zustand aus ▶ **Abb. 1 a**) geht dabei in den Zustand in ▶ **Abb. 1 b**) über.

Es wird in der TFP davon ausgegangen, dass in der therapeutischen Beziehung jeweils eine der oben beschriebenen verinnerlichten frühen Beziehungserfahrungen aktiviert wird. Diese besteht entweder aus einem positiven Selbstanteil, einem positiven Objektanteil und einem positiven Affekt oder aus entsprechenden Bausteinen mit negativer Tönung. Diese als Teilobjektbeziehungsdyaden bezeichneten verinnerlichten Beziehungserfahrungen werden dergestalt »reinszeniert«, dass auf dem Wege einer projektiven Identifizierung dem Therapeuten einer der beiden Anteile zugeschrieben wird und der Patient mit dem jeweils Anderen identifiziert ist. Aufgabe des Therapeuten ist es, die »Protagonisten« auf der Bühne der aktuellen Übertragungsbeziehung zu identifizieren und in einer Weise zu benennen, das es dem Patienten mit der Zeit möglich wird zu erkennen, dass die aktiven Rollen allesamt Teilaspekte seiner inneren Welt darstellen, mit denen er abwechselnd selbst identifiziert ist und sie anderen zuschreibt. Im Verlauf der Behandlung lernt der Patient so die verschiedenen verinnerlichten Selbst- und Objektanteile kennen, erkennt sie als Teil seiner eigenen Persönlichkeit und lernt mithilfe des Therapeuten, diese zu ganzheitlichen Selbst- und Objektbildern zu integrieren.

Die Techniken, die in der TFP zum Einsatz kommen, sind Klärung, Konfrontation und Deutung. Im Rahmen der Klärung wird der Patient motiviert, sich selbst zu explorieren und unklare, unverständliche oder widersprüchliche Informationen zu klären. Beispiel:

»*Ich verstehe Sie an dieser Stelle noch nicht ganz. Können Sie mir erklären, was Sie damit meinen, wenn Sie sagen, dass die Therapie Ihnen am Ende nur schaden kann?*«

Das Ziel der Konfrontation ist es, dem Patienten bewusst zu machen, dass in seinen Aussagen oder seinem Verhalten unvereinbare Widersprüche enthalten sind. Dabei werden bewusste und/oder unbewusste Aspekte zusammen gebracht, die der Patient nur separat erleben kann. Beispiel:

»*Heute sagen Sie mir, dass für Sie die Therapie das Wichtigste überhaupt sei. In der letzten Stunde waren Sie dagegen sehr aufgebracht, hielten die Therapie für sinnlos und wollten sie beenden. Wie passt das zusammen?*«

Im Rahmen der Deutung wird das mithilfe von Klärung und Konfrontation gewonnene Material in einen hypothetischen Verstehenszusammenhang gestellt, wobei das beobachtbare Erleben und Verhalten des Patienten mit unbewussten Motivationen und Konflikten in Verbindung gebracht wird. Die Deutung kann verschiedene Bereiche betreffen, so zum Beispiel als Abwehrdeutung, Widerstandsdeutung oder Übertragungsdeutung, die die Hintergründe der aktuell aktivierten Teilobjektbeziehungsdyade erklärt. Beispiel:

»*Mir ist aufgefallen, dass Sie immer dann den Impuls haben, die Therapie abzubrechen, wenn wir zuvor eine ›gute Stunde‹ hatten, in der Sie selbst den Eindruck hatten, dass die Therapie für Sie wichtig und hilfreich ist. Möglicherweise stellt dies für Sie gleichzeitig eine Bedrohung dar, weil Ihnen dann deutlich wird, dass Sie von mir abhängig werden könnten. So gesehen wäre Ihr Wunsch, die Therapie abzubrechen, Ausdruck des Bemühens, sich davor zu schützen, dass Sie von*

Tab. 2: Prioritätenliste der Themen in der TFP (nach Clarkin et al. 2008)

1. **Behinderungen der Arbeit an der Übertragung**
   a) Suizid- oder Morddrohungen
   b) Offenkundige Gefährdungen für eine Fortsetzung der Therapie (Beispiele: finanzielle Schwierigkeiten; Absichten, die Stadt zu verlassen; Wünsche, die Sitzungsfrequenz zu reduzieren)
   c) Unehrlichkeit oder absichtliches Verschweigen von Information in den Sitzungen (Beispiele: Belügen des Therapeuten; Weigerung, bestimmte Themen zu besprechen, Schweigen während der meisten Zeit der Sitzungen)
   d) Verletzungen des Therapievertrags (Beispiele: Nichteinhalten der Abmachung, noch einen anderen Therapeuten – z. B. Internist, Psychiater – aufzusuchen; Weigerung, verordnete Medikamente einzunehmen)
   e) Agieren während der Sitzungen (Beispiele: Beschädigen oder Zerstören von Einrichtungsgegenständen in der Praxis; Weigerung, am Ende der Sitzung zu gehen; Schreien)
   f) Agieren zwischen den Therapiesitzungen
   g) Ausweichen auf emotional nicht bedeutsame oder triviale Themen
2. **Offenkundige Übertragungsmanifestationen**
   a) Verbale Bezugnahme auf den Therapeuten
   b) »Acting-in« (Beispiel: eine verführerische Körperhaltung einnehmen)
   c) Indirekte Hinweise auf das Vorliegen von Übertragungen (Beispiel: Anspielung auf andere Therapeuten oder Ärzte)
3. **Affektiv bedeutsames Material, das nichts mit der Übertragung zu tun hat**

---

mir am Ende enttäuscht oder im Stich gelassen werden könnten.«

Im Unterschied zur Psychoanalyse verwendet die TFP eine Prioritätenliste der Themen, anhand derer der Therapeut ggf. die Themen auswählt, die besprochen werden (▶ **Tab. 2**). Es ist notwendig, Gefährdungen des Lebens des Patienten oder anderer sofort anzusprechen und den Therapierahmen aufrechtzuerhalten, die die Arbeit an der Übertragung verhindern oder erschweren. Liegen keine derartigen Gefährdungen oder Behinderungen vor, sind prioritär Übertragungsmanifestationen zu bearbeiten. Finden sich auch darauf keine Hinweise, wird das affektiv am stärksten geladene Material thematisiert.

Der TFP-Therapeut soll eine Haltung therapeutischer Neutralität aufrecht erhalten, was nicht Gleichgültigkeit impliziert, sondern bedeutet, dass zu den verschiedenen inneren Strebungen des Patienten eine Äquidistanz eingehalten wird, anstatt dass sich der Therapeut mit einem inneren Anteil des Patienten gegen andere Anteile verbündet. Er würde also nicht sagen:

»Wir müssen nun gemeinsam mit dem Teil in Ihnen, der sich auf die Therapie einlassen und gesund werden will verbünden, um den Teil, der das unterlaufen will, zu bekämpfen.«

Vielmehr würde er auf beide Teile hinweisen und so eine Integration fördern, anstatt die Spaltung zu verstärken:

»Es sind da zwei Teile in Ihnen, der eine, der sich wirklich auf die Therapie einlassen will, und der andere, der alles tut, um das zu verhindern.«

Im Anschluss könnte die oben zitierte Deutung erfolgen.

Nur in den Situationen, die das Überleben des Patienten oder der Fortgang der Therapie akut bedrohen, verlässt der Therapeut vorübergehend die technische Neutralität. Wenn beispielsweise der Patient berichtet, dass er sich entschieden habe, in eine andere Stadt zu ziehen, um dort vielleicht eine neue Partnerin zu finden, könnte der Therapeut beispielsweise so intervenieren:

»Ich halte das für keine gute Idee, da Sie damit die Therapie abbrechen würden, die Sie meines Erachtens im Moment dringend brauchen. Man könnte Ihren Wunsch wegzuziehen als eine Flucht vor dem verstehen, was wir als Angst vor einer Abhängigkeit von der Therapie verstanden haben.«

Ist es gelungen, den Fortgang der Therapie zu sichern, wird wieder eine Haltung technischer Neutralität eingenommen und das Geschehene analysiert:

»Ich würde gern mit Ihnen besprechen, was da in der letzten Stunde geschehen ist. Sie haben mich in eine Lage gebracht, in der ich Sie entschlossen davon zurückhalten musste, die Therapie abzubrechen. Nun haben Sie sich entschieden, doch nicht wegzuziehen. Ich frage mich, ob es für einen Teil in Ihnen wichtig gewesen sein könnte zu erleben, dass ich mich dafür einsetze, dass die Therapie weitergeht.«

Während es zu Beginn der Therapie oft um die Einhaltung des Therapievertrages und das Fortbestehen der Therapie geht, wird dann mehr und mehr die Arbeit an der Übertragungsbeziehung im Hier-und-Jetzt das vorherrschende Thema. In späteren Therapiephasen wird es möglich, auch »genetische Deutungen« über das Dort-und-Damals zu geben, die frühe Beziehungserfahrungen in Zusammenhang mit den aktuellen Übertragungsmanifestationen und der Symptomatik bringen.

4 TFP und Kindesmisshandlung

Wie eingangs erwähnt werden frühe Erfahrungen von Missbrauch, Misshandlung und Vernachlässigung als wesentliche Entstehungsfaktoren einer Borderline-Persönlichkeitsorganisation angesehen. Die meisten Patientinnen und Patienten auf einem solchen Strukturniveau berichten in mehr oder weniger starkem Ausmaß von negativen Beziehungserfahrungen in der Kindheit. Folge davon sind die nicht integrierten inneren Bilder vom Selbst und den wichtigen Anderen, wobei typischerweise Teilobjektbeziehungsdyaden vorliegen, die einen Täter- und einen Opferanteil aufweisen und mit negativen Affekten wie z. B. Angst, Hilflosigkeit oder Verzweiflung verbunden sind. Diese Dyaden werden in der Übertragungsbeziehung aktiviert und können dort bearbeitet werden.

Die Behandlungstechnik der TFP wurde zur Bearbeitung dieser inneren Zustände entwickelt und strebt eine Integration der durch Spaltung getrennt gehaltenen inneren Teilaspekte des Selbst und der Objekte an. Auch wenn Traumafolgestörungen vorliegen (z. B. PTSD) wird diese Technik eingesetzt. Im Unterschied zu den meisten Traumatherapien wird auch hier die technische Neutralität aufrechterhalten, was bedeutet, dass zu den verinnerlichten Täter- und Opferanteilen eine Äquidistanz gehalten wird, was nicht mit Gleichgültigkeit zu verwechseln ist (siehe hierzu Schneider-Lehmann 2009). Der TFP-Therapeut wird sich also nicht mit dem Opferanteil des Patienten verbünden, um diesen gegen den Täteranteil zu schützen oder den verinnerlichten Aggressor zu bekämpfen. Vielmehr wird versucht, dem Patienten die Erfahrung zu ermöglichen, dass sowohl Opfer- als auch Täteranteil in ihm wirksam sind, und dass erst eine Integration der zueinander gehörigen Anteile eine wirkliche Verarbeitung der negativen bzw. traumatischen Erfahrungen zulässt. Eine Parteinahme für den Opferanteil würde dagegen die Spaltung eher verstärken und so zwar momentan Entlastung bringen, langfristig einer strukturellen Reifung jedoch im Weg stehen. Entgegen häufig geäußerten Erwartungen führt ein aufdeckendes und konfrontatives Vorgehen zu einer Entlastung, da der Patient zu erkennen lernt, dass er selbst die Möglichkeit hat, mit den inneren Objekten anders umzugehen, anstatt sich vermeintlich von außen kommenden Aggressoren hilflos ausgeliefert zu fühlen.

Auch wenn vermutlich viel zu häufig angenommen wird, dass Patientinnen oder Patienten von einem so anspruchsvollen therapeutischen Vorgehen überfordert seien oder gar retraumatisiert würden, gibt es doch Situationen, in denen ein alternatives Vorgehen sinnvoll ist. Dies ist immer dann der Fall, wenn das Leben oder das Fortbestehen des therapeutischen Rahmens gefährdet sind. In solchen Fällen gibt der TFP-Therapeut die technische Neutralität vorübergehend auf, jedoch nicht ohne diesen Prozess anschließend zu reflektieren und die ursprüngliche Haltung wieder einzunehmen. Beispiele hierfür sind die folgenden:

(1) Ein akut traumatisierter Patient leidet unter massiven Intrusionen, Flashbacks und Dissoziationen, die die therapeutische Arbeit erschweren oder unmöglich machen. In solchen Fällen ist es sinnvoll, zunächst im Rahmen einer Traumatherapie, ggf. im stationären Rahmen, die akute Symptomatik einzugrenzen, bevor die TFP begonnen wird.

(2) Ein komplex traumatisierter Patient ist so schwer erkrankt, dass er aufgrund der Symptomatik (z.B. phobische Ängste oder selbstdestruktives Agieren) nicht regelmäßig zu den Sitzungen erscheinen kann. Hier ist eine TFP nicht oder erst nach einer vorgeschalteten stabilisierenden Therapie indiziert. Es muss jedoch darauf hingewiesen werden, dass solche Fälle sehr viel seltener sind als meist angenommen wird. Gerade im deutschen Sprachraum findet sich eine Tradition, die Opfer von Kindesmissbrauch und -misshandlung zu infantilisieren und zu depotenzieren, indem ihnen eigenverantwortliches Handeln nicht zugetraut wird (»Er/sie ist ja viel zu krank für... und braucht jetzt erst einmal ganz viel Unterstützung.«). Es ist erstaunlich, wie viele Patienten in dem Moment zu verantwortlichem und selbstfürsorglichem Handeln in der Lage sind, wenn ihr Therapeut ihnen dies zutraut und abverlangt.

(3) Ein Opfer von traumatisierender Misshandlung bzw. Missbrauch hat weiterhin Täterkontakt, der reale Ängste und Retraumatisierungen erzeugt. Hier würde der TFP-Therapeut aktive Schritte zur Vermeidung des Täterkontaktes ergreifen, um dann anschließend mit dem Patienten zu analysieren, welchen Anteil er damit »ausagiert« hat, und warum der Patient sich nicht selbst schützen konnte. Dabei wird davon ausgegangen, dass in unseren relativ freien Gesellschaften ein Selbstschutz erwachsenen Menschen meist möglich ist. Die TFP traut dem Patienten zu – und verlangt es ihm auch ab –, diese Eigenverantwortung und Selbstfürsorge zu übernehmen. Natürlich gibt es Situationen, die objektiv so beschaffen sind, dass eine Patientin oder ein Patient hilflos und auf aktive Unterstützung angewiesen sind. Dabei kann es sich um reale Verfolgung und Bedrohung durch gewaltbereite Kriminelle oder ein totalitäres Regime handeln.

Abgesehen von diesen Ausnahmesituationen wird bei Opfern von Misshandlung oder Missbrauch die Standardtechnik der TFP eingesetzt, die gerade an und für diese Patientengruppe entwickelt worden ist.

5 Supervision

Es herrscht weitgehende Einigkeit darüber, dass regelmäßige Supervision eine conditio sine qua non für erfolgreiche Borderline-Therapien darstellt. In der TFP wird grundsätzlich mit Videoaufzeichnungen aller Therapiestunden gearbeitet. Diese werden in der Supervision (üblicherweise Gruppensupervision) ausschnittsweise angesehen und diskutiert. Besonders wichtig ist es dabei, ein Verständnis der jeweils aktiven Teilobjektbeziehungsdyaden in der Übertragungsbeziehung zu entwickeln.

6 Empirische Wirksamkeitsnachweise

Die Wirksamkeit der TFP als Einzeltherapie bei Patienten mit Borderline-Persönlichkeitsstörung wurde in drei unkontrollierten und drei randomisiert-kontrollierten Studien untersucht. Die drei unkontrollierten Studien aus den Jahren 2000 bis 2004 konnten zeigen, dass TFP die DSM-IV Kriterien der Borderline-Persönlichkeitsstörung, allgemeine Psychopathologie, psychosoziales Funktionieren, suizidales und selbstverletzendes Verhalten sowie psychiatrische Hospitalisierungen signifikant verbessern kann (Clarkin et al. 2001a; Cuevas et al. 2000; Lopez et al. 2004).

In einer randomisiert-kontrollierten Studie (RCT) wurde TFP mit Schematherapie verglichen (Giesen-Bloo et al. 2006). In beiden Therapiearmen wurden signifikante Verbesserungen erzielt, die in der Schematherapiegruppe jedoch größer waren. Diese Studie wurde mehrfach kritisiert, da die Patienten der TFP-Gruppe zu Therapiebeginn signifikant schwerer krank waren, und die TFP-Therapeuten keine ausreichende Manualtreue aufwiesen (Yeomans 2007).

Clarkin et al. (2007) verglichen in einer Studie an 90 Borderline-Patienten TFP mit Dialektisch-behavioraler Therapie (DBT; Linehan 1996) und supportiver Psychotherapie nach Rockland (1992). Dabei zeigte sich, dass alle drei Therapien zu deutlichen Verbesserungen führten, wobei die TFP in einzelnen Bereichen überlegen war. Insbesondere konnte gezeigt werden, dass TFP als einzige Behandlung die Mentalisierungsfähigkeit und den Bindungsstil verbessern konnte (Levy et al. 2006).

Ein dritter RCT verglich TFP mit unspezifischer Psychotherapie durch erfahrene Psychotherapeuten (Doering et al. 2010). Die TFP erwies sich in wesentlichen Outcome-Bereichen als überlegen, so der Suizidalität, den Therapieabbrüchen, der Borderline-Pathologie und dem Strukturniveau (gemessen mit dem STIPO). In einer rezenten Übersicht wurde die TFP als empirisch validierte Behandlung der Borderline-Persönlichkeitsstörung eingestuft (Doering et al. 2011).

7 Ausbildung

International existieren inzwischen in einer Vielzahl von Ländern regionale und nationale TFP-Gruppen und Gesellschaften. Im deutschsprachen Raum werden Ausbildungscurricula vom TFP-Institut München (Website: www.tfp-institut-muenchen.de), der Psychiatrischen Klinik Münsterlingen (E-Mail: gerhard.dammann@stgag.ch) und der Wiener Akademie für Psychoanalyse in Kooperation mit der Klinik für Psychoanalyse und Psychotherapie der Medizinischen Universität und der Österreichischen Gesellschaft für angewandte Tiefenpsychologie und allgemeine Psychotherapie (ÖGATAP) (E-Mail: stephan.doering@meduniwien.ac.at) angeboten. Darüber hinaus werden von zertifizierten TFP-Trainern und -Supervisoren in-house-Schulungen in Kliniken und Institutionen angeboten. Jüngst wurde die *International Society of Transference-Focused-Psychotherapy (ISTFP)* mit Sitz in Wien gegründet (Kontakt: stephan.doering @meduniwien.ac.at).

Literatur

American Psychiatric Association (1994) Diagnostisches und Statistisches Manual Psychischer Störungen (DSM-IV). Göttingen: Hogrefe.

BuchheimP, Cierpka M, Kächele H, Jimenez JP (1987) Das »Strukturelle Interview« – ein Beitrag zur Integration von Psychopathologie und Psychodynamik im psychiatrischen Erstgespräch. Fundam Psychiatr 1:154–161.

Buchheim P, Doering S, Kernberg OF (2012) Das Strukturelle Interview. In: Doering S, Hörz S (Hrsg.) Handbuch Strukturdiagnostik. Konzepte, Instrumente, Praxis. Stuttgart: Schattauer, S. 12–51.

Clarkin JF, Caligor E, Stern BL, Kernberg OF (2004) Structured Interview of Personality Organization (STIPO). Unveröffentlichtes Manuskript. New York: Personality Disorders Institute, Weill Medical College of Cornell University. [Deutsche Übersetzung von Doering S, freies Download unter http://www.me duniwien.ac.at/hp/psychoanalyse/forschung/di agnostik-downloads/diagnostik-der-persoenlic hkeitsorganisation/]

Clarkin JF, Foelsch PA, Levy KN, Hull JW, Delaney JC, Kernberg OF (2001a) The development of a psychodynamic treatment for patients with borderline personality disorder: a preliminary study of behavioural change. J Pers Disord 15:487–495.

Clarkin JF, Levy KN, Lenzenweger MF, Kernberg OF (2007) Evaluating three treatments for borderline personality disorder: a multiwave study. Am J Psychiatry 164:1–8.

Clarkin JF, Yeomans FE, Kernberg OF (1999) Psychotherapy for Borderline Personality. New York: John Wiley.

Clarkin JF, Yeomans FE, Kernberg OF (2001b) Psychotherapie der Borderline-Persönlichkeit. Stuttgart: Schattauer.

Clarkin JF, Yeomans FE, Kernberg OF (2006) Psychotherapy for Borderline Personality. Focusing on Object Relations. Arlington: American Psychiatric Publishing.

Clarkin JF, Yeomans FE, Kernberg OF (2008) Psychotherapie der Borderline-Persönlichkeit. Manual zur psychodynamischen Therapie. 2. Auflage. Stuttgart: Schattauer.

Cuvas P, Camacho J, Mejia R, Rosario I, Parres R, Mendoza J, Lopez D (2000) Cambios en la psicopatologia del trastorno limitrofe de la personalidad, en los pacientes tratados con la psicoterapia psicodinamica. Salud Mental 23(6):1–11.

Doering S, Hörz S (2012) Handbuch der Strukturdiagnostik. Konzepte, Instrumente, Praxis. Stuttgart: Schattauer.

Doering S, Hörz S, Rentrop M, Fischer-Kern M, Schuster P, Benecke C, Buchheim A, Martius P, Buchheim P (2010) Transference-focused psychotherapy v. treatment by community psycho-

therapists for borderline personality disorder: randomised controlled trial. BrJ Psychiatry 196:389–395.
Doering S, Stoffers J, Lieb K (2011) Psychotherapieforschungsanalyse. In: Dulz D, Herpertz SC, Kernberg OF, Sachsse U (Hrsg.) Handbuch der Borderline-Störungen. 2. Auflage. Stuttgart: Schattauer, S. 836–853.
Foelsch PA, Odom A, Arena H, Krischer MK, Schmeck K, Schlüter-Müller S (2010) Differenzierung zwischen Identitätskrise und Identitätsdiffusion und ihre Bedeutung für die Behandlung. Praxis der Kinderpsychologie und Kinderpsychiatrie 59:418–434.
Giesen-Bloo J, van Dyck R, Spinhoven P, van Tilburg W, Dirksen C, van Asselt T, Kermers I, Nadort M, Arntz A (2006) Outpatient psychotherapy for borderline personality disorder. Arch Gen Psychiatry 63:649–658.
Hörz S, Doering S, Clarkin JF (2012) Das Strukturierte Interview zur Persönlichkeitsorganisation (STIPO). In: Doering S, Hörz S (Hrsg.) Handbuch der Strukturdiagnostik. Konzepte, Instrumente, Praxis. Stuttgart: Schattauer, S. 52–86.
Kernberg OF (1978) Borderline-Störungen und pathologischer Narzißmus. Frankfurt: Suhrkamp.
Kernberg OF (1981) Structural Interviewing. Psychiatr Clin North Am 4(1):169–195.
Kernberg OF (1981) Objektbeziehungen und Praxis der Psychoanalyse. Stuttgart: Klett-Cotta.
Kernberg OF (1985) Schwere Persönlichkeitsstörungen. Stuttgart: Klett-Cotta.
Kernberg OF (1988) Innere Welt und äußere Realität. Anwendungen der Objektbeziehungstheorie. Stuttgart: Verlag Internationale Psychoanalyse.
Kernberg OF, Selzer MA, Koenigsberg HW, Carr AC, Appelbaum AH (1989) Psychodynamic Psychotherapy of Borderline Patients. New York: Basic Books.
Kernberg OF, Selzer MA, Koenigsberg HW, Carr AC, Appelbaum AH (1993) Psychodynamische Therapie bei Borderline-Patienten. Bern: Hans Huber.
Kernberg PF, Weiner A, Bardenstein K (2005) Persönlichkeitsstörungen bei Kindern und Jugendlichen. 2. Auflage. Stuttgart: Klett-Cotta.
Levy KN, Meehan KB, Kelly KM, Reynoso JS, Weber M, Clarkin JF, Kernberg OF (2006) Change in attachment patterns and reflective function in a randomized control trial of transference-focused psychotherapy for borderline personality disorder. J Consult Clin Psychol 74:1027–1040.
Linehan MM (1996) Dialektisch-Behaviorale Therapie der Borderline-Persönlichkeitsstörung. München: CIP-Medien.
Lopez D, Cuevas P, Gomez A, Mendoza J (2004) Psicoterapia focalizada en la transferencia para el trastorno limite de la personalidad. Un estudio per el pacientes femininas. Salud Mental 27(4):44–54.
Rockland LH (1992) Supportive Therapy for Borderline Patients: A Psychodynamic Approach. New York: Guilford.
Schneider-Lehmann A (2009) Übertragungsfokussierte Psychotherapie und Traumatherapie. Persönlichkeitsstörungen 13:269–274.
Weltgesundheitsorganisation (2006) Internationale Klassifikation psychischer Störungen. ICD-10 Kap V(F). Diagnostische Kriterien für Forschung und Praxis. Bern: Huber.
Yeomans F (2007) Questions concerning the randomized trial of schema-focused therapy vs transference-focused psychotherapy. Arch Gen Psychiatry 64:609–610.

5 Mentalisierungsbasierte Therapie (MBT)

Thomas Bolm

Kapitelübersicht

1. Von der symptom- zur personenbezogenen Behandlung von Traumatisierungsfolgen
2. Mentalisierungstheorie
3. Mentalisierungsstörungen und ihre Ursachen
4. Mentalization-Based Treatment
5. MBT und Traumabearbeitung
6. Umgang mit negativer Übertragung

---

1 Von der symptom- zur personenbezogenen Behandlung von Traumatisierungsfolgen

Vernachlässigung, physische und sexuelle Misshandlung zeigen als »man-made« Trauma häufigere und weitergehendere pathologische Folgen als Naturkatastrophen oder Unfälle; und wenn die Traumatisierung gar noch von einer Bindungsperson ausgeht, oder wenn die Traumaverarbeitung durch eine Bindungstraumatisierung unmöglich gemacht oder erschwert wird, dann hat das Opfer lebenslang an tiefgreifenden bindungsbezogenen Störungen zu leiden. Diese können sich als direkte Traumafolgen, zum Beispiel als Symptome einer posttraumatischen Belastungsstörung, auf der Ebene der Beziehungsgestaltung, auf der Ebene der Affekt- und Selbstwertregulation oder des körperlichen und seelischen Befindens zeigen. Es können jedoch auch langdauernde Entwicklungshemmungen auf kognitivem und emotionalem Gebiet auftreten. Diese treten nur indirekt und erst viel später bei bestimmten Lebensanforderungen durch verstärkte Dysfunktionalitäten und Dekompensationen in Erscheinung.

Im Gegensatz zur Vielfalt und Vielschichtigkeit der Folgen früher Traumatisierung sind viele empirisch gestützte, meist kognitiv-behaviorale Methoden zur Traumabehandlung vor allem auf die Reduktion aktueller Symptome einer posttraumatischen Belastungsstörung (PTBS) ausgerichtet (Foa et al. 2009). Dieser Ansatz wird jedoch der Komplexität der Behandlungsaufgabe bei Opfern von Misshandlung und Missbrauch in der Kindheit nicht gerecht. Ein Wechsel vom symptom- zum personenzentrierten Behandlungsansatz kann hier Abhilfe schaffen (Luyten et al. 2008). Eine solche Personenzentrierung bezieht die komplexen entwicklungspsychologischen Einflussfaktoren und die Wechselwirkungen zwischen seelischer und körperlicher Entwicklung und dem

Trauma in die Behandlung des Patienten ein. Die prä-, peri- und posttraumatischen Ressourcen und Vulnerabilitäten einer Person und ihres psychosozialen Umfelds werden berücksichtigt.

Ein wichtiger Gradmesser sowohl für direkte traumabedingte emotionale und kognitive Funktionseinschränkungen als auch langfristige entwicklungspsychologische Auswirkungen von Traumatisierungen (und jeweils ihre neurobiologischen Korrelate) ist die Mentalisierungsfähigkeit des Opfers. Die vielfältigen intrapsychischen, interpersonellen und neurobiologischen Wechselwirkungen zwischen Mentalisierungsfähigkeit und traumatischem Stress werden mit verbesserten neurobiologischen Untersuchungsmethoden zunehmend deutlich (Buchheim et al. 2008; Nolte et al. 2010).

2 Mentalisierungstheorie

Das Mentalisierungskonzept ist ein weitgefasster theoretischer Ansatz mit breiter klinischer Anwendbarkeit (Bolm 2010a). Peter Fonagy und seine Arbeitsgruppe stellen seit den 1990er-Jahren vor allem bindungstheoretische, entwicklungspsychologische, psychoanalytische und traumabezogene Erkenntnisse und Behandlungskonzepte auf den Prüfstand der empirischen Säuglings-, Kleinkind-, Psychotherapie- und neurobiologischen Forschung. Das Ergebnis ist eine Weiterentwicklung unseres Verständnisses der Mentalisierung bzw. des Mentalisierens (Allen et al. 2008; Fonagy et al. 2002). Die Resultate sind als Erweiterung der Bindungstheorie und Psychoanalyse und auch in Ergänzung zu anderen bestehenden psychologischen Theorien gedacht. Sie sind schulenübergreifend anwendbar.

Die Mentalisierungsfähigkeit ist eine – meist vorbewusste, implizite – imaginative Fähigkeit, die auf der Ebene psychischer Repräsentanzen verankert ist. Verankert ist die Vorstellung davon,

- dass es bei einem selbst und bei anderen neben dem Konkreten und dem unmittelbaren Handeln eine steuernde, modulierende und moderierende Psyche gibt,
- dass Verhalten und Erfahrung mit diesen mentalen Zuständen und Prozessen bedeutungsvoll, wenngleich nicht immer bewusst, zusammenhängen,
- dass diese mentalen Zusammenhänge unsere menschliche Individualität und unser Selbstgefühls prägen und wir uns darin von anderen Menschen unterscheiden,
- dass deshalb unterschiedliche Erlebensweisen und Missverständnisse zwischen Menschen möglich und normal sind. Darum kann niemand objektiv oder lediglich von seiner eigenen Perspektive ausgehend wissen, wie das Erleben und die Motive des Anderen aussehen.

Gutes Mentalisieren zeigt sich im spielerischen Umgang mit verschiedenen Perspektiven der Realität und dem Bewusstsein für die Existenz von Irrtum, Missverständnis und Täuschung bis hin zum Anerkennen von Übertragung. Es erlaubt die Integration von Erfahrungen aus unserer Außen- und Innenwelt, Vergangenheit und Gegenwart, unseren Motiven, Intentionen, Handlungen und ihren Resultaten oder körperlichen und psychischen Aspekten unseres Selbsterlebens. Diese Integrationsleistungen stehen auf dem Boden verinnerlichter hinreichend sicherer Bindungserfahrungen und charakterisieren eine gesunde menschliche Entwicklung. Wie Brisch (2010) zusammenfasst, sind sie besonders wichtig zur Bewältigung von potenziell traumatogenem Stress und zum Schutz der seelischen und körperlichen Gesundheit.

Die Mentalisierungsfähigkeit entwickelt sich am besten, wenn Eltern ihrem Kind persönliche Präsenz und eine sichere emotionale Basis für sein Explorationsverhalten anbieten, wenn sie das kindliche Erleben der Realität affektiv und inhaltlich auf ihr Kind abgestimmt spiegeln, die Intensität seiner Affekte modulieren und Brüche in der gegenseitigen Abstimmung überbrücken. Damit können sie ihm dazu verhelfen, ein stabiles und kohärentes Selbst und eine auch in emotional und kognitiv komplexen und belastenden Situationen verfügbare Mentalisierungsfähigkeit zu entwickeln. Dieses hohe Ich-Funktionsniveau wird reflektierender Modus im Umgang mit der Realität genannt. Die Verfügbarkeit dieses Modus ermöglicht auch in komplexen und belastenden Situationen ein kohärentes Selbsterleben und die Flexibilität, eigene Erlebens- und Verhaltensmuster in Frage stellen zu können, sich selbst von außen sehen, sich in einen anderen Menschen hineinversetzen und Fremdes integrieren zu können (Bolm 2010 b).

3 Mentalisierungsstörungen und ihre Ursachen

Auf Erkenntnissen der experimentellen Entwicklungs- und Kognitionspsychologie aufbauend formuliert die Mentalisierungstheorie drei hauptsächliche Modi, die auf ein noch wenig oder nur teilweise mentalisiertes Realitätserleben schließen lassen. Sie sind in der Regel Durchgangsstadien der Mentalisierungsentwicklung oder Ergebnis kurz- oder langdauernder Störungen. Es handelt sich um den Äquivalenzmodus, in welchem Innenwelt und äußere Realität in ihrer Bedeutung (noch) nicht voneinander unterschieden und relativiert werden können (»Ich denke, dass ich schlecht bin, also weiß ich, ich bin schlecht«), den Als-ob-Modus, in dem Realitätsaspekte bzw. Selbstanteile zwar schon mit einer vom Konkreten losgelösten, abstrakten oder spielerischen Bedeutung versehen werden, aber unverbunden nebeneinander stehen oder zum Teil ausgeblendet werden, und den teleologischen Modus, in dem sich die existenzielle Angewiesenheit auf konkret wahrnehmbare Aktionen des Anderen zeigt. Beim teleologischen Modus wird die Intention hinter einer Handlung aus ihrem unmittelbar erfahrbaren Resultat erschlossen, der andere muss entsprechend mit allen Mitteln zum Handeln gebracht werden (»Mein Therapeut will mir nicht helfen, sonst würde er mir die Extrastunde geben!«).

Traumatischer Stress bewirkt psychologisch gesehen eine Überforderung emotionaler und kognitiver Verarbeitungskapazitäten, als neurobiologisches Korrelat die Hyperaktivierung der Stressachse inklusive des limbischen Systems und die Hemmung von Funktionen des frontalen Cortex (Lüdecke et al. 2010; Nolte et al. 2010). Auf diese Weise ereignet sich unmittelbar eine Mentalisierungsstörung. Langdauernde dysfunktionale, rigide Modi im Umgang mit der Realität oder eine starke Brüchigkeit des reflektierenden Modus entwickeln sich jedoch ebenfalls, wenn das Kind keine hinreichend sichere Bindung erfährt oder die Eltern aus anderen Gründen selbst wenig in der Lage sind, zu mentalisieren oder ihr Kind

»mentalisierend zu denken«. Tiefgreifende Mentalisierungsstörungen der Eltern werden häufig durch inkongruentes und u. a. bedingt durch den Mechanismus der Affektansteckung unmoduliertes, sogenanntes unmarkiertes Spiegeln an das Kind weitergegeben und führen bei ihm zu beeinträchtigten regulativen und modulierenden Ich-Funktionen. Eine weitere Folge ist die unintegrierte Introjektion elterlicher Wünsche, Bedürfnisse oder Erlebensmuster in das Selbsterleben des Kindes. Besonders verheerende Folgen hat dies, wenn die Identifikationsfiguren gleichzeitig die traumatisierenden Täter sind.

Die Folge ist eine lang anhaltende Anfälligkeit für die Überaktivierung des Angst-Bindungssystems und ständig drohender Kohärenzverlust bei bindungsbedingtem Stress. Das kann sowohl bei negativ wie auch bei positiv getönter Nähe geschehen. Die Bindungsforschung kennt diesen Sachverhalt als desorganisiertes Bindungsmuster bzw. die Sonderkategorie »ungelöstes Trauma«. Sie beschreibt langfristige Beeinträchtigungen des Explorations- und psychischen Integrationsvermögens; und häufig zeigen sich dysfunktionale und pathologische Ausprägungen des Äquivalenz-, Als-ob- oder des teleologischen Modus des Realitätserlebens.

Es ist also deutlich, dass Mentalisierungsstörungen nicht nur unmittelbare Folge physischer oder sexueller Traumata oder Vernachlässigung, sondern auch Folge von Bindungstraumata sein können. Und außerdem beeinflusst das Mentalisierungsvermögen, ob und wie traumatische Erfahrungen verarbeitet werden können. Alle prä-, peri- und posttraumatischen Faktoren, von denen die prä-, peri- und posttraumatische Mentalisierungsfähigkeit abhängt, beeinflussen, ob ein schreckliches Ereignis bewältigt werden kann oder zu einem akuten oder chronischen Krankheitsbild und einer psychischen Entwicklungshemmung führt.

Wenn bindungsrelevante und nahe Versorgungsbeziehungen mit Verlust, Willkür, Gewalt, psychischem oder sexuellem Missbrauch oder Vernachlässigung gekoppelt sind, geht es für ein Kind oftmals darum, sich in unüberschaubar komplexen oder kaum erträglichen Situationen zurecht zu finden, sich zu retten und zugleich die kognitive und emotionale Tragweite der Traumatisierungen von sich fernzuhalten. Eine Folge davon ist ein später schnell anspringendes Alarmsystem mit allen Flucht- und Kampf-assoziierten Stressmechanismen und der Hemmung der Regionen des Frontalhirns, die für das Mentalisieren verantwortlich sind (Nolte et al. 2010). Das ist insofern von großer Relevanz für die später zu erörternden Behandlungsfragen, weil bereits der spontane Verlauf eines therapeutischen Prozesses diese stressgebundenen Hemmungen auslösen kann. Wenn nämlich bei einem Patienten mit einer schweren (bindungs-)traumatisierenden Beziehungserfahrung der Therapeut zum bedeutungsvollen Anderen wird, dann wird sehr schnell soviel bindungsbedingter Stress ausgelöst, dass darunter die Mentalisierungsfähigkeit zusammenbricht. In solchen Zuständen können Patienten noch so gut gemeinte komplexe Interventionen, wie zum Beispiel lange Erklärungen, Übertragungsdeutungen oder die Bezugnahme auf diffizile Therapieverträge, nicht mehr nutzen.

Doch die traumabedingte Störung reflektiven Verhaltens ist weitreichender als eine kurzdauernde Beeinträchtigung. Weil in der Kindheit dieser Patienten keine repräsentationale Basis für ein mentalisierendes Verständnis stressvoller Interaktionen gelegt ist, gibt es keine funktionelle Basis, die modulierend und regulierend auf die Affekte wirken könnte: Die Patienten reagieren langfristig immer wieder in angespannten Zuständen im Äquivalenzmodus, sie können keinen Unterschied machen zwischen der Bedeutung, die ihre inneren Vorgänge, zum Beispiel Fantasien oder Erinnerungen, für sie haben, und dem was ein anderer denkt, beabsichtigt und tut. Sie werden vielleicht schon das Angebot einer von der ihren abweichenden Interpretation als Indoktrinationsversuch ansehen und in ihr inneres Bedrohungsszenario einbauen. Oder sie werden es im Als-ob-Modus akzeptieren, der angebotenen Deutung bewundernd zustimmen und dennoch in keinen inneren Auseinandersetzungsprozess kommen. Das Stressniveau wird jedoch langfristig so hoch und die beruhigenden Mechanismen so überfordert sein, dass die kognitiv-emotionale Entwicklung des Kindes davon Schaden nehmen kann. Dies versetzt sie in einen noch weiter vulnerablen Zustand für Retraumatisierungen.

4 Mentalization-Based Treatment

Die ständige Bedrohung des psychischen Kohärenzerlebens bei solchermaßen traumatisierten Menschen und die Brüchigkeit ihrer Mentalisierungsfähigkeit erfordern von ihnen aufwendige Reparaturmechanismen, von denen sich etliche im Erwachsenenalter als klinische Symptome bei komplexen psychiatrischen Störungsbildern zeigen. Derartige psychische Erkrankungen sind typischerweise mit affektiver Überflutung, Impulskontrollverlust, extremer Angewiesenheit auf Andere, Intrusionen, Dissoziationen, starken Körperbeschwerden aber auch starkem Rückzug, Vermeidung, hochgradiger innerer Leere oder Verlust der Realitätsprüfung assoziiert (Bolm 2009; Bolm und Dulz 2002). In einem vollstationären Angebot für Cluster-B-Persönlichkeitsstörungen, meist vom Borderline-Typ (Bolm 2009; Bolm und Herzog 2009), zeigte eine konsekutiv aufgenommene Stichprobe von 560 Patienten, dass über 80 % der Patienten über schwere Traumatisierungen berichteten und immerhin etwa ein Drittel das Vollbild oder eine partielle posttraumatische Belastungsstörung aufwiesen. Das entspricht den Häufigkeiten aus den wesentlich kleineren britischen Stichproben im Tagesklinik- und ambulanten Setting (Bateman und Fonagy 1999, 2009).

Die Mentalisierungsbasierte Therapie (MBT) setzt konsequent und kohärent die Mentalisierungstheorie und Resultate der Bindungs- und Psychotherapieforschung in klinische Praxis um. MBT wurde von Bateman und Fonagy (2004, 2006) und ihren Teams zuerst für die störungsorientierte Behandlung schwerster und hochkomplexer Borderline-Persönlichkeitsstörungen entwickelt, manualisiert und evaluiert. Die Methode hat sich in eineinhalbjährigem tagesklinischen wie auch ambulantem Setting als sehr wirksam herausgestellt. MBT war erfolgreicher, kosteneffektiver und nachhaltiger wirksam als eine psychiatrische Standarttherapie oder eine gleichermaßen intensiv dosierte lösungsorientiert-behaviorale Behandlung (Bateman und Fonagy 1999, 2001, 2003, 2008, 2009). Es gibt auch erfolgreiche Spielarten ambulanter MBT mit drei bis vier Jahren Behandlungsdauer (S. Karterud, mündliche Mitteilung) und gute Erfahrungen mit einem dreimonatigen vollstationären MBT-Intensivsetting und einer einjährigen Nachsorgegruppe (Bolm 2009; Bolm und Herzog 2009).

MBT hat einen konsequenten, auf die Mentalisierungsförderung und die Förderung der entsprechenden Ich-Funktionen gerichteten Behandlungsfokus. Der Arbeitsschwerpunkt liegt explizit auf dem Geschehen im Hier und Jetzt, der therapeutischen Beziehung und den bewusstseinsnahen Inhalten. Die Vorgehensweise in den psychodynamischen Einzel- und Gruppengesprächen und nonverbalen Behandlungselementen ist prozess-, beziehungs- und interaktionsorientiert unter Berücksichtigung von Übertragung, Gegenübertragung und Enactment, d. h. den unvermeidlich auftretenden gemeinsamen Inszenierungen der Konflikte und strukturellen Problematik.

Nach einem vorbereitenden ambulanten Gruppenangebot (Pretreatment) mit Informationsvermittlung und expliziten Übungen ist MBT relativ arm an thematischen und strukturierenden Vorgaben. Dennoch gibt es eine übergreifende Zielsetzung in der MBT, nämlich die kohärente Ausrichtung auf den explorierenden und mentalisierenden Prozess, d. h. auf die Suche nach gelungenem Mentalisieren, Mentalisierungfehlern und deren Reparatur. Dies schließt in bester psychodynamischer Tradition die gründliche Übertragungs-, Gegenübertragungs- und Organisationsanalyse mit ein, MBT-typisch ist dabei die hochgradige Transparenz über eigenes Nichtwissen und Mentalisierungsfehler (siehe Interventionsbeispiele).
Von einer Grundhaltung neugierigen Nichtwissens ausgehend haben die Interventionen vornehmlich klärenden Charakter und helfen dem Patienten, ein eigenes Bewusstsein für Mentales und Intersubjektivität zu entwickeln. Für diese Aufgabe muss der Therapeut sehr gut dosiert und platziert eine flexible therapeutische Rollenübernahme, äußerst beherzte strukturierende und regulierende Aktivitäten, Takt und Feingefühl zeigen. So sorgt er in einer Art dialektischem Prozess (Bolm 2010b) immer wieder für genug Sicherheitserleben zwischen ihm, dem Patienten und der Therapiegruppe auf der einen Seite und der nötigen Herausforderung für entwicklungsfördernde Schritte:

»Ich möchte Sie einen Moment unterbrechen, um zu besprechen, wie wir fortfahren. Denn es ist heute Ihr allererstes Gespräch bei mir, und Sie haben mir in den letzten fünf Minuten schon eine Menge heftige Vorfälle aus Ihrer Kindheit angefangen zu erzählen. Mir wird ganz mulmig, weil ich nicht weiß, ob Sie einfach so weitererzählen lassen kann oder besser bremsen sollte, weil Sie einen solchen Bericht über Ihre vielen Traumatisierungen im Nachhinein eventuell nicht verkraften können. Könnten Sie mir vielleicht dabei helfen, zu einer passenden Einschätzung zu kommen? Vielleicht haben Sie schon Erfahrungen mit dem Erzählen dieser Vorfälle gemacht?«

5 MBT und Traumabearbeitung

Ziel der MBT ist weder die Reinszenierung früherer Traumata in all ihrer Heftigkeit noch deren detaillierte Rekonstruktion (Bolm 2009). Ziel ist die Erarbeitung der Fähigkeit zum Mentalisieren, und zwar gerade angesichts der Folgen der Traumata des Patienten und seiner besonderen Schwierigkeit, sich im Bindungskontext zu erleben. Die traumatische Vergangenheit wird ganz im Lichte ihrer Bedeutung für die Gegenwart, der Präsentation und der Rezeption im Hier und Jetzt gesehen. Dem Erforschen – und explizit nicht dem Deuten – spontaner Kommunikations- und Mentalisierungsbrüche und deren »Reparatur« wird der höchste Stellenwert eingeräumt. Manchmal erscheinen MBT-Therapeuten mit der »understatement«-Haltung der immer wieder neugierig nachfragenden Krimifigur Inspektor Columbo, manchmal werfen sie ihre ganze Energie aktiv in die Waagschale, um den Explorationsprozess zu sichern. Die Toleranzgrenze für traumaassoziierte Belastungen wird aktiv mit dem Patienten unterhandelt oder notfalls deren Beachtung durch Co-Regulation sicher gestellt. Meist geschieht die Exploration ganz unspektakulär, durch neugierige Fragen oder »mit leichter Hand« ausgeführte, »sich wundernde« Konfrontationen mit Realitätsaspekten. Klärende Interventionen, die typisch für die MBT sind, lassen sich mit kurzen Schlagworten beschreiben, so dass sie auch dem »therapiekrisengeschüttelsten« Therapeuten Orientierung bieten: »Stop and stand!«, »Stop – listen – look!«, »Stop – rewind – explore!«

MBT trägt dem Umstand Rechnung, dass das Sicherheitserleben traumatisierter Patienten selbst bei stabilen Therapiebedingungen enorm fragil ist. Aus diesem Grund wird lange Zeit über das Bekannte, Bewusste, Offensichtliche, eine sichtbare Interaktion, Mimik, Gestik oder eine bewusste Kognition gesprochen. Dies ist der Ausgangspunkt, von dem aus sich langsam auch unbewusstere Schichten der Psyche erschließen, immer im Wechselspiel mit der Schaffung oder Wiederherstellung einer sicheren Basis im therapeutischen Kontakt. Dabei vermeidet MBT entschieden eine wissende Expertenhaltung, die mentalisierungsgestörten Traumapatienten wie ein Indoktrinationsversuch oder eine Aufforderung zur Anpassung erscheinen könnte. Besserwissen offenbarte auch lediglich die Mentalisierungsstörung auf Therapeutenseite.

Das Ziel der MBT ist die Anerkennung der Relevanz individueller Gefühle, Erfahrungen, Bedürfnisse und Absichten auch im Kontext einer bindungsrelevanten Beziehung. Deshalb wäre es übrigens auch eine Mentalisierungsbremse, wenn einer nachdrücklichen Projektion eines Patienten eine ebenso nachdrücklich objektiv gemeinte Interpretation des Therapeuten entgegengesetzt würde.

Zu den notwendigen Voraussetzungen für das Gelingen der MBT gehört eine hohe persönliche Präsenz des Therapeuten, der die bindungs-, rahmen-, prozesssichernden und -regulierenden Ich-Funktionen in der Behandlung repräsentiert. Das muss er besonders dann tun, wenn Therapievereinbarungen und basale Absprachen dem Patienten in einem hoch angespannten oder dissoziativen Zustand mit stark eingeschränkter Mentalisierungsfähigkeit nicht mehr verfügbar sind. Ein passiv abwartender, persönlich unkenntlicher Therapeut dagegen könnte nicht für den notwendigen analytischen Raum sorgen. Anders als in der psychodynamischen Behandlung von Patienten mit neurotischem Strukturniveau ist also für dieses Klientel persönliche Präsenz kein Hindernis sondern eine Notwendigkeit für das Erforschen und Bearbeiten von Reaktions-, Verhaltens- und Übertragungsmustern (Bolm 2009).

»Seien Sie bitte einmal für einen Moment still … STOP! … STOP!!! … Gut, bitte hören Sie mir jetzt für einen Moment gut zu. Wenn Sie mich weiter dauernd so anschreien, kann ich wirklich nicht mehr nachdenken. Meine Toleranzgrenze ist jetzt erreicht. Können Sie das akzeptieren? … Wenn ja, will ich gerne mit Ihnen schauen, was eigentlich die letzte Viertelstunde zwischen uns aus dem Ruder gelaufen ist.«

Mit persönlicher Präsenz ist aber nicht ein vermehrtes Näheangebot gemeint, zum Beispiel in Form von Harmonisierung oder Extrastunden. Denn dies würde das hyperreagible Bindungssystem noch mehr stimulieren. Bei dieser Klientel würde die Stresskaskade noch mehr aktiviert, und die Mentalisierungsfähigkeit würde noch mehr blockiert. Je mehr Not der Patient spürt, umso mehr wird er von solch therapeutischen Näheangebot in Not gebracht (Bolm 2010b).

Aktiv und schnell greift der MBT-Therapeut aktuelle Lebensprobleme und Konflikte des Patienten auf, an denen der Patient seine traumatisch bedingt eingeschränkten Ich-Funktionen entwickeln kann. Dabei ist eine systematische Ausrichtung des Interventionsstils auf die im Kontakt schnell wechselnde Mentalisierungsfähigkeit nötig (Bolm 2007).

Im Äquivalenzmodus benötigen Patienten Beruhigung und die Deaktivierung ihres Angst-Bindungssystems. Zu dieser Gruppe gehören auch massive dissoziative Abwehrvorgänge, die sich im phänotypischen Übergang zum Als-ob-Modus befinden, während die innerliche Dynamik aber noch der Äquivalenz entspricht. Im Als-ob-Modus ist kognitive Exploration möglich, zur Vermeidung von Stillstand geht es aber auch um Zugang zu Affekten und Fantasie. Ein Zustand von permanenter Außenorientierung, in dem die mentale Welt ausgeblendet wird, ist auf die Dauer ebenso unproduktiv für den Erwerb integrativer Mentalisierungsfähigkeit wie die andauernde realitätsferne Innenschau und das andauernde Psychologisieren. Im reflektierenden Modus geht es um die Integration von Affekt und Kognition, um Metakommunikation, Übertragung und unbewusste Motive.

Jeder Schritt dieser stufenweisen Interventionstechnik baut auf dem vorhergehenden auf, wenn nötig im Rückgriff auf den zuletzt als sicher erlebten Zugang (Bolm 2007, 2009).

6 Umgang mit negativer Übertragung

Die mentalisierungsfördernde Arbeit in und an der Übertragung auf den Therapeuten ist zentraler Bestandteil der MBT (Bolm 2011). Die Arbeit im Hier und Jetzt fokussiert darauf, dass sich der Therapeut unermüdlich als der Begleiter im gemeinsamen Explorationsprozess zur Verfügung stellt und für die Fortsetzung dieses Weges wirbt und einsteht. Unvermeidlich kommen Übertragungsphänomene auf ihn ins Spiel, wenn er zum relevanten Anderen wird oder die ersten Enactments thematisiert werden.

Übertragungsarbeit beginnt in der MBT mit der Klärung und Benennung des vorrangigen Affekts und des Kontexts im Hier und Jetzt. Weil einem schwer mentalisierungsgestörten Patienten in einem solchen Moment keine Repräsentanz für Irrtum oder Intersubjektivität zur Verfügung steht, kann er seine momentane Erlebensrealität nicht hinterfragen. Deshalb stellt sich der Therapeut empathisch an die Seite des Patienten und weist die Projektion nicht zurück. Er deutet sie auch nicht, sondern exploriert mit dem Patienten zusammen das Entstehen und die Bedingungen dieser Sichtweise und validiert sie. Der offene Austausch über Enactmentphänomene und die Beteiligung des Therapeuten an ihrem Zustandekommen gehört dazu. Dadurch behält der Patient zunächst seine Externalisierungsmöglichkeit. Diese Vorgehensweise entlastet den Patienten oft deutlich von inneren Spannungen und Ängsten vor Kohärenzverlust.

»Als Sie mir eben erläutert haben, wie Sie die letzten Sitzungen erlebt haben, war ich ganz erschrocken. Jetzt kann ich auch Ihr Misstrauen verstehen, denn dass Sie sich über meine Bemerkungen so geärgert hatten, hatte ich tatsächlich nicht bemerkt. Ich möchte gerne, dass wir uns anschauen, ob ich noch etwas übersehen habe, und wie es dazu kam, dass ich Sie nicht verstanden habe.«

Die Patientenperspektive wird erst dann vorsichtig zur Diskussion gestellt, wenn genügend mentalisierende Kapazität für das Einnehmen unterschiedlicher Sichtweisen erarbeitet ist. Wenn der Patient anerkennen kann, dass seine Sichtweise nur eine unter vielen möglichen und an seine individuellen Erlebensmuster gebunden ist, nennt man dies das Mentalisieren der Übertragung.

Statt also an den »richtigen« oder »realistischen« Inhalten der Realitätssicht oder der Vergangenheit zu arbeiten, ist das Ziel der MBT, den mentalisierenden Prozess und den dementsprechenden Repräsentanzenaufbau zu fördern.

Die Rolle der objektiven, historischen Wahrheit über das Trauma besteht in diesem Prozess darin, dass der Patient sie als Einflussfaktor auf sein mentales Funktionieren realistisch einzuordnen und zu akzeptieren lernt und sie mit Hilfe therapeutischer Interaktion zu einem integrierten Bestandteil seines Möglichkeitsraumes machen kann. Er vertraut sich mit seiner Geschichte seinem Therapeuten an! Der therapeutische Prozess der MBT besteht nicht aus der Aufarbeitung der Mentalisierungseinbrüche der traumatischen Vergangenheit, sondern aus dem Fortschreiben der Exploration und dem Unterstützen und Reparieren des mentalisierenden Prozesses in der Gegenwart, im Beisein und mit Hilfe bindungsrelevanter Anderer, zum Beispiel seines Therapeuten oder der Therapiegruppe.

MBT ist eine kohärent auf die Person und ihre Mentalisierungsfähigkeit ausgerichtete Methode. Sie wurde hauptsächlich zur Behandlung von meist sexuell, psychisch oder physisch misshandelten, schwer bindungstraumatisierten Patienten mit komplexen Persönlichkeitsstörungen entwickelt. Dieser Ansatz berücksichtigt ihre gesamte Persönlichkeit und sämtliche Einflüsse auf ihre Mentalisierungsfähigkeit. Darin liegt ihre zutiefst menschliche Ausrichtung. Viele Patienten und auch MBT-Therapeuten erfahren deshalb MBT trotz aller Anstrengung als sehr wohltuend und human. Vielleicht liegt hierin auch einer der Gründe für die eindrucksvollen Behandlungserfolge.

Literatur

Allen JG, Fonagy P, Bateman AW (2008) Mentalizing in Clinical Practice. Washington, London, American Psychiatric Publishing (Deutsche Übersetzung: Mentalisieren in der psychotherapeutischen Praxis. Stuttgart: Klett-Cotta, 2011).

Bateman A, Fonagy P (1999) Effectiveness of partial hospitalization in the treatment of borderline personality disorder: A randomized controlled trial. Am J Psychiatry 156:1563–1569.

Bateman A, Fonagy P (2001) Treatment of borderline personality disorder with psychoanalytically oriented partial hospitalization: An 18-month follow-up. Am J Psychiatry 158:36–42.

Bateman A, Fonagy P (2003) Health service utilisation costs for borderline personality disorder patients treated with psychoanalytically oriented partial hospitalisation versus general psychiatric care. Am J Psychiatry 160:169–171.

Bateman A, Fonagy P (2004) Psychotherapy for Borderline Personality Disorder. Mentalization-Based Treatment. Oxford, New York: Oxford University Press (Deutsche Übersetzung: Psychotherapie der Borderline-Persönlichkeitsstörung. Ein mentalisierungsgestütztes Behandlungskonzept. Gießen: Psychosozial-Verlag, 2008).

Bateman A, Fonagy P (2006) Mentalization-Based Treatment for Borderline Personality Disorder. A Practical Guide. Oxford, New York: Oxford University Press.

Bateman A, Fonagy P (2008) 8-year follow-up of patients treated for borderline personality disorder: mentalization-based treatment versus treatment as usual. Am J Psychiatry 165 (5):631–638.

Bateman A, Fonagy P (2009) Randomized controlled trial of outpatient mentalization-Based

Treatment versus Structured Clinical Management for Borderline Personality Disorder. Am J Psychiatry 166:1355–1364.

Bolm T (2009) Mentalisierungsbasierte Therapie (MBT) für Borderline-Persönlichkeitsstörung und chronifizierte Traumafolgen. Köln: Deutscher Ärzteverlag.

Bolm T, Herzog, T (2009) Mentalisierungsbasierte Behandlung schwerer Borderline-Persönlichkeitsstörungen und Traumafolgen in der Klinik für Psychosomatische Medizin und Fachpsychotherapie, Christophsbad Göppingen. In: Dulz B, Martius P, Fabian E (Hrsg.) Stationäre Psychotherapie der Borderline-Störungen in Deutschland. Schattauer, S. 91–98.

Bolm T (2011) Vom Umgang mit Übertragung in der Mentalisierungsbasierten Therapie. Journal für Psychoanalyse 52:116–132.

Bolm T (2010a) Mentalisierungsdefizite und ihre Behandlung bei verschiedenen psychischen Störungen: What works for whom? Psychodynamische Psychotherapie 94:205–215.

Bolm T (2010b) Mentalisierungsförderung. Wie viel Bindungserleben hilft welchem Patienten weiter? Psychotherapeut 55:335–338.

Bolm T, Dulz B (2002) Psychotische und psychosenahe Zustände bei Persönlichkeitsstörungen – Auswirkungen auf Suizidalität und Behandlungspraxis. Persönlichkeitsstörungen 4:252–260.

Brisch KH (2010) Bindung und frühe Störungen der Entwicklung. Stuttgart: Klett-Cotta.

Buchheim A, Erk S, George C, Kächele H, Kircher T, Martius P, et al. (2008) Neural correlates of attachment trauma in borderline personality disorder: A functional magnetic resonance imaging study. Psychiatry Research: 163 (3):223–235.

Foa EB, Keane TM, Friedman MJ, et al. (2009) (Hrsg.) Effective Treatments for PTSD: Practice Guidelines From the International Society for Traumatic Stress Studies. New York: Guilford.

Fonagy P, Jurist E, Gergely G, Target M (2002) Affect Regulation, Mentalization, and the Development of the Self. New York: Other Press. (Deutsche Übersetzung: Affektregulierung, Mentalisierung und die Entwicklung des Selbst. Stuttgart: Klett-Cotta, 2004)

Lüdecke C, Sachsse U, Faure H (2010) Sucht – Bindung – Trauma. Psychotherapie von Sucht und Traumafolgen in neurobiologischem Kontext. Stuttgart: Schattauer.

Luyten P, Vliegen N, van Houdenberg B, et al. (2008) Equifinality, multifinality, and the rediscovery of the importance of early experiences: pathways from early adversity to psychiatric and (functional) somatic disorders. Psychoanal Study Child 63:27–60.

Nolte T, Hudac C, Mayes LC, Fonagy P, Blatt SJ, Pelphrey K (2010) The Effect of Attachment-Related Stress on the Capacity to Mentalize: An Fmri Investigation of the Biobehavioral Switch Model. J Amer Psychoanal Assn 58: 566–573.

6 Die psychodynamisch imaginative Traumatherapie (PITT)

Luise Reddemann

Kapitelübersicht

1 Einleitung
2 Theoretische Grundlagen
3 Beziehungsgestaltung in der psychodynamischen Traumatherapie
4 Der Mechanismus der Spaltung als Ressource für die Beziehungsgestaltung
5 Kernstück der PITT
6 Besonderheiten in der Behandlung komplex traumatisierter Patientinnen und Patienten
7 Fallvignette einer kurztherapeutischen Intervention bei einer stabilen Patientin
8 Ziele und Interventionslinien von PITT
9 Forschung

---

1 Einleitung

Die psychodynamisch imaginative Traumatherapie (PITT) wurde seit 1985 aufgrund klinischer Erfahrungen und Notwendigkeiten für ein stationäres Behandlungssetting konzeptualisiert und entwickelt. PITT hat sich in den letzten Jahren sehr rasch im deutschen Sprachraum sowohl im stationären als auch im ambulanten Setting verbreitet und wird derzeit von einer wachsenden Zahl von Therapeutinnen und Therapeuten in der Behandlung von komplex traumatisierten Patientinnen und Patienten eingesetzt.

Ausgehend von den Berichten biographisch früh traumatisierter (Borderline-)Patientinnen und der daraus sich ergebenden Herausforderung, diesen Patientinnen im Rahmen eines stationären Settings angemessen zu begegnen, ergaben sich für uns zunächst aus psychodynamischer Sicht folgende Fragen:

- Wie kann man die therapeutische Beziehung für diese Klientel optimal nutzen?
- Welche Möglichkeiten gibt es, das Übertragungs-Gegenübertragungsgeschehen angemessen zu steuern?
- Wie wird man der Tatsache drohender Gefühlsüberflutung und der Angst davor gerecht?

In den 1990er-Jahren wurden für uns Fragen zur Förderung von Resilienz und Ressourcennutzung und -optimierung immer wichtiger. Heute kann PITT als »Resilienzförderung durch Therapie« verstanden werden.

2 Theoretische Grundlagen

Neben der Vorstellung des Unbewussten, der Nutzung der Wahrnehmung von Übertragungs-und Gegenübertragungsprozessen, der psychoanalytischen Objektbeziehungstheorie und der Ich-Psychologie nutzt PITT das Konzept der sog. »ego states« (Federn 1952; Watkins und Watkins 1997). Die Vorstellung verschiedener Ichs ist dem psychoanalytischen Denken vertraut, so sprach z. B. Simmel (1944) von einem »Militär-Ich« und Freud (1919) von dem friedlichen und dem kriegerischen Ich. Federn hat diese Gedanken weiterentwickelt. Ego state-Arbeit erfordert es, auf verschiedenen Beziehungsebenen zu arbeiten: Der Ebene der Patientin mit der Therapeutin, der Ebene der verschiedenen states mit der Therapeutin, der Ebene der Beziehung zwischen der Patientin und ihren states und der Ebene der Beziehung der states miteinander. »Patientin« meint hier den Teil, der aktiv in die Therapie kommt. Das Konzept der ego states ist besonders bei dissoziativen Patienten hilfreich. Ein Symptom, die Dissoziation, wird als Ressource genutzt; die entsprechende Intervention bezeichnen wir als Distanzierung bzw. Separation.

Die psychoanalytische Ich-Psychologie kennt das Konzept der Ich-Stärkung, welches in der PITT hohe Bedeutung hat. Progressionsorientierte Interventionen sollen helfen, Ressourcen zu mobilisieren und aktiv zu nutzen, so dass Pendelbewegungen zwischen Belastendem und Heilsamem immer selbstverständlicher werden können.

3 Beziehungsgestaltung in der psychodynamischen Traumatherapie

Vorrangig ist der Aufbau einer Halt gebenden und Sicherheit spendenden Beziehung. Für die Ziele der PITT sollten bewährte Prinzipien der psychodynamischen und analytischen Therapie teilweise umakzentuiert werden. Das gilt für den Umgang mit Widerstand und Abwehr, für die Abstinenzregel oder die Technik der freien Assoziation. Bei Abwehrphänomenen sollte z. B. berücksichtigt werden, welches Ziel die Abwehr verfolgt: Richtet sie sich gegen das traumatische Erleben, sollte sie zunächst gestärkt werden, während Abwehrbewegungen gegen die subjektive Bedeutung des traumatischen Geschehens in der Regel gedeutet werden. Der Umgang mit Übertragung und Gegenübertragung i. S. einer systematischen Wahrnehmung und Auswertung für den therapeutischen Prozess bleibt in der psychodynamischen Traumatherapie von zentraler Bedeutung. Kontraindiziert ist allerdings die Technik der Übertragungsneurose, die Freud in späteren Arbeiten ausführt (etwa 1940). Hingegen ist Freuds Konzeptualisierung der Übertragung als Widerstand (Freud 1912) ein nützliches Instrument in der Behandlung von traumatisierten Patienten. Wie wir durch Forschung und klinische Erfahrung heute wissen, kann sich eine übertragungs-*zentrierte* Behandlung bei traumatisierten Patienten äußerst ungünstig auswirken. Sie ist bei Traumapatienten insofern problematisch, als aus Gründen der Traumaphysiologie eine Überflutung der Patientin durch intrusive Erinnerungsbilder bei diesem Vorgehen kaum zu vermeiden ist und die Gefahr besteht, dass die therapeutische Arbeitsbeziehung zusammenbricht und die therapeutische Beziehung selbst retraumatisierende Züge für die Patientin annimmt.

Die *Traumakonfrontation* geschieht mittels gezielter Nutzung der beobachtenden Fähigkeiten, auf die ebenfalls Freud (1912) bereits hingewiesen hat. Insgesamt handelt es sich hier um ein aktiver gestaltendes Eingreifen des Therapeuten, um retraumatisierenden Affektüberflutungen zuvor zu kommen und den Patienten zu schützen.

Es werden nicht Abreaktion und Katharsis angestrebt, vielmehr wird die detaillierte Wahrnehmung trauma-assoziierter Inhalte empfohlen, um damit eine Integration dieser Inhalte zu erzielen (ausführlich Fischer et al. 2003).

4   Der Mechanismus der Spaltung als Ressource für die Beziehungsgestaltung

Die katastrophalen Auswirkungen sog. man made-Traumata auf die inneren Objekte ist von Psychoanalytikern vielfach beschrieben worden (Ferenczi 1933; Balint 1969; Moses 1978). Ein zentraler Abwehrmechanismus, der vor allem bei Borderline-Patientinnen genannt wird, ist der der Spaltung in ganz und gar gute und ganz und gar böse innere Objekte und die Projektion dieser inneren Verhältnisse nach außen mit den bekannten schwierigen Folgen für die therapeutische Beziehung. Diese schwankt ständig zwischen Idealisierung und Entwertung. Bei unserer Klientel stellte sich heraus, dass Deutungen Spaltungstendenzen und vermehrtes Agieren förderten. Wir verstehen, dass die Deutung eines traumakompensatorischen Mechanismus mit dem Ziel der Auflösung desselben für traumatisierte Patientinnen zu mehr traumatischem Stress führt, was auch stärkeres Agieren erklären kann. Ähnlich wie in der Mehrdimensionalen Psychodynamischen Traumatherapie (MPTT; Fischer 2000) gehen wir davon aus, dass die jeweiligen Abwehr- bzw. besser Schutzbewegungen gegen den traumatischen Prozess als eine sinnvolle Leistung zu würdigen sind. Darüber hinaus gehend kann man genau diese Schemata i. S. einer »Verschreibung« nutzen, die aber gleichzeitig neue und funktionalere Elemente enthält, z. B. empfehlen wir häufig eine Beobachterperspektive einzunehmen, die Ähnlichkeiten mit dissoziativem Verhalten hat, aber eben bewusst geschieht. Derartige Verschreibungen sind psychodynamisch arbeitenden Therapeutinnen und Therapeuten fremd, da sie ein starkes suggestives Element enthalten. Wohl überlegte und gut aus der Psychodynamik begründete suggestive Interventionen haben in der Therapeutik inzwischen ihren Platz und sind insbesondere von Fürstenau (1992, 2001) gerade für die schwerer gestörten Patienten in nachvollziehbare theoretische Zusammenhänge gebracht worden. Im Wesentlichen geht es ihm darum, dass die früher übliche Umgehensweise mit dieser Klientel zu ungünstigen regressiven Prozessen führt. Agierendes Verhalten jedweder Form, insbesondere aber selbstverletzendes Verhalten und zunehmende Abhängigkeit vom therapeutischen Team und dessen Hilfeleistung und Zuwendung, nahm in den Anfängen unserer Arbeit deutlich zu. Wir kamen dazu, diese Verhaltensweisen als einen Hilferuf der Patientinnen zu verstehen, genauer, der verletzten Teile oder Ichs in der Patientin. Des Weiteren verstanden wir die dysfunktionalen Verhaltensweisen als Versuch unserer Patientinnen, mit sie überwältigendem Stress, der teilweise aus unserem Verhalten und unseren Interventionen resultierte, fertig zu werden. Wie sind wir dem begegnet?

Dazu war es erforderlich, die Vorstellung von der ganz und gar hilflosen Patientin infrage zu stellen und ihre Ressourcen stärker in den Blick zu nehmen. Wir bemühten uns, den Aspekt der hilfreichen Beziehung zugeschnitten auf traumatisierte Patientinnen herauszuarbeiten und kamen zu dem Ergebnis, dass ein freundliches, eher »alltagsweltliches« Verhalten erheblich weniger Stress für unsere Patientinnen bedeutete. Anschließend betonten wir die Selbstregulationsaspekte, gewannen die Patientinnen für diese Sichtweise und arbeiteten mit ihnen daran, sich den bzw. die verletzten inneren Teile vorzustellen und diese in der Vorstellung an einen guten, sicheren Ort zu bringen und von hilfreichen Wesen oder sog. idealen Eltern versorgen und trösten zu lassen. Wir verstehen dies als ein Verweisen der regressiven Prozesse auf die »innere Bühne« als einem imaginären Ort, an dem alle regressiven Wünsche wahrgenommen und imaginativ befriedigt werden können. Auf der inneren Bühne gibt es also die idealen, immerwährend verfügbaren und verständnisvollen Objekte (ideale Eltern oder Helferwesen).

5   Kernstück der PITT

Nach unserem heutigen Verständnis und unseren Beobachtungen erweist sich die Imagination des traumatisierten Ichs – im Kontext von Kindesmisshandlung ein Kind – in Verbindung mit der Imagination eines guten inneren Ortes, der Wohlbefinden und Sicherheit spendet, sowie hilfreicher tröstender Wesen als die am meisten Ich-Stärkung fördernde Intervention. Sie kann als Kernstück der PITT aufgefasst werden. Insbesondere hilft diese Imagination der Patientin, aus der Hilflosigkeit sich selbst gegenüber herauszukommen, das heißt, wir fördern ihre Selbstwirksamkeit und ihre Selbsttröstungskompetenz. Trost wird in der Psychotherapie selten als zentraler Bestandteil gesehen, u. a. weil befürchtet wird, dass das Trösten maligne regressive Prozesse fördern könne. Uns erscheint von Bedeutung, der Patientin dabei behilflich zu sein, dass sie selbst lernt, sich zu trösten. Das setzt allerdings die Tröstungsbereitschaft der Therapeutin voraus, die Patientin lernt hier am Modell der Therapeutin; es bleibt allerdings dabei, dass der größte Teil der Aufgabe des Tröstens ihr zufällt!

Wichtig ist uns auch die Betonung des Hier und Jetzt als Ressource, vorausgesetzt, der Patient lebt in äußerer Sicherheit. So hat es sich bewährt, dass das sog. erwachsene Ich seinen jüngeren Ichs die schönen, erfreulichen Seiten des Lebens in der Gegenwart »zeigt« und allen jüngeren Anteilen die heutigen Momente eines guten Lebens vermittelt. Orientiert am ego state-Modell gehen wir nämlich davon aus, dass jüngere Ichs, insbesondere eben die traumatisierten, das gute aktuelle Leben nicht mit erleben, sondern dazu vom erwachsenen Ich eingeladen werden sollten.

6 Besonderheiten in der Behandlung komplex traumatisierter Patientinnen und Patienten

Komplex traumatisierte Patientinnen und Patienten benötigen mehr als traumakonfrontative Arbeit, die bei nicht komplexen Traumafolgestörungen als zentral gilt (Flatten et al. 2004) Traumakonfrontation ist eine Intervention unter vielen, die bei komplex traumatisierten Patientinnen und Patienten nicht vorrangig ist (Reddemann 2011a, 2011b). Viele Patienten profitieren so sehr von der Arbeit mit ihren verletzten Teilen im oben beschriebenen Sinn, dass Traumakonfrontation nicht mehr notwendig ist (Courtois und Ford 2009).

In der PITT wird über das Medium einer hilfreichen Beziehung vor allem die Selbstbeziehung betont und mittels Imagination angeregt, diese neu zu gestalten und seelische Wunden damit einer Heilung zuzuführen. Dabei ist die Beachtung des Übertragungs-Gegenübertragungsgeschehens von zentraler Bedeutung. Sie wird dann allerdings eher dazu genutzt, die Patientin zu einem veränderten imaginativen Umgang mit sich selbst anzuregen, was nicht bedeutet, dass wir auf das Mittel der Deutung gänzlich verzichten. Mitgefühl und Trost, aber auch Anerkennung des geschehenen Unrechts werden im Umgang des erwachsenen Selbst mit den jüngeren Teilen stark betont.

6.1 Nutzung des 3-Phasenmodells

PITT orientiert sich am 3-Phasenmodell der Traumatherapie nach Janet (Herman 2003), ohne die Prozessorientierung aus dem Auge zu verlieren (dazu Reddemann 2011a).

Phase 1 bedeutet Einschätzung und ggf. Erhöhung der Stabilität. Die daraus resultierenden Aufgaben der Stabilisierungsphase sind

1. *kognitiv-psychoedukativer Art*

Hier ist es entschieden wichtig, dem Patienten immer wieder behilflich zu sein, Gegenwart und Vergangenheit voneinander zu unterscheiden, d.h. bedrohliches Vergangenes von bedrohlichem Gegenwärtigen unterscheiden zu lernen, sowie Patientinnen und Patienten umfassend über Trauma, Traumafolgen und Traumacoping zu informieren.

Es ist uns auch ein Anliegen, positive Gefühle zu fördern, die sich von negativen Affekten im Zusammenhang mit dem Trauma unterscheiden und hier ein inneres Pendeln zwischen belastenden Gefühlen, Vorstellungen und Bildern und heilsamen Zuständen zu fördern.

Daher vermitteln wir auch stressreduzierende Techniken, z.B. gezielte Imagination von angenehmen Erinnerungen, sog. Freudetagebuch und einigen Übungen, die sich als stressreduzierend erwiesen haben, z.B. die des »sicheren Ortes«.

Als bedeutsam hat sich auch die Einbeziehung des Körpers herausgestellt, so dass wir übende, stabilisierende Interventionen, etwa Feldenkrais-Arbeit oder Qi Gong ergänzend zur Psychotherapie empfehlen. Es gilt, Patientinnen und Patienten dabei behilflich zu sein, gute neue Erfahrungen mit ihrem Körper zu machen.

2. *kausaler Art*:

Behutsame und dosierte Zuwendung zu traumatischem Material wird ermöglicht. Hier geht es um die Beschäftigung mit verletzten und verletzenden Anteilen. Hierzu werden u.a. psychoedukative Deutungen genutzt, auch als kognitive Restrukturierung. Z.B. werden Selbstanklagen und eigene Schuldzuschreibungen der Opfer in Frage gestellt und dabei wird auch auf kognitive Strategien wie z.B. den sokratischen Dialog zurückgegriffen. PITT-typisch ist zum einen die Arbeit mit verletzen Ich-Anteilen sowie die Arbeit mit verinnerlichten Täteranteilen, sog. Täterintrojekten, so dass diese mit Hilfe von ego state-Konzepten gewürdigt werden. Die Grundprämisse lautet: Jeder ego state dient dem Überleben. Ziel ist es, alle states dafür zu gewinnen, zu einem »guten Leben« beizutragen, nicht mehr nur zum Überleben.

6.2 Handlungs*spielräume* nutzen

Zentral ist das Konzept der »inneren Bühne«, diese wird zu einem gemeinsamen imaginären Raum, auf dem die Patientin, ggf. angeregt und unterstützt durch die Therapeutin, »spielen« kann. Dadurch wird sie wieder handlungsfähiger. Bindungsforschung und Neurobiologie zeigen, dass Patientinnen und Patienten mit desorganisierten Bindungen und meist auch mit der inneren Notwendigkeit zu dissoziieren zum Spielerischsein oft nicht in der Lage ist. Die Begegnung mit »jüngeren Ichs« fördert sowohl das Getröstetsein wie auch die Lust am Spiel.

Die Vorstellung, schwer gestörten Patientinnen und Patienten sich selbst so viel Verantwortung zuzutrauen, mag seltsam erscheinen. Tatsächlich ist sie auch nicht für alle Betroffene einlösbar oder leicht einlösbar. Es ist jedoch erstaunlich, wie vieles Menschen können, wenn man es ihnen nur zutraut. Zur PITT gehört auch die »Imagination«, dass sehr viele Patientinnen und Patienten trotz großer Beschädigungen viel, viel mehr sind als diese Beschädigungen und deshalb über selbstregulative Kräfte verfügen. Allerdings liegt es in der Hand der Therapeutin, diese zu fördern oder mehr oder weniger zum Versiegen zu bringen. »Beidäugiges Sehen« (Fürstenau 2002), d. h. das Wahrnehmen der Stärken und der Probleme, ist daher ein Grundsatz von PITT. Das bedeutet Übernahme von Hilfs-Ichfunktionen eher i. S. von Ermutigung, die eigenen selbstregulativen Kräfte aufzuspüren und zu nutzen, statt direktes Eingreifen. (Wenn dies aber unumgänglich ist, geschieht es.)

Wie bereits erwähnt haben trauma-fokussierende Techniken allein sich bei komplexen posttraumatischen Folgestörungen nicht als effektiv erwiesen (Ford et al. 1998; Spinazzola et al. 2005; Courtois et al. 2009). Diese Patientengruppe benötigt ein Behandlungsangebot, das sich auch an ihre spezifischen Schwierigkeiten richtet, die aus ihrer Bindungs- und Entwicklungspathologie resultieren.

Dieser Anforderung versuchen wir mittels der ego state-orientierten Arbeit gerecht zu werden. In der Imagination kann jedem jüngeren Ich genau die Zuwendung gegeben werden, die es schon damals gebraucht hätte, und es können die ressourcenvollen ego states jeder Entwicklungsphase aufgespürt werden, die Spielerischsein und Neugier zur Verfügung stellen können. Auch die eine oder andere gute Bindungserfahrung verschiedener states kann hier genutzt werden.

6.3 Traumabearbeitung

Ist Traumabearbeitung möglich, dann erscheint es sinnvoll, das traumatische Geschehen, insbesondere das emotionale Erleben, so zu rekonstruieren und zu explorieren, dass dies unter möglichst geschützten Bedingungen geschieht. Hierzu nutzen wir wiederum die Beobachterperspektive, so dass quasi »wie von Weitem« das traumatische Geschehen betrachtet und zusammengefügt werden kann, die sog. Beobachtertechnik. Eine wichtige sicherheitsspendende Intervention, die Affektbrückenaktivierung eindämmt, besteht darin, dafür zu sorgen, dass »alle erlebenden Teile« während der Konfrontation sich am sicheren Ort befinden. So kann das erwachsene Ich sich die schmerzliche Erfahrung aneignen, ohne überflutet zu werden.

6.4 Umgang mit dissoziativem Verhalten

Wenn man dissoziatives Verhalten i. S. bewusster Distanzierung therapeutisch nutzt, kann sich dies als hervorragender Schutz gegen Affektüberflutung erweisen. PITT nutzt daher auf verschiedene Weise die bei komplex traumatisierten Patientinnen und Patienten üblichen dissoziativen Mechanismen.

So empfehlen wir z. B. aktive Wahrnehmungsarbeit, wobei ausdrücklich »ohne zu urteilen« beobachtet und wahrgenommen werden soll. Dies ist eine Art bewusstes und aktives Dissoziieren bzw. ein dem Mechanismus der Dissoziation verwandtes Handeln. Die häufig aktiv betriebene Distanzierung führt dann dazu, dass Kontrolle erlebt werden kann, die Angst vor Gefühlsüberflutung zurückgeht und dadurch mehr an Gefühl toleriert werden kann.

Diese Art der Selbstbeobachtung kann mit Bildern angereichert werden, also z. B. so, wie es bereits Ovid empfahl, »vom Sternenzelt aus« sich zu beobachten, oder wie von Michel de Montaigne empfohlen, sich neben sich selbst zu stellen, oder etwas moderner, einen weisen Menschen zu imaginieren, der einen wohlwollend betrachtet.

6.5 Arbeit mit dem Körper

Van der Kolk und Levine (2011) heben hervor, dass es Veränderung in einer Traumatherapie ohne Einbezug des Körpers nicht geben kann. Der Körper ist der Ort der Traumatisierung. Imagination ist sehr geeignet, den Körper in die therapeutische Arbeit mit einzubeziehen, ohne dass der Körper berührt werden muss, was ja für Menschen, die in zwischenmenschlichen Beziehungen traumatisiert wurden, oft ein Problem darstellt. Wenn die Patientin sich vorstellt, wie sie ihr kleines Mädchen in den Arm nimmt, hat dies unmittelbar körperliche Auswirkungen. Achtsames Wahrnehmen des Körpers und der Körperbedürfnisse wird daher angeregt, die Auswirkungen von Vorstellungen auf den Körper und sein Befinden sind unmittelbar wahrnehmbar und helfen der Patientin, sich bewusst und aktiv auf funktionalere und heilsamere Vorstellungen einzulassen. Das Berühren des Körpers durch die Patientin selbst oder das bewusste und achtsame Ausführen verschiedener Handlungen, die stimmungsaufhellend sind, wie z. B. bewusstes Gähnen, Prusten, Schnauben, Schütteln und nicht zuletzt Lachen und Lächeln (Henderson 2001) sowie das Pendeln zwischen verschiedenen körperlichen Zuständen (Levine 1998; Rothschild 2002) unterstützt und ergänzt die imaginative Therapie im engeren Sinn.

6.6 Berücksichtigung genderspezifischer Anliegen

Ein wesentliches Moment in der PITT ist eine gender-spezifische Betrachtungsweise. Frauen und Männer, selbst wenn sie ähnliche Symptome zeigen und ähnliche Diagnose erhalten, unterscheiden sich in wesentlichen Punkten. Insbesondere ist jegliches Köpererleben immer auf dem Hintergrund der Geschlechtlichkeit eines Menschen zu verstehen. Trauma betrifft wesentlich den Körper. Daher gehört es zum Konzept von PITT, gerade bei körpernahem Erleben Patientinnen und Patienten zu ermutigen herauszufinden, mit wem sie zusammen arbeiten wollen. Fühlt sich eine Patientin dann doch bei einem Therapeuten wohl und ein Patient bei einer Therapeutin, ist dem zu folgen. Die Entscheidung liegt immer bei der Patientin bzw. beim Patienten. Die Berücksichtigung gerade dieser Perspektive erscheint uns unter Gesichtspunkten der Würde wichtig (Reddemann 2008).

Die hier skizzierte Arbeitsweise kann dazu führen, dass agierendes Verhalten bei

Patientinnen und Patienten deutlich abnimmt. Diese geben an, dass sie sich in ihrer Eigenmacht gestärkt und dadurch besser fühlen.

7 Fallvignette einer kurztherapeutischen Intervention bei einer stabilen Patientin

Eine knapp 50-jährige Patientin kommt zur Behandlung, weil sie mit einem von ihr gewollten Berufswechsel nicht zurecht kommt, sie habe immer Heimweh nach der letzten Stelle und verstehe sich selbst nicht mehr. Außerdem werde sie zunehmend depressiv, u. a. deshalb, weil sie einige gesundheitliche Probleme habe, die sie sehr ängstigen würden. Eigentlich sei sie gut versorgt und müsse sich keine großen Sorgen machen, aber das gelinge ihr nicht.

Die Vorgeschichte ergibt, dass Frau X im Alter von vier Jahren einen vom Vater verursachten Autounfall erlebt hatte und anschließend für drei Wochen ins Krankenhaus musste. Die Eltern durften sie, wie damals üblich, nicht besuchen. Sie habe viel geweint und sei deshalb stets zurechtgewiesen worden.

Nach entsprechender Vorbereitung wird der Patientin vorgeschlagen, sich das vierjährige Kind vorzustellen, begleitet von der Frage, was dieses Kind aufgrund seiner Erlebnisse brauche. Sie meint, es müsse getröstet und in den Arm genommen werden. Und es müsse unbedingt hören, dass das, was es durchgemacht habe, schlimm sei. Sie habe sich ihr ganzes Leben lang gewünscht, dass ihre Eltern anerkennen sollten, dass das damals für sie schlimm war. Die Eltern aber hätten die Sache stets bagatellisiert. Die Patientin wird nun eingeladen, selbst ihrem kleinen Mädchen zu sagen, dass sie wisse, dass das, was es durchgemacht habe, schlimm gewesen sei. Sie berichtet davon, dass das dem kleinen Mädchen gut tue. Dabei öffnet sie ihre Arme weit und meint, jetzt fühle sie sich viel freier. Sie wird gebeten, diese Geste mehrmals zu wiederholen, damit die neue erleichternde Erfahrung auch im Köpergedächtnis gespeichert werden kann. Im weiteren Verlauf wird daran gearbeitet, dass sie bildhafte Vorstellungen entwickelt, wie die Vierjährige jetzt an einem Ort ist, an dem es ihr sehr gut geht, sie spielen kann und sich ihres Lebens erfreut. Schließlich erklärt sie der Kleinen in sich, dass all das Schlimme lange vorbei sei. Sie nimmt sich vor, bewusst mit dem Kind neue Erfahrungen zu machen. Sie sei nämlich als Kind sehr lebhaft und unternehmungslustig gewesen, das gehe ihr aber in letzter Zeit immer mehr verloren. Die Hypothese, dass sich dadurch das Kind in seiner Not zeige, kann sie sehr gut annehmen und will damit weiter arbeiten.

Es handelt sich hier um eine kurztherapeutische Intervention mit wenigen Sitzungen bei einer Patientin, die bereits verschiedene Therapien gemacht hatte. Es war für sie erlebbar, dass die Zuwendung zu ihrem kleinen Mädchen und es zu trösten, ihr eine neue Möglichkeit des Umgangs mit sich selbst eröffnete.

8 Ziele und Interventionslinien von PITT

Es sei betont, dass nach neuerer Forschung unsere Vorstellungen (z. B. von einer bestimmten Handlung) zu einem sehr ähnlichen kortikalen Aktivierungsmuster führen wie die konkret ausgeführte Handlung selbst, d. h. die Vorstellung löst Ähnliches aus wie Handeln. Das wusste schon Freud, als er vom Vorstellen als Probehandeln sprach.

So kann ein als Kind vernachlässigter Patient, dadurch dass er sich regelmäßig vorstellt, dass das Kind in ihm jetzt liebevoll von dem Erwachsenen oder von imaginierten Helferwesen beantwortet wird, sehr viel an nachholender Heilung bewirken. Leider wird bis heute von vielen Therapeutinnen und Therapeuten lediglich das Schmerzliche einer traumatischen Erfahrung hervorgeholt, statt auch alternative progressive Vorstellungen dazu zu entwerfen. Solche Vorstellungen entwickeln sich aber am ehesten mit Hilfe einer an den Bedürfnissen der Patientin interessierten und diese fördernden Therapeutin.

Dazu gehört aus unserer Sicht insbesondere eine progressionsorientierte Fokussierung auf das Arbeitsbündnis nach Fürstenaus Motto: Zwei Erwachsene arbeiten zusammen an den Problemen sog. verbliebener Kindlichkeit. Das am meisten dafür geeignete Instrument zur Selbstberuhigung scheint nach unserer Erfahrung die Arbeit mit verletzten Anteilen zu sein, wenn man das Augenmerk darauf richtet, dass nicht nur das Leiden dieser Anteile erkannt wird, sondern sie in der Vorstellung auch quasi neu beeltert und versorgt werden, d. h. dass eine bedürfnisbefriedigende Erfahrung mit Hilfe der Vorstellungskraft ermöglicht wird.

Die Arbeit geschieht durch Dialog und therapeutische Beziehungsgestaltung. Aus dieser Definition ergibt sich der Primat von Beziehungsgestaltung und therapeutischem Dialog sowie Selbstbeziehungsgestaltung, aber auch Einsatz übender Komponenten. Psychotherapie ist für uns grundsätzlich mehr als die Anwendung von Techniken. Ohne Einbettung und präzise Integration in Dynamik und Verlauf der Behandlung ist der Einsatz traumabearbeitender Techniken unseres Erachtens klinisch nicht zu vertreten.

9 Forschung

Die Forschungslage in Bezug auf Patienten mit komplexen Traumafolgestörungen und hoher Komorbidität ist unbefriedigend, Forschung auf diesem Gebiet ist derzeit insgesamt selten (Lampe und Söllner 2011).

Lampe et al. haben 2008 eine Studie zu PITT publizieren können: 84 Patientinnen wurden mit 49 Patientinnen einer Wartegruppe verglichen, davon waren 35 Patientinnen der Therapiegruppe und 14 Personen der Wartegruppe sehr schweren Traumatisierungen in der Kindheit vor dem 16. Lebensjahr ausgesetzt. Es zeigten sich hohe bis mittlere Effektstärken, auffallend war die signifikante Verschlechterung der Wartegruppe. In einem noch nicht publizierten 2-Jahres-Follow-up zeigten sich bei den PITT-Patientinnen eine signifikante Verbesserung in der allgemeinen Psychopathologie, der PTSD- und der depressiven Symptomatik. Eine Untergruppe der Patientinnen verbesserte sich auch hinsichtlich der dissoziativen Symptomatik. Diese Gruppe (40 %) war vor der Untersuchung häufiger stationär in Kliniken aufgenommen worden. Überraschenderweise unterschieden sich die beiden Gruppen nicht hinsichtlich der Frequenz und Anzahl der therapeutischen Sitzungen im Follow-up-Zeitraum.

Literatur

Courtois C, Ford J, Cloitre M (2009) Best practices in the treatment for adults. In: Courtois C, Ford J (Hrsg.) Treating post traumatic stress disorder. New York: Guilford.

Federn P (1952) In: Weiss E (Hrsg.) Ego psychology and the psychoses. New York: Basis Books.

Ferenczi S (1933) Sprachverwirrung zwischen den Erwachsenen und dem Kind. In: Schriften zur Psychoanalyse, Bd. II. Frankfurt/Main: Fischer (1972).

Fischer G (2000) Mehrdimensionale Psychodynamische Traumatherapie MPTT. Manual zur Behandlung psychotraumatischer Störungen. Heidelberg: Asanger.

Fischer G, Reddemann L, Barwinski-Fäh R, Bering R (2003) Traumaadaptierte tiefenpsychologisch fundierte und analytische Psychotherapie. Definition und Leitlinien. Psychotherapeut 48:199–209.

Flatten G, Gast U, Hofmann A, Liebermann P, Reddemann L, Wöller W, Siol T, Petzold ER (2004) Posttraumatische Belastungsstörungen. Leitlinien und Quellentexte. Stuttgart: Schattauer.

Ford JD, Kidd P (1998) Early childhood trauma and disorder of extreme stress as predictors of treatment outcome with chronic PTSD. Journal of Traumatic Stress 11:743–747.

Freud S (1912) Zur Psychodynamik der Übertragung. GW Band VIII, S. 364–374.

Freud S (1919) Einleitung zu: Zur Psychoanalyse der Kriegsneurosen. GW Band XII, S. 321–324.

Fürstenau P (1992) Entwicklungsförderung durch Therapie. Grundlagen psychoanalytisch-systemischer Psychotherapie. München: Pfeiffer.

Fürstenau P (2001) Psychoanalytisch verstehen systemisch denken, suggestiv intervenieren. Stuttgart: Pfeiffer.

Fürstenau P (2002) Neue therapeutische Welt durch beidäugiges diagnostisch-therapeutisches Sehen. Vortrag 52. Lindauer Psychotherapiewochen, 26. 04. 2002.

Henderson J (1999) How to feel as good as you can inspite of everything. Selbstverlag.

Herman J (2003) Die Narben der Gewalt. Traumatische Erfahrungen verstehen und überwinden. Paderborn: Junfermann.

Lampe A, Mitmannsgruber H, Gast U, Schüßler G, Reddemann L (2008) Treatment outcome of psychodynamic therapy in an inpatient setting. Neuropsychiatrie 22(3):189–197.

Lampe A, Söllner W (2011) Was ist empirisch gesichert in der Psychotherapie mit in Kindheit und Jugend chronisch traumatisierten PatientInnen? ZPPM, 9–18.

Levine P (1998) Traumaheilung. Essen: Synthesis.

Moses R (1978) Adult psychic trauma: the question of early predisposition and some detailed mechanism. Int J Psycho-Anal 59:353–363.

Reddemann L (2001) Imagination als heilsame Kraft. Zur Behandlung von Traumafolgen mit ressourcenorientierten Verfahren. Stuttgart: Pfeiffer (16. Aufl. 2010).

Reddemann L (2008) Würde – Annäherung an einen vergessenen Wert in der Psychotherapie. Stuttgart: Klett-Cotta.

Reddemann L, Fischer G. (2010) Worauf es ankommt: Psychodynamische Traumatherapien. Psychotherapie 15(2):263–278.

Reddemann L (2011a) Manual der psychodynamisch imaginativen Traumatherapie. Vollständig überarbeitete Neuauflage. Stuttgart: Klett Cotta.

Reddemann L (2011b) Stabilisierung in der Traumatherapie. Eine Standortbestimmung. Trauma & Gewalt 3:256–263.

Rothschild B (2002) Der Körper erinnert sich. Die Psychophysiologie des Traumas und der Traumabehandlung. Essen: Synthesis.

Simmel E (1944) Kriegsneurosen. In: Psychoanalyse und ihre Anwendungen. Ausgewählte Schriften. Frankfurt/Main: Fischer 1993, S. 204–226

Spinazzola J, Blaustein M, van der Kolk BA (2005) Posttraumatic stress disorder treatment outcome research: The study of unrepresentative samples? Journal of traumatic stress 18:425–436.

Wampold BE, Imel ZR, Laksa KM, Benish S, Miller SC, Flückiger C, DelRe AC, Baardseth TP, Budge S (2010) Determining what works in the treatment of PTSD. Clinical Psychological Review.

Watkins JG, Watkins H (1997) Ego States. Theory and Therapy. New York, London: Norton.

7 Die Dialektisch-Behaviorale Therapie (DBT)

Christian Stiglmayr und Kathlen Priebe

Kapitelübersicht

1. Einführung
2. Therapeutische Grundhaltungen
3. Therapiestruktur
4. Therapiebausteine
5. Therapeutische Strategien
6. Wirksamkeit
7. DBT-PTBS
8. Fazit

---

1 Einführung

Die Dialektisch-Behaviorale Therapie (DBT) wurde in den 1980er-Jahren von Prof. Marsha M. Linehan zur Behandlung von Patienten und Patientinnen[1] mit einer Borderline-Persönlichkeitsstörung (BPS) entwickelt (Linehan 1996a, 1996b). Neben den etablierten kognitiv-behavioralen Methoden integriert die DBT eine Vielzahl weiterer Strategien und Techniken vor allem aus der Gesprächspsychotherapie, der Gestalttherapie und dem Zen-Buddhismus. Damit gehört die DBT zur sogenannten »dritten Welle« von Verhaltenstherapie, die die klassischen verhaltenstherapeutischen und kognitiven Techniken mit Strategien der Akzeptanz, Weisheit, kognitiven Distanzierung und Dialektik verbindet.

Um die DBT in ihrer Zielsetzung, ihrem Aufbau sowie ihrer Dynamik richtig verstehen zu können, wollen wir nachfolgend kurz auf die zentralen Probleme von Patienten mit einer BPS eingehen. Im Zentrum der BPS findet sich nach Linehan (1996a) eine Emotionsregulationsstörung. Auf der Grundlage eines biosozialen Ätiologiemodells nimmt Linehan zum einen an, dass eine *biologische* Disposition zu einer erhöhten Sensibilität auf emotionale Reize, einem erhöhten emotionalen Erregungsniveau sowie einer verlangsamten Rückkehr auf das emotionale Ausgangsniveau führt. Zum anderen erlernen die Patienten aufgrund ungünstiger *sozialer* Bedingungen keine ausreichenden Fertigkeiten, mit ihren starken Emotionen umzugehen. Nachfolgender bildlicher Ver-

---

[1] Im Folgenden wird die männliche Schreibform verwendet, wir meinen damit jedoch sowohl weibliche als auch männliche Patienten.

gleich macht die Borderline-Problematik deutlich: Borderline-Patienten besitzen auf der emotionalen Ebene anstatt eines VW-Golfs einen Ferrari. Dieser reagiert sehr viel sensibler auf Berührungen des Gaspedals und ist natürlich auch deutlich schneller. Es ist nicht schwer vorstellbar, dass es zur Beherrschung eines solchen Fahrzeuges deutlich mehr Fertigkeiten bedarf. Da die Patienten aus diesem Grund ihre Emotionen meist als unbeherrschbar erleben, entsteht ein sehr nachhaltiges Problem: Die Betroffenen versuchen soweit es ihnen möglich ist, ihre Emotionen zu vermeiden, d. h. Borderline-Patienten sind in der Regel sehr emotionsphobisch. Dies betrifft nahezu alle distinkten Emotionen wie beispielsweise Scham, Schuld, Ärger, Angst, Liebe, Freude. Da sich Emotionen jedoch nicht dauerhaft vermeiden lassen, entwickeln die Betroffenen häufig Regulationsstrategien wie z. B. selbstverletzendes Verhalten (SVV) oder Suizidversuche. Diese sind zwar kurzfristig sehr effektiv, zeigen sich langfristig jedoch als sehr schädlich.

Für diese angenommene biologische Disposition gibt es mittlerweile zahlreiche empirische Belege. So findet sich eine Dysregulation im limbischen System – insbesondere beim Hippocampus und bei der Amygdala (z. B. Schmahl und Bremner 2006; Übersicht: Mauchnik et al. 2005). Dabei wird kontrovers diskutiert, inwieweit diese biologische Disposition genetisch bedingt ist oder neuronale Strukturen erst während der ersten Lebensjahre durch bestimmte traumatische Erfahrungen, wie z. B. sexuellen Missbrauch, verändert werden. Außerdem wird infolge der starken emotionalen Erregung von einer verstärkten Dissoziationsneigung ausgegangen (Stiglmayr et al. 2008).

Auf der sozialen Ebene ist bekannt, dass Borderline-Patienten zumeist in einem invalidierenden Umfeld aufgewachsen sind. Ein invalidierendes soziales Umfeld ist durch die Tendenz gekennzeichnet, unangemessen und unberechenbar auf persönliche Erfahrungen des Kindes zu reagieren. Dem Kind wird vermittelt, dass es das, was es angibt zu fühlen, gar nicht fühle (z. B. »wenn sie nein sagt, meint sie eigentlich ja«) oder dass es dieses Gefühl nur deshalb habe, weil es überempfindlich, undiszipliniert oder nicht positiv eingestellt sei. Solcherart Verhaltensweisen sind besonders in Familien, in welchen es zu Gewalttätigkeiten kommt, zu beobachten. Daher ist es nicht verwunderlich, dass die Posttraumatische Belastungsstörung (PTBS) eine der häufigsten komorbiden Störungen bei Borderline-Patienten ist. In einer epidemiologischen Studie von Pagura et al. (2010) lag bei 30 % der untersuchten Personen mit einer BPS zugleich eine PTBS vor. In klinisch behandelten Borderline-Patienten finden sich Raten von bis zu 60 % (z. B. Zanarini et al. 1998). Die fehlende Validierung emotionaler Erfahrungen führt zu einer wachsenden Diskrepanz zwischen den Erlebnissen des Kindes und dem, was durch die Umwelt bestätigt wird. Das Kind lernt darüber nicht, seine Gefühle zu benennen und seine emotionale Erregung zu regulieren.

Primäres Behandlungsziel der DBT ist demnach der Aufbau bzw. die Verbesserung von funktionalen Strategien zur Emotionsregulation und darüber eine Reduzierung schwerer Probleme auf der Verhaltensebene, wie z. B. suizidales oder selbstschädigendes Verhalten. Können die Betroffenen ihr emotionales Erleben weitgehend kontrollieren, kann anschließend gegebenenfalls die PTBS fokussiert werden.

2 Therapeutische Grundhaltungen

Vor allem aufgrund der hohen Emotionalität und den stellenweise sehr belastenden dysfunktionalen Verhaltensweisen (schweres SVV, Suizidandrohungen, Suizidversuche) wird die Arbeit mit Borderline-Patienten zumeist als sehr anstrengend erlebt. Eine frühzeitige Beendigung in bis zu 75 % der herkömmlichen ambulanten Therapien belegt dies eindrucksvoll (z. B. Linehan et al. 1999). Beispielsweise wird den Patienten häufig vorgeworfen, sich manipulativ zu verhalten, sich nicht ausreichend anzustrengen oder sich nicht verändern zu wollen. Aggressive Verhaltensweisen dem Therapeuten gegenüber werden als Indiz dafür gewertet, dass er sich nicht verändern wolle. Oder die akute Suizidalität unmittelbar vor dem Urlaub des Therapeuten wird als Erpressungsversuch gewertet. All diese häufig zu beobachtenden Probleme können ein zufrieden stellendes Behandlungsergebnis ernsthaft gefährden. Aus diesem Grund wurden im Rahmen der DBT therapeutische Grundannahmen formuliert, die vor dieser Art von Problemen Therapeut wie auch Patient schützen sollen (▶ Tab. 1).

Tab. 1: Therapeutische Grundannahmen (Auszug)

- Borderline-Patienten geben sich wirklich Mühe. D. h., sie versuchen, das Beste aus ihren gegenwärtigen Situationen zu machen.
- Borderline-Patienten wollen sich verändern.
- Borderline-Patienten müssen sich stärker anstrengen und härter arbeiten, um sich zu verändern.
- Das Leben suizidaler Borderline-Patienten ist so, wie es gegenwärtig ist, unerträglich.
- Patienten können in der Therapie nicht versagen.
- Therapeuten, die mit Borderline-Patienten arbeiten, brauchen Unterstützung.

Grundvoraussetzung für eine erfolgreiche Therapie ist die Annahme, dass alles von dem Patienten gezeigte Verhalten ausschließlich dem Zweck dient, seine Situation erträglicher zu gestalten, also einen Lösungsversuch darstellt. Es besteht darüberhinaus die Annahme, dass das Leben des Patienten aufgrund der bestehenden Emotionsregulationsstörung und den damit einhergehenden Spannungszuständen in der Tat unerträglich ist – daraus folgt, dass er sich tatsächlich verändern will, auch wenn manchmal ein gegenteiliger Eindruck vorherrschen mag. Untersuchungen haben ergeben, dass Borderline-Patienten ihre Spannungszustände im Vergleich zu psychisch gesunden Kontrollprobandinnen subjektiv bis zu neunmal höher erleben (Stiglmayr 2003; Stiglmayr et al. 2005). Die Ergebnisse legen nahe, dass Borderline-Patienten sich häufig in emotionalen Zuständen befinden, wie sie andere nur in lebensbedrohlichen Situationen erleben. Die Mitteilung eines Therapeuten an seinen Borderline-Patienten, er würde sich nicht ausreichend anstrengen, kann vor diesem Hintergrund nicht anders als therapiegefährdend wirken. Gleichzeitig bedeutet dies aber auch, dass sämtliche Änderungen im Leben der Borderline-Patienten extrem ängstigend sind, bringen sie doch das mühevoll, wenn auch sehr fragile Gleichgewicht in Gefahr. Oder anders formuliert: Wer würde sich »freiwillig« in einer bereits ohnehin lebensbedrohlichen Situation zusätzlich in Gefahr bringen? Das ist aber genau das, was von dem Patienten angesichts des therapeutischen Prozesses verlangt wird: Obwohl er schon alles gegeben hat, um am Leben zu bleiben, muss er sich noch mehr anstrengen, um die aktuelle Situation hinter sich zu lassen. Überlebenssichernde Strategien sollen zugunsten von noch nicht überprüften und vorerst vergleichsweise ineffektiven Strategien aufgegeben werden. Gedanken, sich das Leben zu nehmen, sind angesichts einer solchen Situation nichts anderes als ein Ausdruck der erlebten emotionalen Unerträglichkeit. Die DBT stellt für die Lösung dieses Grundproblems zwar eine Reihe spezifischer Strategien zur Verfügung, hat jedoch nicht den Anspruch, eine in jedem Fall befriedigende Lösung anbieten zu können. Gelingt es beispielsweise nicht, den Patienten für eine notwendige Verhaltensänderung zu motivieren (z. B. Aufgabe des schwerwiegenden SVV), ist dies nicht die Schuld des Patienten. Stattdessen besteht die Annahme, dass die DBT über nicht ausreichende Strategien verfügt, um den Patienten zu neuem Verhalten zu motivieren. Vor allem um den Therapeuten vor einem frühzeitigen Ausbrennen zu schützen und damit dafür zu sorgen, dass der Patient immer die bestmögliche DBT erhält, darf die Therapie nicht alleine durchgeführt werden. Ein Team von sich gegenseitig unterstützenden Therapeuten (Konsultationsteam) ist damit eine der Grundvoraussetzungen für die Umsetzung einer effektiven DBT.

3 Therapiestruktur

Die ambulante Therapie ist auf ein bis drei Jahre angelegt. Der Ablauf der Therapie ist klar strukturiert und lässt sich in eine Vorbereitungsphase und drei sich daran unmittelbar anschließende Therapiephasen unterteilen.

Die *Vorbereitungsphase* dient der Diagnostik und Informationsvermittlung über das Krankheitsbild, der Darstellung des biosozialen Ätiologiemodells und der Ziel- und Motivationsanalyse. Anhand von detaillierten Verhaltens- und Bedingungsanalysen werden die entscheidenden Problembereiche wie z. B. Suizidversuche, SVV oder fortwährende stationäre Aufenthalte eruiert. Anschließend wird ein Therapievertrag unterzeichnet, welcher die wichtigsten Therapieziele und die Einhaltung bestimmter Therapievereinbarungen zum Inhalt hat. Unter anderem verpflichtet sich der Patient, während der gesamten Therapiedauer keinen Suizidversuch zu unternehmen. Die Therapievereinbarungen gelten zunächst so lange, wie der Patient zusichern kann, sich nicht umzubringen, jedoch maximal für die Dauer eines Jahres. Die Fortsetzung der Behandlung wird vom erfolgreichen Verlauf der Behandlung abhängig gemacht.

In der *ersten Therapiephase* werden die in der Vorbereitungsphase definierten Problembereiche bearbeitet. Gleichzeitig werden die für die Zielerreichung notwendigen Verhaltensfertigkeiten in einem gruppenbasierten Fertigkeitentraining vermittelt. Die Problembereiche sind hierarchisch nach Gefährlichkeit unterteilt (▶ Tab. 2): Wann immer ein höher geordneter Problembereich auftritt, z. B. SVV, muss dieser unmittelbar in Form einer Verhaltens- und Lösungsanalyse behandelt werden. In der Regel wird für die Bearbeitung immer die gesamte einzeltherapeutische Sitzung benötigt. Diese Hierarchie hat maßgebliche Implikationen für den Therapieverlauf: Solange beispielsweise wöchentliches SVV vorliegt, muss jede Woche eine Verhaltens- und Lösungsanalyse in der Einzeltherapie besprochen werden. Alle anderen zusätzlich vorhandenen Problemfelder können unterdessen nicht oder nur sehr kurz thematisiert werden. Zusätzlich darf der Patient innerhalb von 24 Stunden nach dem SVV keinen

Kontakt zum Therapeuten aufnehmen (»time-out«). Ziel dieses Vorgehens ist, dass der Patient ausreichend Zeit findet, die Verhaltensanalyse zu schreiben. Und es soll darüber deutlich gemacht werden, dass der Therapeut nur für neues und zielführendes, nicht jedoch für altes, dysfunktionales Verhalten zur Verfügung steht. Daraus folgt eine zunehmende Frustrierung des Patienten, aber auch des Therapeuten. Die Folge dieses Kontingenzmanagements ist eine Erhöhung des Veränderungsdrucks, der notwendig sein kann, um die Veränderungsangst zu überwinden. Damit orientiert sich die DBT im Unterschied zu den meisten anderen Manualen zur Behandlung spezifischer Störungsbilder nicht an einer festgelegten Reihenfolge von Sitzungen und Inhalten, sondern an den von den Patienten gezeigten Verhaltensmustern.

Zentral für die erste Therapiephase ist die Verbesserung und Ausweitung der Techniken zur Emotionsregulation und damit die Erhöhung der emotionalen Belastbarkeit der Patienten; sie stellt damit die Vorbereitung für die *zweite Therapiephase* dar. In dieser geht es vorrangig um die Reduktion posttraumatischer Symptome. Da sich in dem ursprünglichen DBT-Manual (Linehan 1996a, 1996b) kein spezifisches Vorgehen hierfür beschrieben findet, wird seit mehreren Jahren von der Arbeitsgruppe um Martin Bohus und Regina Steil am Zentralinstitut für Seelische Gesundheit in Mannheim ein entsprechendes multimodales Therapieprogramm entwickelt (»DBT-PTBS«; Bohus et al. 2011a, 2011b).

Die abschließende *dritte Therapiephase* dient der Steigerung der Selbstachtung. ▶ Tab. 2 gibt nochmals einen Überblick über die einzelnen Therapiephasen und die Hierarchie der jeweiligen Problembereiche.

Tab. 2: Therapiephasen und Hierarchie der jeweiligen Problembereiche

Vorbereitungsphase
- Aufklärung über die Behandlung
- Zustimmung zu den Behandlungszielen
- Motivations- und Zielanalyse

Erste Therapiephase
1. Suizidales und selbstschädigendes Verhalten
2. Therapiegefährdendes Verhalten
3. Verhalten, das die Lebensqualität beeinträchtigt
4. Verbesserung der Verhaltensfertigkeiten
    a) Innere Achtsamkeit
    b) Zwischenmenschliche Fertigkeiten
    c) Bewusster Umgang mit Gefühlen
    d) Stresstoleranz
    e) Selbstwert

Zweite Therapiephase
- Bearbeitung der Posttraumatischen Belastungsstörung

Dritte Therapiephase
- Steigerung der Selbstachtung
- Entwickeln und Umsetzen individueller Ziele

4 Therapiebausteine

Die DBT besteht aus fünf Bausteinen:

- Einzeltherapie
- Fertigkeitentraining in der Gruppe
- Telefonkontakte
- Konsultationsteam
- Supervision

Die *Einzeltherapie* findet in der Regel einmal in der Woche statt. Hauptaufgabe der Einzeltherapie ist neben der individuellen Ziel- und Motivationsarbeit die Durchführung von Problem- und Lösungsanalysen. Dies geschieht auf der Grundlage einer vergleichsweisen engen und stabilen Beziehung. Häufig ist der Patient anfangs nicht bereit, dysfunktionales Verhalten aufzugeben, nur damit es ihm langfristig besser geht. Zu groß ist die Angst vor Veränderung. Aber er ist ggf. dazu bereit, weil es der Therapeut wünscht bzw. weil der Therapeut signalisiert, dass das fortwährende Bearbeiten zum Beispiel des SVV ihn an seine Belastungsgrenzen bringt. Das parallel verlaufende *Fertigkeitentraining* findet wöchentlich statt, dauert jeweils zwei Zeitstunden und wird in einer Gruppe von maximal sieben bis acht Patienten durchgeführt. Alleiniges Ziel des Fertigkeitentrainings ist die Vermittlung von spezifischen Fertigkeiten, welche für ein therapeutisches Fortkommen als unverzichtbar angesehen werden. Unter Fertigkeiten (»Skills«) werden kognitive, emotionale und handlungsbezogene Reaktionen verstanden, die sowohl kurz- als auch langfristig zu einem Maximum an positiven und einem Minimum an negativen Ergebnissen führen. Die Fertigkeiten sind in fünf Module unterteilt (Bohus und Wolf 2009): Fertigkeiten zur Steigerung der inneren Achtsamkeit, Zwischenmenschliche Fertigkeiten, Fertigkeiten zum bewussten Umgang mit Gefühlen, Fertigkeiten zur Stresstoleranz sowie Fertigkeiten zur Steigerung des Selbstwertes. Zu jedem Modul existieren spezifische Arbeits- und Übungsblätter. Die Länge eines Moduls beträgt zwischen vier und neun Wochen. Jedes Modul wird zweimal vermittelt. *Telefonkontakte* werden zum Management von akuten Krisen angeboten. Der Patient hat die Möglichkeit, im Rahmen von vorher klar definierten Zeiträumen den Therapeuten anzurufen. Dieser vermittelt dem Patienten effektive Fertigkeiten, um mit der aktuellen Situation umgehen zu können. Das Gespräch sollte nicht länger als drei bis fünf Minuten dauern; es wird explizit keine Therapie am Telefon durchgeführt. Vorrangige Aufgabe der Telefonkontakte ist damit der Transfer des in der Therapie Erlernten in den Alltag des Patienten. Das *Konsultationsteam* besteht aus drei bis sechs ambulanten Therapeuten, die sich wöchentlich treffen. Der Ablauf des Treffens ist hierbei streng geregelt (▶ Abb. 1). Aufgabe des Konsultationsteams ist zweierlei: zum einen hat das Team dafür Sorge zu tragen, dass der Patient die bestmögliche DBT erhält. Zum anderen ist die Aufgabe des Teams, die Behandlung gemeinsam durchzuführen und damit den Einzeltherapeuten zu entlasten. Sämtliche therapeutische Schritte werden demnach im Team beschlossen und sind dann von dem jeweils zuständigen Einzeltherapeuten umzusetzen. Im Unterschied zu den meisten anderen Therapien wird die Behandlung demnach nicht von einer Einzelperson, sondern von einem Team an Therapeuten durchgeführt. In der zusätzlichen *Supervision* können individuelle Prozesse und Schwierigkeiten besprochen werden, die im Rahmen des Konsultationsteams nicht aufgefangen und bearbeitet werden können.

Fallbeispiel zur Funktion des Konsultationsteam

Eine Patientin führte selbstverletzendes Verhalten mehrmals täglich in direkter Anwesenheit ihrer beiden drei und fünf Jahre alten Kinder durch. Das Team hat daraufhin beschlossen, sollte das Verhalten der Patientin nicht unmittelbar eingestellt werden, das Jugendamt zu informieren. Die Einzeltherapeutin war verpflichtet, der Patientin mitzuteilen, dass das Team eine solche Entscheidung getroffen hat. Folge davon war, dass die Patientin eine sehr negative Einstellung dem Team gegenüber hatte, die Beziehung zur Einzeltherapeutin jedoch unbelastet blieb. Auf der Verhaltensebene stellte die Patientin das selbstverletzende Verhalten daraufhin gänzlich ein.

Datum:_____   Uhrzeit Beginn:_____   Uhrzeit Ende:_____

Konsultationsteam-Treffen – Checkliste

Anwesende: _____ (Team Leiter)
              _____ (Hüter der Zeit)
              _____ (Hüter der Dialektik/Beobachter)
              _____ (Schriftführer)
              _____
              _____

☐ Der Teamleiter leitet eine kurze Achtsamkeitsübung an
☐ Der Teamleiter verliest die Notizen der vergangenen Woche
☐ Der Teamleiter fragt, ob jemand Klienten hat, bei welchen
　　☐ Lebensbedrohliches Verhalten (Suizidalität, Suizidankündigungen, etc.) oder/und
　　☐ Selbstverletzendes Verhalten oder/und
　　☐ Therapiestörendes Verhalten (Nichterscheinen bei Skillsgruppe, etc.) aufgetreten ist
☐ Der Teamleiter fragt, ob bei einem Therapeuten
　　☐ Teamstörendes Verhalten (Teambeschlüsse wurden nicht umgesetzt, etc.) oder/und
　　☐ Therapiestörendes Verhalten (Nicht Einhalten der DBT-Hierrachie, etc.) oder/und
　　☐ Symptome von Burnout oder/und
　　☐ Nicht studienkonformes Verhalten aufgetreten ist.

Abb. 1: Struktur Konsultationsteam

5 Therapeutische Strategien

Die DBT bewegt sich zwischen zwei – sich auf dem ersten Blick – widersprechenden therapeutischen Strategien: zum einen veränderungsorientierte und zum anderen akzeptierende Strategien. Mit dieser *dialektischen Sichtweise* sollen Spannungen, die sich zwischen solchen Widersprüchen generieren, für die therapeutische Entwicklung genutzt werden. Zum Beispiel haben Borderline-Patientinnen zwar ihr Leid häufig nicht selbst verschuldet (Akzeptanz), aber sie sind die einzigen, die dieses Leid beenden können (Veränderung). Die durch die Unvereinbarkeit entstehende Spannung sorgt für den nötigen Druck, aber auch für die notwendige Energie, um eine Änderung herbeizuführen. Erfahrene DBT-Therapeuten zeichnen sich durch einen raschen, spielerisch wirkenden Wechsel zwischen diesen beiden Polen aus, so dass die gegebenen Dichotomisierungstendenzen von Borderline-Patienten aufgefangen werden und die Patienten lernen, ihre Probleme dialektisch zu betrachten. Marsha Linehan beschreibt diesen Prozess als einen gemeinsamen Tanz zwischen dem Patienten und dem Therapeuten, auf dem Boden einer energiegeladenen Tanzfläche. Unerfahrene Therapeuten zeichnen sich hingegen häufig dadurch aus, dass sie die – bei Borderline-Patienten zugegebenermaßen sehr starke – Spannung nicht aushalten und vorzeitig zu einer Beendigung der Spannung sorgen, z. B. indem sie frühzeitig mit Veränderungsvorschlägen aufwarten oder an sich sinnvolle Anforderungen zu frühzeitig reduzieren (z. B. nicht konsequent genug auf ein Aufgeben schweren SVV drängen). Beiden Strategien werden bestimmte Techniken zugeordnet: zu den *Veränderungsstrategien* zählen Kontingenzmanagement, Emotions-Exposition, kognitive Umstrukturierung sowie die Vermittlung von Fertigkeiten. Diese Techniken werden ausbalanciert durch akzeptierende Techniken wie Akzeptanz, Empathie, Wertschätzung und Reflexion – zusammengefasst unter dem Überbegriff *Validierungsstrategien*. Durch diese soll der jeweilige Sinn im Erleben und Verhalten heraus gearbeitet werden, um dem Patienten zu vermitteln, dass seine Reaktionen auch zum gegenwärtigen Zeitpunkt nachvollziehbar sind.

6 Wirksamkeit

Die DBT gilt als erste Psychotherapie zur Behandlung einer BPS, deren Wirksamkeit und Überlegenheit gegenüber unspezifischer Psychotherapie durch randomisiert kontrollierte klinische Studien belegt werden konnte (Linehan et al. 1991; Verheul et al. 2003; Linehan et al. 2006; McMain et al. 2009). Auch wenn es mittlerweile weitere psychotherapeutische Verfahren zur Behandlung von BPS-Patienten gibt, gilt die DBT als das bislang am besten abgesicherte Verfahren (DGPPN 2009).

Da es sich bei der DBT um ein manualgestütztes modulares Therapieverfahren handelt, hat die DBT zahlreiche Modifikationen und Anpassungen an andere therapeutische Settings und Störungen erfahren (z. B. DBT bei Suchterkrankungen, DBT bei Essstörungen, DBT bei Störungen im Jugendalter, DBT in der Forensik, DBT bei Depressionen). Die wichtigste der letzte Jahre ist DBT für Patienten mit einer PTBS (Bohus et al. 2011 a, 2011 b). Die Ergebnisse einer Pilotstudie an 29 stationär behandelten Frauen mit PTBS nach Kindesmissbrauch sprechen für eine gute Wirksamkeit und Akzeptanz des Behandlungsprogramms (Steil et al. 2011). In einer kürzlich abgeschlossenen randomisiert kontrollierten Studie konnten die Ergebnisse bestätigt werden (Bohus et al. eingereicht). Aufgrund der hohen klinischen Relevanz im Zusammenhang mit den Folgen von Kindesmissbrauch wird dieses Behandlungsprogramm nachfolgend detaillierter beschrieben.

7 DBT-PTBS

7.1 Theoretischer Hintergrund

Die PTBS stellt wie bereits beschrieben eine der häufigsten komorbiden Störungen bei Patienten mit einer BPS dar. Da ca. 60 % der weiblichen Borderline-Patientinnen über sexuellen Missbrauch in der Kindheit berichten, ist anzunehmen, dass sich die PTBS bei vielen der Betroffenen auf diese Art von Kindheitstraumatisierungen bezieht (Zanarini et al. 2002). Im Vergleich zu Borderline-Patienten ohne PTBS finden sich bei jenen mit PTBS eine größere Anzahl an Suizidversuchen (Pagura et al. 2010), eine höhere Hospitalisierungsrate (Zlotnick et al. 2003) sowie ausgeprägtere Störungen der Emotionsregulation (Harned et al. 2010). Das Vorliegen einer PTBS wie auch eines Kindesmissbrauchs reduzieren die Remissionsraten einer BPS (Zanarini et al. 2004, 2005).

In Metaanalysen zur Behandlung der PTBS sind Patienten mit BPS aufgrund der typischen Ausschlusskriterien wie z. B. Suizidalität und SVV unterrepräsentiert (vgl. Bradley et al. 2005); daher ist unklar, wie gut diese Daten auf Patienten mit BPS übertragbar sind. In der einzigen Behandlungsstudie zu PTBS nach Kindesmissbrauch, welche spezifische Informationen zur Wirksamkeit bei Patienten mit einer BPS beinhaltet, zeigt sich, dass alle Patienten mit einer komorbiden BPS eine primär expositionsbasierte Therapie abbrechen (McDonagh et al. 2005). Eine Standard-DBT Behandlung erzielt nur geringe Remissionsraten der PTBS und ist daher für die Mehrheit der Borderline-Patienten mit PTBS nicht ausreichend (Harned et al. 2008).

7.2 Behandlungsrational

Vor diesem Hintergrund wurde die DBT-PTBS spezifisch für Patienten mit PTBS nach Kindesmissbrauch bei gleichzeitiger emotionaler Instabilität entwickelt. Aus Sicherheitsgründen wurden die Therapieentwicklung und die ersten Evaluationen im stationären Setting vorgenommen. Eine Anpassung an einen ambulanten Behandlungsrahmen und Behandlungen von ersten Pilotpatienten findet derzeit statt.

Die Behandlung ist in den oben aufgeführten Rahmenbedingungen einer Standard-DBT mit Verhaltens- und Lösungsanalysen, wöchentlichem Konsultationsteam sowie Supervision eingebettet. Neben den Prinzipien und Methoden der DBT integriert die DBT-PTBS traumaspezifische, kognitive (Ehlers 1999) und expositionsbasierte Methoden (Foa et al. 2007). Als zentral wird der Abbau von PTBS aufrechterhaltender Meidung (d. h. Meidung von traumaassoziierten Gegenständen, Orten, Personen etc., z. B. bestimmte Nahrungsmittel, Bodylotion) und »Escape« (d. h. Strategien zur Beendigung und Reduktion traumaassoziierter primärer Gefühle wie z. B. Schuld anstelle von Ohnmacht, Dissoziation oder SVV) angesehen. Die Meidungs- und Escapestrategien verhindern eine Adaptation an den sich veränderten Kontext. Durch die Auseinandersetzung mit den schmerzlichsten traumatischen Ereignissen sollen aktuell nicht mehr angemessene Gefühle (z. B. Ekel, Angst) reduziert werden (Veränderung), während angemessenen Gefühlen (z. B. Wut, Trauer) Raum gegeben werden soll (Akzeptanz). Das zentrale Prinzip der DBT, eine Balance zwischen Verändern und Akzeptanz, kommt also auch in der DBT-PTBS zum Einsatz.

7.3 Therapiestruktur

Die stationäre DBT-PTBS stellt ein dreimonatiges multimodulares Behandlungsprogramm dar. Neben jeweils zweimal wöchentlich stattfindender Einzeltherapie und Bezugspflegegesprächen finden einmal wöchentlich ein modifiziertes Fertigkeitentraining und eine Psychoedukationsgruppe statt. Im Fertigkeitentraining wird ein individueller Notfallkoffer mit Fertigkeiten erstellt. Im Vergleich zur Standard-DBT wird stärker auf die Bereiche Umgang mit Gefühlen sowie radikale Akzeptanz fokussiert. Darüber hinaus wird erarbeitet, wann der Einsatz von ablenkenden Fertigkeiten während der Traumabearbeitung sinnvoll ist. Inhalte der Psychoedukationsgruppe sind Informationen zur PTBS-Symptomatik, zur Entstehung und Aufrechterhaltung der Störung und zum Ablauf der Therapie. Weiterhin erhalten die Patienten wöchentlich Bewegungstherapie, Gestaltungstherapie sowie Selbstwert- und Achtsamkeitstraining in Gruppen. Bei Bedarf kommen körpertherapeutische Interventionen wie achtsamkeitsbasierte Körperwahrnehmung und Spiegelexposition zum Einsatz.

Als Voraussetzung für die Aufnahme in das Behandlungsprogramm wird verlangt, dass in den letzten vier Monaten kein Suizidversuch, lebensgefährliches oder hochfrequentes schwerwiegendes SVV, oder lebensgefährliches Hochrisikoverhalten vorlag. Der stationäre Therapieaufenthalt lässt sich in drei Therapiephasen mit jeweils unterschiedlichen Zielen unterteilen. Um jedoch der häufig wechselnden Symptomatik der Patienten (z. B. Zunahme an Suizidalität, SVV) gerecht werden zu können, orientiert sich der Inhalt der einzelnen Sitzung vergleichbar mit der Standard-DBT an der dynamischen Behandlungshierarchie. Die

Tab. 3: Dynamische Hierarchisierung der DBT-PTBS

Standard DBT	Behandlungsfokus	Beispiel
Ebene 1	Lebensbedrohliches Verhalten	Das Leben gefährdende Suizidversuche
Ebene 2	Therapie zerstörendes Verhalten	Angriffe auf Mitpatienten
Ebene 3	Krisen generierendes Verhalten	Schwerwiegende Selbstverletzung
DBT-PTBS	**Behandlungsfokus**	**Beispiel**
Ebene 1	Therapiefortschritt behinderndes Verhalten	Dissoziation, schwere Depression
Ebene 2	Schwere psychosoziale Probleme:	Massive finanzielle Probleme (drohende Obdachlosigkeit)
Ebene 3	PTBS aufrechterhaltendes Verhalten	Meidungs- und Escapestrategien wie SVV, Gedankenunterdrückung abbauen und Durchführung von Exposition
Ebene 4	Eingeschränkte Lebensqualität	Probleme im Bereich von Körper und Sexualität

ursprünglich von Linehan beschriebene Hierarchisierung wurde modifiziert und weiter differenziert (▶ Tab. 3). Leichte bis moderate Selbstverletzungen stellen also nicht, wie ursprünglich bei Linehan formuliert, Ausschlusskriterien für die Behandlung einer PTBS dar.

Vor der Exposition werden ausschließlich jene Probleme fokussiert, die das Leben, die Therapie oder die Wirksamkeit der Exposition gefährden. Bereiche wie z. B. Selbstwert, Beziehungsprobleme, Körpererleben, soziale Aktivitäten, die in eher »Stabilisierungs«-fokussierenden Behandlungsprogrammen vor der Traumaauseinandersetzung erfolgen, werden in der DBT-PTBS erst im Anschluss an die Exposition bearbeitet. Sofern ein höherrangiges Problem während der DBT-PTBS auftritt, z. B. schweres SVV, wird es wieder in den Fokus genommen (was jedoch keinen Abbruch der Therapie, sondern zumeist nur eine kurze Unterbrechung der traumafokussierenden Arbeit bedeutet).

7.4 Therapiephasen

Vor Beginn der stationären Therapie *(vor-stationäre Phase)* erfolgt eine operationalisierte Diagnostik. Etwa einen Monat vor Aufnahme erhalten die Patienten eine CD-ROM, mit der Bitte, sich mit den Fertigkeiten zur Stress- und Emotionsregulation vertraut zu machen (Bohus und Wolf 2009).

In den *ersten drei Wochen* des Aufenthaltes wird ein individuelles Störungsmodell mit den zentralen Meidungs- und Escapestrategien erarbeitet. Es erfolgt Psychoedukation, eine Festlegung des »Index-Traumas« (das Trauma, welches später in der Exposition fokussiert wird, in der Regel das mit der stärksten Belastung) sowie eine Analyse von Bedingungen, die einer erfolgreichen Exposition im Weg stehen (z. B. ausgeprägte dissoziative Symptome, Ängste vor der Therapie). Nach der Festlegung der Ziele werden diese in Anwesenheit des Patienten im Team diskutiert.

In den *nächsten sieben Wochen* liegt der Fokus auf der Vorbereitung und Durchführung der Exposition. Zur Vorbereitung werden die vorher identifizierten Expositions-behindernden Erlebens- und Verhaltensmuster bearbeitet. Dabei kann eine Vielzahl an Interventionen eingesetzt werden: Vermittlung von Fertigkeiten bei SVV oder Dissoziation, kognitive Bearbeitung von Schuldgefühlen oder Diskriminationstraining bei starken Gefühlen von Angst oder Ekel im Zusammenhang mit spezifischen Auslösern. Im Anschluss steht die *skills-assisted exposure* gegenüber dem Index-Trauma im Mittelpunkt. Die Exposition beinhaltet in der Regel das Verfassen und Vorlesen eines Traumaberichtes, die imaginative Aktivierung der traumatischen Erinnerung, in vivo-Expositionen sowie das Hören einer Aufnahme der Therapiesitzung. Entsprechend dem Ansatz der skills-assisted exposure sind Therapeuten und Patienten bei allen dieser Expositionselementen angehalten, Lebendigkeit der Erinnerungen und Belastung durch den Einsatz von Fertigkeiten während der Exposition zu regulieren (z. B. sensorische Stimulation wie Händedruck, Gerüche; kognitive Interventionen wie »Wo sind Sie gerade?«, »Was wissen Sie heute?«). Hauptprinzip ist die Herstellung einer Balance zwischen Aktivierung traumaassoziierter Gefühle und Gegenwartsbezug. Während der gesamten Exposition wird regelmäßig die Belastung, das damit assoziierte Gefühl sowie ggf. das Ausmaß an Dissoziation erfasst. Wird eine gewisse Dissoziationsstärke überschritten, wird die Exposition unterbrochen, bis unter Einsatz antidissoziativer Strategien eine Weiterarbeit sinnvoll erscheint. Die Expositionsphase wird beendet, wenn die Belastung abgenommen hat und eine Veränderung von situativ nicht angemessenen zu angemessenen Gefühlen zu beobachten ist.

In den *abschließenden zwei Wochen* wird die radikale Akzeptanz des traumatischen Ereignisses fokussiert. Zudem werden individuell unterschiedliche Bereiche wie Partnerschaft, Sexualität oder auch Reviktimisierungsgefahr thematisiert. Es erfolgt eine Entlassvorbereitung mit Belastungserprobungen im häuslichen Umfeld, Kontaktaufnahme zum Weiterbehandler und Planung der nächsten Zeit.

Etwa *vier Wochen nach der Entlassung* erfolgt ein Auffrischungstermin, in dem bis dahin vereinbarte Aufgaben und mögliche Probleme im Alltag besprochen werden.

8 Fazit

Die Behandlung der BPS galt lange Zeit als ausgesprochen schwieriges, mitunter gar hoffnungsloses Unterfangen. Die Einführung eines manualgestützen kognitiv-verhaltenstherapeutisches Verfahrens zur Behandlung von Patienten mit einer BPS sorgte entsprechend für viel Aufsehen. Erste Belege der Wirksamkeit der Behandlung trugen maßgeblich zur raschen Verbreitung der DBT bei. Seit 1995 ist auch im deutschsprachigen Raum die DBT das Verfahren der Wahl zur Behandlung einer BPS. Stationäre Einrichtungen gründen DBT-Stationen zur Behandlung von Patienten mit einer BPS. Ambulante Therapeuten bilden sich in DBT fort und gründen Netzwerke zur gegenseitigen Unterstützung. In den VT-Ausbildungsinstituten ist die DBT mittlerweile fester Bestandteil des Curriculums; Fertigkeitengruppen werden über die Ambulanzen angeboten.

Sehr vielversprechend ist die Weiterentwicklung der DBT zur Behandlung von Patienten mit einer PTBS. Die DBT-PTBS ist ein multimodales, modulares, stationäres Behandlungsprogramm, in dem traumaspezifische Interventionen in einen DBT-Behandlungsrahmen integriert werden. Durch die Regulation von Belastung und Lebendigkeit der Erinnerungen im Rahmen der skills-assisted exposure kann auch bei Patienten mit geringer Affekttoleranz, Schwierigkeiten der Emotionsregulation und dissoziativen Symptomen Exposition mit Erfolg durchgeführt werden. Die Belege von zwei Studien sprechen für eine gute Wirksamkeit und Akzeptanz. Das Ausbleiben einer Zunahme an Problemverhaltensweisen untermauert die Sicherheit des Programms im stationären Setting. Eine Evaluation im ambulanten Rahmen steht noch aus.

Zusammenfassend existiert mit der DBT sowie der DBT-PTBS erstmals ein verhaltenstherapeutisch orientiertes Verfahren zur Behandlung von Patienten mit einer BPS mit und ohne komorbider PTBS. Erste Erfahrungen zeigen, dass jenseits der bestehenden Wirksamkeitsnachweise sich Therapeuten wie auch Patienten nicht zuletzt aufgrund der klaren Struktur der DBT wie auch der therapeutischen Haltungen deutlich entlastet und entsprechend weniger hilflos fühlen. Diese Beobachtungen werden durch eine signifikant verringerte Abbrecherquote eindrucksvoll belegt.

Literatur

Bohus M (2002) Borderline-Störung. Hogrefe: Göttingen.

Bohus M, Wolf M (2009) Interaktives Skills-Training für Borderline-Patienten. Die CD-ROM für Betroffene. Stuttgart: Schattauer.

Bohus M, Dyer AS, Priebe K, et al. (2011a) Dialektisch Behaviorale Therapie für Posttraumatische Belastungsstörung nach sexualisierter Gewalt in der Kindheit und Jugend (DBT-PTSD). Psychotherapie, Psychosomatik und Medizinische Psychologie 61:140–147.

Bohus M, Priebe K, Krüger A, et al. (2011b) DBT bei PTBS nach sexuellem Missbrauch in der Kindheit. Expositionsbasiert zu Akzeptanz und Veränderung. Neurotransmitter, Sonderheft 2:2–8.

Bohus M, Dyer A, Priebe K, et al. (eingereicht) Dialectical behaviour therapy for patients with posttraumatic stress disorder related to childhood sexual abuse, with or without co-occuring borderline personality disorder: a randomised controlled trial.

Bradley R, Greene J, Russ E, et al. (2005) A multidimensional meta-analysis of psychotherapy for PTSD. American Journal of Psychiatry 162:214–227.

Deutsche Gesellschaft für Psychiatrie, Psychotherapie und Nervenheilkunde (Hrsg.) (2009) Behandlungsleitlinie Persönlichkeitsstörungen. Reihe: S2-Praxisleitlinien in Psychiatrie und Psychotherapie, Bd 1. Heidelberg: Steinkopff.

Ehlers A (1999) Posttraumatische Belastungsstörung. Fortschritte der Psychotherapie, Bd. 8. Göttingen: Hogrefe.

Foa EB, Hembree E, Rothbaum BO (2007) Prolonged exposure therapy for PTSD. Oxford: Oxford University Press.

Harned MS, Chapman AL, Dexter-Mazza ET, et al. (2008) Treating co-occurring Axis I disorders in recurrently suicidal women with borderline personality disorder: a 2-year randomized trial of dialectical behavior therapy versus community treatment by experts. Journal of Consulting and Clinical Psychology 76:1068–1075.

Harned MS, Rizvi SL, Linehan MM (2010) Impact of co-occuring posttraumatic stress disorder on suicidal women with borderline personality disorder. American Journal of Psychiatry 167:1210–1217.

Linehan MM (1996a) Dialektisch-Behaviorale Therapie der BPS. München: CIP-Medien.

Linehan MM (1996b) Trainingsmanual der Dialektisch-Behavioralen Therapie der BPS. München: CIP-Medien.

Linehan MM, Armstrong HE, Suarez A, et al. (1991) Cognitive-behavioral treatment of chronically parasuicidal borderline patients. Archives of General Psychiatry 48:1060–1064.

Linehan MM, Comtois KA, Murray AM, et al. (2006) Two-year randomized controlled trial and follow-up of dialectical bevavior therapy vs. Therapy by experts for suicidal behaviors and borderline personality disorder. Archives of General Psychiatry 63:757–766.

Linehan MM, Schmidt H, Dimeff LA, et al. (1999) Dialectical behavior therapy for patients with borderline personality disorder and drug-dependence. American Journal on Addiction 8:279–292.

Mauchnik J, Schmahl C, Bohus M (2005) New findings in the biology of borderline personality disorder. Directions in Psychiatry 25:197–215.

McDonagh A, Friedman M, McHugo G, et al. (2005) Randomized trial of cognitive-behavioral therapy for chronic posttraumatic stress disorder in adult female survivors of childhood sexual abuse. Journal of Consulting and Clinical Psychology 73:515–524.

McMain SF, Links PS, Gnam WH, et al. (2009) A randomized trial of Dialectical Behavior Therapie versus general psychiatric management for borderline personality disorder. American Journal of Psychiatry in Advance.

Pagura J, Stein MB, Bolton JM., et al. (2010) Comorbidity of borderline personality disorder and posttraumatic stress disorder in the U.S. population. Journal of Psychiatric Research 44:1190–1198.

Schmahl CG, Bremner JD (2006) Neuroimaging in borderline personality disorder. Journal of Psychiatric Research 40:419–427.

Steil R, Dyer A, Priebe K, et al. (2011) Dialectical behavior therapy for posttraumatic stress disorder related to childhood sexual abuse: a pilot study of an intensive residential treatment program. Journal of Traumatic Stress 24:102–106.

Stiglmayr CE (2003) Spannung und Dissoziation bei der BPS. Frankfurt: Peter Lang.

Stiglmayr CE, Ebner-Priemer UW, Bretz J, et al. (2008) Dissociative symptoms are positively related to stress in Borderline Personality Disorder. Acta Psychiatrica Scandinavica 117: 139–147.

Stiglmayr CE, Grathwol T, Linehan MM, et al. (2005) Aversive Tension in Patients with Borderline Personality Disorder: A Computer-Based Controlled Field Study. Acta Psychiatrica Scandinavica 111:372–379.

Verheul R, Van Den Bosch LM, Koeter MW, et al. (2003) Dialectical behaviour therapy for women with borderline personality disorder: 12-month, randomised clinical trial in the netherlands. British Journal of Psychiatry 182: 135–140.

Zanarini MC, Frankenburg FR, Dubo ED, et al. (1998) Axis I comorbidity of borderline personality disorder. American Journal of Psychiatry 155:1733–1739.

Zanarini MC, Frankenburg FR, Hennen J, et al. (2004) Axis I comorbidity in patients with borderline personality disorder: 6-year follow-up and prediction of time to remission. American Journal of Psychiatry 161:2108–2114.

Zanarini MC, Frankenburg FR, Reich DB, et al. (2005) Adult experiences of abuse reported by borderline patients and Axis II comparison subjects over six years of prospective follow-up. Journal of Nervous and Mental Disease 193, 412–426.

Zanarini MC, Yong L, Frankenburg FR, et al. (2002) Severity of reported childhood sexual abuse and its relationship to severity of borderline psychopathology and psychosocial impairment among borderline inpatients. Journal of Nervous and Mental Disease 190:381–387.

Zlotnick C, Johnson DM, Yen S, et al. (2003) Clinical features and impairment in women with borderline personality disorder (BPD) with posttraumatic stress disorder (PTSD), BPD without PTSD, and other personality disorders with PTSD. Journal of Nervous and Mental Disease 191:706–713.

8 Das Cognitive Behavioral Analysis System of Psychotherapy (CBASP)

Eva-Lotta Brakemeier, Birgit Steiger, Sophie Müller-Siemens und Claus Normann

> *Aus dem Buch Deines Lebens kannst Du keine Seiten heraustrennen,*
> *aber immer wieder ein neues Kapitel beginnen.*
> Unbekannt

Kapitelübersicht

1. Zusammenhang zwischen frühen traumatischen Beziehungserfahrungen und der Entwicklung einer chronischen Depression
2. Zielgruppe von CBASP: Chronisch depressive Patienten mit frühen traumatischen Beziehungserfahrungen
3. CBASP: Möglichkeiten einer Heilung der traumatischen Beziehungserfahrungen
4. Das stationäre CBASP-Konzept für früh traumatisierte chronisch depressive Patienten
5. Evidenz für die Behandlung durch CBASP
6. Zusammenfassung: Möglichkeiten und Grenzen der Behandlung früher Traumatisierungen bei chronisch depressiven Patienten

---

1 Zusammenhang zwischen frühen traumatischen Beziehungserfahrungen und der Entwicklung einer chronischen Depression

Wie im ▶ Kap. B3 im zweiten Abschnitt beschrieben, sind Depressionen häufige psychische Störungen, wobei offenbar in den letzten Jahrzehnten vor allem die chronifizierten depressiven Verläufe zunehmen, immer jüngere Altersgruppen erfassen und bereits eine echte »Volkskrankheit« darstellen (Hautzinger 2010). Da epidemiologische Studien darauf hinweisen, dass derzeit vier Millionen depressive Menschen in Deutschland leben (▶ Kap. B3, 2. Abschnitt) und bis zu 30 % aller Depressionen einen chronischen Verlauf annehmen, müssten schätzungsweise 1,2 Millionen Menschen zurzeit an einer *chronischen Depression* erkrankt sein (Arnow und Constantino 2003; Dunner 2001).

Die Erhöhung des Risikos für psychische Erkrankungen und insbesondere für die Entwicklung einer Depression durch eine *frühkindliche Traumatisierung* ist in der Literatur gut belegt (z.B. Heim et al. 2010,

▶ Kap. B3). Auch ein frühes Ersterkrankungsalter (early onset; vor dem 21. Lebensjahr) und der Schweregrad der depressiven Symptomatik zeigen einen positiven Zusammenhang zu traumatischen Kindheitserfahrungen (Klein und Santiago 2003; Riso et al. 2002; Wiersma et al. 2009). Im Vergleich zu einer repräsentativen deutschen Bevölkerungsstichprobe (Häuser et al. 2011) zeigte eine Gruppe stationär behandelter chronisch depressiver Patienten (Steiger 2012, unveröffentlichte Diplomarbeit) insbesondere deutlich höhere Prävalenzen der schweren emotionalen Vernachlässigung und des schweren emotionalen Missbrauchs. ▶ Abb. 1 stellt die Häufigkeiten der schweren Traumatisierungsformen nach CTQ der beiden Vergleichsgruppen gegenüber.

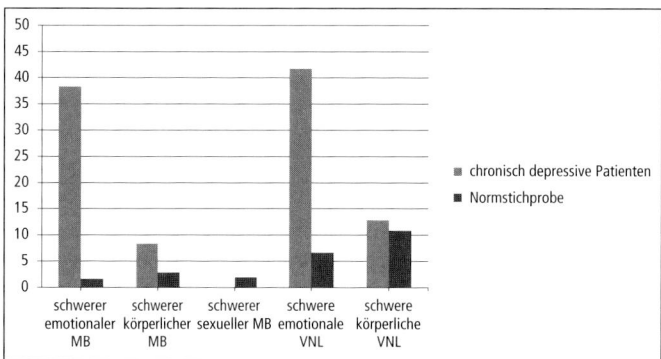

Abb. 1: Häufigkeit der schweren Traumatisierungen bei chronisch depressiven Patienten (n = 48; Steiger 2012) im Vergleich zu einer deutschen Normstichprobe (n = 2504; Häuser et al. 2011) Angaben in Prozent, MB = Missbrauch, VNL = Vernachlässigung

Nachgewiesen ist zudem, dass auch im Vergleich mit episodisch depressiven Patienten chronisch Depressive häufiger frühkindliche Traumata erlebt haben (Klein und Santiago 2003; Riso et al. 2002). Es existieren jedoch nur wenige Studien, die explizit das Risiko der Chronifizierung einer Depression bei einer Traumatisierung in der Kindheit untersuchen. Die wenigen publizierten Studien (z. B. Bifulco et al. 2002; Brown und Moran 1994) weisen darauf hin, dass es scheinbar eine signifikante Dosis-Wirkungs-Beziehung zwischen Stärke der Traumatisierung (definiert als Anzahl bzw. Häufigkeit der erlebten unterschiedlichen Traumata) und der Schwere der chronischen Depression geben könnte. Zudem scheint das Risiko für eine Chronifizierung für traumatisierte Frauen etwa drei Mal so hoch zu sein wie das Risiko der nichttraumatisierten Frauen. Eine weitere Studie (Wiersma et al. 2009) mit 1230 an einer Depression erkrankten Personen untersuchte auch explizit einen möglichen Zusammenhang zwischen Chronizität und Kindheitstraumatisierung. 395 Patienten dieser Stichprobe entwickelten eine chronische Depression. Es zeigte sich, dass diese Gruppe signifikant öfter als die Gruppe der an einer episodischen Depression erkrankten Studienteilnehmer traumatisiert worden war. Die berechneten Odds Ratios rangierten dabei zwischen 1.55 (emotionale Vernachlässigung) und 1.90 (sexueller Missbrauch). Chronische Depression war signifikant mit den vier Traumaarten emotionale Vernachlässigung, emotionalem, körperlicher und sexueller Missbrauch verbunden. Insofern existieren durchaus erste empirische Belege, dass eine Traumatisierung in der Kindheit das Risiko für die Chronifizierung einer Depression erhöhen kann. Jedoch sind die spezifischen Mechanismen, über die traumatisierende Kindheitserfahrungen mit der Chonifizierung einer Depression verbunden sind (wie z. B. interpersonelle Probleme, maladaptive emotional-kognitive Schemata im Erwachsenenalter, konfundierende aversive Sozialisationsbedingungen in der Kindheit), und deren differenzielle Effekte auf die Chronifizierung, bisher weitestgehend unerforscht (vgl. Comijs et al. 2007; Wiersma et al. 2009 sowie ▶ Kap. B3).

Aus klinischer Sicht wird bei der Behandlung von chronisch depressiven Patienten schnell deutlich, dass die meisten dieser Patientengruppe schon früh schwierige bis hin zu traumatisierenden Beziehungserfahrungen erlebt haben. Da gerade diese früh traumatisierten Patienten oft besonders resistent und schwer chronisch depressiv erkrankt sind, ist es relevant, für diese Patientengruppe eine hilfreiche psychotherapeutische Behandlung zu finden. Das *Cognitive Behavioral Analysis System of Psychotherapy (CBASP*, gesprochen ›zibäsp‹, McCullough 2000, 2006, deutsche Übersetzung: Schramm et al. 2006) ist bisher die *erste* und *einzige* Psychotherapie, die ganz spezifisch genau für diese Zielgruppe entwickelt wurde. Dementsprechend werden die frühen Traumatisierungen in der CBASP-Therapie erfasst und explizit behandelt, was bedeutet: die frühen Traumata bestenfalls durch neue, korrigierende Beziehungserfahrungen zu *heilen.*

2 Zielgruppe von CBASP: Chronisch depressive Patienten mit frühen traumatischen Beziehungserfahrungen

Zur Illustration der besonderen Psychopathologie chronischer Depressionen soll folgendes Beispiel einer Patientin dienen.

Fallbeispiel 1: Patientin Frau A.
»Wie lange es mir schon so elend geht? Ach, im Grunde seitdem ich denken kann. Schon als Kind habe ich kaum gesprochen, wollte am liebsten allein sein und keinen Menschen sehen. Ich bin bei meiner Oma auf einem Hof aufgewachsen, die aber fast nie da war. Ich musste immer viel helfen und richtig hart arbeiten. Sprechen konnte oder wollte ich lange nicht. Wenn ich für meine Oma im Dorf etwas besorgen musste, hat sie mir alles auf einen Zettel geschrieben, den ich dann gezeigt habe – so musste ich nichts sagen. Halbwegs glücklich war ich nur, wenn ich alleine mit den Schafen auf der Weide war. Als meine Eltern mich irgendwann zu sich geholt haben, wurde alles noch schlimmer. Ich hatte so wahnsinnige Angst vor meinem Vater. Er hat so viel gesoffen und dann immer meine Mutter geschlagen und misshandelt. Mich hat er nie geschlagen, aber massiv beschimpft und gedemütigt. Für meine Mutter war ich ein Nichts, nur gut genug zum Putzen und Arbeiten. Und dann dachte ich, dass mein Mann mich erlösen kann, aber nachdem der mich kurz nach unserer Hochzeit begonnen hat zu schlagen, wollte ich nur noch tot sein...«

Dieses Zitat stammt von einer 52-jährigen schwer chronisch depressiven Patientin, die nach erfolgloser Elektrokonvulsionstherapie (EKT) in einer anderen Klinik zur Behandlung im Rahmen des stationären CBASP-Konzeptes in das Universitätsklinikum Freiburg, Abteilung für Psychiatrie und Psychotherapie, überwiesen wurde. Frau A. erfüllte bei Behandlungsbeginn die Kriterien einer *schweren depressiven Episode bei rezidivierender Störung* nach ICD-10 (F33.2) bzw. die Kriterien einer »*Double Depression*« nach DSM-IV (▶ **Kap. B3**). Die Depression von Frau A. lässt sich zudem auch als *therapieresistent* bezeichnen, da sie bereits über 15 verschiedene Antidepressiva – in ausreichender Dosis und Dauer verabreicht – erfolglos eingenommen hat. Zudem absolvierte sie vier ambulante Psychotherapien in adäquater Länge bei approbierten Psychotherapeuten ohne durchschlagenden Erfolg. Schließlich war sie bereits sechs Mal in stationärer Depressionsbehandlung, zuletzt mit der erfolglosen Durchführung einer EKT-Behandlung.

Bei der Erstellung einer *Lifechart* in der ersten CBASP-Stunde wurde deutlich, dass Frau A. eine chronische Depression mit *Frühbeginn* hat, da die Dysthymie bereits im Alter von vier Jahren begann. Ihre Auskünfte über ihre Kindheit sowie die Befunde im *Childhood Trauma Questionnaire (CTQ*, Bernstein et al. 2003, deutsche Übersetzung: Wingenfeld et al. 2010, ▶ **Kap. A8**) wiesen zudem darauf hin, dass sie gravierende frühe traumatisierende Beziehungserfahrungen erlebt hat. ▶ **Abb. 2** zeigt die durchschnittlichen Werte der fünf CTQ-Bereiche.

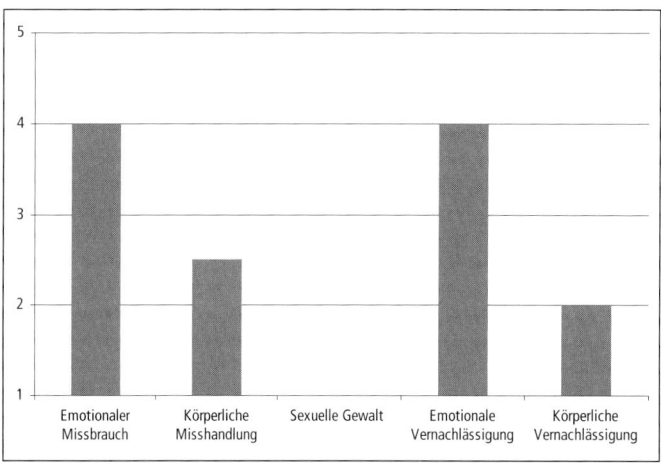

Abb. 2: Durchschnittliche CTQ-Werte von Frau A. in den fünf Trauma-Bereichen (Childhood Trauma Questionnaire, Bernstein et al. 2003, deutsche Übersetzung: Wingenfeld et al. 2010. Skala von 1–5)

Sehr typisch für chronisch depressive Patienten ist, dass sie vor allem hohe Werte in den Bereichen »*emotionale Vernachlässigung*« und »*emotionaler Missbrauch*« haben, wie es auch bei Frau A. der Fall ist (vgl. Klein und Santiago 2003). Diese Patienten haben oft als Kinder ein »zu wenig« an Liebe, Geborgenheit, Fürsorge und Aufmerksamkeit erfahren, sie sind sozial depriviert aufgewachsen, »wie im Kühlschrank« (Zitat eines Patienten). Viele mussten vor allem funktionieren, ihre kindlichen emotionalen Bedürfnisse blieben unbefriedigt, niemand hat sich wirklich für sie interessiert, mit ihren Problemen fühlten sie sich häufig allein gelassen und unverstanden. Teilweise mussten sie auch als Partnersubstitut fungieren, da die Ehe der Eltern häufig als gestört und zerstritten beschrieben wird. Ebenfalls häufig berichten Patienten über Trennungen und Scheidungen der Eltern oder den Tod eines Elternteils bzw. anderer naher Angehöriger – des Öfteren auch durch *Suizid*, was sich besonders traumatisierend auswirken kann.

Zudem existiert eine Subgruppe dieser Patienten, bei denen mindestens ein Elternteil alkoholabhängig war (wie auch der Vater von Frau A.). Diese Patienten haben wiederum häufig auch körperlichen Missbrauch erfahren oder mussten zumindest oft miterleben, wie andere Familienmitglieder geschlagen wurden. Sexueller Missbrauch kommt in dieser Patientengruppe auch vor, jedoch vergleichsweise seltener als bei anderen psychischen Störungen wie der Posttraumatischen Belastungsstörung oder der Borderline-Persönlichkeitsstörung (vgl. Frank 2011).

Die wenigen Sätze des Zitats von Frau A. unterstreichen zudem, dass chronisch depressive Patienten häufig bestimmte *psychologische Charakteristika* aufweisen, welche die Interaktion erschweren. McCullough (2000) hat sich jahrzehntelang mit dieser Patientengruppe beschäftigt und folgende Besonderheiten herausgestellt:

- ein wiederholter Ausdruck von Hilflosigkeit und Elend
- ein submissives und überfordertes, gelegentlich auch feindseliges Verhalten
- ein auffälliges Misstrauen in zwischenmenschlichen Beziehungen
- eine nahezu unverrückbare Überzeugung, dass nichts getan werden kann, um die Depression unter Kontrolle zu bringen
- rigide und verfestigte Verhaltensmuster, die weder durch positive noch durch negative Ereignisse beeinflussbar zu sein scheinen.

Diese Merkmale trafen bei Behandlungsbeginn alle auf Frau A. zu. Nachvollziehbar ist, dass derartige Charakteristika eine Psychotherapie erheblich erschweren und auch beim Therapeuten verschiedene negative Emotionen auslösen können. Dabei reicht die Bandbreite der Emotionen von Mitgefühl, Traurigkeit, Emotional-berührt-sein über Genervt-sein, Hilflosigkeit, Frustration bis hin zu Ärger, Wut und Feindseligkeit. Wenn jedoch direkt zu Beginn in der Therapie die traumatisierenden Beziehungserfahrungen aufgedeckt werden, wird es für den Therapeuten nachvollziehbar, warum der Patient im Kontakt derart schwierig ist. Dadurch kann er leichter Empathie und Nähe aufbauen. CBASP integriert daher diese traumatisierenden Beziehungserfahrungen direkt zu Behandlungsbeginn (vgl. Abschnitt 3.3).

3 CBASP: Möglichkeiten einer Heilung der traumatischen Beziehungserfahrungen

CBASP versteht sich als eine *schulenübergreifende, integrative Therapie*, in der kognitive, verhaltensorientierte, interpersonelle und analytische Strategien kombiniert werden, um direkt an der spezifischen Psychopathologie – vor allem den frühen Traumata – chronisch depressiver Patienten anzusetzen.

Wie erwähnt, wurde CBASP als *störungsspezifische Behandlungsform* für chronische Depressionen durch James P. McCullough (2000) in den USA ursprünglich für die *ambulante* Behandlung entwickelt. Da in Deutschland jedoch schwer chronisch depressive Patienten häufig auch stationär über mehrere Wochen behandelt werden, wurde CBASP erstmalig am Universitätsklinikum Freiburg, Abteilung für Psychiatrie und Psychotherapie, für ein *multidisziplinäres stationäres Konzept* modifiziert (vgl.

Abschnitt 3.5). Für das stationäre Konzept wurde explizit die Aufnahmebedingung festgelegt, dass die Patienten frühe traumatisierende Beziehungserfahrungen erlebt haben. Inzwischen haben mehrere andere Kliniken ebenfalls dieses stationäre Konzept implementiert.

3.1 Zugrunde liegende Annahmen der Behandlung durch CBASP

McCullough formulierte aufgrund seiner weitreichenden klinischen und wissenschaftlichen Erfahrung mit chronisch depressiven Patienten zwei Grundannahmen über die Psychopathologie dieser Patientengruppe (McCullough 2000).

- Chronisch depressive Menschen seien durch die frühen traumatisierenden Beziehungserfahrungen häufig sehr misstrauisch. Ihnen fehle das Bewusstsein dafür, dass ihr dysfunktionales Verhalten und ihre Interpretationen von Situationen dazu führen, dass sie sich als *von der Umwelt entkoppelt* erleben. Darüber hinaus seien sie oft nicht fähig zu erkennen, dass ihr Verhalten Einfluss auf ihre soziale Umwelt habe.
- Der kognitiv-emotionale Zustand chronisch depressiver Patienten sei *präoperatorisch* (nach Piaget 1995) und somit vergleichbar mit dem kognitiv-emotionalen Zustand von Kindern zwischen vier und sieben Jahren. Das präoperatorische Niveau ist nach Piaget gekennzeichnet durch globales und prälogisches Denken, Denkprozesse, die kaum durch die Denkweise und Logik ihrer Gesprächspartner beeinflusst werden können, eine ich-zentrierte Sicht von sich und anderen, monologisierende verbale Kommunikation, Mangel an authentischer interpersoneller Empathie und wenig affektive Kontrolle in Stresssituationen. All diese Merkmale träfen in unterschiedlichem Ausmaß auch auf chronisch depressive Erwachsene zu. Als ursächlich für den vorliegenden präoperatorischen Denkstil sieht McCullough entweder ein Nichterreichen weiterer Entwicklungsschritte durch frühe Traumatisierung in der Kindheit oder eine sehr starke emotionale Belastung durch eine anhaltende Depressivität im Erwachsenenalter an. Dieser präoperatorische kognitiv-emotionale Zustand führe zu dysfunktionalen Denk- und Verhaltensweisen, sodass chronisch depressive Menschen in interpersonellen Situationen immer weniger ihre erwünschten Ziele erreichen. Den Autoren erscheint der Begriff »*soziales Empathie-Defizit*« passender als der tradierte Piaget-Terminus »präoperationales Niveau« (vgl. auch Brakemeier et al. in Druck; Wilbertz et al. 2010).

In ▶ Tab. 1 sind diese beiden Prämissen zusammengefasst dargestellt sowie die Therapieziele angeführt, welche sich aufgrund dieser Hypothesen für die CBASP-Therapie ergeben.

Tab. 1: Prämissen und Ziele von CBASP (nach McCullough 2000)

Prämissen	• Die Störung wird durch *präoperational strukturelles Funktionieren*, d. h. maladaptive, kognitive Verhaltensmuster, welche die Zielerreichung verhindern, aufrechterhalten. • Der chronisch depressive Patient ist *wahrnehmungsgemäß von seiner Umwelt abgelöst*, so dass sein Verhalten nicht durch dessen Konsequenzen gesteuert wird.
Ziele	• Erkennen der *Konsequenzen des eigenen Verhaltens* • Verbesserung der *sozialen Empathie* • Erlernen von *sozialen Problemlösefertigkeiten* und *Bewältigungsstrategien* • *Interpersoneller Heilungsprozess bzgl. früherer Traumata*

3.2 Die Behandlung durch CBASP

In CBASP werden ganz bestimmte spezifische Strategien und Techniken sowie eine besondere Form der Gestaltung der Therapiebeziehung eingesetzt, um die kognitiv-emotionalen Defizite, die durch frühe traumatisierende Beziehungserfahrungen entstanden sind, und deren Auswirkungen auf das Erleben und Verhalten chronisch Depressiver, zu überkommen. Nach einer ausführlichen Anamnese mit Diagnosestellung soll möglichst früh in der Therapie (erste oder zweite Sitzung) die *Liste prägender Bezugspersonen* erstellt werden, wobei im Anschluss *Übertragungshypothesen* erarbeitet werden. Dieser Prozess erstreckt sich meist über mehrere Sitzungen. Danach werden der *Kiesler Kreis* und die *Situationsanalyse* eingeführt und anschließend in nahezu jeder Sitzung anhand neuer problematischer sozialer Situationen genutzt. In besonders emotionalen Situationen oder bei therapieschädigendem Verhalten des Patienten wird das *disziplinierte persönliche Einlassen* mit anschließenden *interpersonellen Diskriminationsübungen* vom Therapeuten angewendet.

In ▶ Abb. 3 sind die CBASP-Strategien dargestellt, welche im Folgenden näher erläutert werden.

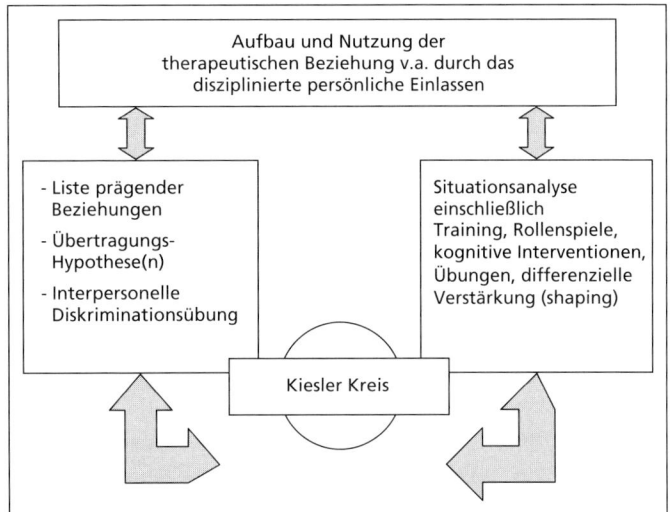

Abb. 3:
Elemente der störungsspezifischen Psychotherapie CBASP für chronisch depressive Patienten (nach Brakemeier et al. 2012)

3.3 Liste prägender Bezugspersonen und Übertragungshypothese

Da chronisch depressive Patienten häufig traumatisierende Beziehungserfahrungen in der Kindheit erlebt haben (▶ **Kap. B3** und Abschnitt 1 in diesem Kapitel), beginnt die Therapie mit analytischen und interpersonellen Strategien, welche diese Beziehungserfahrungen direkt einbeziehen. Der Therapeut bittet den Patienten, bis zu sechs prägende Bezugspersonen (Englisch: *big player*) aus seinem Leben auszuwählen, die seine Persönlichkeit und seinen Lebensweg bis heute am stärksten beeinflusst haben. Dazu gehören immer die Eltern, zusätzlich können es auch weitere Personen aus der Kindheit, Jugend oder dem Erwachsenenleben sein. Frau A. nannte ihre Oma, ihre Mutter, ihren Vater und ihren Mann. Nach der Auflistung wird jede Bezugsperson ausführlich exploriert, wobei folgende Fragen (exemplarisch für eine Mutter) dem Therapeuten als Leitfragen dienen:

- »Wie war es für Sie, mit Ihrer Mutter aufzuwachsen?«
- »Welche Prägungen haben diese Beziehungserfahrungen mit Ihrer Mutter bei Ihnen hinterlassen?«

Mit Unterstützung des Therapeuten formuliert der Patient für jede Person *kausal-theoretische Schlussfolgerungen*, die vereinfacht auch als *Prägungen* oder *Stempel* bezeichnet werden können. Aufgrund der meist traumatisierenden negativen Beziehungserfahrungen – festgehalten in den Prägungen – bilden chronisch depressive Patienten meist mehr oder weniger bewusst *Befürchtungen*, dass auch die Therapeuten sich ähnlich negativ verhalten können wie die Bezugspersonen. Daher formuliert der Therapeut im Anschluss an die Liste prägender Bezugspersonen gemeinsam mit dem Patienten ein bis zwei Übertragungshypothesen, welche Beziehungserwartungen bzw. Befürchtungen

Tab. 2: Liste prägender Bezugspersonen und Übertragungshypothesen von Frau A.

Prägende Bezugsperson	Zusammenfassung der Exploration	Prägung
Oma	»…war streng, diszipliniert und kühl, ich musste immer nur arbeiten für sie, immer alles so machen, wie sie es wollte, einen eigenen Willen durfte ich nicht haben, einmal habe ich geweint, da hab ich drei Tage Stubenarrest und nichts zu essen bekommen.«	»Ich tue immer das, was andere von mir wollen. Ich kann meine Gefühle nicht zeigen, weil ich Angst vor Bestrafung habe.«
Mutter	»…hab' nie eine richtige Beziehung zu ihr bekommen, auch für sie zählte nur Arbeit und so musste ich auch immer nur arbeiten – und wenn ich etwas in ihren Augen falsch gemacht habe, hat sie einen Wutanfall bekommen und mich verbal fertig gemacht – ich hab nur funktioniert und versucht alle Gefühle bei mir abzuschalten.«	»Nur gute Arbeit zählt: Wenn ich etwas falsch mache, hat das schlimme Konsequenzen. Ich kann keine Emotionen zeigen und tue oft so, als ob ich ein kühler Mensch bin.«
Vater	»…war ein Faulenzer, hat getrunken und oft meine Mutter geschlagen und sexuell missbraucht, ab und zu habe ich auch Schläge abbekommen, ich hatte nur Angst vor ihm.«	»Ich habe Angst vor Männern, sie verletzen nur.«
Ehemann	»…hat mich zuerst gerettet aus meinem Elternhaus, jedoch direkt nach der Hochzeit auch angefangen, mich zu schlagen, wenn ich eine andere Meinung als er hatte; ich hab dann irgendwann gar nichts mehr gesagt, da hat er dann auch aufgehört zu schlagen.«	»Ich kann niemandem vertrauen; nur Schweigen ist sicher.«

Proaktive und transparente Übertragungshypothesen

- »Wenn ich in der Therapie/auf Station überhaupt etwas sage, geschweige denn meinen eigenen Willen äußere, dann wird meine Therapeutin/das Team mich bestrafen bzw. mich zumindest ablehnen.«
- »Wenn ich in der Therapie/auf Station Gefühle zeige, dann wird meine Therapeutin/das Team mich auch bestrafen/verletzen.«

erfassen, wie auch der Therapeut auf den Patienten reagieren könnte. Der Umgang mit der Übertragung erfolgt in CBASP also *transparent* (wird gemeinsam erarbeitet und schriftlich festgehalten) und *proaktiv* (am Anfang der Therapie gemäß der Frage: Was *könnte* auch zwischen uns passieren?).

In ▶ Tab. 2 sind die Liste prägender Bezugspersonen sowie die Übertragungshypothesen von Frau A. zusammenfassend dargestellt.

3.4 Diszipliniertes persönliches Einlassen und Interpersonelle Diskriminationsübung

Im Fallbeispiel von Frau A. wird deutlich, dass sie aufgrund der frühen Traumatisierungen sehr negative Prägungen entwickelt hat, die ihren Lebensweg bestimmt haben: Sie hat Zeit ihres Lebens kaum Emotionen gezeigt (bezeichnet sich als kühlen Menschen), nur wenn es nötig war, etwas gesprochen und bis zur völligen Dekompensation fünf Jahre vor Behandlungsbeginn hart gearbeitet (seit drei Jahren ist sie frühberentet). Bis zur Behandlung hat sie von anderen Mitmenschen ähnliche Reaktionen wie die ihrer früheren Bezugspersonen erwartet bzw. befürchtet (z. B. Zurückweisung, Bestrafung, Verlassenwerden, Missbrauch). Diese Erwartungshaltung wird in den beiden Übertragungshypothesen deutlich. Um diesen Patienten nun zu verdeutlichen, dass »heute« eine andere Realität ist und »heute« Personen anders – entgegen der Befürchtungen – reagieren, soll sich der CBASP-Therapeut möglichst oft bewusst persönlich einbringen (*kontrolliert-persönliches Einlassen*, »disciplined personal involvement«, kurz DPI genannt). Den Patienten wird also eine authentische und offene Rückmeldung über ihr Verhalten gegeben, in dem der Therapeut seine negativen oder positiven Gefühle und Reaktionen als dessen Konsequenz wiedergibt. Durch diesen authentischen Gefühlsausdruck des Therapeuten wird das Verhalten der Patienten, welches für die Aufrechterhaltung der Depression verantwortlich ist, verändert. Dies wird im folgenden Fallbeispiel aus einer Sitzung mit Frau A. verdeutlicht.

Fallbeispiel 2:
Patientin Frau A. – Kontrolliert-persönliches Einlassen des Therapeuten
Patientin Frau A. berichtet in der 6. Sitzung, dass sie gestern im TV einen Film gesehen habe, der viele Erinnerungen an ihren Vater geweckt habe. Sie erzählt daraufhin ausführlicher als bei der Erhebung der Prägungen über körperliche Misshandlungen und verbale Demütigungen, die er ihr zugefügt habe, und beginnt dabei das erste Mal zu weinen. Die Therapeutin reicht ihr sofort Taschentücher.

Therapeutin:	»Frau A., das ist wirklich ganz schlimm, was Sie mir erzählen. Das muss für Sie als Kind furchtbar gewesen sein.«
Patientin:	»Mmmh, ja, das war es – und ich konnte mit niemanden drüber sprechen.«
Therapeutin:	»Ja, das ist auch schlimm. Ich finde es daher ganz wichtig zu schauen, was gerade hier passiert?«
Patientin:	»Wieso?«
Therapeutin:	»Naja, Sie erzählen mir das erste Mal ausführlich über diese schrecklichen Erlebnisse und weinen dabei – Sie haben in den ersten Stunden bei mir hier nicht geweint.«
Patientin:	»Mmh, ja, das stimmt.«
Therapeutin:	»Frau A., was meinen Sie, wie es mir gerade geht? (Schweigen) Schauen Sie mich mal an, können Sie sehen, wie es mir wohl gerade geht?«

Patientin:	»Mmmh, Sie sehen irgendwie auch traurig aus, aber Sie lächeln mich auch an.«
Therapeutin:	»Ja, das haben Sie gut beobachtet. Was Sie mir heute erzählen, berührt mich sehr und macht mich auch traurig. Ich kann mit Ihren Tränen gut mitfühlen. Aber wissen Sie, was noch entsteht? Es entsteht viel mehr Nähe als in den letzten Stunden. Sie zeigen mir endlich, wie es in Ihnen aussieht, ich kann mitfühlen und Sie besser verstehen, was Nähe schafft. Können Sie das nachvollziehen?«
Patientin:	»Ja – ich fühle mich Ihnen gerade auch näher…«

Nach einem derartigen DPI sollte möglichst immer eine *Interpersonelle Diskrimination (IDÜ)* folgen. Bei der IDÜ wird das Verhalten des Therapeuten wahrscheinlichen Verhaltensweisen der prägenden Bezugspersonen in vergleichbaren Situationen gegenübergestellt.

Fallbeispiel 3:
Patientin Frau A. – Interpersonelle Diskriminationsübung (IDÜ)

Therapeutin:	»Lassen Sie uns mal kurz inne halten, denn wir haben gerade eine besondere Situation gemeinsam erlebt. Sie haben mir sehr persönliche schwierige Dinge erzählt und dabei geweint. Lassen Sie uns mal schauen, wie hätte Ihre Oma früher reagiert, wenn Sie Ihr ein schlimmes Erlebnis berichtet und dabei geweint hätten?«
Patientin:	»Ach, die hätte mich wie damals bestimmt wieder eingesperrt und mir nichts zu essen gegeben.«
Therapeutin:	»Und Ihre Mutter?«
Patientin:	»Die hätte gesagt, ich soll mich nicht so anstellen, sondern weiter arbeiten – oder aber sie wäre richtig wütend geworden.«
Therapeutin:	»Wie hätte Ihr Vater reagiert?«
Patientin:	»Vor dem hätte ich ja niemals geweint und ihm auch nichts anvertraut – sonst hätte er mich windelweich geschlagen – v. a. unter Alkohol.«
Therapeutin:	»Und Ihr Ehemann – wie würde der reagieren?«
Patientin:	»Mmh – ganz früher vielleicht auch geschlagen, aber heute – ich weiß nicht, heute ist er ja auch oft so weich und hat neulich selbst geweint, als er mir erzählt hat, welche Schmerzen er oft hat…«
Therapeutin:	»Und nun lassen Sie uns nochmal schauen: wie habe ich denn auf Sie reagiert?«
Patientin:	»Sie haben gesagt, dass es Sie berührt und auch traurig macht, was ich Ihnen erzähle, aber auch, dass Nähe entsteht, wenn ich so offen vor Ihnen weine.«
Therapeutin:	»Welche Unterschiede zwischen der Reaktion der frühen Bezugspersonen und der Art, wie ich reagiert habe, können Sie erkennen?«
Patientin:	»Naja, Ihnen kann ich offensichtlich Probleme erzählen und sogar vor Ihnen weinen – früher hab ich ja nur Bestrafung und Ablehnung bekommen.«
Therapeutin:	»Genau! Was bedeutet es denn für Sie, wenn ich so anders reagiere als Ihre Bezugspersonen?«

Patientin: »Mmmh – vielleicht ist es doch gut, wenn ich jemanden von meinen Problemen erzähle und auch mal meinen Tränen freien Lauf lasse…«

Die Interpersonelle Diskrimination sollte in dieser Art möglichst oft mit dem Patienten durchgeführt werden, damit dieser mit der Zeit sehen kann, dass sein Therapeut entgegen seiner negativen Erwartungshaltung und nicht wie die negativ prägenden Bezugspersonen aus der Kindheit reagiert. Dadurch entstehen positive und daher auch *heilsame Beziehungserfahrungen*. Beispielsweise konnte Frau A. während des stationären Aufenthaltes immer wieder erkennen, dass beide Übertragungshypothesen heute nicht mehr zutreffen: So lernte sie nach und nach, wieder mehr zu sprechen und v. a. ihre Meinung zu sagen und zudem auch Gefühle wahrzunehmen und ausdrücken zu können. Die positiven Beziehungserfahrungen, die sie für dieses Verhalten durch ihre Einzeltherapeutin, aber auch andere Teammitglieder und Mitpatienten erfahren konnte, halfen dabei, die früheren Traumatisierungen zu heilen.

3.5 Der Kiesler Kreis

Der Kiesler Kreis wird nach der Liste prägender Bezugspersonen und dem Aufstellen der Übertragungshypothesen in die Therapie eingeführt. Kiesler entwickelte dieses interpersonelle Kreismodell zur Beschreibung des sog. *Stimuluscharakters* eines Menschen bzw. der Stimuluscharaktere von zwei Partnern. Damit ist die nicht sichtbare emotionale, kognitive oder verhaltensbezogene Reaktion gemeint, die eine Person bei anderen Menschen auslöst.

Der Kiesler Kreis ist in ▶ Abb. 4 dargestellt. Von Patienten wird oftmals der Begriff »feindselig« schwer akzeptiert und auch der Begriff »dominant« ist im deutschsprachigen Raum negativ konnotiert, obwohl er im Kiesler Kreis »offen« bedeutet und als neutral bewertet werden sollte. Erfahrungsgemäß können Patienten besser damit umgehen, wenn die Begriffe *Nähe vs. Distanz* (zusätzlich zu freundlich vs. feindselig) und *Offenheit vs. Verschlossenheit* (zusätzlich zu dominant vs. unterwürfig) verwendet werden. Die Pfeile im Kreis zeigen außerdem auf, welche Verhaltensweisen welche Reaktionen in der Regel auslösen. Diese werden von Kiesler komplementäre Reaktionstendenzen genannt. In der Therapie sollten Therapeuten den Patienten diese komplementären Tendenzen anschaulich anhand von Beispielen und Demonstrationen (z. B. Rollenspiele) erklären.

Meistens ordnen chronisch depressive Patienten ihr Verhalten im Kiesler Kreis als distanziert-verschlossen ein. In Kieslers Worten würde dies also feindselig-unterwürfig bedeuten, was häufig auch durch die Fremdeinschätzung im Fragebogen *Impact Message Inventory* (Caspar 2002) bestätigt wird. Im Verlauf der CBASP-Therapie soll der Patient lernen, alle Verhaltensweisen je nach persönlichem Ziel anwenden zu können, wobei v. a. freundliches und freundlich-dominantes Verhalten häufig trainiert wird. Frau A. ordnete ihren Stimuluscharakter im Kiesler Kreis am Anfang der Therapie vor allem als verschlossen-distanziert (also feindselig-unterwürfig) ein. Ihre Therapeutin vermittelte ihr hierbei, dass es sehr nachvollziehbar sei, dass sie aufgrund ihrer traumatisierenden Beziehungserfahrungen »unten links« landen würde, da sie ja weder bei der Oma noch von den Eltern habe lernen können, sich zu öffnen und erfahren können, dass sich Nähe auch gut anfühlt. Im Verlauf der Therapie konnte Frau A. jedoch ihren Stimuluscharakter derart verändern, dass sie am Ende vor allem freundlich, freundlich-submissiv, aber auch freundlich-dominant wahrgenommen wurde.

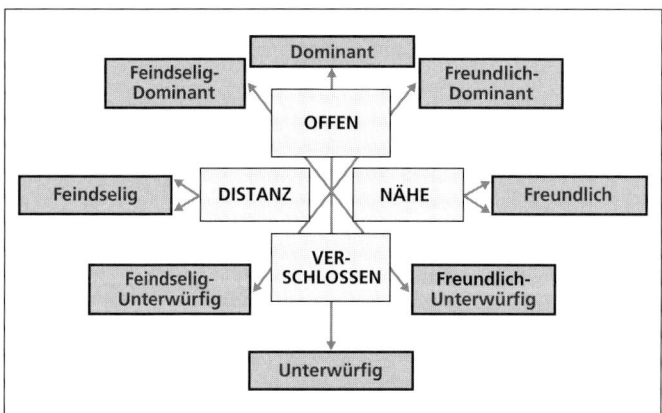

Abb. 4:
Der Kiesler Kreis
(nach Brakemeier et al. 2012)

3.6 Die Situationsanalyse

Die Situationsanalyse (SA; McCullough 2000; Schramm et al. 2006) kann man als eine *strukturierte soziale Problemlöseaufgabe* bezeichnen. Durch das »Sezieren« der Situation in mehrere Schritte wird der Fokus auf die konkrete Situation gelenkt, was dem Patienten ermöglicht, sein transsituationales, präoperatorisches Denken aufzulösen. Der Patient lernt außerdem, welche Konsequenzen sein Verhalten hat und dass er dadurch mit der Umwelt in Verbindung treten kann (*wahrgenommene Funktionalität,* englisch: *perceived functionality*). Die SA verbindet behaviorale und kognitive Techniken direkt miteinander. Mit Hilfe des Prinzips der negativen Verstärkung wird in der SA erst der Leidensdruck durch Betonung der Problematik der Situation erhöht, um ihn danach durch angemessene Problemlösestrategien zu vermindern. Im ersten Schritt der SA beschreibt der Patient eine für ihn schwierige soziale Situation mit einem festen Anfangs- und Endpunkt. Danach exploriert der Therapeut, welche Bewertungen und Interpretationen der Patient in dieser vergangenen Situation vorgenommen hat, wobei hier häufig die Traumatisierungen in Form von Gedanken auftauchen (vgl. auch Fallbeispiel). Danach wird im dritten Schritt das konkrete Verhalten des Patienten beschrieben und im Kiesler Kreis eingeordnet. Im vierten und fünften Schritt werden das tatsächliche Ergebnis (TE, »Actual Outcome«) und das erwünschte Ergebnis (EE, »Desired Outcome«) erarbeitet. Da die Diskrepanz zwischen dem tatsächlichen und dem erwünschten Ergebnis oftmals sehr groß ist, erhöht sich der Leidensdruck beim Patienten kurzfristig. Anschließend erfolgt jedoch die Lösungsphase, in der dem Patienten durch Revision nicht-hilfreicher Interpretationen und nicht-hilfreichen Verhaltensweisen mit anschließendem Erproben von hilfreichen Verhaltensweisen in Rollenspielen geholfen wird, sein erwünschtes Ziel zu erreichen. Da dies mit Unterstützung gelingt, erfolgt die negative Verstärkung, welche in einem *Erleichterungsmoment* einhergehend mit Glücksgefühlen mündet, was wiederum die Änderungsmotivation fördert.

Frau A. hat im Verlauf der stationären CBASP Therapie über 15 solcher SAs durchgeführt. Für sie war es besonders hilfreich, erreichbare erwünschte Ergebnisse zu finden, zu erkennen, dass ihre Interpretationen häufig aus den frühen Traumatisierungen resultieren, diese in Folge zu verändern und durch viele Rollenspiele immer selbstsicheres Verhalten zu erlernen.

Fallbeispiel 4:
Patientin Frau A. – Situationsanalyse aus der 7. Woche

Explorationsphase

1. Situationsbeschreibung: Was ist passiert?
   Ich bin in der Küche und koche. Mein Mann kommt herein und fragt, wann das Essen fertig sei. Ich sage: »*In 15 Minuten.*« *Er sagt:* »*Gut. Ich habe schon großen Hunger.*« *und geht. Ich sage nichts und weine, nachdem er die Tür zu gemacht hat.*
2. Interpretationen: Wie haben Sie die Situation interpretiert?
   1) Ich schaffe das alles heute nicht, ich bin zu erschöpft.
   2) Er muss doch sehen, wie schlecht es mir geht und mir helfen.
   3) Ich kann nichts sagen – wie immer.
3. Situatives Verhalten: Wie genau haben Sie sich verhalten?
   Ich koche, schneide mit zitternden Händen Gemüse, stöhne, sage leise: »*In 15 Minuten.*« *und sonst nichts, schaue ihn dabei nicht an, weine am Ende.*
   (Kiesler Kreis: *submissiv-feindselig*)
4. Tatsächliches Ergebnis: Wie ging die Situation aus?
   Ich sage am Ende nichts, er geht raus, ich weine.
5. Erwünschtes Ergebnis
   Ich wollte ihn fragen, ob er zumindest den Tisch decken kann.
6. Haben Sie Ihr erwünschtes Ergebnis erreicht? *NEIN.*
   Warum nicht? *Weil ich nie meinen Mund auf bekomme.*

Lösungsphase

1. Revision der Interpretationen: Sind diese für das Erreichen des neuen EE hilfreich?
   1) *Ich schaff das alles heute nicht, ich bin zu erschöpft.* → hilfreich ergänzen: *Ich habe eine Nacht nicht geschlafen, klar, dass ich erschöpft bin.*
   2) *Er muss doch sehen, wie schlecht es mir geht und mir helfen.* → nicht hilfreich, Wunschdenken. Revision in neue Interpretation: *Er sieht wohl nicht, wie schlecht es mir geht. Ich muss es ihm klar sagen, dass ich so erschöpft bin.*
   3) *Ich kann nichts sagen – wie immer.* – → nicht hilfreich (resultiert aus den *Traumatisierungen*!), Revision in neue Interpretation: *Heute kann ich etwas sagen!*
   Weitere hilfreiche Verhaltensinterpretationen: *Trau Dich und bitte um Hilfe! Sag, was los ist! Sprich ihn an!*
2. Gezeigtes Verhalten → nicht hilfreich, Revision des Verhaltens: *Um Hilfe klar und deutlich bitten, ihn dabei anschauen, laute Stimme.* Kiesler Kreis: *freundlich-dominant* → Durchführung möglichst vieler Rollenspiele mit *Shaping* (= Loben, was gut war bei gleichzeitiger Verbesserung des noch nicht optimalen Verhaltens)
3. Was haben Sie aus dieser SA gelernt (take home message)? *Heute kann und darf ich meinen Mann um Hilfe bitten – vor allem wenn es mir schlecht geht.*
4. Lässt sich diese Situation auch auf andere generalisieren? *Kenne ich aus vielen Situationen mit meinem Mann, aber auch mit meinen Söhnen oder hier auf Station. Ich mache immer alles, ohne um Hilfe zu bitten – und das endet in der chronischen Depression. Das muss ich ändern!*

4 Das stationäre CBASP-Konzept für früh traumatisierte chronisch depressive Patienten

Viele chronisch depressive Patienten benötigen einerseits aufgrund ihrer belastenden und schwierigen Lebensverhältnisse, andererseits jedoch auch wegen der ambulant so resistent erscheinenden Nachwirkungen der Traumatisierungen eine stationäre Behandlung. Daher wurde CBASP in der Psychiatrischen Universitätsklinik Freiburg als ein multidisziplinäres stationäres, dreimonatiges Konzept entwickelt und umgesetzt (Brakemeier et al. 2011 a; ▶ **Abb. 5**). Der Vorteil dieses stationären Konzeptes gegenüber einer ambulanten Einzeltherapie wird in erster Linie darin gesehen, dass die traumatisierenden Beziehungserfahrungen in einer höhren Dosis (täglich Einzel- und Gruppentherapien) und durch verschiedene Personen (neben Einzeltherapeut auch andere Teammitglieder sowie Mitpatienten) bearbeitet werden können. Für die Patientin Frau A. war dieses Konzept so hilfreich, weil sie nicht nur durch ihre Einzeltherapeutin, sondern auch durch männliche Teamkollegen (Bezugspfleger und Oberarzt) sowie Mitpatienten heilsame Beziehungserfahrungen machen konnte: Sie lernte, dass sie heute doch etwas sagen und Emotionen zeigen kann, ohne auf Ablehnung oder Bestrafung zu stoßen.

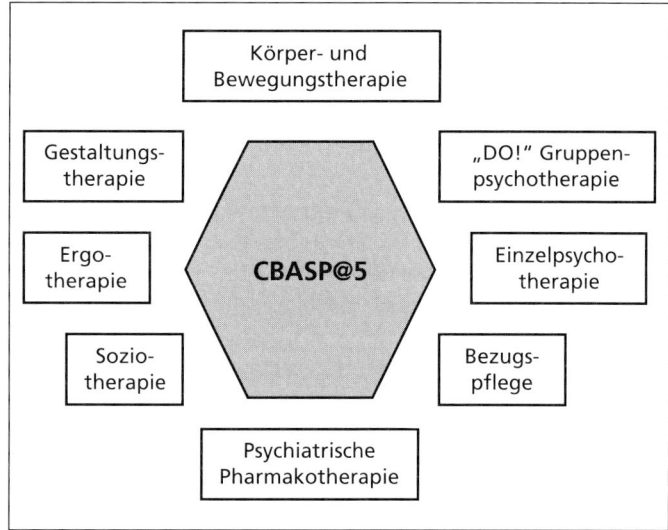

Abb. 5:
Bausteine des dreimonatigen stationären Therapiekonzeptes »CBASP@5« bei chronischer Depression (nach Brakemeier et al. 2012)

5 Evidenz für die Behandlung durch CBASP

CBASP konnte in ersten Wirksamkeitsstudien vielversprechende Ergebnisse erzielen. In der ersten publizierten Studie (Keller et al. 2000) – welche in den USA mit über 600 chronisch depressiven Patienten durchgeführt wurde – erwies sich CBASP als ambulante Psychotherapie in einem randomisiert-kontrollierten Design als wirksam in Kombination mit einem Antidepressivum. Eine Re-Analyse dieser Daten (Nemeroff et al. 2003) gibt zudem die wichtigen Hinweise, dass speziell Patienten mit frühen traumatisierenden Beziehungserfahrungen von der Behandlung durch CBASP profitieren. In einer deutschen Pilotstudie (Schramm et al. 2011) erwies sich CBASP bei ambulanten Patienten im Vergleich zur interpersonellen Psychotherapie (IPT) als effektiver, was für einen Vorteil der störungsspezifischen Therapie CBASP speziell bei chronisch erkrankten Patienten spricht.

Nur in einer publizierten Studie schnitt CBASP bisher nicht überzeugend ab (Kocsis et al. 2009): Hier konnte CBASP als Augmentation zu einer medikamentösen Therapie zu keiner zusätzlichen Verbesserung der depressiven Symptomatik führen. Einschränkend muss jedoch berücksichtigt werden, dass die Anzahl der CBASP-Einzelgespräche mit zwölf Sitzungen relativ gering ausfiel. Entsprechend des aktuellen Forschungsstands ist bei chronisch depressiv erkrankten Patienten eine höhere Anzahl von Einzelsitzungen – mindestens 18 Sitzungen (Cuijpers et al. 2010) – nötig, um optimale Effekte einer psychotherapeutischen Behandlung zu erzielen. Schließlich zeigen erste Ergebnisse der Pilotstudie zum multidisziplinären stationären Konzept (Brakemeier et al. 2011a), dass dieses gut durchführbar ist und mit 80 % Response- und 44 % Remissionsraten auch viel versprechende Outcome-Ergebnisse aufweist. Auch die Rückfallraten (ca. 33 % nach sechs Monaten) sind relativ niedrig einzustufen, zumal die meisten Rückfälle durch kurze Wiederaufnahmen ins stationäre Konzept aufgefangen werden konnten (Brakemeier et al. 2011a). CBASP-Selbsthilfegruppen scheinen für die ehemals stationären CBASP-Patienten besonders hilfreich zur Rückfallprophylaxe.

6 Zusammenfassung: Möglichkeiten und Grenzen der Behandlung früher Traumatisierungen bei chronisch depressiven Patienten

Aufgrund der bisherigen Erfahrungen und der vorliegenden empirischen Belege empfiehlt sich CBASP insbesondere bei chronisch depressiven Patienten mit einem *frühen Krankheitsbeginn* und *frühen traumatischen Lebenserfahrungen*.

Einschränkend sei an dieser Stelle jedoch erwähnt, dass auch CBASP nicht allen Patienten aus der chronischen Depression hinaus hilft. Die relevanten Studien legen nahe, dass ca. 20 % dieser Patientengruppe auch durch CBASP nicht entscheidend geholfen werden kann. Prädiktoranalysen weisen darauf hin, dass die Anzahl an Persönlichkeitsstörungen vor allem die Response negativ beeinflusst (Brakemeier et al. 2011b); der Schweregrad der Traumatisierung erwies sich in einer Analyse sogar als ein positiver

Prädiktor für ein Ansprechen (Nemeroff et al. 2003). Vereinzelte Kasuistiken mit Patienten, die neben der chronischen Depression eine ausgeprägte Posttraumatische Belastungsstörung haben (Favorite 2011; Brakemeier 2011b), geben Anlass zur Hoffnung, dass CBASP auch hier hilfreich ist.

Dieses Kapitel wollte praxisnah anhand eines Fallbeispiels darstellen, wie durch die CBASP-Therapie zunächst die traumtisierenden Beziehungserfahrungen aufgedeckt (durch den CTQ sowie die empathische Exploration im Rahmen der Liste prägender Beziehungserfahrungen) und in einen Zusammenhang zu den heutigen Gedanken (Prägungen) bzw. den Beziehungserwartungen (Übertragungshypothesen) gestellt werden. Im Verlauf sollen die aufgedeckten Traumatisierungen durch korrigierende Beziehungserfahrungen geheilt werden: Hier ermöglichen das disziplinierte persönliche Einlassen des Therapeuten und die Interpersonellen Diskriminantionsübungen heilsame Beziehungserfahrungen. Der Patient kann ganz transparent erkennen, dass heute Personen sich nicht mehr traumatisierend verhalten. Durch die Situationsanalyse lernt er schließlich, dass Gedanken resultierend aus den traumtischen Erfahrungen ihn hindern, seine Ziele zu erreichen, so dass er diese durch konkret die Situation betreffende und hilfreiche Gedanken umformulieren kann.

Etwas simplifiziert dargestellt sollte in Abhängigkeit der Traumaart folgendes Lernen in der SA schwerpunktmäßig erfolgen: Der körperlich traumatisierte Patient lernt, sich zu wehren und sich trotz Misstrauen wieder auf Menschen einzulassen; der emotional missbrauchte und vernachlässigte Patient lernt, dass seine emotionalen Bedürfnisse heute doch befriedigt werden (wenn er sie adequat ausspricht), dass es für ihn heute doch Wärme, Liebe und Geborgenheit geben kann und er als Mensch wichtig ist; der körperlich vernachlässigte Patient lernt, dass er Hilfe und Unterstützung bekommt (wenn er sie adequat einfordert) und der sexuell missbrauchte Patient lernt, dass Nähe sich doch gut anfühlen kann.

So können in CBASP die traumatisierenden Beziehungserfahrungen natürlich *nicht gelöscht* werden, aber ein Überschreiben, ein Überlernen, ein »nach hinten drängen« oder – wie es in dem Zitat am Anfang des Kapitels so treffend heißt – es kann »ein neues Kapitel im Buch des Lebens« begonnen werden.

Literatur

Angst J, Gamma A, Rössler W, Ajdacic-Gross V, Klein D (2006) Long-term depression versus episodic major depression: results from the prospective Zurich study of a community sample. J of Affect Disord 115(1–2):112–121.

Arnow BA, Constantino MJ (2003) Effectiveness of psychotherapy and combination treatment for chronic depression. J Clin Psychol 59(8):893–905.

Bifulco A, Moran PM, Baines R, Bunn A, Stanford K (2002) Exploring psychological abuse in childhood: II. Association with other abuse and adult clinical depression. Bull Menninger Clin 66(3):241–258.

Bernstein DP, Stein JA, Newcomb MD, Walker E, Pogge D, Ahluvalia T, Stokes J, Handelsman L, Medrano M, Desmond D, Zule W (2003) Development and validation of a brief screening version of the Childhood Trauma Questionnaire. Child Abuse Negl 27:169–190.

Brakemeier EL, Engel V, Schramm E, Schmidt T, Zobel I, Hautzinger M, Berger M, Normann C (2011a) Feasibility and outcome of cognitive behavioral analysis system of psychotherapy (CBASP) for chronically depressed inpatients: a pilot study. Psychother Psychosom 80(3):191–194.

Brakemeier EL (2011b) Which chronically depressed patients benefit from an intensive inpatient CBASP program? Vortrag auf dem 3. CBASP Netzwerktreffen. Lübeck: 27.08.2011.

Brakemeier EL, Schramm E, Hautzinger M (Hrsg.) (2012) Chronische Depression. Göttingen: Hogrefe.

Brakemeier EL, Engel V, Breger V, Normann C (in Druck) Neue psychotherapeutische Verfahren: CBASP hilft chronisch depressiven Patienten. DNP.

Caspar F (2002) Das Impact Message Inventory von Kiesler In: Brähler E, Schumacher J, Strauss B (Hrsg.) Diagnostische Verfahren in der Psychotherapie. Göttingen: Hogrefe.

Constantino MJ, Manber R, Degeorge J, McBride C, Ravitz P, Zuroff DC, Klein DN, Markowitz JC, Rothbaum BO, Thase ME, Arnow BA (2008) Interpersonal styles of chronically depressed outpatients: profiles and therapeutic change. Psychotherapy (Chic) 45(4):491–506.

Comijs H (2007) Childhood adversity, recent life events and depression in late life. J Affect Disord 103(1–3):243–246.

Cuijpers P, van Straten A, Schuurmans J, van Oppen P, Hollon SD, Andersson G (2010) Psychotherapy for chronic major depression and dysthymia: a meta-analysis. Clin Psychol Rev 30(1):51–62.

Dunner DL (2001) Acute and maintenance treatment of chronic depression. J Clin Psychiatry 62(6):10–16.

Favorite T (2011) CBASP Group Storytelling Intervention for Haitian Trauma Victims. Vortrag auf dem 3. CBASP Netzwerktreffen. Lübeck: 27.08.2011.

Frank P (2011) Differentielle Zusammenhänge zwischen früher Traumatisierung und der Entwicklung einer chronischen Depression beziehungsweise der Borderline-Persönlichkeitsstörung. Inaugural Dissertation. Medizinische Fakultät der Albert-Ludwigs-Universität Freiburg. Freiburg im Breisgau.

Hautzinger M (Hrsg.) (2010) Akute Depression. Göttingen: Hogrefe.

Keller MB, McCullough JP, Klein DN, Arnow B, Dunner DL, Gelenberg AJ, Markowitz JC, Nemeroff CB, Russell JM, Thase ME, Trivedi MH, Zajecka J (2000) A comparison of nefazodone, the cognitive behavioral-analysis system of psychotherapy, and their combination for the treatment of chronic depression. NEJM 342:1462–1470.

Kiesler DJ (1983) The Interpersonal Circle: a taxonomy for complementarity in human transactions. Psychol Review 90:185–214.

Klein DN, Santiago NJ (2003) Dysthymia and chronic depression: introduction, classification, risk factors, and course. J Clin Psychol 59(8):807–816.

Kocsis JH, Gelenberg AJ, Rothbaum BO et al. (2009) Cognitive behavioral analysis system of psychotherapy and brief supportive psychotherapy for augmentation of antidepressant nonresponse in chronic depression: the REVAMP Trial. Arch Gen Psychiatry 66(11):1178–1188.

McCullough JP (Hrsg.) (2006) Treating chronic depression with disciplined personal involvement. Cognitive behavioral analysis system of psychotherapy. New York: Springer.

McCullough JP (Hrsg.) (2000) Treatment of chronic depression: Cognitive Behavioral Analysis System of Psychotherapy. New York: Guilford Press.

Nemeroff CB, Heim CM, Thase ME, Klein DN, Rush AJ, Schatzberg AF, Ninan PT, McCullough JPJr, Weiss PM, Dunner DL, Rothbaum BO, Kornstein S, Keitner G, Keller MB (2003) Differential responses to psychotherapy versus pharmacotherapy in patients with chronic forms of major depression and childhood trauma. Proc Natl Acad Sci USA 100(24):14 293–14 296.

Piaget J (Hrsg.) (1995) Intelligenz und Affektivität in der kindlichen Entwicklung. Frankfurt a.M.: Suhrkamp.

Riso LP, Miyatake RK, Thase ME (2002) The search for determinants of chronic depression: a review of six factors. J Affect Disord 70(2):103–15.

Schatzberg AF, Rush AJ, Arnow BA, Banks PL, Blalock JA, Borian FE, Howland R, Klein DN, Kocsis JH, Kornstein SG, Manber R, Markowitz JC, Miller I, Ninan PT, Rothbaum BO, Thase ME, Trivedi MH, Keller MB (2005) Chronic depression: medication (nefazodone) or psychotherapy (CBASP) is effective when the other is not. Arch Gen Psychiatry 62(5):513–520.

Schramm E, Schweiger U, Hohagen F, Berger M (Hrsg.) (2006) Psychotherapie für chronische Depression. Cognitive Behavioral Analysis System of Psychotherapy (CBASP) von James P. McCullough. München: Elsevier.

Schramm E, Zobel I, Dykierek P, Kech S, Brakemeier EL, Külz A, Berger M (2011) Cognitive behavioral analysis system of psychotherapy versus interpersonal psychotherapy for early-onset chronic depression: A randomized pilot study. J Affect Disord 129:109–116.

Steiger B (2012) Welche Patienten sprechen auf CBASP an? Zum Zusammenhang zwischen früh traumatisierten Beziehungserfahrungen, maladaptiver Schemata und dem Ansprechen auf CBASP bei chronisch depressiven Patienten. Unveröffentlichte Diplomarbeit. Universität Freiburg.

Wilbertz G, Brakemeier EL, Zobel I, Schramm E (2010) Exploring preoperational features in chronic depression. J Affect Disord 124(3): 262–269.

Wingenfeld K, Spitzer C, Mensebach C, Grabe HJ, Hill A et al. (2010) Deutsche Version des Childhood Trauma Questionnaire (CTQ): Erste Befunde zu den psychometrischen Kennwerten. PPMP 60:442–450.

9 Imaginatives Überschreiben

Gitta Jacob und Arnoud Arntz

Kapitelübersicht
1 Einführung
2 Therapeutisches Vorgehen
3 Empirische Befundlage

---

1 Einführung

Als imaginatives Überschreiben (Imagery Rescripting, ImRS) werden therapeutische Methoden oder Techniken bezeichnet, mit denen durch innere Vorstellungsbilder gezielt Emotionen ausgelöst und verändert werden. Solche Techniken haben eine lange Tradition. Edwards (2007) gibt einen Überblick über verschiedene Ansätze imaginativer Arbeit, die seit über 100 Jahren in verschiedenen therapeutischen Richtungen entwickelt und eingesetzt wurden, eine zentrale Rolle nimmt dabei die Gestalttherapie ein. Allerdings geriet ImRS erst in den vergangenen 10–20 Jahren auch in den Fokus der wissenschaftlichen Psychotherapie. Dabei stellen manche Ansätze imaginatives Arbeiten ganz in den Mittelpunkt des therapeutischen Vorgehens (z. B. Brewin et al. 2009). Andere Ansätze, wie die Schematherapie (Arntz und van Genderen 2010; Young et al. 2005), nutzen imaginative Techniken im Rahmen eines methodisch breiteren Vorgehens. Umfassende Übersichten über imaginative Techniken geben Hackman et al. (2012) sowie Kirn et al. (2009).

Im Zusammenhang mit diesen Entwicklungen wird ImRS zunehmend auch bei Patientengruppen eingesetzt, bei denen in der Vorgeschichte schwere traumatische Erfahrungen vorliegen, wie Patienten mit posttraumatischer Belastungsstörung (PTBS) oder Borderline-Persönlichkeitsstörung (BPS). Viele Menschen mit psychischen Erkrankungen erleben intrusive, gefühlsgeladene mentale Bilder, die mit erheblichen Leiden einhergehen können und mit der psychischen Störung oft eng zusammenhängen (Holmes und Mathews 2010). Intrusive Bilder – in aller Regel mit Bezug zu schwierigen biografischen Erfahrungen – gelten als typisches Merkmal der PTSD, wurden jedoch auch schon für viele weitere psychische Erkrankungen wie Depressionen, Ess- oder Zwangsstörungen nachgewiesen (Arntz et al. 2007; Patel et al. 2007; Reynolds und Brewin 1999).

Die Technik des ImRS macht sich die Tatsache zunutze, dass mentale Bilder mit intensiven Emotionen einhergehen (Brewin et al. 2010). In einer ImRS-Übung wird das mentale Bild so verändert, dass es seine traumatische emotionale Bedeutung verliert und die Bedürfnisse des Patienten imaginativ erfüllt werden. Bezogen auf sexuellen Missbrauch heißt das, dass der Missbrauch in der Übung imaginativ gestoppt wird, der Täter entmachtet (und ggfs. bestraft) wird und für das missbrauchte Kind gut gesorgt wird. ImRS ist geeignet zur Behandlung intrusiver Bilder; dabei ist das Vorliegen intrusiver Bilder jedoch keine notwendige Bedingung zur Anwendung dieses Verfahrens. ImRS kann auch eingesetzt werden, um die emotionale Bedeutung von Erinnerungen, Fantasien, Albträumen etc. zu verändern, die sich nicht in Intrusionen manifestieren.

Für die Wirkung dieser therapeutischen Technik spielen vermutlich verschiedene Faktoren eine Rolle, unter anderem die folgenden (nach Arntz 2011):

1. *Reattribution*: Häufig suchen Menschen die Schuld für erlebten Missbrauch bei sich selbst. Beim ImRS wird die Situation aus einer anderen Perspektive betrachtet, und es wird auch emotional klar, dass das Kind keine Schuld trägt.
2. *Prozessieren belastender Emotionen*: Gefühle im Zusammenhang mit Missbrauch werden von den Betroffenen verständlicherweise oft vermieden, Vermeidung ist häufig Teil der Symptomatik von traumaassoziierten Störungen. In ImRS-Übungen werden die mit dem Missbrauch zusammenhängenden Gefühle in einem sicheren Kontext prozessiert und der Patient kann die Erfahrung machen, dass er diese Gefühle aushalten und sogar verändern kann.
3. *Fürsorge erhalten*: In ImRS-Übungen erhalten Patienten mit Missbrauchserfahrungen – wenn auch nur in der Phantasie – die Fürsorge, die sie zum Zeitpunkt des Missbrauchs nicht erhalten haben. Viele Patienten haben in solchen Übungen zum ersten Mal in ihrem Leben das Gefühl, sicher zu sein und gut versorgt zu werden.
4. *Veränderung der gefühlten Bedeutung auf der Ebene des »inneren Kindes«*: Da in ImRS-Übungen die kindliche Erfahrung durch die Einnahme der kindlichen Perspektive wieder aktiviert wird, kann auch die korrektive Erfahrung auf dieser Ebene stattfinden. Dies ist wichtig, da die emotionale Symptomatik traumaassoziierter Störungen (z. B. Flashbacks, Bedrohungserleben) ebenfalls auf dieser kindlichen Erlebensebene stattfindet. In ImRS-Übungen kann nicht nur die Argumentation der Helferfigur während des Rescripting an die Argumente und das Erleben des missbrauchten Kindes angepasst werden; auch der Informationskanal kann daran angepasst werden, z. B. kann Sicherheit nicht nur durch Worte, sondern auch durch eine tröstende Umarmung gespendet werden.
5. *Verwandlung der Regel in die Ausnahme*: Verständlicherweise gehen Kinder davon aus, dass ihre unmittelbare Umgebung eine typische Repräsentation der Welt im Allgemeinen ist. Wenn sie durch nahe Bezugspersonen missbraucht werden, lernen sie, Missbrauch für normal und wahrscheinlich zu halten. Bei ImRS-Übungen wird diese Logik durchbrochen und die Betroffenen lernen (auch auf der emotionalen Ebene), dass ihre Umgebung nicht normal war.

2 Therapeutisches Vorgehen

Beim ImRS werden die vom Missbrauch erinnerten Bilder in der Vorstellung dadurch verändert, dass ein helfender Erwachsener die Szene betrifft, den Täter entmachtet und sich um das Kind kümmert. Negative Gefühle (Bedrohung, Schuld, Scham) werden ersetzt von positiven Gefühlen (Sicherheit, Bindung, Freude). Generell wird als Standardvorgehen oft empfohlen, dass der Patient selbst als Erwachsener diese helfende Rolle einnimmt (Arntz und Weertman 1999). Wenn der Patient allerdings wenig Ich-Stärke aufweist bzw. diagnostisch die Kriterien einer schweren Störung, etwa BPS, erfüllt, sollte u. E. eine andere Helferperson, am besten häufig der Therapeut selbst, die Szene betreten (vgl. Arntz und van Genderen 2010). Nur so kann der Therapeut oft sicherstellen, dass während der Überschreibungsphase die Sicherheit des Kindes gewährleistet wird.

Beim imaginativen Überschreiben von Missbrauchserfahrungen handelt es sich um eine flexible und kreative Technik, deren genauer inhaltlicher Verlauf in der Regel nicht sicher vorhergesagt werden kann. Allerdings ist der emotionale Prozess, der durchlaufen werden soll, in seiner Abfolge klar vorgegeben, lediglich die Ausgestaltung kann individuell sehr unterschiedlich sein. Der folgende Kasten gibt einen Überblick über den Prozess, der im Anschluss genauer erläutert wird. Die Fallbeispiele 1–3 geben einen Überblick über mögliche Varianten von ImRS-Techniken. Um die Breite des Vorgehens zu demonstrieren, wird neben zwei Fallbeispielen mit sexueller Traumatisierung auch ein Fallbeispiel mit nicht-sexueller Traumatisierung vorgestellt (Fallbeispiel 3).

> **Der Prozess beim Imaginativen Überschreiben von Missbrauchserfahrungen – Übersicht**
>
> 1. Imagination der traumatischen Situation
> 2. Einführen einer Hilfsperson
> 3. Überschreiben der Situation, bis die Bedrohung unter Kontrolle ist
> 4. Vertiefung der Gefühle von Sicherheit und Bindung
> 5. Abschluss der Übung und Hausaufgaben

1. *Imagination der traumatischen Situation*: Die Patientin wird gebeten, sich mit geschlossenen Augen imaginativ in die Missbrauchsszene hineinzuversetzen. Sie soll sich dabei in die Perspektive der Person begeben, die sie war, als der Missbrauch stattfand (in der Regel kindliches Alter) und im Präsens, wie aus einer Hier-und-Jetzt-Perspektive beschreiben, was passiert. Der Therapeut sollte insbesondere erfragen, was das Kind denkt, fühlt und braucht.

Im Gegensatz zu anderen traumatherapeutischen Vorgehensweisen ist ImRS keine Expositionsübung im engeren Sinne. Das bedeutet, dass die Patientin sich imaginativ nur so weit in die Situation hineingehen muss, bis das zentrale Gefühl deutlich spürbar ist. Wenn eine Patientin z. B. von ihrem Bruder regelmäßig vergewaltigt wurde, reicht es für die Imaginationsübung aus, wenn die Patientin bis zu dem Punkt geht, an dem Bedrohungserleben auftritt (»Ich höre, dass er die Treppe hoch kommt und mir ist schon klar, was jetzt wieder passiert. Ich fühle mich völlig ausgeliefert und hilflos«). Dieses Vorgehen reduziert die emotionale Belastung der Patientin. Dadurch ist es auch – gerade bei BPS-Patienten – weniger wahrscheinlich, dass die Patientin im Verlauf der Übung dissoziiert. Empirisch hat sich dieses Vorgehen trotz des Verzichts auf »volle Exposition« in der Behandlung schwerer posttraumatischer Belastungsstörungen als wirksam erwiesen (Arntz, Tiesema und Kindt 2007)

2. *Einführung einer Hilfsperson*: Zum Überschreiben der Situation ist immer eine Hilfsperson notwendig. Zur Wahl von angemessenen Helferfiguren gibt es eine lebhafte Diskussion unter verschiedenen Vertretern imaginativer Interventionen. So wird teilweise etwa die Meinung vertreten, dass immer der Patient als Erwachsener die Hilfsperson darstellen sollte (z. B. Smucker und Niederee 1995). Andere Ansätze halten es für wichtig, dass, sofern externe Hilfspersonen eingeführt werden, diese keinesfalls mit real existierenden Personen identisch sind (z. B. Reddemann 2001). Empirische Studien zur Wirksamkeit unterschiedlicher Hilfspersonen liegen bisher nicht vor. Wir vertreten einen pragmatischen Ansatz i. S. der Schematherapie (Jacob und Arntz 2011): Die Wahl der Hilfsperson ist von der »Ich-Stärke« der Patientin abhängig. Grundsätzlich werden drei verschiedene Klassen von Hilfspersonen unterschieden, deren Einsatz sich an der Fähigkeit der Patienten orientiert, eigene innere Erwachsenenanteile zum Schutz des inneren Kindmodus zu aktivieren. Bei sehr schwachem Erwachsenenmodus ist die Patientin u. U. gar nicht in der Lage, überhaupt eine geeignete Hilfsperson zu benennen. Hier setzt sich die Therapeutin selbst als Hilfsperson ein, um gesunde Erwachsenenanteile zu modellieren.

Patienten mit größerer »Ich-Stärke« beziehungsweise Patienten, bei denen der Einsatz der Therapeutin mittlerweile gut gelingt, bekommen andere helfende Personen an die Seite gestellt, jedoch nicht sich selbst als Erwachsene. Die helfenden Personen können reale oder Phantasiefiguren sein, in Abhängigkeit von der Präferenz des Patienten. Mögliche reale Figuren sind etwa (auch bereits verstorbene) Verwandte oder hilfreiche elternartige Personen, etwa eine liebevolle Großmutter, eine liebe Tante, gute Freunde, Figuren aus Actionfilmen oder andere. Patienten mit ausreichend starken erwachsenen Anteilen kommen selbst als Erwachsene in die Imagination und übernehmen die Fürsorge für das missbrauchte Kind.

Bei Patienten, die die Therapeutin als Hilfsperson benötigen, wird im Verlauf der Therapie darauf geachtet, dass, wenn sie sich emotional etwas festigen, mit der Zeit auch andere Hilfspersonen als die Therapeutin eingesetzt werden. Der Einsatz des Patienten als gesunde Erwachsenen-Hilfsperson stellt den letzten Schritt dieses Entwicklungsprozesses dar.

3. *Überschreiben der Situation, bis die Bedrohung unter Kontrolle ist*: Das Ziel des imaginativen Überschreibens ist die Reduktion von Bedrohung, Ekel, Schuld, Scham oder anderen wichtigen Emotionen sowie der Aufbau von Sicherheit und Geborgenheit. Der Verlauf des imaginativen Überschreibens orientiert sich an diesen Zielen. Dabei steht bei sexuellem Missbrauch in der Regel an erster Stelle das Gefühl von Bedrohung durch den Täter. Es können jedoch sekundäre Emotionen relevant sein, z. B. wenn auch Schuldgefühle bestehen, weil die Mutter der Patientin als Kind vermittelt hat, dass sie selbst schuld sei an dem Missbrauch; oder wenn sich die Patientin hat miss-

brauchen lassen, um eine andere Person zu schützen, und bei (imaginierter) Beendigung des Missbrauchs die andere Person bedroht sieht und sich dafür schuldig fühlt.

Die Wahl der Mittel beim imaginativen Überschreiben muss entsprechend angepasst werden. So kann es zum Unschädlichmachen eines aggressiven Täters notwendig sein, diesen beispielsweise ins Gefängnis zu sperren, Polizei oder Waffengewalt einzusetzen, ihn zu vereisen und auf den Mond zu schießen und Ähnliches. Grundsätzlich gilt, dass die Wahl der Mittel beim ImRS während der Übung spontan von Patient und Therapeutin gemeinsam getroffen wird. Um den Verlauf zu überprüfen, ist es wichtig, dass die Therapeutin während der Imaginationsübung immer wieder nach den aktuellen Gefühlen und Bedürfnissen der Patientin fragt. Beim imaginativen Überschreiben der traumatischen Situation wird kreativ und phantasievoll vorgegangen. Grenzen, die in der Realität gelten, haben in der Imagination keine Gültigkeit.

Wenn sekundär Schuldgefühle auftreten, ist es wichtig, auch auf diese einzugehen und bspw. der Mutter (und dem Kind) zu erläutern, dass das Kind keine Schuld am Missbrauch trägt, oder dass es zu schwach ist, um für eine schutzbedürftige dritte Person Verantwortung zu übernehmen.

4. *Vertiefung der Gefühle von Sicherheit und Bindung*: Nach dem Unschädlichmachen des Täters sollen Sicherheit und Bindungserleben induziert werden. Dazu verlässt die Hilfsperson in der Regel die Situation zusammen mit dem geretteten Kind. Insbesondere im Fall gewalttätiger und aggressiver Täter kann es sehr wichtig sein, dass die Therapeutin als Hilfsperson die Patientin als Kind mit zu sich nach Hause nimmt oder in anderer Weise intensiv Sicherheit vermittelt. Körperkontakt ist für ein gestresstes Kind dabei besonders wichtig. Die Therapeutin tröstet das Kind in der Imagination so, wie sie ein eigenes Kind trösten würde. Die Hilfsperson sollte auch über die Sorgen des Kinds sprechen, falsche Annahmen korrigieren, die Schuld des Täters erklären etc. Am Schluss sollte sie erfragen, ob das Kind spielen oder etwas anderes Schönes machen möchte.

5. *Abschluss der Übung und Hausaufgaben*: Wenn die Patientin zum Abschluss der Übung bereit ist, bittet der Therapeut sie, die Augen wieder zu öffnen. Die Erfahrungen in der Übung werden reflektiert, wobei allerdings davon auszugehen ist, dass die wichtigsten Effekte eher implizit stattfinden. Wenn dies für die Patientin möglich ist, sollte sie die Übung als Hausaufgabe wiederholen, indem sie einen Audiomitschnitt anhört.

Falls die Patientin mit der Übung nicht zufrieden ist, sollte sich der Therapeut keine Sorgen machen. Es handelt sich um eine reine Phantasieübung, deshalb ist es jederzeit möglich, das »Band zurückzuspulen« und einen anderen Ablauf in der Imagination auszuprobieren. Die Patientin sollte dann gemeinsam mit der Therapeutin Varianten des Skripts entwickeln und ausprobieren.

Fallbeispiel 1: Sexueller Missbrauch in der Kindheit

Marina P., eine 25-jährige Patientin mit Borderline-Persönlichkeitsstörung und langjährigem sexuellen Missbrauch durch den Großvater in der Kindheit, arbeitet mit ImRS zur Reduktion von Missbrauchs-assoziiertem Bedrohungserleben und Ängsten. Sie versetzt sich imaginativ in die Situation, dass sie als 7-Jährige nachmittags im Gästezimmer der Großeltern spielt. Sie weiß, dass die Großmutter Mittagsschlaf hält und hört die Schritte des Großvaters, die den bevorstehenden Missbrauch ankündigen und Gefühle von massiver Angst und Ausgeliefertsein induzieren. Die Therapeutin kommt mit vier Polizisten ins Zimmer, die Polizisten nehmen den Großvater fest. Die Therapeutin wirft ihm den Missbrauch vor und weist ihm die Schuld dafür zu, als er behauptet, dass das Kind daran Spaß gehabt habe. Da Mutter und Großmutter den Missbrauch stillschweigend duldeten, werden sie ebenfalls in die Szene geholt und mit der Situation konfrontiert. Der Großvater wird von den Polizisten mitgenommen und in ein Gefängnis in Sibirien eingesperrt. Da das Kind sich bei keinem der Eltern oder Großelternteile gut aufgehoben fühlt, nimmt die Therapeutin es mit zu sich nach Hause. Sie spricht mit ihm über seine schlimmen Erfahrungen, weist die Verantwortung für den Missbrauch dem Großvater sowie Großmutter und Mutter zu. Sie validiert die Traurigkeit des Kindes über seine schlimme Familiensituation. Zum Abschluss der Imaginationsübung geht sie mit dem Kind auf einen Spielplatz, um gemeinsam zu schaukeln und dem Kind am Klettergerüst zu helfen.

Fallbeispiel 2: Vergewaltigung im Jugendalter

Sandra E., eine 36-jährige Patientin mit sozialen Ängsten und emotional instabilen Persönlichkeitsanteilen, möchte eine Vergewaltigungserfahrung im Alter von 16 Jahren imaginativ überschreiben. Die Vergewaltigung fand im Auto auf der Heimfahrt von einer Party statt, der Vergewaltiger ist der Ex-Freund ihrer Schwester, der ihr angeboten hatte, sie nach der Party nach Hause zu bringen. Die Patientin erlebt die Situation imaginativ nach, wie sie die Party verlassen hatte, bis hin zu dem Moment, wo der Täter sie im Auto angreift. Dann kommt sie selbst als Erwachsene in die Imaginationsübung hinein. Sie zerrt den Vergewaltiger von der »missbrauchten Sandra« und fährt mit beiden zurück zur soeben verlassenen Party. Dort bezichtigt sie coram publico den Vergewaltiger seines Verbrechens und sorgt so für seinen sozialen Ausschluss. Sie erhält Unterstützung von den anderen Gästen, da er für ähnliche Taten bereits bekannt ist, und fühlt sich dadurch wieder in Sicherheit.

Fallbeispiel 3: Traumatisierung durch psychisch erkrankte Eltern

Nicole P. ist eine 40-jährige Patientin mit kombinierter paranoider und Borderline-Persönlichkeitsstörung. Sie fühlt sich einerseits sehr leicht von anderen Menschen bedroht, ausgenutzt und alleingelassen, andererseits kann sie sich kaum von Forderungen oder (auch nur angedeuteten) Wünschen anderer Personen abgrenzen. Der biografische Hintergrund der Problematik ist ihr Aufwachsen bei psychisch schwer kranken Eltern. Die Mutter litt an Schizophrenie, der Vater war damit überfordert und zeigte phasenweise massiven Alkoholmissbrauch. In einer ImRS-Sitzung versetzt sich die Patientin in eine Situation in der elterlichen Wohnung, in der sie neun Jahre alt ist. Die Mutter ist akut psychotisch dekompensiert, unzurechnungsfähig, affektlabil mit starker Panik und bedrohlich gegenüber dem Kind. Das Kind fühlt sich zuständig, versucht die an Vergiftungswahn leidende Mutter aufgrund einer Anweisung des Vaters zum Trinken zu bewegen, worauf die Mutter mit Schreien und Drohungen reagiert. In der ImRS-Übung betritt die Therapeutin die Szene gemeinsam mit einer der Mutter vertrauten Psychiatrieschwester. Die Psychiatrieschwester überredet die Mutter zur Aufnahme in die Klinik. Die Therapeutin validiert die Problematik der Mutter; sie betont jedoch auch insbesondere gegenüber dem Vater, der in die Szene geholt wird, dass es nicht in der Verantwortung des Kindes liegen kann, sich um die Mutter zu kümmern. Da sich das Kind in der Familie nicht sicher fühlt, bringt die Therapeutin es zu seiner Tante, bei der es gut aufgehoben ist und mit der gemeinsam es auch die Mutter in der Klinik besuchen kann.

3 Empirische Befundlage

Es existieren mittlerweile Wirksamkeitsnachweise für eine sehr gute Effektivität von ImRS bei Angststörungen (Hunt und Fenton 2007; Wild et al. 2008), PTBS (Arntz et al. 2007), auch nach dem Scheitern eine »klassischen« Expositionsbehandlung (Grunert et al. 2007), Persönlichkeitsstörungen (Arntz 2011), Depression (Brewin et al. 2009) und Zwangsstörungen (Page et al. 2011). Diese Studien weisen auch darauf hin, dass störungsübergreifende negative Emotionen, wie Schuld, Scham oder Ekel, mit imaginativem Überschreiben gut behandelbar sind und dass bei PTBS imaginatives Überschreiben von Patienten besser akzeptiert wird als ein rein expositionsorientiertes Vorgehen (Arntz et al. 2007). Studien zur Wirksamkeit von Schematherapie bei BPS, in der ImRS eine zentrale Rolle spielt, fanden ebenfalls sehr gute Effekte (Farrell et al. 2009; Giesen-Bloo et al. 2006; Nadort et al. 2009). Alle diese Studien untersuchten nicht spezifisch die Überschreibung von Traumata nach sexuellem Missbrauch. Allerdings ist sexueller Missbrauch in der Ätiologie vieler Störungen bedeutsam, und diese Thematik steht häufig im Fokus von ImRS-Übungen. Dennoch gibt es bisher noch keine Studien zu der Frage, ob sich bestimmte Arten von Missbrauch in ihrer Ansprechbarkeit auf ImRS unterscheiden. Auch zur spezifischeren Untersuchung der Wirkung von ImRS alleine (statt als Teil einer umfangreicheren Behandlung) bei Borderline- oder anderen Persönlichkeitsstörungen liegen noch keine Studien vor (Übersicht: Arntz, in press).

Zudem ist noch nicht ganz klar, welches der beste Weg ist, ImRS in eine Behandlung einzuführen. Viele Therapeuten tendieren dazu, ihren Patienten vorab diese Technik nur sehr kurz zu erklären und dann möglichst direkt damit zu beginnen, damit die Patienten nicht vorab zu viel Angst vor der Übung entwickeln. Patienten fühlen sich dadurch zur Beginn der Behandlung manchmal etwas überrumpelt. Im Verlauf kann sich diese Bewertung allerdings verändern, und das Einverständnis mit diesem Vorgehen zunehmen (ten Napel-Schutz et al. 2011).

Einzelne Studien befassen sich bisher auch experimentell mit imaginativem Überschreiben. So zeigten Hagenaars und Arntz (2011) mit dem sog. Trauma-Film-Paradigma, in dem Versuchspersonen einen Film betrachteten, der bekanntermaßen zu Intrusionen führt, und danach mit verschiedenen Techniken »behandelt« wurden, dass eine »Behandlung« mit imaginativem Überschreiben die Intensität und Häufigkeit von intrusiven Erinnerungen an den Film in der darauffolgenden Woche verringerte im Vergleich zur »Behandlung« mit anderen positiven Imaginationsübungen oder reiner Exposition. In einer Konditionierungsstudie von Dibbets et al. (2011) verringerte eine experimentelle Anwendung von imaginativem Überschreiben das Wiederauftreten von Angst (fear renewal), wenn der konditionierte und wieder gelöschte Angststimulus in einem neuen Kontext dargeboten wurde. Diese Ergebnisse können als erste Hinweise gewertet werden, dass imaginatives Überschreiben insbesondere die Bedeutung konditionierter Stimuli verändert, anstatt die Konditionierung zu löschen. Mehrere Studien konnten darüber hinaus zeigen, dass Imaginationsverfahren generell besser geeignet sind, positive Gefühle zu induzieren, als kognitive Verfahren (Holmes et al. 2009; Jacob et al. 2011). Zudem scheinen positive selbstbezogene innere Bilder dazu zu führen, dass verstärkt auch positive Selbstrepräsentationen abgerufen werden – d. h., wenn Menschen dazu gebracht werden, sich selbst innerlich in einem positiven Kontext zu sehen, steigen ihr Selbstwert und ihre Selbstkonzeptklarheit (Stopa 2010). Insgesamt zeigen sich also auch in experimentellen Studien positive Effekte von imaginativem Überschreiben auf die aktuelle Affektlage.

Literatur

Arntz A, van Genderen H (2010) Schematherapie bei Borderline-Persönlichkeitsstörung. Weinheim: Beltz.

Arntz A, Weertman A (1999) Treatment of childhood memories: theory and practice. Behaviour Research and Therapy 37:715–740.

Arntz A (in press) Imagery rescripting as a therapeutic technique: Review of clinical trials, basic studies, and research agenda. Journal of Experimental Psychopathology

Arntz A (2011) Imagery Rescripting for Personality Disorders. Cognitive and Behavioral Practice 18:466–481.

Arntz A, Tiesema M, Kindt M (2007) Treatment of PTSD: a comparison of imaginal exposure with and without imagery rescripting. Journal of Behavior Therapy and Experimental Psychiatry 38:345–370.

Brewin CR, Gregory JD, Lipton M, Burgess N (2010) Intrusive images in psychological disorders: Characteristics, neural mechanisms, and treatment implications. Psychological Review 117:210–232.

Brewin CR, Wheatley J, Patel T, Fearon P, Hackmann A, Wells A, Fisher P, Myers S (2009) Imagery rescripting as a brief stand-alone treatment for depressed patients with intrusive memories. Behaviour Research and Therapy 47:569–576.

Dibbets P, Poort H, Arntz A (2011) Adding imagery rescripting during extinction leads to less ABA renewal. Journal of Behavior Therapy and Experimental Psychiatry 43:614–624.

Edwards D (2007) Restructuring implicational meaning through memory-based imagery: some historical notes. Journal of Behavior Therapy and Experimental Psychiatry 38:306–316.

Farrell J, Shaw I, Webber M (2009) A schema-focused approach to group psychotherapy for outpatients with borderline personality disorder: a randomized controlled trial. Journal of Behavior Therapy and Experiential Psychology 40:317–328.

Giesen-Bloo J, van Dyck R, Spinhoven P, van Tilburg W, Dirksen C, van Asselt T, Kremers I, Nadort M, Arntz A (2006) Outpatient psychotherapy for borderline personality disorder: randomized trial of schema-focused therapy vs transference-focused psychotherapy. Archives of General Psychiatry 63:649–658.

Grunert BK, Weis JM, Smucker MR, Christianson HH (2007) Imagery rescripting and reprocessing therapy after failed prolonged exposure for post-traumatic stress disorder following industrial injury. Journal of Behavior Therapy and Experimental Psychiatry 38:317–328.

Hackmann A, Bennett-Levy J, Holmes EA (2012) Imagination in der Kognitiven Therapie. Weinheim: Beltz.

Hagenaars MA, Arntz A (2011) Reduced intrusion development after post-trauma imagery rescripting: An experimental study. Journal of Behavior Therapy and Experimental Psychiatry.

Holmes EA, Mathews A (2010) Mental imagery in emotion and emotional disorders. Clinical Psychology Review 30:349–362.

Holmes EA, Lang TJ, Shah DM (2009) Developing interpretation bias modification as a ›cognitive vaccine‹ for depressed mood: Imagining positive events makes you feel better than thinking about them verbally. Journal of Abnormal Psychology 118:76–88.

Hunt M, Fenton M (2007) Imagery rescripting versus in vivo exposure in the treatment of snake fear. Journal of Behavior Therapy and Experimental Psychiatry 38:329–344.

Jacob G, Arntz A (2011) Schematherapie in der Praxis. Weinheim: Beltz.

Jacob GA, Arendt J, Kolley L, Scheel CN, Bader K, Lieb K, Arntz A, Tüscher O (2011) Comparison of different strategies to decrease negative affect and increase positive affect in women with borderline personality disorder. Behaviour Research and Therapy 49:68–73.

Kirn T, Echelmeyer L, Engberding M (2009) Imagination in der Verhaltenstherapie. Heidelberg: Springer.

Nadort M, Arntz A, Smit JH, Giesen-Bloo J, Eikelenboom M, Spinhoven P, van Asselt T, Wensing M, van Dyck R (2009) Implementation of outpatient schema therapy for borderline personality disorder with versus without crisis support by the therapist outside office hours: A randomized trial. Behaviour Research and Therapy 47:961–973.

Page NJ, Veale D, Salkovskis PM (2011) Imagery rescripting for obsessive compulsive disorder. Presentation at the 41st EABCT Congress, Reykjavik, Iceland.

Patel T, Brewin CR, Wheatley J, Wells A, Fisher P, Myers S (2007) Intrusive images and memories in major depression. Behavior Research and Therapy 45:2573–2580.

Reddemann L (2004) Psychodynamisch Imaginative Traumatherapie. PITT – Das Manual. Stuttgart: Pfeiffer bei Klett-Cotta.

Reynolds M, Brewin CR (1999) Intrusive memories in depression and posttraumatic stress disorder. Behavior Research and Therapy 37:201–215.

Smucker M, Niederee J (1995) Treating incest-related PTSD and pathogenic schemas through imaginal exposure and rescripting. Cognitive and Behavioral Practice 2:63–92.

Stopa L (2010) Imagery and the self: does imagery rescripting work by making adaptive self-representations more available and accessible? Vortrag auf dem 3rd Meeting of the International Society of Schema Therapy, Berlin, Juli 2010.

ten Napel-Schutz MC, Abma TA, Bamelis L, Arntz A (2011) Personality disorder patients' perspectives on the introduction of imagery within schema therapy: A qualitative study of patients' experiences. Cognitive and Behavioral Practice 18:482–490.

Weertman A, Arntz A (2007) Effectiveness of treatment of childhood memories in cognitive therapy for personality disorders: A controlled study contrasting methods focusing on the present and methods focusing on childhood memories. Behaviour Research and Therapy 45:2133–2143.

Wild J, Hackmann A, Clark DM (2008) Rescripting Early Memories Linked to Negative Images in Social Phobia: A Pilot Study. Behavior Therapy 39:47–56.

Young JE, Klosko JS, Weishaar ME (2005) Schematherapie. Ein praxisorientiertes Handbuch. Paderborn: Junfermann.

10 Evidenzbasierte Psychotherapieansätze der Posttraumatischen Belastungsstörung

Kathlen Priebe, Christian Schmahl und Martin Bohus

Kapitelübersicht
1. Hintergrund
2. Metaanalysen
3. Empfehlungen aus Leitlinien und Expertenbefragung
4. Darstellung ausgewählter Behandlungsstudien
5. Empfehlungen für Klinik und Forschung
6. Fazit

---

1 Hintergrund

Körperliche und sexuelle Gewalterfahrungen in der Kindheit und Jugend können zu einer Vielzahl psychischer Probleme im Erwachsenenalter führen (Gilbert et al. 2009). Die Posttraumatische Belastungsstörung (PTBS) stellt dabei eine der häufigsten psychiatrischen Diagnosen dar. In Bevölkerungsstichproben lag die Prävalenz einer PTBS bei den Personen, die angaben, dass sexueller Missbrauch ihr schlimmstes traumatisches Ereignis war, zwischen 29 % und 35 % (Breslau et al. 1996; Kessler et al. 1995; Perkonigg et al. 2000).

Kindesmissbrauch wird zumeist als eine komplexe Typ-II-Traumatisierung (Terr 1991) konzeptualisiert, die gehäuft zu einer komplexen Psychopathologie führt (Herman 1992). Zur Beschreibung dieser Symptomatik werden die Diagnosevorschläge der »komplexen PTBS« oder »Disorder of extreme Stress not otherwise specified« (DESNOS) diskutiert (Herman 1992; Pelcovitz et al. 1997; van der Kolk et al. 2005). Neben der PTBS-Kernsymptomatik werden darunter Störungen im Bereich der Emotionsregulation, der interpersonellen Fertigkeiten, der Aufmerksamkeit und des Bewusstseins, des Glaubenssystems sowie somatische Symptome subsumiert (Herman 1992). Diese Symptome wurden als »associated features« einer PTBS in das DSM-IV aufgenommen (APA 2000).

Trotz der klinischen Relevanz ist die empirisch gesicherte Datenlage zur psychotherapeutischen Behandlung der PTBS nach Kindesmissbrauch noch recht klein. In der Fachwelt besteht daher eine kontroverse Diskussion über die adäquate Behandlung. Besonders im deutschsprachigen Raum wird für diese Klientel meist eine ausgiebige Vorbereitungsphase, eine sog. »Stabilisierung« vor der Expositionsphase empfohlen. Die Schlussfolgerung von Neuner (2008), dass die Datenlage nicht für die Notwendigkeit einer Stabilisierung für komplex traumatisierte Patienten spricht, stimulierte die Diskussion weiter.

2 Metaanalysen

In Metaanalysen zu Psychotherapiestudien der PTBS konnten für traumafokussierende kognitiv-behaviorale Behandlungsverfahren und Eye Movement Desensitization and Reprocessing (EMDR) große Effekte auf die posttraumatische Symptomatik ermittelt werden (Bradley et al. 2005; Bisson und Andrew 2007; Bisson et al. 2007). Im Vergleich zu einer Warteliste berichten Bisson und Andrew für die traumafokussierende kognitiv-behaviorale Therapie eine mittlere Effektstärke (ES) von 1.40 in Fremdbeurteilungs- bzw. 1.68 in Selbstbeurteilungsmaßen. Für EMDR liegen die entsprechenden ES bei 1.51 bzw. 1.07, wobei sich keine signifikanten Unterschiede zwischen kognitiv-behavioraler Therapie und EMDR fanden. Bradley et al. (2005) geben für diejenigen, die eine traumafokussierende Therapie beendeten (Completer), eine PTBS-Remissionsrate von 67 % an. Bei der Analyse der Gesamtstichprobe (intention-to-treat; ITT), in der auch die Therapieabbrecher berücksichtigt werden, lag die Remissionsrate bei 56 %.

Inwieweit diese Ergebnisse auf die Behandlung der PTBS nach Kindesmissbrauch übertragen werden können, ist jedoch unklar, da nur wenige der einbezogenen Studien eine PTBS nach Kindesmissbrauch fokussiert haben. Zudem wurden in vielen Studien komorbide Symptome wie z. B. Suizidalität oder selbstverletzenden Verhalten ausgeschlossen (Spinazzola et al. 2005). In der Metaanalyse von Bradley et al. (2005) zu 26 Behandlungsstudien zeigte sich, dass Patienten mit Suizidrisiko in 46 %, mit Abhängigkeitserkrankungen in 62 % und mit schwerer Komorbidität in 62 % der Studien ausgeschlossen wurden. Es ist wahrscheinlich, dass diese Ausschlusskriterien häufiger auf Patienten mit PTBS nach Kindesmissbrauch zutreffen.

In einer Metaanalyse von Taylor und Harvey (2010), in der ausschließlich Studien zur Behandlung der Folgen von sexuellem Missbrauch in der Kindheit und Jugend eingeschlossen wurden, werden niedrigere ES berichtet. Dabei wurde eine getrennte Auswertung für unabhängige Stichprobendesigns (19 Studien), das heißt Studien mit Zwischengruppen-Vergleich, und abhängige Stichprobendesigns (25 Studien), das heißt Studien mit Prä-Post-Vergleich, vorgenommen. Die ES für die unabhängigen Stichprobendesigns lagen in den sechs untersuchten Bereichen bei folgenden Werten: posttraumatische Symptomatik 0.77, internalisierende Probleme 0.72, externalisierende Probleme 0.53, interpersoneller Bereich 0.05, Selbstwert 0.56 und allgemeines Funktionsniveau 0.57. Für Interventionen im Einzelsetting und Behandlungsprogramme, die therapeutische Aufgaben zwischen den Sitzungen gaben, fanden sich signifikant größere Effekte in der posttraumatischen Symptomatik.

3 Empfehlungen aus Leitlinien und Expertenbefragung

Leitlinien zur Behandlung der PTBS empfehlen recht übereinstimmend traumafokussierende kognitiv-behaviorale Behandlungsverfahren bzw. Eye Movement Desensitization and Reprocessing (EMDR) (z. B. Foa et al. 2009; Forbes et al. 2007; National Collaborating Centre for Mental Health 2005). Modifikationen für Patienten mit PTBS nach

Kindesmissbrauch werden entweder nicht für erforderlich erachtet oder nur am Rande aufgeführt.

Im Bericht des amerikanischen Institute of Medicine (2008) wird die Expositionsbehandlung als primäre Intervention auch für Opfer von Kindesmissbrauch empfohlen; auf Subgruppen und mögliche Modifikationen wird nicht eingegangen. Im Bericht der Kapstadt-Konsenskonferenz (Stein et al. 2009) heißt es dagegen, dass Patienten mit Kindesmissbrauch von einem Skillstraining vor der Expositionsphase profitieren können. In den Richtlinien der American Psychiatric Association (APA; Bendek et al. 2009; Ursano et al. 2004) wird betont, dass Suizidalität und selbstverletzendes Verhalten bei der Behandlungsplanung zu berücksichtigen sind und bei komorbiden Störungen eine längere Sitzungszahl notwendig sein kann. Die International Society for Traumatic Stress Studies (ISTSS; Foa et al. 2009) empfiehlt die traumafokussierende kognitiv-behaviorale Behandlung auch für Opfer von langjährigen Traumatisierungen in der Kindheit, räumt jedoch ein, dass eventuell eine längere Behandlung notwendig ist und zu wenige Daten für Patienten mit komorbiden dissoziativen Störungen und Persönlichkeitsstörungen vorliegen. Die britischen NICE-Richtlinien führen an, dass Abhängigkeitserkrankungen und Suizidalität vor der PTBS-Behandlung fokussiert werden sollten (National Collaborating Centre for Mental Health 2005). Zudem wird für Patienten mit multiplen Traumatisierungen und schweren komorbiden Störungen eine größere Sitzungszahl eingeräumt. In den australischen Leitlinien wird angeführt, dass bei komplexen Störungsformen häufig zusätzliche Sitzungen, ein Training der Emotionsregulation sowie ein graduiertes Vorgehen in der Exposition notwendig sind (Forbes et al. 2007).

In der deutschsprachigen Leitlinie der Arbeitsgemeinschaft der Wissenschaftlichen Medizinischen Fachgesellschaften (AWMF), die 2011 aktualisiert wurde (Flatten et al. 2011), findet sich gegenüber der früheren Version eine stärkere Betonung der Wichtigkeit von Exposition. Die traumafokussierende Therapie wird generell auch bei komplexer PTBS als Methode der Wahl aufgeführt, wobei Probleme der Affektregulation in der Behandlungsplanung initial berücksichtigt werden sollten. Trotz der geringen Evidenzbasierung und entgegen den internationalen Behandlungsleitlinien werden die psychodynamischen Verfahren in der deutschsprachigen Leitlinie miteinbezogen.

Die in vielen der Leitlinien erwähnte Schwierigkeit der Generalisierung der Ergebnisse auf Patienten mit komplexer PTBS hat die ISTSS veranlasst, eine Expertenbefragung zur komplexen PTBS durchzuführen (Cloitre et al. 2011). Als zentrales Merkmal einer komplexen PTBS wurde die Emotionsregulationsstörung herausgestellt. Mehrheitlich wurde von den Experten eine phasen-orientierte, multimodale Behandlung empfohlen. Als effektivste Interventionen wurden ein Training der Emotionsregulation und eine Auseinandersetzung mit den traumatischen Erinnerungen eingeschätzt.

4 Darstellung ausgewählter Behandlungsstudien

Um die Diskussion auf eine empirisch gesicherte Basis zu stellen, wird im Folgenden ein Überblick über die Datenlage zur Behandlung der PTBS nach Kindesmissbrauch gegeben. Dabei werden zuerst Studien an Patienten mit gemischten Traumatisierungen betrachtet, die Aussagen zu Wirksamkeit bei Betroffenen von Kindesmissbrauch und komplexer PTBS beinhalten. Im nächsten Abschnitt wird eine Übersicht randomisiert kontrollierter Studien (RKS) zu Behandlungsprogrammen der PTBS nach Kindesmissbrauch gegeben. Ergänzend werden abschließend ausgewählte kontrollierte Studien und Prä-Post-Studien dargestellt.

4.1 Behandlungsstudien bei Betroffenen verschiedener Traumatisierungen

Aus den Studien, die unter anderem den Einfluss einer Kindheitstraumatisierung auf das Behandlungsergebnis untersucht haben, liegen gemischte Befunde vor. In der RKS von van der Kolk et al. (2007), in der die Effektivität von EMDR untersucht wurde, zeigten Patienten mit einer PTBS nach traumatischen Erfahrungen vor dem 18. Lebensjahr (50 % der Stichprobe) eine geringere Reduktion der posttraumatischen Symptome, der PTBS-Remission und wiesen einen schlechteren Endfunktionszustand auf als Betroffene mit einer Traumatisierung im Erwachsenenalter. Auch Hembree et al. (2004) fanden, dass das Vorliegen einer Kindheitstraumatisierung (38 % der Stichprobe) bei Frauen mit einer PTBS nach sexueller Gewalt im Erwachsenenalter mit einem schlechteren Therapieergebnis assoziiert war. In zwei Untersuchungen fand sich dagegen kein Einfluss einer Kindheitstraumatisierung auf das Behandlungsergebnis (Resick et al. 2003; van Minnen et al. 2002).

In der Metaanalyse von Bradley et al. (2005) wird neben der hohen Ausschlussrate zusammengefasst, dass in nur 12 % der Studien eine Achse II-Symptomatik berichtet wurde, so dass auch die Wirksamkeit der Behandlungen bei Patienten mit einer Borderline-Persönlichkeitsstörung (BPS) noch nicht ausreichend gesichert ist. In Studien, die den Einfluss einer komorbiden BPS auf das Behandlungsergebnis einer PTBS untersucht haben, findet sich eine vergleichbare Reduktion der posttraumatischen Symptome nach traumafokussierender kognitiver Verhaltenstherapie bei Patienten ohne BPS im Vergleich zu denen mit BPS (Clarke et al. 2008; Feeny et al. 2002; Hembree et al. 2004). Letztere weisen jedoch ein geringeres Endfunktionsniveau auf und zudem gilt es zu berücksichtigen, dass Patienten mit gegenwärtigem selbstverletzendem Verhalten ausgeschlossen wurden. Bei stationär behandelten Kriegsveteranen mit PTBS, bei denen 54 % auch eine Kindheitstraumatisierung aufweisen, zeigte sich, dass sich die oben beschriebene DESNOS-Symptomatik negativ auf den Behandlungserfolg auswirkte, während das alleinige Vorliegen einer Kindheitstraumatisierung keinen signifikanten Prädiktor darstellte (Ford und Kidd 1998).

4.2 Randomisiert kontrollierte Studien

Aufgrund des hohen Evidenzgrades dieser Studienklasse werden die Ergebnisse der RKS detaillierter dargestellt. Ausgewählt wurden veröffentlichte Behandlungsstudien, in denen die Mehrheit (mindestens 75 %) eine PTBS und eine Traumatisierung in der Kindheit aufwies. Zudem wurde verlangt, dass die PTBS-Diagnose und die Symptomschwere standardisiert erfasst wurden. Von den 44 Einzelstudien der Metaanalyse von Taylor und Harvey (2010) wurde nur in fünf der insgesamt 14 RKSs sowohl das Vorliegen einer PTBS gefordert als auch die Veränderung der posttraumatischen Symptomatik als Ergebnisvariable gemessen. Die Autoren konnten insgesamt sechs weitere Studien identifizieren.

Eine Übersicht dieser nun insgesamt elf Studien mit Aufführung der Stichprobengröße, der Ein- und Ausschlusskriterien, der Abbrecherrate und der Effekte bezüglich der posttraumatischen Symptomatik findet sich in ▶ Tab. 1. Falls in der Publikation beschrieben, wird angeben, bei wie viel Prozent der Stichprobe das sog. Index-Trauma, d. h. das traumatische Ereignis auf das sich die PTBS-Diagnose und die posttraumatische Symptomatik beziehen, vor dem 18. Lebensjahr stattfand. Sofern Fremd- und Selbstbeurteilungsinstrument zur posttraumatischen Symptomatik vorhanden, wird die Effektstärke (ES) für das Fremdbeurteilungsinstrument berichtet. Zur besseren Vergleichbarkeit der Studienergebnisse wurden die ES einheitlich nach folgender Formel berechnet:

$$ES = \frac{Mittelwert_1 - Mittelwert_2}{\sqrt{((N_1-1)Var_1 + (N_2-1)Var_2)/(N_1+N_2-2)}}$$

(Die Kennzeichnungen $_1$ und $_2$ bedeuten im Prä-Post-Vergleich die beiden unterschiedlichen Zeitpunkte und im Zwischengruppen-Vergleich die beiden zu vergleichenden Gruppen.)

Die Interpretation der ES orientiert sich an der Klassifizierung nach Cohen (1969), wobei kleine Effekte ES ≥ 0,2, mittlere Effekte ES ≥ 0,5 und große Effekte ES ≥ 0,8 entsprechen. Falls möglich wurden die ES sowohl für die ITT-Stichprobe, also auch für diejenigen, die die Therapie beendeten (Completer) angegeben. Letztere fallen in der Regel größer aus und überschätzen die Wirksamkeit der Therapie für die Gesamtstichprobe, da sie die Therapieabbrecher nicht berücksichtigen. Gleichwohl ist es jedoch auch relevant zu wissen, wie wirksam die Therapie ist, wenn Patienten die vollständige Therapiedosis erhalten. Zudem ist bei der Interpretation der ES zu berücksichtigen, dass diese durch die Erfassung der posttraumatischen Symptome in Bezug auf Index-Traumatisierungen wahrscheinlich überschätzt werden, während wahrscheinliche Deckeneffekte der vorhandenen Messinstrumente den gegenteiligen Effekt einer Unterschätzung bewirken.

Unter den elf dargestellten Studien lag in drei Studien der Fokus auf Psychoedukation sowie Emotionsregulation und interpersonelle Fertigkeiten (Hien et al. 2009; Krupnick et al. 2008; Zlotnick et al. 1997). Die Behandlungsprogramme beinhalteten keine traumafokussierenden Expositionselemente. In der multizentrischen Studie von Hien et al. erhielten Teilnehmer eines ambulanten Suchtbehandlungsprogramms, die an einer Substanz-assoziierten Störung und posttraumatischen Symptomen litten, entweder »Seeking Safety« oder eine Gesundheitsaufklärung (z. B. zu Körper, Sexualität, HIV). Beide Interventionen beinhalteten zwölf Gruppensitzungen. In »Seeking Safety« wurden Fertigkeiten vermittelt, die in der Bewältigung von posttraumatischen und Sucht-assoziierten Problemen unterstützen sollten. Es fanden sich signifikante Verbesserungen der posttraumatischen Symptomatik in beiden Bedingungen, die einem großen Effekt entsprechen. Entgegen der Erwartung fanden sich keine signifikanten Unterschiede zwischen den Gruppen und keine Veränderungen in substanzassoziierten Variablen. Krupnick et al. untersuchten die Effekte der Interpersonellen Psychotherapie (IPT) im Vergleich zu einer Warteliste. Die IPT wurde in 16 zweistündigen Gruppensitzungen durchgeführt und legte den Schwerpunkt auf Psychoedukation und Probleme im interpersonellen Bereich. In der ITT-Analyse fanden sich signifikant größere Reduktionen in der IPT-Bedingung in der posttraumatischen und depressiven Symptomatik sowie im interpersonellen Bereich. In der Studie von Zlotnick et al. wurden die Effekte einer Gruppentherapie zur Emotionsregulation im Vergleich zu denen einer Warteliste untersucht. Die Gruppentherapie umfasste 15 wöchentliche Sitzungen mit einer Dauer von zwei Stunden und beinhaltete Psychoedukation sowie DBT-Skills zur Emotionsregulation. Das Emotionsregulationstraining führte bei den Completern im Vergleich zur Warteliste zu signifikanten Veränderungen mit großen ES in der posttraumatischen und dissoziativen Symptomatik.

Die Studie von Krakow et al. (2001) stellt einen Sonderfall dar, da die hier im Fokus stehende Alptraumbehandlung zwar expositionsbasiert ist, die Teilnehmer jedoch angehalten wurden, einen Alptraum auszuwählen der nicht dem traumatischen Ereignis entspricht. Die Behandlung umfasste drei gruppentherapeutische Sitzungen, in denen neben Informationsvermittlung ein typischer Alptraum verändert und anschließend imaginiert wurde. Die Behandlung führte im Vergleich zur Warteliste zu signifikanten Reduktionen der Alptraumhäufigkeit und der posttraumatischen Symptomatik mit mittleren Effekten in der ITT- und großen Effekten in der Completerauswertung.

In sieben Studien kamen traumafokussierende Interventionen zum Einsatz, wobei bei zweien der Schwerpunkt auf Exposition gelegt wurde (McDonagh et al. 2005; Scheck et al. 1998), während in dreien überwiegend kognitiv-traumafokussierende Interventionen zum Einsatz kamen (Hollifield et al. 2007; Chard 2005; Resick et al. 2008) und in zweien ein Training der Emotionsregulation vorgeschaltet wurde (Cloitre et al. 2002, 2010). McDonagh et al. untersuchten die Effekte einer Expositionsbehandlung im Vergleich zu denen eines Problemlösetrainings und einer Warteliste. Beide Behandlungsprogramme umfassten 14 Sitzungen. Die Expositionsbehandlung und das Problemlösetraining erbrachten größere Effekte in der posttraumatischen Symptomatik als die Warteliste, wobei sich zwischen den beiden Behandlungen keine signifikanten Unterschiede fanden. Die hohe Abbruchrate von 41 % in der Expositionsbehandlung spricht dafür, dass diese für viele Patienten nicht tolerierbar war. Dies scheint spezifisch auf Patienten mit einer komorbiden Persönlichkeitsstörung zuzutreffen, da alle vier Frauen mit einer BPS und sieben der elf Frauen mit einer Ängstlich-Vermeidenden Persönlichkeitsstörung die Expositionsbehandlung abbrachen. In der Studie von Scheck et al. wurde die Effektivität einer EMDR-Behandlung mit der eines supportiv begleiteten Berichtens des traumatischen Ereignisses bei jungen Frauen untersucht. Beide Interventionen umfassten zwei 90-minütige Sitzungen und bewirkten signifikante Effekte u. a. auf die posttraumatische und depressive Symptomatik, wobei sich eine signifikante Überlegenheit der EMDR-Bedingung mit überwiegend mittleren Zwischengruppen-ES fand. Hollifield et al. untersuchten die Effekte von kognitiv-behavioraler Gruppentherapie und von Akupunktur im Vergleich zu einer Warteliste. Die beiden aktiven Behandlungen umfassten insgesamt 24 Therapiestunden in einem Zeitraum von 12 Wochen. Die Gruppentherapie beinhaltete psychoedukative Elemente, Fertigkeiten der Emotionsregulation, kognitive Umstrukturierung und Expositionselemente. In den aktiven Behandlungen lagen signifikante Effekte in posttraumatischer, ängstlicher, depressiver Symptomatik und im allgemeinen Funktionsniveau vor, jedoch fanden sich keine Unterschiede zwischen den Gruppen. In den beiden weiteren Studien wurden die Effekte der Cognitive Processing Therapy untersucht (Chard 2005; Resick et al. 2008). Die CPT beinhaltet kognitive Interventionen zur Bearbeitung ungünstiger traumabezogener Gedanken sowie Exposition in Form eines Traumaberichtes, der schriftlich erstellt und gelesen wird. Chard verglich die Effekte der CPT, die hier als Kombination aus Einzel- (10) und Gruppensitzungen (17) appliziert wurde, mit denen einer Warteliste. Die CPT wies gegenüber der Vergleichsgruppe signifikant größere Verbesserungen in der posttraumatischen, der depressiven und der dissoziativen Symptomatik mit großen ES in der ITT- und der Completerstichprobe und einer fast vollständigen Remission der PTBS bei den Completern auf. Bei keinem der Completer lag bei Therapieende eine

Zunahme der posttraumatischen Symptome vor. In der Arbeit von Resick et al. wurden die Effekte einzelner Komponenten der CPT, d. h. der kognitiven Interventionen und des Traumaberichts, im Vergleich zum Gesamtbehandlungsprogramm untersucht. Die Behandlungen umfassten jeweils zwölf Zeitstunden. Sowohl nach dem Gesamtbehandlungsprogramm der CPT als auch nach den einzelnen Bestandteilen fanden sich signifikante Verbesserungen der posttraumatischen und depressiven Symptomatik mit großen ES in ITT- und Completerstichprobe. Im Gesamtbehandlungsprogramm und bei den kognitiven Interventionen lagen im Vergleich zum Traumabericht schneller signifikante Verbesserungen vor.

In den Arbeiten von Cloitre et al. (2002, 2010) wurden die Effekte einer zweiphasigen Behandlung bestehend aus acht Sitzungen Skillstraining und nachfolgender Expositionsphase mit weiteren acht Sitzungen untersucht. Die frühere Studie (2002) verglich diese zweiphasige Behandlung mit den Effekten einer Minimalintervention. Die Behandlung führte gegenüber der Kontrollgruppe zu signifikanten Verbesserungen in der posttraumatischen Symptomatik, der Emotionsregulation und den interpersonellen Fertigkeiten mit großen ES und einer hohen PTBS-Remissionsrate in der Completerstichprobe. Bei 25 % der Minimalintervention im Vergleich zu 5 % der Behandlungsgruppe lag zum Therapieende eine Symptomzunahme in der CAPS vor. Die Generalisierbarkeit der Ergebnisse ist jedoch aufgrund einer Vielzahl an Ausschlusskriterien (u. a. BPS, dissoziative Störungen) eingeschränkt. Die neuere Studie (2010) beinhaltete drei Untersuchungsbedingungen mit jeweils 16 Sitzungen und untersuchte, ob die Durchführung des Skillstrainings vor der Exposition einer unspezifischen Vorbereitung oder einem Skillstraining ohne nachfolgende Exposition überlegen ist. Die großen Effekte in der ITT-Analyse sprechen sowohl für eine hohe Wirksamkeit eines »Skillstrainings mit nachfolgender Exposition« als auch einer »supportiven Therapie mit nachfolgender Exposition« sowie eines »Skillstrainings mit nachfolgender supportiver Therapie« hinsichtlich der Verbesserung der PTBS, der Emotionsregulation und der interpersonellen Fertigkeiten. Das »Skillstraining mit nachfolgender Exposition« wies gegenüber den anderen Bedingungen in ES, Abbruchrate und Remission zur Postmessung eine numerische Überlegenheit auf, wobei die Unterschiede erst zur Nachuntersuchung Signifikanz erreichten. In dieser Gruppe wiesen zur Post- oder Nachuntersuchung nur 3 % eine Symptomzunahme in der posttraumatischen Symptomatik auf im Vergleich zu 30 % in »Supportiv/Expo« sowie 21 % in »Skills/Supportiv«. Das sorgfältige Design erlaubt erstmals die Schlussfolgerung, dass die Prolongierte Exposition durch das Vorschalten eines Skillstrainings im Vergleich zu einer unspezifischen Vorbereitung die Therapieeffekte verbessert und die Akzeptanz der Exposition bei dieser Patientengruppe erhöht. Es wurden keine Angaben zur Wirksamkeit bei den 24 % der Patienten mit einer komorbiden BPS gemacht.

4.3 Ausgewählte kontrollierte Studien und Prä-Post-Studien

Ergänzend zu den Ergebnissen der RKSs sind in ▶ Tab. 2 ausgewählte Ergebnisse aus nicht-randomisierten Studien dargestellt, die in anerkannten Zeitschriften veröffentlicht wurden und/oder innovative Therapieansätze beinhalten. Von den vier dargestellten kontrollierten Studien wurden in zweien die Effekte einer stationär durchgeführten stabilisierenden Behandlung (Lampe et al. 2008; Stalker et al. 2005), in einer die Effekte einer ambulanten Gruppentherapie mit vorwiegend psychoedukativen Charakter und wenigen Expositionselementen (Morgan und Cummings 1999) und in einer Studie

10 Evidenzbasierte Psychotherapieansätze der PTBS

Tab. 1: Randomisiert kontrollierte Studien zur PTBS nach Kindesmissbrauch

Autoren	Stichprobe	Intervention	Abbrecher in %	Remission der PTBS in %		Effektstärken posttraumatische Symptomatik				Hauptergebnisse
						Prä-Post		Zwischen-Gruppen[1]		
				C	(ITT)	C	(ITTC)	C	(ITTC)	
Zlotnick et al. (1997)	48 Frauen mit PTBS nach CSA 100 % CSA als Index Ausschluss: Psychose, ggw. Substanzmissbrauch, DIS	Gruppentherapie zur Emotionsregulation Warteliste	29 25	87[2] 41	(-) (-)	** 0	(-) (-)	***	(-)	Signifikant größere Reduktion der posttraumatischen und der dissoziativen Symptomatik in der Emotionsregulationsgruppe im Vergleich zur WL (Completer)
Scheck et al. (1998)	67 Frauen im Alter von 16 bis 25 mit einem Trauma und mind. 2 Problemverhaltensweisen; 77 % PTBS 90 % körperlicher oder emotionaler Missbrauch in der Kindheit; Index unklar Ausschluss: medizinische Probleme, hohe Dissoziationswerte	EMDR Traumabericht	12 9	— —	(-) (-)	— —	(***) (**)			Signifikante Reduktion der posttraumatischen, der depressiven Symptomatik, der Ängstlichkeit und Verbesserung des Selbstwertes in beiden Behandlungen (Completer) Signifikante Überlegenheit der EMDR-Bedingung in allen erfassten Bereichen (Completer)
Krakow et al. (2001)	168 Frauen mit posttraumatischer Symptomatik nach CSA oder sexueller Gewalt im Erwachsenenalter; 95 % PTBS 90 % körperlicher, sexueller oder emotionaler Missbrauch in der Kindheit; Index unklar Ausschluss: Psychose, Entzugssymptomatik	Alptraumbehandlung Warteliste	25 25	— —	(-) (-)	*** *	(-) (-)	**	(-)	Signifikant größere Reduktion der Alptraumhäufigkeit, der posttraumatischen Symptomatik und Verbesserung der Schlafqualität nach der Alptraumbehandlung im Vergleich zur WL (Completer/ITT)
Cloitre et al. (2002)	58 Frauen mit PTBS nach CSA oder körperlicher Gewalt Kindheit/Jugend 39 % CSA, 13 % körperliche Gewalt 48 % körperliche Gewalt + CSA; Index CSA oder	Skills/Exposition Minimalintervention	29 11	77 25	(-) (-)	*** *	(-) (-)	***	(-)	Signifikant größere Reduktion der posttraumatischen Symptomatik, der interpersonellen Fertigkeiten und der Emotionsregulation in der Behandlungsgruppe im Vergleich zur Mini-

Autoren	Stichprobe	Intervention	Abbrecher in %	Remission der PTBS in %		Effektstärken posttraumatische Symptomatik				Hauptergebnisse
						Prä-Post		Zwischen-Gruppen[1]		
				C	(ITT)	C	(ITTC)	C	(ITTC)	
	körperliche Gewalt vor 18. LJ Ausschluss: org. bedingte psychische Störung, Psychose, bipolare Störung I, Substanzabhängigkeit, Essstörungen, Dissoziative Störungen, BPS, Suizidversuch/Psychiatrieaufenthalt in den letzten 3 Mo									malintervention (Completer/ITT)
Chard (2005)	71 Frauen mit PTBS nach CSA 100 % CSA als Index Ausschluss: Substanzabhängigkeit, ggw. traumatische Situation, Suizidabsicht, medizinische Faktoren, Medikationsumstellung in den letzten 3 Mo	Cognitive Processing Therapy Minimalintervention	18 21	93 26	(–) (–)	*** *	(–) (–)	***	(***)	Signifikant größere Reduktion der posttraumatischen, der dissoziativen und der depressiven Symptomatik in der Behandlungsgruppe im Vergleich zur Minimalintervention (Completer/ITT)
McDonagh et al. (2005)	74 Frauen mit PTBS nach CSA 100 % CSA, 81 % körperliche Gewalt in Kindheit; 100 % CSA als Index Ausschluss: org. bedingte psychische Störung, Psychose, Depression mit psychotischen Symptomen, bipolare Störung, ggw. Substanzmissbrauch, Entzugssymptomatik, DIS, akute Suizidalität, 2 o. mehr Suizidandrohungen o. -versuche im letzten Jahr, Medikationsumstellung, kardiovaskuläre Erkrankung, medizierter Blut-	Exposition Problemlösetraining Warteliste	41 9 13	47 35 20	(28) (32) (17)	*** *** *	(**) (***) (*)	*** ***	(**) (***)	Signifikante größere Reduktion der post-traumatischen Symptomatik und der Ängstlichkeit in den aktiven Behandlungsgruppen im Vergleich zur WL (Completer) Keine signifikanten Unterschiede zwischen den aktiven Behandlungen in der depressiven, der dissoziativen und der posttraumatischen Symptomatik (Completer/ITT)

10 Evidenzbasierte Psychotherapieansätze der PTBS

Autoren	Stichprobe	Intervention	Abbrecher in %	Remission der PTBS in %		Effektstärken posttraumatische Symptomatik				Hauptergebnisse
						Prä-Post		Zwischen-Gruppen[1]		
				C	(ITT)	C	(ITTC)	C	(ITTC)	
Hollifield et al. (2007)	84 Frauen und Männer mit PTBS 83 % Traumatisierung vor dem 18. LJ; Index unklar Ausschluss: Substanzmissbrauch, Psychose, traumafokussierende Therapie, hochdruck, Schwangerschaft, gewaltvolle Partnerschaft	Kognitiv-behaviorale Gruppentherapie Akupunktur Warteliste	16 21 13	– – –	(–) (–) (–)	*** *** 0	(***) (***) (*)	*** ***	(**) (***)	Signifikante Reduktion der posttraumatischen und der depressiven Symptomatik, der Ängstlichkeit und Verbesserung des Funktionsniveaus in beiden aktiven Behandlungen in Vergleich zur WL (ITT/Completer) Keine signifikanten Unterschiede zwischen den aktiven Behandlungen (ITT/Completer)
Krupnick et al. (2008)	48 Frauen mit PTBS nach interpersoneller Gewalt und Beziehungsproblemen 96 % CSA und 96 % körperliche Gewalt vor dem 12. LJ; Index unklar Ausschluss: Schizophrenie, bipolare Störung, ggw. Substanzmissbrauch/-abhängigkeit, antisoziale PS, hohe Dissoziationswerte, Schwangerschaft, ggw. Gewalterfahrungen oder Bedrohungssituation	Interpersonelle Psychotherapie Warteliste	– –	70 29	(–) (–)	– –	(***) (*)	–	(***)	Signifikant größere Reduktion der posttraumatischen und der depressiven Symptomatik und Verbesserung im interpersonellen Bereich in der Behandlungsgruppe im Vergleich zur WL (ITT)
Resick et al. (2008)	150 Frauen mit PTBS nach sexueller oder körperlicher Gewalt in Kindheit, Jugend oder Erwachsenenalter 94 % Gewalterfahrung vor dem 18. LJ, 78 % CSA; 38 % als	Cognitive Processing Therapy Cognitive Processing Thera-	34 22 26	70 79 63	(55) (66) (42)	– – –	(***) (***) (***)			Signifikante Reduktion der posttraumatischen und der depressiven Symptomatik im Prä-Post-Vergleich in allen Gruppen (Completer/ITT) Keine signifikanten Unterschie-

Autoren	Stichprobe	Intervention	Abbrecher in %	Remission der PTBS in %		Effektstärken posttraumatische Symptomatik				Hauptergebnisse
						Prä-Post		Zwischen-Gruppen[1]		
				C	(ITT)	C	(ITTC)	C	(ITTC)	
	Index CSA, 7,3 % als Index körperliche Gewalt in Kindheit Ausschluss: Psychose, Drogen-/Alkoholabhängigkeit mit weniger als 6 Mo Abstinenz, Suizidabsicht, instabile Medikation, gewaltvolle Beziehung, Analphabetismus	py – Kognitiv Cognitive Processing Therapy – Traumabericht								de zwischen den Gruppen in der posttraumatischen und der depressiven Symptomatik (Completer/ITT)
Hien et al. (2009)	353 Frauen mit posttraumatischen Symptomen, Substanzmissbrauch oder -abhängigkeit, 80 % PTBS 59 % körperliche und 70 % sexuelle Gewalt vor dem 18. LJ; Index unklar Ausschluss: Schizophrenie, Psychose, eingeschränkte kognitive Fähigkeiten, fortgeschrittene körperliche Erkrankungen, Risiko für selbst- oder fremdgefährdendes Verhalten, laufendes Gerichtsverfahren	TAU Sucht + Seeking Safety TAU Sucht + Gesundheitsedukation	52[3] 46[3]	– –	(–) (–)	*** ***	(***) (***)			Signifikante Reduktion der posttraumatischen Symptomatik im Prä-Post-Vergleich in beiden Behandlungen, ohne Unterschied zwischen den Gruppen (ITT) Keine signifikante Verbesserung in substanzassoziierten Ergebnisvariablen (ITT)
Cloitre et al. (2010)	104 Frauen mit PTBS nach CSA oder körperlicher Gewalt in Kindheit/Jugend 88,5 % CSA, 80 % körperlicher, 83 % emotionaler Missbrauch/Vernachlässigung; Index körperliche und oder sex. Gewalt vor 18. LJ Ausschluss: psychotische Symptome, unbehandelte bipolare	Skills/Exposition Supportive Therapie/Exposition Skills/Supportive Therapie	15 39 26	– – –	(61) (33) (47)	– – –	(***) (***) (***)			Signifikante Reduktion der posttraumatischen Symptomatik, der interpersonellen Fertigkeiten und der Emotionsregulation im Prä-Post-Vergleich in allen Gruppen (ITT) Keine signifikante Unterschiede zwischen den Gruppen zur Postmessung jedoch zur Nach-

Autoren	Stichprobe	Intervention	Abbrecher in %	Remission der PTBS in %	Effektstärken posttraumatische Symptomatik				Hauptergebnisse
					Prä-Post		Zwischen-Gruppen[1]		
				C (ITT)	C	(ITTC)	C	(ITTC)	
	Störung, Substanzabhängigkeit (weniger als 3 Mo abstinent), akute Suizidalität in den letzten 3 Mo mit stationärer Aufnahme o. Behandlung in Notaufnahme, geistige Behinderung, Medikationsumstellung in letzten 3 Mo, ggw. traumafokussierende Therapie								untersuchung mit Überlegenheit von Skills/Exposition

Die Reihenfolge der Studien wurde entsprechend dem Publikationsjahr vorgenommen. Die Symbole entsprechen den folgenden ES: 0 = ES < 0,2, * = ES ≥ 0,2, ** = ES ≥ 0,5, *** = ES ≥ 0,8; ES von ≥ 1,5 sind zusätzlich unterstrichen. Liegen keine Informationen zu den entsprechenden Bereichen vor, ist dies durch einen Strich (–) gekennzeichnet. ES beziehen sich überwiegend auf das Fremdbeurteilungsinstrument Clinican-Administered PTSD-Scale (CAPS). Ausnahmen stellen die Studien von Scheck et al. (1998) Impact of Event Scale (IES), Zlotnick et al. (1997) Davidson Trauma Scale (DTS) und Hollifield et al. (2007) Posttraumatic Symptom Scale-Self Report (PSS-SR) dar.
Abkürzungen: C = Completer, ITT = Intention-to-treat, CSA = Sexueller Missbrauch vor dem 18. Lebensjahr, WL = Warteliste, TAU = Treatment as Usual, DIS = Dissoziative Identitätsstörung, BPS = Borderline-Persönlichkeitsstörung.
[1] Die Zwischen-Gruppen-ES beziehen sich jeweils auf den Vergleich zur Warteliste bzw. Minimalintervention.
[2] Remissionsraten wurden aus der DTS geschätzt.
[3] Als Abbrecher wurden Teilnehmer gewertet, die weniger als die Hälfte der Gruppensitzungen wahrnahmen.

die Effekte einer emotionsfokussierenden Therapie mit Expositionselementen (Paivio und Nieuwenhuis 2001) untersucht. In der Studie von Lampe et al. fanden sich nach einer achtwöchigen stationären Psychodynamisch Imaginativen Therapie signifikante Verbesserungen in Depressivität und Selbstberuhigung im Vergleich zur Warteliste. In der posttraumatischen Symptomatik und der Dissoziation fanden sich keine signifikanten Veränderungen. Im Prä-Post-Vergleich lagen überwiegend signifikante Veränderungen mit kleinen bis mittleren ES vor. Stalker et al. fanden nach sechswöchiger stationärer Therapie im Vergleich zur Warteliste eine signifikante Verbesserung der posttraumatischen Symptomatik, die einer mittleren Zwischengruppen-ES entspricht. Bei Vorliegen einer Persönlichkeitsstörung war nach Entlassung im Vergleich zu Patienten ohne Persönlichkeitsstörung eine stärker Symptomzunahme zu beobachten. Die von Morgan et al. untersuchte 20-wöchige Gruppentherapie, die u. a. das Berichten des traumatischen Ereignisses und Auseinandersetzungen mit Schuld, Ärger, Dissoziation und Beziehungen umfasste, bewirkte zwar eine signifikante Reduktion der posttraumatischen Symptomatik, jedoch lag die Zwischengruppen-ES unter 0.2. Die größten Effekte auf die posttraumatische Symptomatik mit einer großen Zwischengruppen-ES fanden sich bei Paivo und Niewenhuis nach einer emotionsfokussierenden Therapie im Vergleich zu einer Warteliste. Die Therapie umfasste 20 Einzelsitzungen und beinhaltete neben der Exploration der traumatischen Erinnerungen auch den Ausdruck angemessener traumaassoziierter Gefühle mithilfe der »leeren Stuhl«-Technik.

Unter den fünf dargestellten Prä-Post-Studien wurden in zwei Studien eine Kombinationsbehandlung aus Emotionsregulation und Exposition im stationären Setting (Sachsse et al. 2006; Steil et al. 2011a), in zwei Studien Gruppeninterventionen ohne Expositionselemente (Doreepaal et al. 2010; Kimbrough et al. 2010) und in einer Studie eine spezifische Intervention zu dem Gefühl der Beschmutztheit (Steil et al. 2011b) untersucht. Die Studie von Sachsse et al. wurde zwar ursprünglich als quasi-experimentelle Studie konzipiert, jedoch weist die statistische Auswertung keine Zwischengruppenvergleiche auf, sodass sie dieser Studienkategorie zugeordnet wurde. Nach einer zwei- bis viermonatigen stationären Behandlung, die sich am Manual der Psychodynamisch Imaginativen Traumatherapie orientierte und zusätzlich EMDR-Sitzungen beinhaltete, fanden sich signifikante Verbesserungen des traumaspezifischen Vermeidungsverhaltens und der Dissoziation, nicht jedoch bezüglich der Intrusionssymptomatik. Nach einer ebenfalls stationär durchgeführten, dreimonatigen Dialektisch-Behavioralen Therapie der PTBS, die Elemente der DBT und der traumafokussierenden Therapie beinhaltete, fand sich ein signifikanter großer Effekt auf die posttraumatische Symptomatik (Steil, Dyer et al.). Nach Abschluss einer kognitiv-behavioralen Stabilisierungsgruppe mit dem Schwerpunkt auf Psychoedukation und Skillsvermittlung, die über 20 Wochen erfolgte, fanden Dorrepaal et al. eine signifikant geringere posttraumatische Symptomatik. Kimbrough et al. führten ein achtwöchiges Achtsamkeitstraining durch und fanden signifikant geringere posttraumatische und depressive Symptomatik. Steil, Jung und Stangier berichten für eine aus zwei Sitzungen bestehende Intervention zur Verringerung des Gefühls der Beschmutztheit eine signifikante Reduktion desselben sowie der posttraumatischen Symptomatik mit mittleren bis großen ES.

10 Evidenzbasierte Psychotherapieansätze der PTBS

Tab. 2: Ausgewählte kontrollierte Studien und Prä-Post-Studien zur PTBS nach Kindesmissbrauch

Autoren	Stichprobe	Intervention	Abbrecher in %	PTB Instrument	Effektstärken posttraumatische Symptomatik				Hauptergebnisse
					Prä-Post		Zwischen-Gruppen[1]		
					C	(ITTC)	C	(ITTC)	
Kontrollierte Studien									
Morgan und Cummings (1999)	101 Frauen mit CSA + Probleme in Zusammenhang mit dem Missbrauch 100 % CSA; Index unklar	Gruppentherapie Kontrollgruppe ohne Intervention	34 0	RCIQ	** 0	(-) (-)	0	(-)	Signifikante Reduktion der posttraumatischen und der depressiven Symptomatik und im sozialen Funktionsniveau im Vergleich zur Kontrollgruppe (Completer)
Paivio und Nieuwenhuis (2001)	46 Frauen und Männer mit emotionalem, körperlichem oder sexuellem Missbrauch 76 % multiple Formen Missbrauch, 59 % PTBS; Index unklar Ausschluss: laufende Psychotherapie, Psychopharmaka, ggw. Krise, Risiko aggressives oder selbstverletzendes Verhalten, ggw. Drogen- o. Alkoholprobleme, gewaltvolle Beziehung, Werte unter den klinischen Werten in SCL-90 und IES	Emotionsfokussierende Therapie Warteliste	14 21	IES	*** *	(-) (-)	***	(-)	Signifikante Reduktion der posttraumatischen Symptomatik, der allgemeinen Psychopathologie und im interpersonellen Bereich im Vergleich zur WL (Completer)
Stalker et al. (2005)	Datenerhebung von insgesamt 203 Frauen und Männern mit emotionalem, körperlichem oder sexuellem Missbrauch 74 % sexuelle und 76 % körperliche Gewalt vor dem 16. LJ, 61 % sexueller + körperlicher + emotionaler Missbrauch; Index unklar naturalistisches Design	Stationäres Traumatherapieprogramm Warteliste 1: private Krankenversicherung (Warteliste 2: gesetzl. Krankenversicherung)	– – –	Modified PSS	*** *	(-) (-)	**	(-)	Signifikante Reduktion der posttraumatischen Symptomatik und der allgemeinen Psychopathologie in der Behandlungsgruppe im Vergleich zur WL 1 (Completer)

Autoren	Stichprobe	Intervention	Abbrecher in %	PTB Instrument	Effektstärken posttraumatische Symptomatik			Hauptergebnisse
					Prä-Post		Zwischen-Gruppen[1]	
					C	(ITTC)	C (ITTC)	
Lampe et al. (2008)	152 Frauen und Männer mit Traumatisierung vor dem 16. LJ 84 % Traumatisierung vor dem 11. LJ; Index unklar Ausschluss: ggw. psychotische Episode, ggw. Abhängigkeitserkrankung, ggw. Konsum psychotroper Substanzen	Stationäre Psycho-dynamisch Imaginative Traumatherapie Warteliste	13 23	IES-Intrusionen	* 0	(-) (-)	0 (-)	Signifikante Reduktion der Depressivität und der Selbstberuhigung im Vergleich zur WL (Completer) Keine signifikante Reduktion der posttraumatischen und der dissoziativen Symptomatik im Vergleich zur WL (Completer)
Prä-Post-Studien								
Sachsse et al. (2006)	87 Frauen Bei Teilgruppe von 30 Frauen 80 % CSA; 100 % PTBS; Index unklar naturalistisches Design: von ursprünglich 153 Frauen einer zweiwöchigen stationären Stabilisierungsphase wurden später 87 zur stationären Traumatherapie aufgenommen	Stationäre traumafokussierte psychodynamische Psychotherapie	4	IES-Intrusionen	*	(-)		Signifikante Reduktion der dissoziativen Symptomatik und der posttraumatischen Vermeidungssymptomatik im Prä-Post-Vergleich (Completer) Keine signifikante Reduktion der Intrusionssymptomatik, der allgemeinen Psychopathologie und der depressiven Symptomatik im Prä-Post-Vergleich (Completer)
Doreepaal et al. (2010)	36 Frauen mit PTBS und komplexer PTBS und sexueller oder körperliche Gewalt vor dem 16. LJ 69 % sexuelle Gewalt und 72 % körperliche Gewalt vor dem 16. LJ, 44 % beides; Index unklar Ausschluss: antisoziale PS, DIS, ggw. psychotische Episode, therapiebehindernder Substanzmissbrauch	Kognitiv-Behaviorale Stabilisierungsgruppe	33	DTS	***	(**)		Signifikante Reduktion der posttraumatischen, der depressiven und der Borderline-Symptomatik und der allgemeinen Psychopathologie im Prä-Post-Vergleich (ITT/Completer) Keine signifikante Reduktion der dissoziativen Symptomatik im Prä-Post-Vergleich (ITT/Completer)
Kimbrough et al. (2010)	27 Frauen und Männer mit CSA und Beeinträchtigung erfasst mit Brief Symptom Inventory	Achtsamkeitstraining	15	PCL	-	(***)		Signifikante Reduktion der posttraumatischen, der depressiven

10 Evidenzbasierte Psychotherapieansätze der PTBS

Autoren	Stichprobe	Intervention	Abbrecher in %	PTB Instrument	Effektstärken posttraumatische Symptomatik			Hauptergebnisse
					Prä-Post		Zwischen-Gruppen[1]	
					C	(ITTC)	C (ITTC)	
	100 % CSA, 56 % PTBS nach PCL; Index unklar Ausschluss: keine laufende Psychotherapie, BPS, Schizophrenie, DIS, ggw. Abhängigkeitsstörung							und der ängstlichen Symptomatik im Prä-Post-Vergleich (ITT)
Steil et al. (2011a)	29 Frauen mit PTBS nach CSA und ggw. Depression oder Essstörung oder substanzassoziierte Störung oder BPS 100 % CSA als Index Ausschluss: Schizophrenie, geistige Behinderung, schwere Psychopathologie die sofortige Behandlung in einem anderen Setting notwendig macht	Stationäre DBT-PTBS	0	PDS	***		(−)	Signifikante Reduktion der posttraumatischen, der depressiven, der ängstlichen Symptomatik und der allgemeinen Psychopathologie im Prä-Post-Vergleich (ITT)
Steil et al. (2011b)	9 Frauen mit PTBS nach CSA und Gefühl der Beschmutztheit 100 % CSA als Index Ausschluss: ggw. Psychotherapie, Schizophrenie, schizoaffektive Störung, bipolare Störung, BMI<16,5, ggw. Abhängigkeitserkrankung, geistige Behinderung	Kognitive Interventionen + Imagination	0	PDS	**		(**)	Signifikante Reduktion der posttraumatischen Symptomatik und des Gefühls der Beschmutztheit im Prä-Post-Vergleich (Completer/ITT)

Die Reihenfolge der Studien wurde entsprechend dem Publikationsjahr vorgenommen. Die Symbole entsprechen den folgenden ES: 0 = ES < 0,2, * = ES ≥ 0,2, ** = ES ≥ 0,5, *** = ES ≥ 0,8; ES von ≥ 1.5 sind zusätzlich unterstrichen. Liegen keine Informationen zu den entsprechenden Bereichen vor, ist dies durch einen Strich (−) gekennzeichnet.
Abkürzungen: C = Completer, ITT = Intention-to-treat, CSA = Sexueller Missbrauch vor dem 18. Lebensjahr, WL = Warteliste, IES = Impact of Event Scale, Modified PSS = Modified PTSD Symptom Scale, PDS = Posttraumatische Diagnoseskala, DTS = Davidson Trauma Scale, PCL = PTSD Checklist, RCIQ = Responses to Childhood Incest Questionnaire, DIS = Dissoziative Identitätsstörung, BPS = Borderline-Persönlichkeitsstörung.
[1] Die Zwischen-Gruppen-ES beziehen sich jeweils auf den Vergleich zur Warteliste bzw. Minimalintervention.

5 Empfehlungen für Klinik und Forschung

Auf Grundlage der publizierten Studien zur Behandlung der PTBS nach Kindesmissbrauch sind derzeit überwiegend kognitiv-behaviorale Methoden zu empfehlen. Dabei spricht die Datenlage dafür, dass sowohl Behandlungen, welche die Folgeprobleme der traumatischen Erfahrungen und nicht das traumatische Ereignis direkt fokussieren (Alptraumbehandlung, Emotionsregulationstraining) als auch traumafokussierende Behandlungen zu einer Reduktion der posttraumatischen Symptomatik führen. Die Betrachtung der ES und Remissionsraten der PTBS spricht tendenziell für einen Vorteil der traumafokussierenden Verfahren. Die Aussagen, dass der Traumafokussierung bei dieser Klientel grundsätzlich eine sehr lang anhaltende Stabilisierungsphase vorzuschalten ist, sind nicht evidenzbasiert. Die Ergebnisse sprechen dafür, dass es wohl keiner Vorbereitungsphase bedarf, wenn ein traumafokussierendes Vorgehen eingesetzt wird, das auf die Bearbeitung der traumabezogenen ungünstigen Bewertungen fokussiert (z. B. CPT) oder eine graduiertere Form der Exposition (z. B. Anfertigen eines Traumaberichtes) gewählt wird. Sofern prolongierte Exposition durchgeführt wird, ist zumindest für einen Teil der Patienten ein vorgeschaltetes Training der Emotionsregulation zu empfehlen, um einen vorzeitigen Therapieabbruch zu verhindern. Zu dem in der deutschen Versorgungslandschaft verbreiteten Vorgehen einer psychodynamisch-orientierten Therapie traumatisierter Patienten liegen bislang keine RKSs vor. In zwei kontrollierten Studien fanden sich kleine Effekte auf die posttraumatische Symptomatik.

Weitgehend ungeklärt ist die Frage, ob eine Traumafokussierung bei dieser Klientel zu Nebenwirkungen führen kann. Keine der Studien liefert Daten zu selbstschädigenden Verhalten oder Suizidalität im Therapieverlauf. Nach Abschluss der Therapie lag bei wenigen Patienten eine Zunahme der posttraumatischen Symptomatik vor, die jedoch deutlich seltener als im naturalistischen Verlauf (Wartegruppenbedingung) war. Darüber hinaus liegen wenige Daten zur Wirksamkeit der Verfahren für spezielle Subgruppen, z. B. Patienten mit einer komorbiden BPS, vor. Aus Studien mit Betroffenen verschiedener Traumatisierungen liegen inkonsistente Befunde zum Einfluss einer BPS vor. In RKSs zur PTBS nach Kindesmissbrauch wurde die Achse II-Symptomatik überwiegend nicht erfasst. Einzig in der Studie von McDonagh et al. (2005) wurden für diese Subgruppe erhöhte Abbruchraten in einer Expositionsbehandlung berichtet.

Andere vielversprechende Interventionen, die bislang jedoch noch nicht in randomisierten Studien untersucht wurden, stellen achtsamkeitsbasierte Verfahren, Elemente der emotionsfokussierenden Therapie und eine spezifische Intervention zur Reduktion des Gefühls der Beschmutztheit dar.

Vor dem Hintergrund der geringen Anzahl an RKSs zur Behandlung der PTBS nach Kindesmissbrauch besteht dringend weiterer Forschungsbedarf. Auch in den als wirkungsvoll erwiesenen Behandlungsprogrammen erreichen nicht alle Patienten eine Remission und viele beenden die Therapie vorzeitig, so dass weitere Adaptationen und neue Behandlungsprogramme notwendig erscheinen. Um die Generalisierbarkeit in der klinischen Versorgung zu gewährleisten, sollte die Anzahl der Ausschlusskriterien so gering wie möglich gehalten werden. Zudem sollten Subgruppenanalysen von Patienten mit verschiedenen Komorbiditäten wie die einer BPS oder einer dissoziativen Störung durchgeführt werden.

6 Fazit

Es existieren eine Reihe von Behandlungsprogrammen, die sich als wirksam und für die Patienten gut tolerierbar erwiesen haben. Nach derzeitigem Stand der Datenlage sind insbesondere die Cognitive Processing Therapy nach Resick sowie eine Kombinationsbehandlung aus DBT-Skills-Vermittlung und Exposition zu empfehlen.

Literatur

American Psychiatric Association (2000) Diagnostic and statistical manual of mental disorders (4th ed.) Washington, DC.

Benedek DM, Friedman MJ, Zatzick D, Ursano RJ (2009) Guideline Watch: Practice guideline for the treatment of patients with acute stress disorder and posttraumatic stress disorder. Psychiatry Online 2009 (Abruf 07. 03. 2012: http://psychiatryonline.org/content.aspx?bookid=28&sectionid=16 827 933).

Bisson J, Andrew M (2007) Psychological treatment of post-traumatic stress disorder (PTSD). Cochrane Database Syst Rev 18:CD003 388.

Bisson JI, Ehlers A, Matthews R, et al. (2007) Psychological treatments for chronic post-traumatic stress disorder. Systematic review and meta-analysis. Br J Psychiatry 190:97–104.

Bohus M, Dyer A, Priebe K, et al. (eingereicht) Dialectical behaviour therapy for patients with posttraumatic stress disorder related to childhood sexual abuse, with or without co-occuring borderline personality disorder: a randomised controlled trial.

Bradley R, Greene J, Russ E, et al. (2005) A multidimensional meta-analysis of psychotherapy for PTSD. Am J Psychiatry 162:214–227.

Breslau N, Kessler RC, Chilcoat HD, et al. (1998) Trauma and posttraumatic stress disorder in the community: the 1996 Detroit Area Survey of Trauma. Arch Gen Psychiatry 55:626–632.

Chard KM (2005) An evaluation of cognitive processing therapy for the treatment of posttraumatic stress disorder related to childhood sexual abuse. J Consult Clin Psychol 7:965–971.

Clarke SB, Rizvi SL, Resick PA (2008) Borderline personality characteristics and treatment outcome in cognitive-behavioral treatments for PTSD in female rape victims. Behav Ther 39:72–78.

Cloitre M, Courtois CA, Charuvastra A, et al. (2011) Treatment of complex PTSD: results of the ISTSS expert clinician survey on best practices. J Trauma Stress 24:615–627.

Cloitre M, Koenen KC, Cohen LR, et al. (2002) Skills training in affective and interpersonal regulation followed by exposure: a phase-based treatment for PTSD related to childhood abuse. J Consult Clin Psychol 70:1067–1074.

Cloitre M, Stovall-McClough KC, Nooner K, et al. (2010) Treatment for PTSD related to childhood abuse: a randomized controlled trial. Am J Psychiatry 167:915–924.

Cohen J (1969) Statistical power analysis for the behavioral sciences. New York, London: Academic Press.

Dorrepaal E, Thomaes K, Smit JH, et al. (2010) Stabilizing group treatment for Complex Posttraumatic Stress Disorder related to childhood abuse based on psycho-education and cognitive behavioral therapy: a pilot study. Child Abuse Negl 34:284–288.

Feeny NC, Zoellner LA, Foa, EB (2002) Treatment outcome for chronic PTSD among female assault victims with borderline personality characteristics: a preliminary examination. J Pers Disord 16:30–40.

Flatten G, Gast U, Hofmann A, et al. (2011) S3-Leitlinie Posttraumatische Belastungsstörung. Trauma & Gewalt 3:202–210.

Foa E, Keane T, Friedman M, et al. (2009) Effective treatments for PTSD: practice guidelines from the International Society for Traumatic Stress Studies. New York: Guilford.

Forbes D, Creamer M, Phelps A, et al. (2007) Australian guidelines for the treatment of adults with acute stress disorder an post-traumatic stress disorder. Aust N Z J Psychiatry 41:637–648.

Ford JD, Kidd P (1998) Early childhood trauma and disorders of extreme stress as predictors of

treatment outcome with chronic posttraumatic stress disorder. J Trauma Stress 11:743–617.
Gilbert R, Widom CS, Browne K, et al. (2009) Burden and consequences of child maltreatment in high-income countries. Lancet 373:68–81.
Hembree EA, Cahill SP, Foa EB (2004) Impact of personality disorders on treatment outcome for female assault survivors with chronic posttraumatic stress disorder. J Pers Disord 18:117–127.
Herman JL (1992) Complex PTSD: a syndrome in survivors of prolonged and repeated trauma. J Trauma Stress 5:377–391.
Hien DA, Wells EA, Jiang H, et al. (2009) Multisite randomized trial of behavioral interventions for women with co-occurring PTSD and substance use disorders. J Consult Clin Psychol 77:607–619.
Hollifield M, Sinclair-Lian N, Warner TD, Hammerschlag R (2007) Acupuncture for posttraumatic stress disorder: a randomized controlled pilot trial. J Nerv Ment Dis 195:504–513.
Institute of Medicine (IOM) (2008) Treatment of posttraumatic stress disorder: an assessment of the evidence. Washington, DC: The National Academies Press.
Kessler RC, Sonnega A, Bromet E, et al. (1995) Posttraumatic stress disorder in the National Comorbidity Survey. Arch Gen Psychiatry 52:1048–1060.
Kimbrough E, Magyari T, Langenberg P, et al. (2010) Mindfulness intervention for child abuse survivors. J Clin Psychol 66:17–33.
Krakow B, Hollifield M, Johnston L, et al. (2001) Imagery rehearsal therapy for chronic nightmares in sexual assault survivors with posttraumatic stress disorder: a randomized controlled trial. JAMA 286:537–545.
Krupnick JL, Green BL, Stockton P, et al. (2008) Group interpersonal psychotherapy for low-income women with posttraumatic stress disorder. Psychother Res 18:497–507.
Lampe A, Mittmansgruber H, Gast U, et al. (2008) Therapieevaluation der Psychodynamisch Imaginativen Traumatherapie (PITT) im stationären Setting. Neuropsychiatr 22:189–197.
McDonagh A, Friedman M, McHugo G, et al. (2005) Randomized trial of cognitive-behavioral therapy for chronic posttraumatic stress disorder in adult female survivors of childhood sexual abuse. J Consult Clin Psychol 73:515–524.
Morgan T, Cummings AL (1999) Change experienced during group therapy by female survivors of childhood sexual abuse. J Consult Clin Psychol 67:28–36.

National Collaborating Centre for Mental Health (2005) Post-traumatic stress disorder: The management of PTSD in adults and children in primary and secondary care. London: Gaskell and the British Psychological Society.
Neuner F (2008) Stabilisierung oder Konfrontation in der Traumatherapie – Grundregel oder Mythos? Verhaltenstherapie 18:109–118.
Perkonigg A, Kessler RC, Storz S, et al. Traumatic events and post-traumatic stress disorder in the community: prevalence, risk factors and comorbidity. Acta Psychiatr Scand 101:46–59.
Resick PA, Galovski TE, O'Brien Uhlmansiek M, et al. (2008) A randomized clinical trial to dismantle components of cognitive processing therapy for posttraumatic stress disorder in female victims of interpersonal violence. J Consult Clin Psychol 76:243–258.
Resick PA, Schnicke MK (1993) Cognitive processing therapy for rape victims: a treatment manual. Newbary Park, CA: Sage.
Roth S, Newman E, Pelcovitz D, van der Kolk B, Mandel FS (1997) Complex PTSD in victims exposed to sexual and physical abuse: results from the DSM-IV Field Trial for Posttraumatic Stress Disorder. J Trauma Stress 10: 539–555.
Sachsse U, Vogel C, Leichsenring F (2006) Results of psychodynamically oriented trauma-focused inpatient treatment for women with complex posttraumatic stress disorder (PTSD) and borderline personality disorder (BPD). Bull Menninger Clin 70:125–144.
Scheck MM, Schaeffer JA, Gillette C (1998) Brief psychological intervention with traumatized young women: the efficacy of eye movement desensitization and reprocessing. J Trauma Stress 11:25–44.
Spinazzola J, Blaustein M, van der Kolk BA (2005) Posttraumatic stress disorder treatment outcome research: The study of unrepresentative samples? J Trauma Stress 18:425–436.
Stalker CA, Palmer SE, Wright DC, Gebotys R (2005) Specialized inpatient trauma treatment for adults abused as children: a follow-up study. Am J Psychiatry 162:552–559.
Steil R, Dyer A, Priebe K, et al. (2011a) Dialectical behavior therapy for posttraumatic stress disorder related to childhood sexual abuse: a pilot study of an intensive residential treatment program. J Trauma Stress 24:102–106.
Steil R, Jung K, Stangier U (2011b) Efficacy of a two-session program of cognitive restructuring and imagery modification to reduce the feeling of being contaminated in adult survivors of childhood sexual abuse: a pilot study. J Behav Ther Exp Psychiatry 42:325–359.

Stein DJ, Cloitre M, Nemeroff CB, et al. (2009) Cape Town consensus on posttraumatic stress disorder. CNS Spectr 14: 52–58.

Taylor JE, Harvey ST (2010) A meta-analysis of the effects of psychotherapy with adults sexually abused in childhood. Clin Psychol Rev 30:749–767.

Terr LC (1991) Childhood traumas: an outline and overview. Am J Psychiatry 148:10–20.

Ursano RJ, Bell C, Spencer E, et al. Practice guideline for the treatment of patients with acute stress disorder and posttraumatic stress disorder. Psychiatry Online 2004 (Abruf 07.03.2012: http://psychiatryonline.org/content.aspx?bookid=28&sectionid=1670530).

Van der Kolk BA, Roth S, Pelcovitz D, Sunday S, Spinazzola J (2005) Disorders of extreme stress: The empirical foundation of a complex adaptation to trauma. J Trauma Stress 18:389–399.

Zlotnick C, Johnson J, Najavits LM (2009) Randomized controlled pilot study of cognitive-behavioral therapy in a sample of incarcerated women with substance use disorder and PTSD. Behav Ther 40:325–336.

Zlotnick C, Shea TM, Rosen K et al. (1997) An affect-management group for women with posttraumatic stress disorder and histories of childhood sexual abuse. J Trauma Stress 10:425–436.

11 Gruppenpsychotherapie erwachsener Patienten mit traumatischen Erfahrungen im Kindesalter

Volker Tschuschke

> **Kapitelübersicht**
> 1. Epidemiologie und Folgen kindlicher Gewalterfahrungen
> 2. Formen von Gewalterfahrungen in der Kindheit
> 3. Gestörte Entwicklung aufgrund kindlicher Gewalterfahrungen
> 4. Fazit bisheriger gruppenpsychotherapeutischer Behandlungsansätze
> 5. Therapeutische Besonderheiten und Erfordernisse
> 6. Spezielle Möglichkeiten gruppentherapeutischer Behandlung

1 Epidemiologie und Folgen kindlicher Gewalterfahrungen

Gewalterfahrungen von Kindern in physischer oder sexueller Hinsicht sind – trotz verbleibender Dunkelziffer – bekanntermaßen erschreckend weit verbreitet. Eine repräsentative Erhebung an Einwohnern der Bundesrepublik Deutschland im Jahre 1997 weist ca. ein Fünftel der erwachsenen Bevölkerung als in der Kindheit mit schwerwiegenden bzw. häufigeren Formen sexueller und/oder physischer Gewalterfahrung konfrontiert aus (Wetzel 1997). Eine neuere Untersuchung desselben Instituts gelangt in 2004 zu dem Ergebnis, dass in Deutschland – allein für den sexuellen Missbrauch – 18,1 % der weiblichen und 6,2 % der männlichen Bevölkerung angibt, in der Kindheit sexuell missbraucht worden zu sein (Bange 2004). Die Auswirkungen auf die körperliche wie psychische Entwicklung in der Kindheit schwer belasteter Menschen können immens sein: sie reichen von schwerster Traumatisierung und nachfolgend gestörter psychosozialer Entwicklung oder Persönlichkeitsdeformationen bis hin zu späteren somatischen Erkrankungen (▶ Kap. B1–B8).

Die Forschung zu Gewalterfahrungen in der Kindheit weist aus, dass es wesentlich mehr Studien zu sexuellem Missbrauch und seinen Folgen als zu Untersuchungen mit physischen Misshandlungen gibt. Zu den Langzeitfolgen physischen und/oder sexuellen Missbrauchs in der Kindheit zählen Störungen, die sich erst mit einer Latenz von mindestens zwei Jahren in der Adoleszenz oder erst später im Erwachsenenalter zeigen: chronische Symptome wie affektive Störungen, autodestruktives Verhalten bis hin zur Suizidalität, gestörtes Selbstwertgefühl, Substanzmissbrauch, dissoziative und somatoforme Störungen, Schlaf- und Essstörungen, Angststörungen, Depressionen, Psychosen, Persönlichkeitsstörungen, chronifizierte posttraumatische Belastungsstörungen, sexuelle und Beziehungsstörungen sowie erhöhte Inanspruchnahme des medizinischen Systems (Amann und Wipplinger 2012; Berzenski und Yates 2011; Dorrepaal et al. 2010; Farley und Patsalides 2001; Martsolf und Draucker 2005; Osvath et al. 2004; Schäfer und Fisher 2011; Sikkema et al. 2007; Spitzer et al. 2008). Sogar spätere Krebserkrankungen werden inzwischen unter dem Gesichtspunkt schwerster kindlicher Belastungen und Traumatisierungen diskutiert (Keinan-Boker et al. 2009). Alle genannten malignen Auswirkungen können als Folgen schwerer bis schwerster kindlicher Traumatisierung verstanden werden aufgrund physischer oder sexueller Missbrauchserfahrungen, die als existenziell bedrohlich erlebt wurden.

2 Formen von Gewalterfahrungen in der Kindheit

Physischer und sexueller Missbrauch sind nach Wetzel (1997) schwer voneinander zu trennen, da sexueller Missbrauch in der Mehrzahl der Fälle mit physischer Gewaltanwendung einhergehe. Theoretisch (vgl. Häußler 2007; Smullens 2010) unterscheidet man zwischen

- Vernachlässigung und emotionalem Missbrauch,
- physischer Misshandlung,
- sexueller Misshandlung.

Als eine Sonderform von Misshandlung wird das Münchhausen-by-proxy-Syndrom angesehen, demzufolge Mütter bei ihrem Kind Krankheit oder körperliche Verletzungen induzieren, auf diese Weise unbewusst eigene traumatisierende frühkindliche Erfahrungen wiederholend (Häußler 2007). Während physische wie auch sexuelle Misshandlungen und ihre Auswirkungen mittlerweile weitgehend beachtet und in Studien zu den Auswirkungen dieser Gewalterfahrungen und ihrer Behandelbarkeit zunehmend Raum einnehmen, hat das Thema emotionaler Missbrauch wenig bis gar keine Beachtung gefunden. Dabei wird dieser Form der Misshandlung von Kindern die meiste Verbreitung eingeräumt (Smullens 2010). Sei es, dass psychologische Misshandlung in Form von Zurückweisung, Ignorierung (mütterliche oder elterliche Gleichgültigkeit, Beziehungslosigkeit), Isolierung, Terrorisierung oder Korrumpierung (Missbrauch durch Nötigung zum dissozialen oder abweichenden Verhalten) erfolgt oder in Form von emotionalem Missbrauch des eigenen Kindes als benutztes, missbrauchtes Selbstobjekt narzisstisch gestörter Mütter, was zu einem falschen Selbst führen kann (Winnicott 1965; Kernberg 1988; Resch und Möhler 2006).

Erfahrener emotionaler Missbrauch in der frühen Kindheit aufgrund defizitärer psychischer Strukturen der Eltern, so steht zu befürchten, dürfte ein ubiquitäres Phänomen in allen Teilen der Gesellschaft sein. Die Dunkelziffer ist riesig, u.a. auch deshalb, weil die Auswirkungen sich nicht immer in deutlich behandlungsbedürftigen Symptomen oder Beschwerden manifestieren, sondern in z.T. subtilen Persönlichkeitsdeformationen, die mehr oder weniger kompensiert werden. Gleichwohl hat jede Form von Missbrauch bzw. Misshandlung in frühkindlichen und späteren Entwicklungsabschnitten mehr oder weniger verheerende Auswirkungen auf die Selbstentwicklung.

3 Gestörte Entwicklung aufgrund kindlicher Gewalterfahrungen

Häußler (2007) erwähnt neurobiologische Veränderungen nach Missbrauchs- und Misshandlungserfahrungen (Entwicklungsbeeinträchtigungen bei Corpus Callosum, Amygdala, Vergrößerung des Gyrus temporalis superior und ein insgesamt reduziertes zerebrales Gesamtvolumen). Hüther (2003) verweist auf die Auswirkungen früher Traumatisierungen, die zu einem Zusammenbruch integrativer (neuronaler, endokriner und immunologischer) Regelmechanismen und damit zu erheblichen Störungen im physischen wie psychischen Bereich in der Folge führen könnten. Damit werden die eingangs erwähnten Auswirkungen auf spätere körperliche und psychische Erkrankungen nachvollziehbar.

Psychodynamisch gesehen, lässt sich eine Kaskade von aufeinander aufbauenden Defiziten in der Persönlichkeitsentwicklung aufgrund von frühkindlichen Gewalterfahrungen beschreiben (Häußler 2007; Resch 2007).

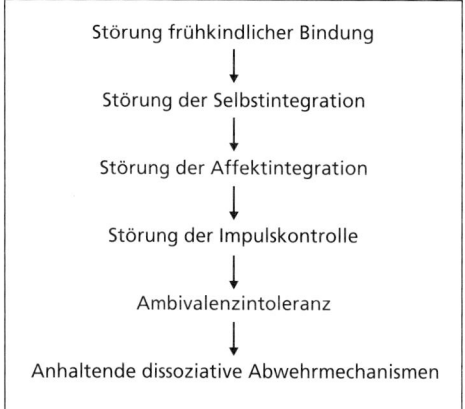

Abb. 1: Gestörte Entwicklungsabfolge aufgrund frühkindlicher Traumatisierungen (nach Häußler 2007; Resch 2007)

Das Selbst wird in der Entwicklung mit hoch bedeutsamen Objekten gestört, es kann sich kein stabiles, gesundes Selbst entwickeln (Bindungskonflikt zwischen Sicherheit und Bedrohung). Die Selbst- und Objektrepräsentanzen und die damit verbundenen Beziehungserfahrungen sind bei der Verinnerlichung verzerrt, gestört, rudimentär, nicht integrierbar, es resultiert eine Fehlentwicklung des Selbst (Häußler 2007; Resch 2007). Einem strafenden, sadistischen Über-Ich stellt sich ein überhöhtes, unerreichbares Ich-Ideal zur Seite (Sachsse 1994).

Daraus resultieren deformierte Affekt- und Impulssteuerungen und Defizite im Symbol- und Spielverhalten. Da eigene Gefühle nicht angemessen wahrgenommen werden können (nicht integrierte Selbstzustände), folgt daraus ein Defizit an Empathiefähigkeit, was nach Häußler (2007) im Weiteren erhebliche Schwierigkeiten im interpersonellen Beziehungsbereich mit sich bringt.

Ein fragiles, in der Entwicklung gestörtes, unsicheres oder fragmentiertes Selbst zieht den Aufbau defizitärer bzw. nicht angemessener, unreifer Abwehrmechanismen nach sich (projektive Identifikationen, Realitäts-Verleugnungen, Spaltung, Ausagieren, Wendung gegen das Selbst, Identifikation mit dem Aggressor). Speziell Letzteres bewirkt, dass das misshandelte oder missbrauchte Kind die überlebensnotwendige Beziehung zum Aggressor (Täter) aufrechterhalten kann (Häußler 2007). Auf diesem Wege erfolgt dann auch häufig die Selbstbeschuldigung. Resch (2007) sieht aufgrund der Ich-Schwäche eine Spaltung des Selbst in einen distanzierten Beobachter und einen Akteur am Werke, was dissoziativen Verarbeitungsmechanismen den Weg bahne und in eine mangelnde Integration der eigenen Identität münde.

Mangelnde kontinuierliche und kohärente Beziehungserfahrungen fehlen, die zu einer »Kohäsion des Selbst« führen könnten (Häußler 2007). Teile des Selbst könnten nicht integriert werden und stünden unabhängig voneinander neben dem übrigen Selbst. Entsprechend resultierten oftmals Dissoziationen, die eine Überlebensstrategie darstellten, da sie das übrige Selbst vor unerträglichen, schmerzhaften Affekten schützten (Abspaltung, Dissoziation).

Amann und Wipplinger (2012) verweisen auf häufig dysfunktionale Bewältigungsstrategien, die von Gewaltopfern im Kindesalter eingesetzt werden, um die belastenden Affekte kurzfristig zum Verschwinden zu bringen (pathologisch-unreife Abwehr, mangelnde bzw. ungünstige Copingstrategien), was aber langfristig in die Sackgassen führt: Vermeidung von Nähe, mangelnde Vertrauensfähigkeit. Hinzu kommen noch soziale Stigmatisierungen, weil die soziale Umgebung dem Opfer häufig eine Mitschuld oder Schuld zuschreibt.

4 Fazit bisheriger gruppenpsychotherapeutischer Behandlungsansätze

Es gibt vielfältige psychotherapeutische Behandlungsansätze, je nachdem, welcher spezifische Problembereich im Vordergund steht. Für diese Übersicht sind die gruppenbasierten Ansätze von Interesse. Deshalb werden im Folgenden Studien zu Gruppentherapien mit im Kindesalter missbrauchten und misshandelten erwachsenen Patienten bezüglich der wesentlichen Ergebnisse diskutiert.

Wie Amann und Wipplinger (2012) hervorheben, kommen z. B. Opfer eines sexuellen Missbrauchs – falls überhaupt – erst im Erwachsenenalter in psychotherapeutische Behandlung. In der Regel sind belastende Lebensereignisse, die zu Dekompensierungen der mühsam aufgebauten Kompensation führten, vorausgegangen.

Generell kann der gruppenpsychotherapeutische Behandlungsansatz als wirksam bezeichnet werden (Higgins Kessler et al. 2003). In einem Review mit 13 Studien, die zwischen zehn Sitzungen und einmaligen wöchentlichen Sitzungen über ein ganzes Jahr umfassten, ergab sich ein breites Spektrum an therapeutischen Verbesserungen. In einem Review mit 26 Studien wurde das Fazit gezogen, dass keine regelmäßige Überlegenheit eines spezifischen Konzepts über ein anderes resultierte (Martsolf und Draucker 2005). Auch ergab sich kein Hinweis darauf, dass Einzel- der Gruppentherapie überlegen gewesen wäre oder umgekehrt. Verbesserungen betrafen ein breites Spektrum an psychiatrischen, depressiven und trauma-assoziierten Symptomen. Ein weiteres Review umfasste 23 Studien, bei denen die eingesetzten therapeutischen Gruppenkonzepte eine mittlere Effektstärke von ES =.63, mit einem Spektrum zwischen .19 und 1.99 aufweisen (Peleikis und Dahl 2005). Hervorstechende Ergebnisse sind der Stellenwert von Bildung (niedrigere Bildung war mit schlechteren Therapieergebnissen assoziiert) und der Hintergrund vorzeitiger Gruppen-Dropouts (Patienten mit mehr innerfamiliärem Missbrauch, die sich auch aktuell in missbrauchenden Beziehungen befanden und weniger vertrauen konnten und wütender waren).

Eine ganze Reihe verhaltenstherapeutischer Gruppenansätze erwies sich als sehr wirksam (Talbot et al. 2003; Cloitre et al. 2010; Dorrepaal et al. 2010; Puffer et al. 2011). Sie untersuchten spezielle Gruppenkonzepte, die z. B. sehr introvertierte und ansonsten wenig kooperierende Patienten erfolgreich im Bereich der Symptomreduktion zu behandeln gestatten (Talbot et al. 2003), psychoedukativ-behaviorale Konzepte (Dorrepaal et al. 2010) wie auch Fertigkeiten-Trainings mit anschließender Konfrontationstechnik (Cloitre et al. 2010), die alle nicht nur einen signifikanten Rückgang von PTSD-Symptomen, eine zunehmende Ärger-Ausdrucksfähigkeit und Angstreduktion bewirkten, sondern auch eine Einsichtsfähigkeit in die Ursprünge selbstdestruktiven Verhaltens – speziell in Beziehungen für emotionalen Missbrauch – förderten und somit konstruktiv-hilfreiches Copingverhalten aufzubauen gestatteten (Smullens 2010).

Psychodynamische Gruppenkonzepte wurden ebenfalls mit Erfolg eingesetzt. Callahan und Mitarbeiter (2004) geben einen Überblick über fünf Studien zu interpersonal-psychodynamisch arbeitenden Konzepten. Sie betonen die Bedeutung des Gruppenbehandlungsansatzes für in der Kindheit sexuell misbrauchte Erwachsene entweder in alleiniger Gruppenbehandlung oder in Kombination mit Einzeltherapie. Generell hätten die Studien eine signifikante Reduktion psychiatrischer Symptome ergeben, eine bedeutsame Zunahme an sozialen Fertigkeiten und interpersonellen Ressourcen. Die Effektstärken bewegten sich zwischen .39 und 1.36 (GSI der SCL-90 R) bzw. zwischen .21 und 1.16 (BDI), in Abhängigkeit von der Dauer der Therapien (zwischen zehn Wochen und zwei Jahren).

5 Therapeutische Besonderheiten und Erfordernisse

Bei erwachsenen Patienten mit Gewalterfahrungen in der Kindheit ist eine ganze Reihe von Besonderheiten und möglichen Problemen im Rahmen psychotherapeutischer Arbeit zu beachten.

Ein Problem ist die häufig zu findende Ambivalenz gegenüber der Behandlung und dem Therapeuten (Amann und Wipplinger 2012). Die Patienten brächten einerseits ein hohes Misstrauen und eine hohe Sensibilität für Kritik und Zurückweisung mit, die Balance zwischen Nähe und Distanz, mit besonderer Beachtung von Grenzbereichen, sei essenziell. In der Gegenübertragung könne es zuweilen zu erotischen Gefühlen kommen, da einige Patienten ein sexualisiertes Verhalten an den Tag legten.

Patienten mit frühen Gewalterfahrungen sind speziell gekennzeichnet durch hohe Komorbiditäten. Sie haben multiple Diagnosen, weisen oft eine Borderline-Diagnose auf (Callahan et al. 2004). Dies führte in der Forschungsdebatte dazu, eher strukturierte Gruppenkonzepte zur Anwendung zu bringen und interpersonell-dynamisch arbeitende Gruppen als kontraindiziert anzusehen (Cloitre et al. 2010). So hätte es in strukturierter arbeitenden Gruppen eine geringere Dropout-Rate gegeben (15,2–26,3 %) als in supportiv-expressiv arbeitenden Gruppen (39,4 %).

Dem ist entgegenzusetzen, dass speziell zeitlich eng limitierte Gruppenbehandlungen mit aufdeckenden psychodynamisch-interpersonell arbeitenden Konzepten wohl in der Tat problematisch sein dürften – die bislang in der Forschung überprüft wurden –, aber dass die Wirkungsmöglichkeiten längerfristiger Gruppenbehandlung empirisch nicht ausreichend belegt sind. Gerade die Entfaltung des Wirkfaktors »Rekapitulation der Primärfamilie« in interpersonaldynamisch arbeitenden Gruppenkonzepten, die längerfristig arbeiten, bietet einen elementar wichtigen Ansatz für diese Patientengruppe, wie im nächsten Abschnitt zu zeigen sein wird.

Damit ist auch der Zeitfaktor angesprochen. Wie viel Dosis Behandlung benötigt diese doch recht heterogene Gruppe an Patienten? Im stationären Bereich, wo ja viele der Patienten zunächst in Erscheinung treten, sind die Möglichkeiten doch sehr beschränkt: die Dauer des Aufenthalts und die mögliche Sitzungsanzahl sind zeitlich sehr limitiert, so dass die Frage zu stellen ist, was ist sinnvoll in der kurzen Zeit? Hier scheinen die verhaltenstherapeutischen, empirisch evaluierten Ansätze eine sehr sinnvolle Möglichkeit zu sein, in vergleichsweise kurzen Zeiträumen »den Fuß in die Tür« zu bekommen, indem die Patienten lernen könnten, ein Verständnis der Genese ihrer Schwierigkeiten, Pespektiven der Bewältigung und der Kontrolle über ihre häufig sehr chaotischen Innenwelten erkennen zu können, die sie ggf. in ambulanten Nachbehandlungen vertiefen und konsolidieren könnten.

Schwerer gestörte Patienten – was Erwachsene mit traumatischen und gewalttätigen Kindheitserfahrungen in aller Regel sind – benötigen normalerweise längere Therapien. Psychotherapie wirkt über eine kontinuierliche Zeit der Beschäftigung und Arbeit mit den zugrunde liegenden Traumata und Problemen; das bekannte Zeit-Dosis-Wirkungsbeziehungs-Verhältnis dokumentiert, dass dauerhafte Veränderung nur über längere Zeiträume erreicht werden kann und dann wohl auch zu Konsolidierungen von Veränderungen führt (Lueger 1995; Lambert und Ogles 2004; Tschuschke und Anbeh 2008). Insofern empfiehlt es sich für die betrachtete Patienten-Klientel, längerfristige psychotherapeutische Behandlungsangebote zur Anwendung zu bringen, von denen die Gruppenpsychotherapie die vermutlich beste Perspektive für tiefer gehende und nachhaltige Behandlungseffekte bereithält.

6 Spezielle Möglichkeiten gruppentherapeutischer Behandlung

Die therapeutische Gruppe ist ein Setting, in dem die multipersonale, soziale Situation die entscheidende Rolle spielt. Damit kommt das Setting den realen Welten außerhalb der Behandlung nahe und stellt keine solch artifizielle Situation dar wie die Einzeltherapie. Einzeltherapien müssen notwendigerweise auf Symbolisierungs- und Mentalisierungsfähigkeiten ihrer Patienten bauen, die jedoch zu häufig nicht gegeben sind.

Dagegen stellt die Gruppe einen »sozialen Mikrokosmos« dar (Yalom und Leszcz 2005). Das einzelne Gruppenmitglied ist früher oder später es selbst in der Gruppe, d.h. die soziale Situation generiert einen quasi natürlichen Raum für das Zueinander-in-Beziehung-Setzen, das eben im Kleinen Stärken und Schwächen der einzelnen Gruppenmitglieder in ihren sozial-interaktiven Möglichkeiten zutage fördert. Darin liegen zugleich ein Dilemma wie aber auch die große Chance der Gruppenpsychotherapie. Das größte Problem allerdings ist, dass viele Patienten Angst vor der Gruppe haben und eher eine Einzelbehandlung bevorzugen. Sie haben alle Gründe für ihre Skepsis: in aller Regel sind sie in sozial-interaktiven Beziehungsgeflechten (frühe Familie, Kindergarten, Schule, Clique) missachtet, missbraucht, gequält oder gemobt worden. Und nun soll eine Gruppe von anderen Menschen ihnen bei der Bewältigung ihrer Probleme hilfreich zur Seite stehen? Die Ängste und das Misstrauen gegenüber anderen Menschen lässt sich für diese Patienten nur zu leicht nachvollziehen (Tschuschke 2002).

Die Bedeutung eines geschützten sozialen Raumes für eine konstruktive gruppentherapeutische Arbeit wird damit deutlich. Es ist die ultimativ wichtigste Aufgabe der Gruppenleitung, von Beginn an ein benignes, geschütztes Klima in der Gruppe aufbauen zu helfen. Nur dann können die wichtigen, gruppenspezifischen Wirkfaktoren zur Entfaltung kommen, die einzigartig für das Gruppensetting sind und in der Einzeltherapie nicht auftreten können (Tschuschke 2010b). Hierzu gehören als Voraussetzung die sorgfältigen auszuführenden Arbeiten im Vorfeld der ersten Gruppensitzung: die Indikationsstellung für eine Gruppenbehandlung, die Bereitschaft, sich in einer Gruppe behandeln zu lassen, die Gruppenvorbereitung und möglichst der Gruppenkontrakt (Tschuschke 2010a).

Die Wirkfaktoren der Gruppenpsychotherapie, die für die Gruppensituation spezifisch und einzigartig sind, weil sie überhaupt nicht – oder nicht so intensiv – in Einzeltherapien auftreten können, sind in ▶ Tab. 1 dargestellt.

Tab. 1: Wirkfaktoren der Gruppenpsychotherapie in alphabetischer Reihenfolge (vgl. auch Tschuschke 2010b)

Wirkfaktoren	Bedeutung
Altruismus	Erfahren, dass man mit seiner Hilfe wichtig ist für andere, was im Umkehrschluss den Selbstwert erhöhen kann
Feedback erhalten	Rückmeldung, wie einen andere erleben; bewusstes Diskrepanzerleben zwischen fremder und eigener Wahrnehmung ist enorm korrigierend und damit therapeutisch
Identifikation	Unbewusste identifikatorische Prozesse mit Aspekten oder Merkmalen anderer Menschen, Modelllernen
Interpersonales Lernen (neues Verhalten ausprobieren)	Im geschützten Raum der Gruppe neu Erlebtes und Gelerntes in neuem eigenen Verhalten umsetzen und damit neue Erfahrungen sammeln
Katharsis	Emotional-affektive Entlastung, im Gruppenverbund getriggert durch die Mehrpersonen-Situation, ist in der Regel intensiver als in der Einzeltherapie
Kohäsion	Die bindende Kraft, die die einzelnen Gruppenmitglieder motiviert, weiterhin in der Gruppe zu verbleiben
Rekapitulation der Primärfamilie	Unbewusstes Reinszenieren alter Verhaltensmuster und Erlebensweisen, die auf frühe familiäre und soziale Erfahrungen zurückgehen
Selbstöffnung	Eingehen von Risiko und Mitteilung an andere über intime oder persönliche Probleme, Schwächen und Ängste und damit Voraussetzung für Feedback durch andere
Universalität des Leidens	Das Erleben, dass man mit seinen Problemen und Befürchtungen nicht alleine ist, und dass andere »mit im Boot sitzen«, ist enorm entlastend

Damit eröffnet das Gruppensetting neuen, anderen Wirkfaktoren als in der Einzeltherapie das Wirksamwerden, wohingegen die Einzeltherapie keinen Wirkfaktor hat, der nicht auch in der Gruppenpsychotherapie vorkommt (z.B. Einsicht, existenzielle Fragen, Übertragung, Gegenübertragung, Identifikation, Lernen). Die von Patienten unbemerkten eigenen Defizite und Schwierigkeiten in der interpersonalen In-Beziehung-Setzung (Arbeiten im Hier-und-Jetzt) werden in der Gruppentherapie coram publico inszeniert (sic »sozialer Mikrokosmos«) und sind somit therapeutisch direkt angehbar. Dies ist in Einzeltherapien nicht der Fall, wo Arbeit über Vorstellungen und Imaginationen laufen sollen. Patienten liefern – aufgrund der typischen Wahrnehumgsverzerrungen realer Verhältnisse (»paratatcic distortions« bei Sullivan) – in ihrer Darstellung in der Einzeltherapie eine gefilterte und häufig verzerrte Wirklichkeitswahrnehmung, die vom Therapeuten mühsam entziffert werden muss. In der Gruppenpsychotherapie demonstrieren sie vor allen Augen ihre Stärken und Schwächen, von denen sie in der Regel keine Ahnung haben. Sie sind sie selbst.

Mit Hilfe der anderen in der Gruppe lässt sich analysieren, was der eigene Beitrag des jeweiligen Patienten zu seinen sozial-interaktiven Schwierigkeiten mit anderen ist. So ist grundsätzlich erfahrbar, dass nicht nur die anderen etwas »mit dem Patienten machen«, sondern er an seinem eigenen Scheitern mitstrickt. Diese Rückmeldung ist sehr gut mit der Technik der Metaebene erreichbar, indem die sogenannten »maladaptiven Transaktionskreise« (Leszcz und Malat 2011) von einer Metaebene aus betrachtet werden, so dass Input und Wirkungen rekonstruierbar sind. Patienten erleben erstmals, wie sie auf andere wirken, wie sie sich mit anderen Menschen in Beziehung setzen und warum andere so auf sie reagieren, wie sie es tun.

Für Patienten mit Missbrauchs- und Gewalterfahrungen wird als typisch berichtet, dass sie erhebliche Wahrnehmungsverzerrungen aufgrund einer stark defizitären, unreifen Abwehr haben (Spaltungen, projektive Identifizierungen), dass sie entsprechende Lücken in ihren Erinnerungen aufweisen und ihre abgewehrten traumatischen Erinnerungen in Handlungsweisen gegenüber anderen auf dem Wege der Übertragung-Gegenübertragung transformieren, die zu ungünstigen, problematischen Reaktionen anderer führen.. Auf diesem Wege erfüllen sich die eigenen malignen Selbstüberzeugungen als »sel-fulfilling prophecies«, womit sich der Teufelskreis schlösse.

Dieser maligne, maladaptive Kreislauf kann im Prinzip in der therapeutischen Gruppe aufgebrochen werden, da hier erstmals der Mechanismus von Aktion (Wirkfaktoren Übertragung und Reinszenierung von Beziehungsmustern in der Primärfamilie) und Reaktion bewusst gemacht werden kann (Wirkfaktor Feedback).

Die Problematik vieler Patienten mit frühen Gewalt- und Missbrauchserfahrungen drückt sich u. a. darin aus, dass diese erhebliche Störungen und Irritaionen in der Selbstentwicklung erleiden mussten, was sich logischerweise in Nähe-Distanzproblemen mit anderen Menschen ausdrückt, die im Falle frühkindlicher Gewalt- und Missbrauchserfahrungen vermutlich auch auf gestörte Separations-Individuations-Entwicklungsphasen hindeutet. Diese nicht erfolgten Separations- und Individuationsentwicklungen setzen in diesem Falle erst die Annäherung an die anderen in der Gruppe voraus, was für Patienten mit Missbrauchserfahrungen in der Kindheit eine besondere Hürde darstellt. Diese Patienten müssen die Problematik der Selbstöffnung (und damit Offenbarung und Auslieferung anderen gegenüber) überwinden, damit sie Hilfen und Feedback, auch falls es kritisch sein sollte, erhalten können, was dann – im Falle kritischen, diskrepanten Feedbacks zur eigenen Selbstwahrnehmung – im eigentlichen Sinne therapeutisch wird (falls es ausgehalten und nicht davor geflüchtet wird) (Tschuschke und Dies 1997).

Das alles bedeutet, dass die Gruppenleitung eine sehr einfühlsame, aufmerksame, stützende und aktiv helfende Rolle einnehmen muss, um ein Gruppenklima zu schaffen, das es erlaubt, für diese schwierige Patienten-Klientel Vertrauen zu fassen und sich in den therapeutischen Prozess allmählich einzubringen. Es liegt in der Natur der Sache, dass dynamisch-interpersonale Gruppen für diese Prozesse Zeit benötigen, so dass zu überlegen wäre, ob in Kurzzeitgruppen (und stationäre Gruppen sind Kurzzeitgruppen) für diese Patienten (Homogenitätskriterium für die Gruppenzusammensetzung) nicht ein geschlossenes Gruppenformat erforderlich wäre, damit sie gemeinsam auf die Therapiezeit in ein bis zwei Sitzungen vorbereitet werden könnten (Tschuschke 2003). In ambulanten Langzeitgruppen wäre ein halboffenes Format kein Problem. Es bleibt aber noch die Frage unbeantwortet, ob psychodynamisch-interaktionelle Gruppen, die konfrontativ sein und die Abwehr der Gruppenmitglieder thematisieren müssten, für kurzzeitig arbeitende Gruppen (wenige Sitzungen) nicht kontraindiziert sind und Patienten eher labilisieren denn stabilisieren könnten, also eher für Langzeitgruppen die optimale psychotherapeutische Indikation wären.

Literatur

Amann G, Wipplinger R (2012) Sexueller Missbrauch. In: Senf W, Broda M (Hrsg.) Praxis der Psychotherapie. 5. Auflage. Stuttgart: Thieme, S. 666–676.

Berzenski SR, Yates TM (2011) Classes and consequences of multiple maltreatment: a person-centered analysis. Child Matreat 16:250–261.

Bange D (2004) Definition und Häufigkeit von sexuellem Missbrauch. In: Körner W, Lenz A (Hrsg.) Sexueller Missbrauch. Band 1: Grundlagen und Konzepte. Göttingen: Hogrefe, S. 29–37.

Callahan KL, Price J, Hilsenroth MJ (2004) A review of interpersonal-psychodynamic group psychotherapy outcomes for adult survivors of childhood sexual abuse. Int J Group Psychother 54:491–519.

Cloitre M, Chase Stovall-McClough K, Nooner K, Zorbas P, Cherry S, Jackson CL, Gan W, Petkova E (2010) Treatment for PTSD related to childhood abuse: a randomized controlled trial. Am J Psychiat 167:915–924.

Dorrepaal E, Thomaes K, Smit JH, van Balkom AJLM, van Dyck R, Veltman DJ, Draijer N (2010) Stabilizing group treatment for Complex Posttraumatic Stress Disorder related to childhood abuse based on psycho-education and cognitive behavioral therapy: A pilot study. Child Abuse & Negl 34:284–288.

Farley M, Patsalides BM (2001) Physical symptoms, posttraumatic stress disorder, and healthcare utilization of women with and without childhood physical and sexual abuse. Psychol Rep 89:595–606.

Häußler G (2007) Missbrauch und Misshandlung. In: Hopf H, Windaus E (Hrsg.) Lehrbuch der Psychotherapie, Band 5: Psychoanalytische und tiefenpsychologisch fundierte Kinder- und Jugendlichenpsychotherapie. München: CIP-Medien, S. 461–481.

Higgins Kessler MR, White MB, Nelson BS (2003) Group treatments for women sexually abused as children: a review of the literature and recommendations for future outcome research. Child Abuse & Neglect 27:1045–1061.

Hüther G (2003) Die Auswirkungen traumatischer Erfahrungen im Kindesalter auf die Hirnentwicklung. In: Brisch K-H (Hrsg.) Bindung und Trauma. Stuttgart: Klett-Cotta, S. 4–104.

Keinan-Boker L, Vin-Raviv N, Lipshitz I, Linn S, Barchana M (2009) Cancer incidents in Israeli Jewish survivors of World War II. J Nat Cancer Inst 101:1489–1500.

Kernberg OF (1988) Schwere Persönlichkeitsstörungen. Stuttgart: Klett-Cotta.

Lambert MJ, Ogles BM (2004) The efficacy and effectiveness of psychotherapy. In: Lambert MJ (Hrsg.) Bergin & Garfield's Handbook of Psychotherapy and Behavior Change. 5th ed. New York: John Wiley & Sons, S. 139–193.

Leszcz M, Malat J (2011) Interpersonale Gruppenpsychotherapie. In: Tschuschke V (Hrsg.) Praxis der Gruppenpsychotherapie. Stuttgart: Thieme, S. 355–369.

Lueger RJ (1995) Ein Phasenmodell der Veränderung in der Psychotherapie. Psychotherapeut 40:267–278.

Martsolf DS, Draucker CB (2005) Psychotherapy approaches for adult survivors of childhood sexual abuse: an integrative review of outcomes research. Issues Ment Health Nurs 26:801–825.

Osvath P, Vörös V, Fekete S (2004) Life events and psychopathology in a group of suicide attempters. Psychopathol 37:36–40.

Peleikis DE, Dahl AA (2005) A systematic review of empirical studies of psychotherapy with women who were sexually abused as children. Psychother Res 15:304–315.

Puffer ES, Kochman A, Hansen NB, Sikkema KJ (2011) An evidence-based group coping intervention for women living with HIV and history of childhood sexual abuse. Int J Group Psychother 61:99–126.

Resch F (2007) Selbstverletzendes Verhalten. In: Hopf H, Windaus E (Hrsg.) Lehrbuch der Psychotherapie, Band 5: Psychoanalytische und tiefenpsychologisch fundierte Kinder- und Jugendlichenpsychotherapie. München: CIP-Medien, S. 303–309.

Resch F, Möhler E (2006) Entwicklungspsychologie des Narzissmus. In: Kernberg OF, Hartmann H-P (Hrsg.) Narzissmus. Grundlagen – Störungsbilder – Therapie. Stuttgart: Schattauer, S. 37–70.

Sachsse U (1994) Selbstverletzendes Verhalten. Psychodynamik – Psychotherapie. Göttingen: Vandenhoeck & Ruprecht.

Schäfer I, Fisher HL (2011) Childhoof trauma and posttraumatic stress disorder in patients with psychosis: clinical challenges and emergent treatments. Curr Opin Psychiat 24:514–518.

Sikkema KJ, Hansen NB, Kochman A, Tarakeshwar, Neufeld S, Meade CS, Fox, AM (2007) Outcomes from a group intervention for coping with HIV/AIDS and childhood sexual abuse: reductions in traumatic stress. AIDS Behav 11:49–60.

Smullens S (2010) The codification and treatment of emotional abuse in structured group therapy. Int J Group Psychother 60:111–130.

Spitzer C, Barnow S, Gau K, Freyberger HJ, Grabe HJ (2008) Childhood maltreatment in patients with somatization disorder. Austr New Zeal J Psychiat 42:335–341.

Talbot NL, Duberstein PR, Butzel JS, Cox C, Giles DE (2003) Personality traits and symptom reduction in a group treatment for women with histories of childhood sexual abuse. Compreh Psychiat 44:448–453.

Tschuschke V (2002) Die anderen in der Gruppe – therapeutische Chancen, aber auch Risiken? Jahrbuch Gruppenanal 8:53–66.

Tschuschke V (2003) Theorie und Praxis der Kurzgruppenpsychotherapie. Wien: Springer.

Tschuschke V (Hrsg.) (2010a) Gruppenpsychotherapie. Von der Indikation bis zu Leitungstechniken. Stuttgart: Thieme.

Tschuschke V (2010b) Gruppen- versus Einzeltherapie – Setting und Wirkfaktoren. In: Tschuschke V (Hrsg.) Gruppenpsychotherapie. Von der Indikation bis zu Leitungstechniken. Stuttgart: Thieme, S. 13–17.

Tschuschke V, Anbeh T (2008) Ambulante Gruppenpsychotherapie. Stuttgart: Schattauer

Tschuschke V, Dies RR (1997) The contribution of feedback to outcome in long-term group psychotherapy. Group 21:3–15.

Wetzels P (1997) Zur Epidemiologie physischer und sexueller Gewalterfahrungen in der Kindheit. Ergebnisse einer repräsentativen retrospektiven Prävalenzstudie für die BRD. Forschungsbericht Nr. 59, Kriminologisches Forschungsinstitut Niedersachsen, Hannover.

Winnicott DW (1965) The Maturational Processes and the Facilitating Environment. New York: International Universities Press.

Yalom ID, Leszcz M (2005) Theory and Practice of Group Psychotherapy. 5th ed. New York: Basic Books.

Teil D: Besondere Aspekte

1 Potenziell traumatische Kindheitserlebnisse und ihre psychischen Auswirkungen im Alter

Sandy Krammer, Keti Simmen-Janevska und Andreas Maercker

Kapitelübersicht

1 Fallbeispiel: ein ehemaliges Schweizer »Verdingkind«
2 Langfristige Folgen: psychisch, sozial, kognitiv, motivational
3 Weitere theoretische Modelle für langfristige Folgen
4 Diagnostische Probleme
5 Resümee

---

1 Fallbeispiel: ein ehemaliges Schweizer »Verdingkind«

Das sog. Verdingkindwesen steht für ein dunkles Kapitel der Schweizer Geschichte. Dabei wurden Kinder, die aus unterschiedlichen Gründen nicht bei ihren leiblichen Eltern haben aufwachsen können, auf Bauernhöfe abgegeben, wo sie oftmals neben harter physischer Arbeit eine Vielzahl potenziell traumatischer Ereignisse zu verzeichnen hatten (Leuenberger 2008a; Leuenberger 2008b). Nachfolgend als Beispiel ein Ausschnitt aus einem Bericht eines ehemaligen Verdingkindes.

Fallbeispiel: Frau M.
Frau M. war halbjährig von den lokalen Behörden den leiblichen Eltern weggenommen worden, nachdem es zwischen den Eltern wiederholt zu gewalttätigen Auseinandersetzungen gekommen war. Daraufhin verbrachte Frau M. ein Dreivierteljahr in einem Kinderheim, und wurde anschließend an einen Bauern abgegeben. Obwohl der Bauernhof im selben Ort lag, in dem Frau M.s leibliche Eltern lebten, bestand kaum Kontakt zu ihnen. Die Bauersfrau wird von Frau M. als liebenswürdig und warmherzig beschrieben, hingegen wurde der Bauer als hart und ungerecht wahrgenommen. Frau M. erzählt, dass sie im Stall schlief, wenn der Pflegevater einen schlechten Tag hatte, da er dann oft zu gewalttätigem Verhalten neigte. Im gleichen Haushalt wohnten auch drei leibliche Söhne der Bauernfamilie. Frau M. berichtet, dass zwei der drei Söhne übergriffig gewesen waren: Während der eine sie lediglich verbal beschimpfte, habe der andere sie mehrfach sexuell missbraucht. Sie habe viel auf dem Hof mitarbeiten müssen und sei in der Schule oftmals nicht mitgekommen, weil sie so müde gewesen sei. Für Hausarbeiten habe sie selten Zeit gehabt, sodass schließlich die Noten im Abschlusszeugnis entsprechend schlecht ausgefallen seien. Die Mitschüler haben sie gehänselt, da sie »bloß ein Verdingmädchen« sei. Eine Lehre habe sie

keine absolvieren können, dazu habe das notwendige Geld gefehlt. Sie heiratete schließlich einen »anständigen« jungen Mann, der dann aber mehr und mehr dem Alkohol verfiel. Nachdem der Mann leider früh unfallhalber verstorben war, sei sie alleine gewesen und habe als Reinigungskraft gearbeitet.

Heute ist Frau M. 71-jährig, lebt alleine, ist kinderlos geblieben, und befindet sich seit mehreren Jahren aufgrund ihrer depressiven Symptome und suizidalen Gedanken in psychiatrischer Behandlung. Sie fühlt sich isoliert und einsam, scheut aber gleichzeitig den Kontakt zu ihren Mitmenschen. Sie schildert, dass sie die Erlebnisse in der Kindheit nie habe verarbeiten können und diese für sie ein zentrales Thema geblieben seien. Nachts träume sie davon, tagsüber leide sie an plötzlichen Erinnerungen an die damaligen Erlebnisse. Frau M. berichtet, dass die geschilderte Symptomatik sie schon ihr ganzes Leben lang begleitet habe.

2 Langfristige Folgen: psychisch, sozial, kognitiv, motivational

Frau M.s Beispiel soll den lebensgeschichtlichen und weichenstellenden Effekt früher potenziell traumatischer Erfahrungen auf das ältere Individuum veranschaulichen. In der Schweiz ist das Phänomen der Verdingung von Kindern seit mehreren Jahrzehnten Geschichte. Doch kommt es noch heute in einer Reihe anderer Länder zu nicht kindgerechten und ausbeuterischen Verhaltensweisen gegenüber Kindern und Jugendlichen. So informiert die UNICEF (2009), dass weltweit etwa 158 Millionen Kinder zwischen fünf und vierzehn Jahren inadäquater Arbeit nachzugehen haben. Gerade in Anbetracht einer immer älter werdenden Bevölkerung und den damit verbundenen Kosten im Gesundheitswesen, sind Faktoren, welche die Gesundheit des älteren Individuums zu beeinflussen vermögen, von zentraler Bedeutung. Aktuelle Studien, wovon einige wenige nachfolgend dargestellt werden, verweisen generell auf eine oft langfristige, maladaptive Anpassung an frühe Stresserfahrungen. Einige Autoren sprechen vom Trauma hinsichtlich der nun alt gewordenen Überlebenden der Kriege des 20. Jahrhunderts sogar als »verstecktem Einflussfaktor« (Cook und O'Donnell 2005). Dass also stressreiche oder potenziell traumatische Ereignisse auch viele Jahre später für das nun gealterte Individuum in der Lage sind, ein bedeutungsvolles Thema darzustellen, soll anschließend anhand einiger spezifischer traumainduzierten Konsequenzen auf psychischer, sozialer, kognitiver und motivationaler Ebene betrachtet werden.

2.1 Psychische Störungen

2.1.1 Posttraumatische Belastungsstörung (PTBS)

Die PTBS kann prinzipiell in jedem Lebensalter auftreten (Maercker 2002). Dabei verursachen interpersonelle Traumata wie Kindesmisshandlung – wobei psychischer, physischer und sexueller Missbrauch sowie Vernachlässigung differenziert werden können (Deegener 2009) – die Folgestörung PTBS in einem größeren Ausmaß als nicht-interpersonelle Traumata (De Bellis und Van Dillen 2005). Insgesamt scheint es länderspezifische Unterschiede hinsichtlich der Prävalenz zu geben: So erfüllen lediglich 0,7 % (subsyndromal: 4,2 %) ältere Schweizer aktuell die Kriterien für eine PTBS (Maercker und Pielmaier 2010), aber 3,4 % (subsyndromal: 7,2 %) ältere Deutsche (Glaesmer et al. 2010), was die Bedeutung kollektiver Traumaerfahrungen unterstreicht. Über den PTBS-Verlauf im Alter kann bis anhin aufgrund gegenläufiger Erkenntnisse kein abschließendes Urteil gefällt werden: In zuletzt genannter Studie konnte eine Zunahme der PTBS-Prävalenz über das Alter hin verzeichnet werden, während anderen Studien ein gegenteiliger Effekt auffiel (Byers et al. 2010; Spitzer et al. 2008). Insgesamt lassen sich bei älteren PTBS-Betroffenen drei grundsätzliche Typen unterscheiden: 1. chronische PTBS nach distaler Traumatisierung (siehe Fallbeispiel), 2. aktuelle PTBS bei proximaler Traumatisierung, und 3. verzögert auftretende PTBS, sog. delayed onset PTBS (Maercker 2002). Der Fokus des vorliegenden Beitrags soll im Folgenden auf ersteren Punkt gerichtet werden.

PTBS als lebensgeschichtlich erworbenes, reaktives Störungsbild kann einen chronischen Verlauf nehmen. So zeigt ein kürzlich erschienener Review zu den Langzeitauswirkungen des Holocaust, dass posttraumatische Stressreaktionen bei ehemals Betroffenen verglichen mit Nicht-Betroffenen in einem relevant erhöhten Ausmaß auftreten. Zudem zeigen sich im selben Review vergleichbare Differenzen hinsichtlich weiterer psychopathologischer Symptomatik (Barel et al. 2010). Dies findet weitere Bestätigung durch Studien mit älteren Personen, welche in den deutschen Kriegsjahren vor sechzig Jahren aufgewachsen waren, und von welchen aktuell 10,8 % die Kriterien für eine PTBS erfüllen (Kuwert et al. 2007). Eine weitere Studie mit im Zweiten Weltkrieg aus ihrer Heimat vertriebenen damaligen Kindern bestätigt diesen Langzeiteffekt fünfzig Jahre später in vergleichbarer Weise (Fischer et al. 2006).

Dass die PTBS nicht nur für jüngere Personen von Bedeutung ist, sondern auch für das ältere Individuum ein Thema darstellt, wird unter anderem durch einen kürzlich erschienen Review verdeutlicht. Dabei konnten Zusammenhänge mit Alltagsbeeinträchtigungen, geringerer Zufriedenheit und koronarer Herzerkrankung aufgewiesen werden (Lapp et al. 2011). Weiter besteht ein erhöhtes Risiko für die Entwicklung einer Depression, was weiter unten erläutert wird.

2.1.2 Komplexe Posttraumatische Belastungsstörung (KPTBS)

Herman (1992; 2006) postuliert, dass sich die Kriterien der klassischen PTBS für Folgestörungen von einmaligen und kurzfristigen Traumata eignen (Typ I-Trauma), jedoch dann als ungeeignet zu bezeichnen sind, wenn diesen frühe, lang andauernde oder multiple Traumata, sog. Typ II-Traumata, zugrunde liegen (Typ I und II-Unterscheidung: Terr 1989). Anhand der nachfolgenden Kriterien wird das Konzept der komplexen PTBS beschrieben, welches im ätiologischen Kern die langfristige, posttraumatische Fehlanpassung an Typ II-Traumata beinhaltet (Herman 1992; 2006): Störung der Affektregulation, Bewusstseinsveränderungen, gestörte Selbstwahrnehmung, gestörte Wahrnehmung des Täters, Beziehungsprobleme und Veränderung des Wertesystems. Die besondere Wirkung von Typ II-Traumata kann unter anderem in der sensiblen Entwicklungsphase (Kindheit und Jugend), in welcher sie stattfinden, gesehen werden, was ein andersartiges Set an Symptomen evoziert als es Traumata im Erwachsenenalter vermögen (Briere und Rickards 2007), und was ihnen dadurch eine besondere Pathogenität verleiht (Ford und Courtois 2009). Das daraus resultierende Störungsbild kann als »Endpol eines Komplexitäts-Kontinuums der PTBS« deklariert werden (Briere und Spinazzola 2005). Zentrale Unterscheidungsmerkmale zur klassischen PTBS werden folglich in der Art des Traumas sowie in der anders spezifizierten und über die Grenzen der klassischen PTBS hinausgehenden und hoch komplexen Symptomatik identifiziert.

Noch heute leben viele unterdessen alt gewordene Menschen, welche während des vergangenen Jahrhunderts Kriege, Verdingung, Verfolgung, politische Inhaftierung und andere potenziell traumatische Ereignisse erlitten haben. Die Aufnahme der KPTBS – oder eines analogen Störungskonzepts – in die internationalen Störungsklassifikationsverzeichnisse ICD-11 und DSM-5, würde nicht nur die Gerontopsychotraumatologie in einem gewissen Maße revolutionieren, sondern könnte das oftmals komplexe und heterogene Symptommuster dieser Überlebenden adäquater wiedergeben, was wiederum die Entwicklung von innovativen, maßgeschneiderten Interventionen begünstigen würde. Insofern kann der KPTBS durchaus das Potenzial zugeschrieben werden, sich zu einem zentralen Thema für ältere Menschen nach Kindheitstraumatisierung zu entwickeln.

2.1.3 Depression

Stressreiche Erfahrungen in der Kindheit können bei Kindern, bei Erwachsenen und auch bei älteren Menschen mit einer erhöhten Depressionsprävalenz assoziiert werden (Kaufman und Charney 2001; Van der Hal-Van Raalte et al. 2008). So zeigt eine Studie mit Holocaust-Überlebenden, dass der Verlust eines oder beider Elternteile in bedeutsam erhöhtem Maß mit Depression im Alter einherzugehen scheint (Van der Hal-Van Raalte et al. 2008), was etwaig mit einer biologisch begründeten Veränderung der Stressreaktivität einhergeht (Pesonen et al. 2010). Gemäß der Berliner Altersstudie ist die Depression nach Insomnie und Demenz mit 4,8 % Prävalenz die dritthäufigste Erkrankung älterer Menschen. Bei Beachtung der subsyndromalen Depressionsform stellt sie mit 17,8 % die zweithäufigste Störung dar, und überragt dabei die Demenz (Wernicke et al. 2000), was sie zweifelsohne zu einem bedeutungsvollen Thema für ältere Menschen macht – insbesondere nach Kindheitstraumatisierung. Bemerkenswert ist, dass Depressionen in einem hohen Maß komorbid zur PTBS aufzutreten scheinen (Teegen und Cizmic 2003), was im Falle der Typ II-Traumatisierung die Frage aufwirft, ob die depressive Symptomatik eher als Symptom des allenfalls übergeordneten Störungskonzepts KPTBS aufgefasst werden sollte.

2.1.4 Dissoziation

Nach einer Studie, in welcher ein Vergleich zwischen weiblichen Holocaust-Überlebenden mit einer Kontrollgruppe angestellt wurde, weisen Erstere eine relevant höhere Ausprägung dissoziativer Symptomatik auf als Letztere (Fridman et al. 2011). Dass dissoziative Phänomene zudem in engem Zusammenhang mit PTBS stehen, wird von einer Studie mit Holocaust-Überlebenden unterstützt, bei welcher von Personen mit PTBS häufiger dissoziative Symptome angegeben wurden als von Personen ohne PTBS (Yehuda et al. 1996). Einige Autoren postulieren, dass der Dissoziation bis anhin eine zu geringe Stellung innerhalb des posttraumatischen Reaktionsspektrums beigemessen worden ist, da dissoziative Prozesse im Sinne eines abspaltenden Verarbeitungsdefizits in einem gewissen Maße grundlegend für posttraumatische Maladaption sind. Möglicherweise vermag die Dissoziation deshalb für die Entstehung einer KPTBS eine essenzielle, wenn nicht sogar (mit-)ursächliche Rolle einzunehmen (Van der Hart et al. 2005). Zur Abschätzung der Bedeutsamkeit dissoziativer Prozesse im Alter – gerade nach

Kindheitstraumatisierung – bedarf es zukünftiger Forschungsarbeiten.

2.2 Soziale Verlustspirale

Neue Forschungsarbeiten zu frühen traumatischen Erfahrungen betonen die durch den Extremstress bedingten Entwicklungsbeeinträchtigungen, nebst anderem den Abbau psychosozialer Ressourcen. So beschreibt das Ressourcen-Verlust-Modell langanhaltende Konsequenzen hinsichtlich der Entwicklung psychischer und sozialer Fertigkeiten aufgrund einer Kaskade aus Ressourcenverlusten, ausgelöst durch Ereignisse traumatischer Art (Cloitre et al. 2006). Der kritische Punkt dabei ist, dass die traumatischen Erfahrungen nicht nur oftmals durch eine dem Kind nahestehende Bezugsperson, sondern auch während eines sensiblen Zeitfensters geschehen, während dem das Kind mehrere wichtige Entwicklungsschritte zu vollziehen hat. Dazu gehört mitunter die Entwicklung emotionaler und sozialer Ressourcen, wobei die Anwesenheit einer nahen und unterstützenden Bezugsperson von Bedeutung gewesen wäre. Auf die Theorie der Ressourcenerhaltung Bezug nehmend lässt sich zudem anschließen, dass ressourcenarme Individuen in eine Verlustspirale geraten können, da sie umso weniger Ressourcen zur Verfügung haben, um die noch verbliebenen vor weiteren Verlusten zu schützen (Hobfoll 1989).

Im Einklang mit diesen theoretischen Ansätzen steht eine Studie, welche sich auf die Prädiktion von psychosozialer Anpassung im Alter nach emotionalen oder physischen Missbrauchserfahrungen in der Kindheit konzentriert. Daraus resultiert, dass sich anhand aversiver Kindheitserlebnisse 3 % Varianz hinsichtlich gering ausgeprägtem sozialen Netzwerk, und 7 % hinsichtlich des Gefühls emotionaler Isolation aufklären lässt (Wilson et al. 2006). Eine weitere Studie fokussiert auf ältere Personen, welche als Kinder zur Zeit des Zweiten Weltkrieges in England evakuiert und dabei von ihren Eltern getrennt worden waren. Es stellt sich heraus, dass diese frühe Evakuationserfahrung 3,8 % der Varianz hinsichtlich Bindungsstil aufzuklären vermag (Foster et al. 2003).

Sozial-interpersonelle Variablen sind von herausragender Bedeutung für posttraumatische Anpassungsprozesse (Charuvastra und Cloitre 2008), was durch das Sozio-Interpersonelle Kontext-Modell, das eine Ergänzung zu bisherigen theoretischen Annahmen darstellt, weiter betont wird (Maercker und Horn 2012). So folgert eine Studie, welche sich auf ehemals politisch Inhaftierte in der ehemaligen DDR konzentriert, dass die drei PTBS-Syndrome Intrusion, Vermeidungsverhalten und Hyperreaktivität auch viele Jahre nach dem eigentlichen Trauma mit den Faktoren soziale Unterstützung, Vergebungstendenz, soziale Anerkennung und dysfunktionalem Disclosure assoziiert werden können (Krammer et al. 2011).

Kurz zusammengefasst: Frühe traumatische Erlebnisse scheinen die Ausbildung sozialer Ressourcen zu beeinträchtigen. Dies ist vor allem deshalb von Bedeutung, da sozial-interpersonellen Faktoren für eine Reihe psychischer und physischer Störungen eine Schutzwirkung zugeschrieben wird, welche bei geringer Ausprägung dieser protektiven Faktoren entfällt.

2.3 Kognition und Motivation

2.3.1 Kognition

In den letzten Jahren haben sich zahlreiche Studien mit der Beziehung zwischen stressreichen oder traumatischen Ereignissen und kognitiven Beeinträchtigungen oder Demenzerkrankungen bei älteren Menschen befasst (Golier et al. 2002; Joffe et al. 2003; Yaffe et al. 2010). So gibt es immer mehr Hinweise darauf, dass vor der Manifestation einer Demenzerkrankung häufig ein stressreiches Erlebnis zu beobachten war, welches möglicherweise eine Abnahme der kognitiven Funktionsfähigkeit bewirkt hat (Tsolaki et al. 2010). Weiter scheint es, dass die Tendenz, psychischen Stress zu erfahren, ein Risikofaktor für die Entwicklung einer Alzheimer - Demenz darstellt. Eine Längsschnittuntersuchung dazu zeigt, dass die größten Defizite vor allem hinsichtlich des episodischen Gedächtnisses zu verzeichnen sind (Wilson et al. 2003).

Ob frühe Stresserfahrungen die Entwicklung kognitiver Fähigkeiten im höheren Erwachsenenalter ebenfalls beeinflussen, ist bis dato Gegenstand aktueller Forschung. Untersuchungen, welche die ganze Lebensspannenperspektive berücksichtigen, sind nur vereinzelt zu finden. Eine kürzlich erschienene Studie hat den kognitiven Status bei Personen erfasst, die den Holocaust als Kinder erlebt hatten, und stellt fest, dass diese im Vergleich zu einer nicht traumatisierten Kontrollgruppe schlechtere Leistungen erbringen (Fridman et al. 2011). Ebenso zeigen Überlebende des Holocaust mit einer PTBS verglichen mit einer Kontrollgruppe ohne PTBS größere Einschränkungen hinsichtlich der Lernfähigkeit (Yehuda et al. 2006). Weitere Befunde weisen darauf hin, dass aversive Lebensbedingungen (beispielsweise niedriger sozioökonomischer Status) während der Kindheit mit einem erhöhten Risiko für eine Alzheimer-Demenz im späteren Lebensalter assoziiert sind (Moceri et al. 2000). Im Gegensatz dazu existieren auch Befunde, welche die angenommene Beziehung zwischen traumatischen Erfahrungen in der Adoleszenz und einer erhöhten Demenzprävalenz nicht unterstützen (Ravona-Springer et al. 2011). Obwohl die Mehrheit bisheriger Befunde darauf hindeutet, dass frühe traumatische Erfahrungen mit kognitiven Defiziten einhergehen, bleibt die Assoziation zwischen solchen frühen Erfahrungen und demenziellen Erkrankungen im Alter bisher weitgehend unerforscht (Hedges und Woon 2011).

2.3.2 Motivation

Motivationalen Prozessen wurde bisher in der Traumaforschung wenig Beachtung geschenkt. Ein vergleichsweise relativ häufig untersuchtes motivationales Konstrukt stellt die Selbstwirksamkeit dar (Bandura 1982). Es handelt sich dabei um die subjektive Überzeugung eines Individuums, spezifische Situationen und Anforderungen erfolgreich meistern zu können. Aus einer Übersichtsarbeit resultiert der Befund, dass bei Adoleszenten und Erwachsenen, die kollektiven Traumata ausgesetzt waren (z. B. Naturkatastrophen), eine moderat bis stark negative Beziehung zwischen Selbstwirksamkeit und PTBS zu finden ist. Demgemäß schätzen von PTBS betroffene Individuen ihre eigenen Fähigkeiten, mit der traumatischen Situation erfolgreich umgehen zu können, schwächer ein als nicht von PTBS Betroffene (Luszczynska et al. 2009).

Längsschnittliche Befunde weisen darauf hin, dass Selbstwirksamkeit als signifikanter Prädiktor für PTBS fungiert (Heinrichs et al. 2005; Johansen et al. 2007). Wie sich aber die gegenseitige Wirkungsrichtung gestaltet, ob das Erleben traumatischer Ereignisse einen Einfluss auf die Selbstwirksamkeit ausübt, bleibt offen. Aus psychotraumatologischer Perspektive kann angenommen werden, dass traumatische Erfahrungen möglicherweise motivationale Dysfunktionen zur Folge haben. Basierend darauf, dass PTBS das Demenzrisiko erhöht (Yaffe et al. 2010) und dass motivationale Fähigkeiten eine protektive Funktion hinsichtlich der kognitiven Leistungsfähigkeit bei älteren Individuen einnehmen (Forstmeier und Maercker 2008; Valentijn et al. 2006), ist es von großer Bedeutung, die zwischen Trauma und Motivation operierenden Mechanismen besser zu verstehen.

3 Weitere theoretische Modelle für langfristige Folgen

Die vorangegangenen Abschnitte haben exemplarisch auf einige bedeutsame Zusammenhänge zwischen Kindheitstraumatisierung und gesundheitsrelevanter Aspekte im Alter verwiesen, wobei bereits einige theoretische Annahmen aufgegriffen worden sind. Der nun folgende Abschnitt fokussiert auf zwei weitere zentrale Erklärungsansätze, der psychobiologische und der psychosoziale, die überblicksartig vorgestellt werden.

3.1 Psychobiologische Erklärung

Danese und McEwen (2011) legen ihrem kürzlich erschienen Review die Theorie der Allostasis zugrunde, um anhand dieser den Zusammenhang zwischen frühen Belastungserfahrungen und Gesundheit im Alter zu erklären. Allostasis bezeichnet dabei die reaktive Aktivität eines stressbelasteten Systems zum Zwecke der Wiederherstellung von Homöostase (McEwen 2000). So kombinieren sich das zentralnervöse, das endokrine und das immunologische System zum sog. allostatischen System, welches als Reaktion auf Stress eine kurzzeitige Anpassungsleistung zeigt. Eine länger andauernde Aktivierung dieses Systems führt jedoch zu einer allostatischen Überbelastung, wodurch der Körper von den Folgen dieser Überbelastung so stark beeinträchtigt wird, dass Abnutzungserscheinungen entstehen. Diese Prämissen untermauern die Autoren in ihrem Review anhand empirischer Befunde; bspw. werden auf neurobiologischer und Verhaltensebene Beeinträchtigungen hinsichtlich der Funktionsfähigkeit des präfrontalen Kortex, hinsichtlich exekutiver Funktionen, Impulsivität, Aufmerksamkeitslenkung, und erhöhte motorische Aktivität beschrieben. Auf der neuroendokrinen Ebene zeigen Kinder mit Missbrauchserfahrungen eine erhöhte Aktivierung der HPA-Achse und eine damit einhergehende veränderte Stressreaktivität. In immunologischer Hinsicht scheint eine chronisch erhöhte Aktivierung des Immunsystems vorzuliegen. Schließlich argumentieren die Autoren, dass einige dieser Veränderungen nicht nur beim Kind, sondern auch beim Erwachsenen mit Missbrauchserfahrung in der Kindheit haben festgestellt werden können, analog zu den Ergebnissen der Dunedin Studie (Danese et al. 2009). Folglich liegt der Schluss nahe, dass die psychobiologischen Prozesse des allostatischen Systems in der Lage sind, den Zusammenhang zwischen frühem Stress und Gesundheit im Alter zu vermitteln (Danese und McEwen 2011).

3.2 Psychosoziale Erklärung

Nach dem »Risky Family«-Modell stellt eine Familie, deren Kinder einer kalten, konfliktträchtigen und vernachlässigenden Erziehung ausgesetzt sind, ein Risiko für biologische, emotionale und soziale Entwicklungsdefizite dar. Das Modell knüpft dabei an die Theorie der Allostasis an, und erweitert diese – einen psychosozialen Fokus einnehmend – um zusätzliche, familienbezogene Risikobereiche (Repetti et al. 2002; Taylor et al. 2004). Zentral dabei ist, dass die familiäre Erziehungssituation eine Art Nährboden bildet, welcher mehr oder weniger für die kindliche Entwicklung bestimmter und zentraler Fähigkeiten geeignet ist. Ein risikoreicher Nährboden kann eine langfristige Fehlentwicklung nach aversiven Kindheitserlebnissen begünstigen – allerdings scheint keine umfassende Überprüfung dieses Modells gerade auch hinsichtlich Langzeiteffekte bis ins Alter zu bestehen.

3.3 Synopsis

Insgesamt scheint es, dass die beschriebenen und die ungenannt gebliebenen Ansätze zur Erklärung der zeitüberbrückenden Zusammenhänge von potenziell traumatischen Ereignissen in der Kindheit und verschiedenen Parametern der Gesundheit im Alter vorzugsweiseweise in einem multifaktoriellen Modell zusammengefasst werden, bspw. in einem Diathese-Stress-Modell. Ein solches ermöglicht heterogene und multidirektionale Entwicklungspfade, abhängig von der Art der erlebten traumatischen Erfahrung und den jeweiligen dispositionellen, sowie intra- und interpersonellen Bedingungen eines Individuums.

4 Diagnostische Probleme

Im Grunde genommen ist jedes psychometrische Instrument auch für gerontologische Fragestellungen bzw. Diagnostik anwendbar. Hinsichtlich Selektion, Anwendung und Auswertung von Instrumenten bestehen aber einige relevante Punkte, welchen Beachtung geschenkt werden sollte, und welche im Folgenden kurz erläutert werden.

4.1 Retrospektive Erfassung Kindheitstraumata

Naturgemäß wird in psychotraumatologischen Studien ein retrospektives anstelle eines prospektiven Studiendesigns verwendet. Dies bedeutet jedoch, dass bei einem gerontologischen Studienfokus die retrospektiv zu erfassenden Kindheitstraumata mindestens ein halbes Jahrhundert zurückliegen. Insbesondere sticht dabei als eine der wichtigsten Test-Gütekriterien die Test-Retest-Reliabilität heraus, welche hohe zeitliche Stabilität suggeriert, wobei richtlinienhalber ein Wert von >.70 als psychometrisch akzeptabel gilt (Myers und Winters 2002). Um Verzerrungen vorzubeugen oder diese zumindest abschätzen zu können, sollten in gerontologischen Studien die im Folgenden aufgeführten Störvariablen beachtet werden: Generelle Gedächtniseffekte u. a. das false memory syndrome, Carry-Over-Effekte (da der Bericht der Traumaerlebnisse in der Kindheit auf Variablen, die anschließend erfasst werden, abfärben kann), Positionseffekte (aufgrund einer erhöhten Ermüdbarkeit älterer Menschen), Abneigung gegenüber Selbstoffenbarung, Dissimulation, die Verwendung von Alkohol oder Drogen zur Symptommaskierung, und kognitive, motorische oder sensorische Einschränkungen können allesamt Herausforderungen für den forschenden Gerontotraumatologen darstellen (Cook und O'Donnell 2005; Gunzelmann und Oswald 2002; Huber 2002; Laney und Loftus 2005; Weintraub und Ruskin 1999). Zudem ist ein sensitiver Umgang mit diagnostischen Kriterien ratsam, welche auf psychosomatische oder somatoforme Symptome abzielen, da diese bei älteren Menschen nicht per se Folgen psychischer Störungen sind, sondern auch normale Phänomene des natürlichen Alterungsprozesses repräsentieren können.

4.2 PTBS-Kriterien

Kinder weisen eine etwas andersartige posttraumatische Symptomkonstellation als Erwachsene auf, sodass für Kinder alternative, adaptierte Diagnosekriterien Verwendung finden sollten (Scheeringa et al. 2006). Doch wie sieht es auf der anderen Seite des Lebens aus – können für Ältere dieselben Kriterien zur Erfassung einer PTBS verwendet werden wie für jüngere Erwachsene, oder ist die Ausprägung der PTB-Symptomkonstellation lebensphasenspezifisch? Ein kürzlich erschienener Review berichtet sowohl von Überschneidungen als auch von Differenzen hinsichtlich der PTB-Symptomatik bei Erwachsenen und Älteren (Lapp et al. 2011). Ein klareres Bild über die PTBS im Alter scheint bisher nicht greifbar zu sein, was mitunter auch durch die Heterogenität der Alterungsprozesse bedingt wird. Weiter wird die PTBS bei Erwachsenen mit Beeinträchtigungen assoziiert, welche zu einem gewissen Teil den Veränderungen innerhalb eines normalen Alterungsprozesses entsprechen; bspw. können sich Aufmerksamkeit, Gedächtnis und exekutive Funktionen bei Erwachsenen mit PTBS ähnlich präsentieren wie bei alternden Personen (Lapp et al. 2011). Im Grunde genommen verbergen sich hier die Prämissen der Multidirektionalität und -dimensionalität des Alterns (Martin und Kliegel 2005), was die differenzierte Betrachtung der PTBS im Alter jedoch ungemein erschwert. Aufgrund dessen ist es von zentraler Bedeutung, die PTBS im gerontologischen Setting nicht als alleinstehendes Phänomen, sondern stets als »pleomorphe Störung« (Hyer et al. 1995) vor dem sich kontinuierlich verändernden Hintergrund des Alterns zu begreifen.

4.3 Kontroverse KPTBS-Konzeption

Ob und in welcher Form das Störungskonzept KPTBS in die revidierten Kriterienverzeichnisse Einlass erfährt, ist bisher offen. Potenziell wird anstelle der KPTBS auch dem ähnlich, aber etwas allgemeiner gefassten Konstrukt Extreme Stress Disorder (ESD) der Vortritt gegeben (Cloitre et al. 2011).

In Übereinstimmung mit der KPTBS insofern, als dass ebenso ein lang anhaltendes Erleben von wiederholten oder multiplen traumatischen Stressoren vorausgesetzt wird, unterscheidet sich das Kriterienkonzept der ESD aber anhand der postulierten Symptome: chronische Wahrnehmung von aktueller Bedrohung, oftmals im Sinne von Hyperarousal und Misstrauen; Emotionsdysregulation inklusive dissoziativen Zuständen; gestörte Eigenwahrnehmung im Sinne eines chronischen Gefühls innerer Leere und des Gefühls, beschädigt, wertlos und anders als andere zu sein; interpersonelle Schwierigkeiten, sodass Beziehungen und positive Bindungen nur schwer aufrecht erhalten werden können; sowie emotionales Abstumpfen im Sinne von fehlender Wahrnehmung der eigenen Gefühle und Schwierigkeiten im Erleben positiver Emotionen.

Auf der einen Seite wird der rein deskriptive Pfad der Kriterienkataloge durch die Einführung einer weiteren ätiologisch begründeten Diagnose, sei es KPTBS, sei es ESD, sei es ein anderes Störungskonzept, erneut verlassen. Weiter könnte der Anschein einer monokausalen Entwicklung aufkommen, sodass künftig biologischen Faktoren ein zu geringer Stellenwert beigemessen werden könnte, obgleich von Befürwortern des Störungskonzepts stets auf ein zugrunde liegendes biopsychosoziales Modell verwiesen, und kontinuierlich betont wird, dass das Traumakriterium notwendig, aber nicht hinreichend für die Entwicklung einer solch komplexen Störung ist. Zusätzlich wird von Gegnern argumentiert, dass durch die Einführung einer solchen Störung zukünftig komorbide Störungen übersehen und unbehandelt bleiben könnten, bei gleichzeitiger Vernachlässigung der Erfassung positiver Ressourcen. Schließlich wird argumentiert, dass chronische Belastungsfaktoren bereits mittels der Achse-V erfasst werden, und somit die Notwendigkeit einer weiteren Erfassungsmöglichkeit redundant erscheint (Schmid et al. 2010).

Auf der anderen Seite bietet die Etablierung eines neuen diagnostischen Zugangs eine differenziertere Herangehensweise an das symptomatische Bild von Personen mit komplexer Typ II-Traumatisierung. Auf diese Weise kann die ganze Breite der Symptomatik sinnvollerweise nicht mit mehreren komorbiden, sondern mit einer einzelnen Diagnose abgedeckt werden. Eine klare Zuordnung der Symptomatik zu einem Störungsbild entlastet den Betroffenen in seinem Eigenverständnis, ist wegbereitend für die Erforschung effizienter Therapieansätze, was wiederum der zur Chronifizierung neigenden Störung entgegen steuert. Weiter hilft dem Betroffenen eine klare Diagnosestellung Ansprüche auf Versicherungsgelder geltend zu machen. Und schließlich sensibilisiert die Einführung dieser Diagnose die Öffentlichkeit für das Thema potenziell traumatische Ereignisse in der Kindheit und die oft langfristigen Folgen und Beeinträchtigungen der Betroffenen (Schmid et al. 2010).

5 Resümee

Die Erfahrung von potenziell traumatischen Ereignissen endet nicht an der Schwelle zum Erwachsensein, sondern bleibt dem Betroffenen im Sinne einer Beeinträchtigung verschiedener zentraler Entwicklungsfolgen mit großer Wahrscheinlichkeit ein Leben lang ein allzu treuer Weggefährte. So können bei Betroffenen vermehrt Defizite im Bereich physischer und psychischer Gesundheit, kognitiver Leistungsfähigkeit, sozialer Ressourcen und wahrscheinlich weiterer verzeichnet werden, wobei der Erklärungsansatz die Heterogenität und Multidirektionalität der individuellen Entwicklung beinhalten sollte, was am besten durch ein Diathese-Stress-Modell erfüllt wird. Es darf jedoch nicht vernachlässigt werden, dass ein negatives Ereignis nicht per se zu einem negativen Entwicklungs-Outcome beiträgt. So soll auch die U-förmige Beziehung zwischen life events und gesundheitsrelevanten Parametern nicht unerwähnt bleiben, postulierend, dass manch aversivem Ereignis möglicherweise sogar eine salutogene Wirkung inne liegt und förderlich für die persönliche Resilienz zu sein vermag (Seery et al. 2010). Aber auch mit einem nicht-linearen Zusammenhang bleibt die Wirkungsrichtung dieselbe.

Das abschließende Fazit als Metapher: Die Schuhe der Kindheit bleiben auch im Alter noch übergestreift und beeinflussen, wie und wohin wir gehen und wer uns begleitet.

Literatur

Bandura A (1982) Self-efficacy mechanisms in human agency. Am Psychologist 27:122–147.
Barel E, Van Ijzendoorn MH, Sagi-Schwartz A, Bakermans-Kranenburg MJ (2010) Surviving the Holocaust: a meta-analysis of the long-term sequelae of a genocide. Psychological Bull 136:677–698.
Briere J, Rickards S (2007) Self-awareness, affect regulation, and relatedness. Differential sequels of childhood versus adult victimization

experiences. J Nervous & Mental Disease 195:497–503.

Briere J, Spinazzola J (2005) Phenomenology and psychological assessment of complex posttraumatic states. J Traumatic Stress 18:401–412.

Byers AL, Yaffe K, Covinsky KE, Friedman MB, Bruce ML (2010) High occurrence of mood and anxiety disorders among older adults. Arch Gen Psychiatry 67:489–496.

Charuvastra A, Cloitre M (2008) Social bonds and posttraumatic stress disorder. Ann Rev Psychology 59:301–328.

Cloitre M, Cohen LR, Koenen KC (2006) Treating survivors of childhood abuse. Psychotherapy for the interrupted life. New York: Guilford.

Cloitre M, Maercker A, Weissbecker I (2011) Mündliche Mitteilung über Extreme Stress Disorder am 3. November.

Cook JM, O'Donnell C (2005) Assessment and psychological treatment of posttraumatic stress disorder in older adults. J Geriatric Psychiatry and Neurology 18:61–71.

Danese A, McEwen BS (2011) Adverse childhood experiences, allostasis, allostatic load, and age-related disease. Physiology & Behavior.

Danese A, Moffitt TE, Harrington H, Milne BJ, Polanczyk G, Pariante CM, et al. (2009) Adverse childhood experiences and adult risk factors for age-related disease. Arch Pediatrics & Adolescent Medicine 163:1135–1143.

De Bellis MD, Van Dillen T (2005) Childhood post-traumatic stress disorder: an overview. Child and Adolescent Psychiatric Clinics of Northern America 14:745–772.

Deegener G (2009) Kindesmisshandlung und Vernachlässigung. In: Maercker A (Hrsg.) Posttraumatische Belastungsstörungen (3. Aufl.). Heidelberg: Springer.

Fischer CJ, Struwe J, Lemke MR (2006) Langfristige Auswirkungen traumatischer Ereignisse auf somatische und psychische Beschwerden. Nervenarzt 77:58–63.

Ford JD, Courtois CA (2009) Defining and understanding Complex Trauma and Complex Traumatic Stress Disorders. In: Courtois CA, Ford JD (Hrsg.) Treating Complex Traumatic Stress Disorders. An evidence-based guide. New York: Guilford.

Forstmeier S, Maercker A (2008) Motivational reserve: Lifetime motivational abilities contribute to cognitive and emotional health in old age. Psychology & Aging 23:886–899.

Foster D, Davies S, Steele H (2003) The evacuation of British children during World War II: a preliminary investigation into the long-term psychological effects. Aging & Mental Health 7:398–408.

Fridman A, Bakermans-Kranenburg MJ, Sagi-Schwartz A, Van Ijzendoorn MH (2011) Coping in old age with extreme childhood trauma: Aging Holocaust survivors and their offspring facing new challenges. Aging & Mental Health 15:232–242.

Glaesmer H, Gunzelmann T, Braehler E, Forstmeier S, Maercker A (2010) Traumatic experiences and posttraumatic stress disorder among elderly Germans: results of a representative population-based study. Int Psychogeriatrics 22:661–670.

Golier JA, Yehuda R, Lupien SJ, Harvey PD, Grossman R, Elkin A (2002) Memory performance in Holocaust survivors with posttraumatic stress disorder. Am J Psychiatry 159:1682–1688.

Gunzelmann T, Oswald WD (2002) Gerontopsychologische Diagnostik. In Maercker A (Hrsg.) Alterspsychotherapie und klinische Gerontopsychologie. Heidelberg: Springer.

Hedges DW, Woon FY (2011) Early-life stress and cognitive outcome. Psychopharmacology 214: 121–130.

Heinrichs M, Wagner D, Schoch W, Soravia LM, Hellhammer DH, Ehlert U (2005) Predicting posttraumatic stress symptoms from pretraumatic risk factors: A 2-year prospective follow-up study in firefighters. Am J Psychiatry 162:2276–2286.

Herman JL (1992) Complex PTSD: a syndrome in survivors of prolonged and repeated trauma. J Traumatic Stress 5:377–390.

Herman JL (2006) Die Narben der Gewalt. Traumatische Erfahrungen verstehen und überwinden. Paderborn: Junfermann.

Hobfoll SE (1989) Conservation of resources: a new attempt at conceptualizing stress. Am Psychologist 44:513–524.

Huber O (2002) Das psychologische Experiment: eine Einführung (3. Aufl.). Bern: Hans Huber.

Hyer L, Summers MN, Braswell L, Boyd S (1995) Posttraumatic stress disorder: silent problem among older combat veterans. Psychotherapy 32:348–364.

Joffe C, Brodaty H, Luscombe G, Ehrlich F (2003) The Sydney Holocaust study: posttraumatic stress disorder and other psychosocial morbidity in an aged community sample. J Traumatic Stress 16:39–47.

Johansen VA, Wahl AK, Eilertsen DE, Weisaeth L (2007) Prevalence and predictors of posttraumatic stress disorder (PTSD) in physically injured victims of non-domestic violence. A longitudinal study. Soc Psychiatry and Psychiatric Epidemiology 42:583–593.

Kaufman J, Charney D (2001) Effects of early stress on brain structure and function: implications for understanding the relationship between child maltreatment and depression. Development of Psychopathology 13:451–471.

Krammer S, Fankhauser S, Schützwohl M, Gäbler I, Maercker A (2011) Der Einfluss sozial-interpersoneller Variablen auf die PTBS-Symptomatik bei ehemals Politisch Inhaftierten der DDR. Poster präsentiert am 9. Lizentiandinnen-, Masterstudierenden- und Doktorandinnen-Kongress (LiMaDoKo) der Universität Zürich.

Kuwert P, Spitzer C, Träder A, Freyberger HJ, Ermann M (2007) Sixty years later: post traumatic stress symptoms and current psychopathology in former German children of World War II. Int Psychogeriatrics 19:955–961.

Laney C, Loftus EF (2005) Traumatic memories are not necessarily acurate memories. Can J Psychiatry 50:823–828.

Lapp LK, Agbokou C, Ferreri F (2011) PTSD in the elderly: the interaction between trauma and aging. Int Psychogeriatrics 23:858–868.

Leuenberger M (2008 a) Wissenschaftlicher Schlussbericht. Verdingkinder, Schwabengänger, Spazzacamini und andere Formen der Fremdplatzierung und Kinderarbeit in der Schweiz im 19. und 20. Jahrhundert. (http://www.verdingkinder.ch/schlussbericht.pdf, Zugriff am 01.12.2011).

Leuenberger M (2008 b) Versorgt und vergessen. Ehemalige Verdingkinder erzählen (3. Aufl.). Zürich: Rotpunktverlag.

Luszczynska A, Benight CC, Cieslak R (2009) Self-efficacy and health-related outcomes of collective trauma. A systematic review. Eur Psychologist 14:51–62.

Maercker A (2002) Alterspsychotherapie und klinische Gerontopsychologie. Berlin: Springer.

Maercker A, Horn A (2012) A Social-Interpersonal Context Model of PTSD: the case for environments and interpersonal processes. Clinical Psychology & Psychotherapy.

Maercker A, Pielmaier L (2010) Gibt es posttraumatische Belastungsstörungen bei älteren Schweizerinnen und Schweizern? Schweizer Archiv für Neurologie und Psychiatrie 161:64–68.

Martin M, Kliegel M (2005) Psychologische Grundlagen der Gerontologie. Stuttgart: Kohlhammer.

McEwen B (2000) Allostasis and allostatic load. In Fink G (Hrsg.) Encyclopedia of Stress. San Diego: Academic Press.

Moceri VM, Kukull WA, van Belle G, Larson EB (2000) Early-life risk factors and the development of Alzheimer's disease. Neurology 54:415–420.

Myers K, Winters N (2002) Ten-year review of rating scales, I: overview of scale functioning, psychometric properties and selection. J Am Acad of Child & Adolescent Psychiatry 41:114–128.

Pesonen AK, Räikkönen K, Feldt K, Heinonen K, Osmond C, Phillips DIW, Barker DJP, Eriksson JG, Kajantie E (2009) Childhood separation experience predicts HPA axis hormonal responses in late adulthood: A natural experiment of World War II. Psychoneuroendocrinology 35:758–767.

Ravona-Springer R, Schaneider Beeri M, Goldbourt U (2011) Exposure to the Holocaust and World War II concentration camps during late adolescence and adulthood is not associated with increased risk for dementia at old age. J Alzheimer's Disease 23:709–716.

Repetti RL, Taylor SE, Seeman TE (2002) Risky families: family social environments and the mental and physical health of offspring. Psychological Bull 128:330–366.

Scheeringa MS, Wright MJ, Hunt JP, Zeanah CH (2006) Factors affecting the diagnosis and prediction of PTSD symptomatology in children and adolescents. Am J Psychiatry 163:644–651.

Schmid M, Fegert JM, Petermann F (2010) Aktuelle Kontroverse. Traumaentwicklungsstörung: Pro und Contra. Kindheit und Entwicklung 19:47–63.

Seery MD, Holman EA, Cohen Silver R (2010) Whatever does not kill us: cumulative lifetime adversity, vulnerability, and resilience. J Personality and Soc Psychology 99:1025–1041.

Spitzer C, Barnow S, Völzke H, John U, Freyberger HJ, Grabe HJ (2008) Trauma and posttraumatic stress disorder in the elderly: findings from a German community study. J Clinical Psychiatry 69:693–700.

Taylor SE, Lerner SJ, Sage RM, Lehman BJ, Seeman TE (2004) Early environment, emotions, responses to stress, and health. J Personality 72:1365–1393.

Teegen F, Cizmic LD (2003) Traumatische Lebenserfahrungen und heutige Belastungsstörungen pflegebedürftiger alter Menschen. Z Gerontopsychologie & -psychiatrie 16:77–91.

Terr LC (1989) Treating psychic trauma in children. J Traumatic Stress 2:3–20.

Tsolaki M, Papaliagkas V, Kounti F, Messini C, Boziki M, Anogianakis G, Vlaikidis N (2010) Severely stressful events and dementia: a study of an elderly Greek demented population. Psychiatry Research 176:51–54.

UNICEF (2009) Kinderarbeit. Grenzenlose Ausbeutung. (http://www.younicef.de/fileadmin/Medien/PDF/I_0096_Kinderarbeit_2009.pdf, Zugriff am 01. 12. 2011).

Valentijn SAM, Hill RD, Van Hooren SAH, Bosma H, Van Boxtel MPJ, Jolles J, Ponds RWHM (2006) Memory self-efficacy predicts memory performance: results from a 6-year follow-up study. Psychology and Aging 21:165–172.

Van der Hal-Van Raalte EAM, Bakermans-Kranenburg MJ, Van Ijzendoorn MH (2008) Diurnal cortisol patterns and stress reactivity in child Holocaust survivors reaching old age. Aging & Mental Health 12:630–638.

Van der Hart O, Nijenhuis ERS, Steele K (2005) Dissociation: an insufficiently recognized major feature of complex PTSD. J Traumatic Stress 18:413–423.

Weintraub D, Ruskin PE (1999) Posttraumatic stress disorder in the elderly: a review. Harvard Rev of Psychiatry 7:144–152.

Wernicke TF, Linden M, Gilberg R, Helmchen H (2000) Ranges of psychiatric morbidity in the old and the very old – results from the Berlin Aging Study (BASE). Eur Arch Psychiatry and Clinical Neuroscience 250:111–119.

Wilson RS, Evans DA, Bienias J, Mendes de Leon CF, Schneider JA, Bennett DA (2003) Proneness to psychological distress is associated with risk of Alzheimer's disease. Neurology 61:1479–1485.

Wilson RS, Krueger KR, Arnold SE, Barnes LL, Mendes de Leon CF, Bienias JL, Bennett DA (2006) Childhood adversity and psychosocial adjustment in old age. Am J Geriatric Psychiatry 14:307–315.

Yaffe K, Vittinghoff E, Lindquist K, Barnes D, Covinsky KE, Neylan T, Kluse M, Marmar C (2010) Post-traumatic stress disorder and risk of Dementia among U.S. veterans. Arch Gen Psychiatry 67:608–613.

Yehuda R, Elkin A, Binder-Brynes K, Kahana B, Southwick SM, Schmeidler J, Giller EL (1996) Dissociation in aging Holocaust survivors. Am J Psychiatry 153:935–940.

Yehuda R, Tischler L, Golier JA, Grossman R, Brand SR, Kaufman S, Harvey PD (2006) Longitudinal assessment of cognitive performance in Holocaust survivors with and without PTSD. Biol Psychiatry 60:714–721.

2 Delinquenz und frühe Stresserfahrungen

Manuela Dudeck

> **Kapitelübersicht**
> 1 Einleitung
> 2 Frühkindliche Traumata und Antisozialität
> 3 Opfer-Täter-Transfer bei Sexualstraftätern
> 4 Traumaassoziierte Phänomene während der Straftat
> 5 Zusammenfassung

1 Einleitung

Straftaten setzen sich aus der Motivation, der Gelegenheit und der Fertigkeit, eine Straftat zu begehen, zusammen. Während ein Motiv und die Gelegenheit nahezu jedem einmal im Leben begegnen, verbergen sich in der Fertigkeit dynamische als auch statische Risikofaktoren, die delinquentes Handeln möglich machen und damit die Tat- und Rückfallwahrscheinlichkeit bestimmen können. Andrews und Bonta (2010) haben die stabilen Parameter als statische, die änderbaren als dynamische Prädiktoren bezeichnet. Biographische Brüche, d. h. Traumata, sind als statische Prädiktoren relativ früh identifiziert worden und haben viele Autoren dazu angeregt, Zusammenhänge zwischen frühen traumatischen Erfahrungen und späterer Delinquenzentwicklung zu untersuchen.

Die Ergebnisse epidemiologischer Studien zur Prävalenz von Traumata und Posttraumatischer Belastungsstörung (PTBS) in Gefängnissen legen nahe, dass es sich um einen bedeutenden Forschungsgegenstand handelt. So kann bei nahezu jedem Häftling mindestens ein Trauma diagnostiziert werden, wobei emotionale, körperliche und sexuelle Missbrauchserfahrungen führend sind (Blitz et al. 2008; Dudeck et al. 2009, 2011; Drenkhahn et al. 2010; Gibson et al. 1999; Powell et al. 1997). Die Lebenszeitprävalenzen für eine PTBS liegen bei 21 – 33 % und damit bis zu vier Mal höher als in der Allgemeinbevölkerung (Alonso et al. 2004; De Albuquerque et al. 2003; Maercker et al. 2008).

Da Traumafolgestörungen selten in eine Schuldfähigkeitsbeurteilung einbezogen werden müssen und Maßregelpatienten therapeutische Interventionen oft nicht angemessen rezipieren und umsetzen, weil sie sich nicht als traumatisiert erleben, sind Untersuchungen in forensischen Settings selten geblieben. Dennoch finden wir auch in diesem Bereich hohe bis höchste Traumaprävalenzen mit einer PTBS-Auftretenswahrscheinlichkeit von 36 % (Spitzer et al. 2001).

Auch wenn die o. g. PTBS-Häufigkeiten deutlich über denen der Allgemeinbevölkerung rangieren, bilden diese nicht die hohe Traumatisierungsrate bei Gefängnisinsassen und Maßregelpatienten ab.

2 Frühkindliche Traumata und Antisozialität

Nun können Folgeerscheinungen nach einem Trauma auf unterschiedlichen Stufen der Konkretisierung untersucht werden. Die abstrakteste, allerdings am häufigsten ermittelte Ebene ist die der psychiatrischen Krankheitsbilder und unterschätzt damit hochwahrscheinlich die Folgen von sexuellem und emotionalem Missbrauch (Fischer und Riedesser 2009). Die alleinige Konzentration auf die Entwicklung einer Posttraumatischen Belastungsstörung führt zur Skotomisierung für zunächst wenig in Zusammenhang stehende Folgen wie etwa die antisoziale Entwicklung, die aus Sicht einer entwicklungspsychologischen Perspektive in Krisensituationen z. B. das Wiederaufleben eines Inzesttraumas erwarten lassen kann. Darüber hinaus ist Traumatisierung ein Risikofaktor für zahlreiche weitere psychische Störungen, ohne das als Mediator notwendigerweise eine PTBS auftreten muss.

Dass frühkindliche Missbrauchserfahrungen in der Entwicklung der antisozialen Persönlichkeitsstörung eine wichtige Rolle spielen, ist ein in der Literatur mittlerweile unumstrittenes Phänomen. Insbesondere Kurzzeiteffekte von körperlicher und sexueller Gewalt im Kindesalter sind gut untersucht (Pietrzak et al. 2011; Sousa et al. 2010). Je früher der Missbrauch stattfindet, je schwerer er ist und je geringer die protektiven bzw. korrektiven Faktoren sind, desto gravierender und pervasiver ist die spätere Symptomatik (Fischer und Riedesser 2009; Semiz et al. 2007). So entwickeln Opfer von früher Traumatisierung oft aggressives Verhalten, welches sich in verschiedenster Delinquenz zeigen kann (Curie 2006; Herrenkohl et al. 2008). Weniger bekannt sind Langzeiteffekte von kindlicher Traumatisierung. Aus der prospektiven Studie von Widom (1989a) geht hervor, dass missbrauchte und vernachlässigte Personen früher straffällig werden als solche ohne traumatische Erfahrungen. Darüber hinaus erhöht eine Traumatisierung im Kindesalter das Risiko, als Jugendlicher inhaftiert zu werden um etwa 50 %. Die Untersuchung von Kopp und Kollegen (2009) konnte zeigen, dass drei Viertel der untersuchten Kurzzeitgefangenen antisozial waren, über traumatische Erfahrungen in Kindheit und Jugend berichteten und sich gegenüber Gefängnisinsassen ohne antisoziale Persönlichkeitsstörung ein Trend zur schwereren und häufigeren Traumatisierungen abzeichnen ließ. Hinzu kam eine besonders hohe Ausprägung auf der Dimension körperlicher Missbrauch, die einen Prädiktor für eine längere Gesamthaftdauer darstellte und die Hypothese des »cycle of violence« bestätigte, nach der Opfer von Gewalt ein höheres Risiko tragen, in ihrem späteren Leben selbst gewalttätig zu werden, was für schwerere Straftaten und damit längere Haftstrafen sprechen könnte (Widom 1989b). Vor diesem Hintergrund war in der Studie von Kopp und Kollegen (2009) körperlicher Missbrauch in der Kindheit mittelbar über die Entwicklung einer antisozialen Persönlichkeitsstörung an einem delinquenten Lebensstil beteiligt.

3 Opfer-Täter-Transfer bei Sexualstraftätern

Die Transmission von Gewalt im Sinne einer Veränderung der früheren Opfer- in eine spätere Täterrolle ist ein in der Literatur in den vergangenen 30 Jahren breit diskutiertes Phänomen, das auch für den Bereich sexueller Missbrauchshandlungen untersucht wurde und differenzierter als bisher zu sehen ist (Dudeck et al. in Druck; Widom 1989 a, 1989 b). Ursächlich werden psychodynamische Konstrukte wie die »Identifikation mit dem Angreifer«, desorganisierte Bindungsmuster und das Vorhandensein von Alexithymie diskutiert.

Sex- und gewaltbezogene Opfererfahrungen in der Kindheit stellen ein erhebliches Risiko für den entwicklungspsychologischen Prozess dar und können auch den »cycle of sexual violence« initiieren, d. h. ein Risikofaktor für spätere Sexualstraftaten darstellen (Lösel und Bender 1997).

Prospektive Studien von Opfern sexueller Übergriffe in der Allgemeinbevölkerung zeigen, dass die Prävalenz für Sexualdelikte bei Menschen, die als Kind sexuell missbraucht wurden, bei ca. 12 % liegt (Salter et al. 2003; Skuse 2003). Im Vergleich zu anderen frühen Traumen weisen Opfer von sexuellem Missbrauch in der Kindheit ein nahezu fünffach erhöhtes Risiko auf, später selbst Sexualstraftäter zu werden (Spatz Widom et al. 1994). Diesen Befund konnten Dudeck und Kollegen (2011) an Langzeitgefangenen replizieren.

Die Bedeutung von frühkindlichen Missbrauchserfahrungen für spätere Sexualstraftaten innerhalb unterschiedlichster Straftäterpopulationen zeigt sich u. a. daran, dass 12–35 % der Sexualstraftäter über sexuellen Missbrauch berichten (Burton et al. 2002; English et al. 2003; Glasser et al. 2001). Früher sexueller Missbrauch in Verbindung mit emotionaler Vernachlässigung und familiärer Dysfunktion war in der Untersuchung von Lee (2002) Entwicklungs- und Risikofaktor für die Entstehung von Pädophilie, Exhibitionismus und anderen sexuellen Präferenzstörungen. Pädophile Sexualstraftäter berichteten signifikant häufiger als Sexualstraftäter gegen Erwachsene über frühen sexuellen Missbrauch, wobei die Devianz schon im Jugendalter delinquent in Erscheinung trat (Jespersen et al. 2009; Kenny et al. 2001; Simons et al. 2008).

4 Traumaassoziierte Phänomene während der Straftat

Im Hinblick auf psychische Störungen und dissoziative Phänomene bei Sexualstraftätern gibt es eine große Spannbreite an Studienergebnissen, die Phobie und Introvertiertheit in den Vordergrund rücken und hohe Dissoziationswerte formulieren. Im Vergleich zur Allgemeinbevölkerung zeigen Sexualstraftäter zu ca. 80 % erhöhte Dissoziationswerte, wobei auch bei ca. 50 % der Gewaltstraftäter vermehrte Dissoziationsneigung auftritt (Bliss und Larson 1985; Dudeck et al. 2006; Ellason und Ross 1999). Deliktübergreifend finden sich im forensisch-psychiatrischen Kontext Prävalenzen von 21–49 % (Campbell 1999; Liß 2002; Snow 1996; Spitzer et al. 2003; Stein 2000). Dabei zeigen Maßregelpatienten häufiger dissoziative Phänomene als Gefängnisinsassen (Carrion und Steiner 2000; Snow 1996).

Dennoch ist weitgehend ungeklärt, welche traumaassoziierten Mechanismen unmittelbar während der Straftat eine Rolle spielen können, obwohl Maßregelpatienten zu 75 % über dissoziative Symptome während der Straftat berichten (Dudeck et al. 2007). Das ist jedoch vor dem Hintergrund, dass Dissoziation den Weg zur Delinquenz ebnen, die Deliktbegehung initiieren und Gewaltepisoden mit dissoziativer Amnesie bis hin zu Serienstraftaten perpetuieren kann, nicht verwunderlich (Dulz et al. 1997). Zwei Erklärungsansätze scheinen dabei plausibel zu sein. Einmal kann Delinquenz als Form der Spannungsabfuhr und Stressregulation auf Borderline-Niveau verstanden werden. Zum anderen kann die »peridelktische Dissoziation« zur Neutralisierung durch die Straftat entstandener unerträglicher Affekte dienen. Voraussetzung für tatsoziierte dissoziative Phänomene ist hochwahrscheinlich ein hoher affektiver und impulsiver Impact und andererseits ein Ich-dyston erlebter Tathergang, der eine Interpretation der Straftat verunmöglicht. Die dissoziative Amnesie zeigt sich insbesondere häufig bei Fehlen von Vorsätzlichkeit als Folge hoher emotionaler Erregung bzw. Anspannung und ist nicht Zeichen von Dissimulation (Moskowitz 2004). Gerade bei Personen, die durch ihr eigenes Delikt traumatisiert sind, finden wir transiente Depersonalisationsphänomene und Amnesien als Formen der peritraumatischen Dissoziation. Abzugrenzen bleibt hier allerdings die simulierte Amnesie manipulativer Täter.

5 Zusammenfassung

Der Versuch, psychotraumatologische Erklärungsansätze zu straftatrelevantem Verhalten zu finden, wird sowohl in der Öffentlichkeit als auch im wissenschaftlichen Kontext häufig mit der Entschuldigung der Täter gleichgesetzt. In keinem anderen Bereich mischen sich allgemeine Moralvorstellungen mit empirischen Befunden zu tatrelevanten Faktoren. Insbesondere Untersuchungen zu Opferschaft von Tätern sind stark moralisch konnotiert, so dass die o. g. Ergebnisse in ihrer gesundheitspolitischen Bedeutung unterschätzt und oft nicht identifiziert werden, obwohl sowohl Maßregelpatienten als auch Gefängnisinsassen einen Anspruch auf eine angemessene psychiatrische Behandlung haben (Dudeck und Freyberger 2011).

Die erhobenen Befunde sind im Einklang mit neurophysiologischen, neurobiologischen und den Ergebnissen aus bildgebenden Verfahren notwendig, um den Ausgangspunkt für kriminelles Verhalten zu definieren und entsprechende Therapieverfahren anzubieten. Möglicherweise kann eine dezidierte Traumatherapie bei Straftätern dazu führen, dass sich emotionale Prozesse initiieren lassen, die Opferempathie ermöglichen und so Rückfälligkeit verringern.

Literatur

Alonso J, Angermeyer MC, Bernert S, et al. (2004) Disability and quality of life impact of mental disorders in Europe: results from the European Study of the Epidemiology of Mental Disorders (ESEMeD) project. Acta Psychiatr Scand 420:38–46.

Andrews DA, Bonta J (Hrsg.) (2010) The Psychology of Criminal Conduct. 5th Edition. New Providence: Anderson publishing.

Bliss EL, Larson EM (1985) Sexual criminality and hypnotizability. J Nerv Ment Dis 173:522–526.

Blitz CL, Wolff N, Shi J (2008) Physical victimization in prison: The role of mental illness. Int J Law Psychiatry 31:385–393.

Burton DL, Miller DL, Shill CT (2002) A social learning theory comparison of the sexual victimization of adolescent sexual offenders and nonsexual offending male delinquents. Child Abuse Negl 26:893–907.

Campbell LM. Dissociative Tendencies and violent behaviour in a male forensic psychiatric population (dissertation). New School for Social Research.

Carrion VG, Steiner H (2000) Trauma and dissociation in delinquent adolescents. J Am Acad Child Adolesc Psychiatry 39:353–359.

Curie C (2006) Animal cruelty by children exposed to domestic violence. Child Abuse Negl 30:425–435.

DeAlbuquerque A, Soares C, De Jesus PM, Alves C (2003) Post-traumatic stress disorder. Assessment of its rate of occurrence in the adult population of Portugal. Acta Med Portugal 16:309–320.

Drenkhahn K, Spitzer C, Freyberger HJ, Dünkel F, Dudeck M (2010) Psychische Symptombelastung und Straftäterbehandlung im langen Freiheitsentzug – erste Ergebnisse einer internationalen Untersuchung. Trauma & Gewalt 4(4):270–280.

Dudeck M, Barnow S, Spitzer C, Stopsack M, Gillner M, Freyberger HJ (2006) Die Bedeutung von Persönlichkeit und sexueller Traumatisierung für forensische Patienten mit einem Sexualdelikt. Psychother Psychosom Med Psychol 56:147–153.

Dudeck M, Spitzer C, Gillner M, Freyberger HJ (2007) Dissoziative Phänomene während der Straftat bei forensischen Patienten – eine Pilotstudie. Trauma & Gewalt 2:34–42.

Dudeck M, Kopp D, Drenkhahn K, Kuwert P, Orlob S, Lüth HJ, Freyberger HJ Spitzer C (2009) Die Prävalenz psychischer Erkrankungen bei Gefängnisinsassen mit Kurzzeitstrafe. Psych Prax 36:1–6.

Dudeck M, Drenkhahn K, Spitzer C, Barnow S, Kopp D, Freyberger HJ, Dünkel F (2011) Traumatisation and mental distress in long-term prisoners in Europe. Punishment & Society 13(4):403–423.

Dudeck M, Freyberger HJ (2011) Grenzen des Trauma-Konzepts und klinische Irrtümer. Forens Psychiatr Psychol Kriminol 5:12–17.

Dudeck M, Drenkhahn K, Spitzer C, Barnow S, Dünkel F, Freyberger HJ, Grabe H (in Druck) Gibt es eine Assoziation zwischen familiärem sexuellen Missbrauch und späteren Sexualstraftaten. Psych Prax.

Dulz B, Jensen M (1997) Vom Trauma zur Aggression – von der Aggression zur Delinquenz. Einige Überlegungen zu Borderline-Störungen 7 (1):189–198.

Ellason JW, Ross C (1999) Childhood trauma and dissociation in male sex offenders. Sexual Addiction Compulsivity 6:105–110.

English K, Jones I, Patrick D, Pasini-Hill D (2003) Sexual Offender Containment. Ann N. Y. Acad Sci 989:411–427.

Fischer G, Riedesser P (Hrsg.) (2009) Lehrbuch der Psychotraumatologie, 4. Auflage. München: Reinhardt.

Gibson LE, Holt JC, Fondacaro KM, Tang TS, Powell TA, Turbitt EL (1999) An examination af antecedent traumas and psychiatric comorbidity among male inmates with PTSD. J Trauma Stress 12(3):473–484.

Glasser M, Kolvin I, Campbell D, Glasser A, Leitch I, Farrelly S (2001) Cycle of child sexual abuse: links between being a victim and becoming a perpetrator. Br J Psychiatry 179:482–494.

Herrenkohl TI, Sousa C, Tajima EA, Herrenkohl RC, Moylan CA (2008) Intersection of child abuse and children´s exposure to domestic violence. Trauma Violence Abuse 9:84–89.

Jespersen AF, Lalumiére ML, Seto MA (2009) Sexual abuse history among adult sex offenders and non-sex offenders: A meta-analysis. Child Abuse Negl 33:179–192.

Kenny DT, Keogh T, Seidler K (2001) Predictors of recidivism in Australien juvenile sex offenders: implications for treatment. Sex Abuse 13 (2):131–148.

Kopp D, Spitzer C, Kuwert P, Barnow S, Orlob S, Lüth HJ, Freyberger HJ, Dudeck M (2009) Psychische Störungen und Kindheitstraumata bei deutschen Strafgefangenen mit antisozialer

Persönlichkeitsstörung Fortschr Neurol Psychiatr 77:152–159.

Lee JPK, Jackson HJ, Pattison P, Ward T (2002) Developmental risk factors for sexual offending. Child Abuse Negl 26:73–92.

Liß H (2002) Dissoziation bei forensischen Patienten. Berlin: Mensch & Buch Verlag.

Lösel F, Bender D (1997) Risiko- und Schutzfaktoren in der Entwicklungspsychopathologie: Zur Kontroverse um patho- versus salutogenetische Modelle. In: Mandl H (Hrsg.) Bericht über den 40. Kongreß der Deutschen Gesellschaft für Psychologie 1996 in München. Göttingen: Hogrefe.

Maercker A, Forstmeier S, Wagner B, Glaesmer H, Brähler E (2008) Posttraumatische Belastungsstörungen in Deutschland. Nervenarzt 79:577–586.

Moskowitz A (2004) Dissociation and Violence. A Review of the Literature. Trauma, Violence Abuse 5(1):21–46.

Pietrzak RH, Goldstein RB, Southwick SM, Grant BF (2001) Personality disorders associated with full and partial posttraumatic stress disorder in the U.S. population: Results from Wave 2 of the National Epidemiologic Survey on Alkohol and Related Conditions. J Psychiatr Res 45(5):678–686.

Powell TA, Holt JC, Fondacaro KM (1997) The prevalence of mental illness among inmates in a rural state. Law Human Behav 21(4):427–438.

Salter D, McMillan D, Richards M, Talbot T, Hodges J, Bentovim A, Hastings R, Stevenson J, Skuse D (2003) Development of sexually behaviour in sexually victimised males: a longitudinal study. Lancet 361:482–494.

Semiz UB, Basoglu C, Ebrinc S, Cetin M (2007) Childhood trauma history and dissociative experiences among Turkish men diagnosed with antisocial personality disorder. Soc Psychiatry Psychiatr Epidemiol 42:865–873.

Simons DA, Wurtele SK, Durham RL (2008) Developmental experiences of child sexual abusers and rapists. Child Abus Negl 32:549–560.

Snow MS, Beckman D, Brack G (1996) Results of the Dissociative Experiences Scale in a jail population. Dissociation: Progress in the Dissociative Disorders 9:98–103.

Sousa C, Herrenkohl TI, Moylan CA, Tajima EA, Klika JB, Herrenkohl RC, Russo MJ (2011) Longitudinal Study on the Effects of Child Abuse and Children's Exposure to Domestic Violence, Parent-Child Attachments, and Antisocial Behavior in Adolescence. J Interpers Violence 26(1):111–136.

Spatz Widom C, Ames MA (1994) Criminal consequences of childhood sexual victimization. Child Abuse Negl 18(4):303–318.

Spitzer C, Dudeck M, Liß H, Orlob S, Gillner M, Freyberger HJ (2001) Posttraumatic stress disorder in forensic patients. J For Psychiatry 4:63–77.

Spitzer C, Liß H, Dudeck M, Orlob S, Gillner M, Hamm A, Freyberger HJ (2003) issociative experiences and disorders in forensic inpatients. Inter J Law Psychiatry 26:281–288.

Stein A (2000) Dissociation and Crime: Abuse, mental illness, and violence in the lives of incarcerated men (dissertation). City University of New York.

Widom CS (1989a) Child abuse, neglect, and violent criminal behaviour. Criminology 27:251–271.

Widom CS (1989b) The cycle of violence. Science 244:160–166.

3 Wer missbraucht Kinder und Jugendliche?

Martin Rettenberger, Wolfgang Berner und Peer Briken

> **Kapitelübersicht**
> 1 Einleitung
> 2 Erkenntnisse aus der Kriminologie zur Inzidenz von Kindesmissbrauchsdelikten
> 3 Sexueller Kindesmissbrauch und Pädophilie
> 4 Typologien von Missbrauchstätern
> 5 Mögliche Ursachen und Bedingungsfaktoren des sexuellen Kindesmissbrauchs
> 6 Behandlung von Kindesmissbrauchstätern

1 Einleitung

Sexueller Missbrauch von Kindern und Jugendlichen ist ein gesellschaftspolitisch intensiv und mitunter kontrovers diskutiertes Thema. Neben den medial meist besonders spektakulär aufbereiteten tragischen Fällen sexuell motivierter Tötungsdelikte an Kindern waren es in den letzten Jahren vor allem Missbrauchsfälle in katholischen Einrichungen und in privaten Bildungseinrichtungen, die für Aufsehen, Unverständnis und Empörung sorgten. Dabei stellt sich nicht nur dem unbeteiligten Betrachter dieser Ereignisse die Frage, wer diese Personen sind, die Kinder und Jugendliche missbrauchen. Auch innerhalb all jener Berufsgruppen, die mit Opfern sexuellen Missbrauchs betraut sind, oder deren Aufgabe in der Betreuung und Behandlung von (ehemaligen) Tätern besteht, wird immer wieder die Frage diskutiert: Was lässt Menschen Kindesmissbrauch begehen?

Auch wenn es auf ein derart komplexes Handlungsgeschehen wie es sexuell motivierte oder konnotierte Delikte darstellen keine einfache und allumfassende Antwort gibt bzw. geben kann, stellen die wissenschaftlichen Disziplinen der Kriminologie, der Sexualwissenschaft sowie der Forensischen Psychiatrie und Psychologie eine empirische Grundlage zum Verständnis sexueller Missbrauchstaten und -täter zur Verfügung, die im Einzelfall zumindest eine Annäherung erlauben. Im Folgenden sollen zunächst zentrale Ergebnisse der Kriminologie skizziert werden, mit deren Hilfe eine erste Einordnung des Ausmaßes sexueller Missbrauchsdelikte in Deutschland vorgenommen werden kann. Anschließend werden in Abgrenzung zum juristischen Begriff des sexuellen Kindesmissbrauchs der Begriff der Pädophilie als psychiatrische Störungskategorie erläutert sowie weitere psychische Störungen und Auffälligkeiten vorgestellt, bei denen ein Zusammenhang mit sexuellen Missbrauchstaten diskutiert wird. Im Anschluss daran werden mögliche Ursachen für die Entstehung von Kindesmissbrauchsdelikten vorgestellt und der Frage nachgegangen, inwieweit durch geeignete Behandlungs- und Betreuungsangebote Präventionsmöglichkeiten bezogen auf zukünftige Missbrauchsdelikte bestehen.

2 Erkenntnisse aus der Kriminologie zur Inzidenz von Kindesmissbrauchsdelikten

Über das tatsächliche Ausmaß sexuell motivierter Straftaten kann es letztlich keine gesicherten Erkenntnisse geben, da jede Form der Datenerfassung nur eine mehr oder weniger grobe Annäherung an das eigentliche Phänomen erlaubt (Dünkel 2005). Es ist davon auszugehen, dass die offiziellen Datenerfassungsinstrumente und Statistiken, die von den unterschiedlichen Ermittlungs- und Strafrechtsbehörden geführt und veröffentlicht werden, in aller Regel eine – zum Teil wahrscheinlich deutliche – Unterschätzung der realen Entwicklung darstellen (Craig et al. 2008). Naheliegend ist, dass diese Kritik vor allem bei Statistiken zu Inhaftierten- und Verurteilungszahlen zutrifft: Zwar handelt es sich bei dieser Datenquelle um eine Methode der Datenerfassung, die sich durch eine vergleichsweise hohe Spezifität auszeichnet, die jedoch gleichzeitig relativ insensitiv ist, d. h. vor allem bei Sexualstraftaten wäre bei diesen Zahlen von einem großen Dunkelfeld auszugehen (Schmucker 2004). Eine sensitivere Methode, um die Quantität von sexuell motivierten Straftaten gegen Kinder und Jugendliche zu erheben, stellt die Polizeiliche Kriminalstatistik (PKS) da. Allerdings haften auch der PKS eine Reihe methodischer Probleme an (z. B. Bange 2004; Wetzels 1999), weshalb sie eher als ein Indikator für das Anzeigeverhalten in der Bevölkerung und die Strafverfolgungsintensität der Instanzen sozialer Kontrolle als für die tatsächliche Kriminalitätsentwicklung angesehen werden muss (Dünkel 2005).

Zunächst fällt auf, dass die sexuell motivierten Straftaten innerhalb der polizeilich registrierten Kriminalität der PKS nur einen sehr geringen Anteil von etwa einem Prozent ausmachen (Elz 2001). So wurden beispielsweise im Jahre 2003 insgesamt etwa 6,5 Millionen Straftaten polizeilich registriert, von denen annähernd 55 000 Delikte gegen die sexuelle Selbstbestimmung waren (Dünkel 2005). Die Aufklärungsquote ist – entgegen mancher Darstellung in den Massenmedien – dabei mit zumindest 75 % (bei den mit Gewaltanwendung verbundenen Sexualdelikten sogar mit über 80 %) überdurchschnittlich hoch. Betrachtet man die Entwicklung der Sexualkriminalität in Deutschland über mehrere Jahre und Jahrzehnte, so zeigt sich, dass die in der PKS registrierte Sexualkriminalität seit den 1950er-Jahren relativ konstant geblieben bzw. teilweise sogar rückläufig ist.

Eine Ausnahme stellen hier allerdings die Kriminalitätszahlen beim sexuellen Kindesmissbrauch dar, die nach einem ebenfalls zunächst rückläufigen Trend seit Mitte der 1980er-Jahre wieder ansteigen. In absoluten Zahlen gesprochen wurden beispielsweise im Jahre 2005 deutschlandweit annähernd 20 000 Fälle sexuellen Kindesmissbrauchs polizeilich registriert (Mokros et al. 2011). Der Hauptgrund für eine – zumindest statistische – Zunahme sexueller Kindesmissbrauchsdelikte wird allerdings in der kriminologischen Forschung weniger in einer tatsächlichen Zunahme als vielmehr in einer erhöhten Anzeigebereitschaft in Folge einer gesellschaftlichen Sensibilisierung der Öffentlichkeit, die u. a. durch eine massenmedial gesteuerte Skandalisierung des Problems verstärkt wurde, gesehen (Dünkel 2005). Rüther (1998) konnte in seiner Untersuchung zeigen, dass das Thema »Kindesmissbrauch« in den 1990er-Jahren 5- bis 10-mal so häufig in den Medien präsent war wie in den beiden Jahrzehnten zuvor. Während die Zahl der polizeilich registrierten Missbrauchsdelikte in den Jahren danach leicht anstieg, indizieren Opferbefragungen und Dunkelfelduntersuchungen eher eine rückläufige Tendenz im gleichen Zeitraum (Wetzels 1997).

Die Fälle sexueller Tötungsdelikte werden nicht bei den Straftaten gegen die sexuelle Selbstbestimmung gezählt, sondern unter den allgemeinen Tötungsdelikten geführt. Bei der Betrachtung dieser kriminalpolitisch sicherlich besonders relevanten Deliktgruppe fällt auf, dass es in den letzten 40 Jahren zu einem deutlichen Rückgang von sexuellen Tötungsdelikten gekommen ist. Wurden beispielsweise 1971 in der PKS noch 77 sexuelle Tötungsdelikte[1] registriert, waren es seit Mitte der 1990er-Jahre konstant unter 30 (Dünkel 2005). Berücksichtigt man darüber hinaus die Tatsache, dass seit 1993 die neuen Bundesländer mit eingeschlossen wurden (bis dahin bezogen sich die Zahlen der PKS ausschließlich auf die alten Bundesländer), kann von einem beachtlichen Rückgang sexueller Tötungsdelikte in Deutschland gesprochen werden. Die Anzahl an versuchten sexuellen Tötungen ist im gleichen Zeitraum ebenfalls rückläufig (Prittwitz 2000). Dieser Befund ist umso bemerkenswerter, als dass es genau diese tragischen Einzelfälle waren, die die politische Argumentationsgrundlage für eine zunehmend restriktivere Kriminalpolitik seit Mitte der 1990er-Jahre darstellten (Dünkel 2005; Kröber 1998).

Eine andere Form der wissenschaftlichen Annäherung an die Inzidenz von Kindesmissbrauchsdelikten stellen repräsentative Opferbefragungen und Untersuchungen zum sogenannten Dunkelfeld dar. Studien dieser Art wurden bereits früh in Nordamerika durchgeführt und kamen meist zu alarmierenden Ergebnissen. So berichteten beispielsweise Peters et al. (1986) in ihrer Untersuchung, dass etwa 10 % der befragten Jungen und 20 % der befragten Mädchen als Kinder Opfer von Missbrauchshandlungen waren. Diese Ergebnisse wurden in einer späteren Studie noch einmal nach oben korrigiert und betrugen dann sogar 16 % für die männlichen und 27 % für die weiblichen Studienteilnehmer bei der Frage nach Opfererfahrungen sexueller Missbrauchstaten vor dem 18. Geburtstag (Finkelhor et al. 1990). Spätere Metaanalysen und Überblicksarbeiten, die die Ergebnisse einer Vielzahl ähnlicher Untersuchungen zusammenfassten, kamen übereinstimmend zu dem Ergebnis, dass es sich bei sexuellem Kindesmissbrauch in Anbetracht der Ergebnisse der viktimologischen Untersuchungen um ein weit verbreitetes und – im Hinblick auf ein offenbar vergleichsweise großes Dunkelfeld – bis dato noch zu einem großen Teil wenig beforschtes und erkanntes Gesellschaftsphänomen handelt (Finkelhor 1994; Pereda et al. 2009).

Die zuvor berichteten Anzeichen, die zumindest in Deutschland für eine »Aufhellung« des Dunkelfeldes sprechen, sind allerdings Anlass zur Hoffnung, dass die gesellschaftliche Sensibilisierung einerseits sowie die nationalen und internationalen Forschungsbemühungen andererseits in den letzten Jahren dazu beigetragen haben, die Erkenntnisse über Art und Ausmaß sexuellen Kindesmissbrauchs sukzessive zu mehren. Die wissenschaftliche und gesell-

---

[1] Dabei wird nicht zwischen Tötungsdelikten an Kindern oder Jugendlichen gegenüber denen mit erwachsenen Opfern differenziert.

schaftspolitische Beschäftigung mit dem Thema sexueller Kindesmissbrauch in Institutionen, die in den letzten Jahren durch eine zunehmend sensibilisierte Öffentlichkeit initiiert wurde, wird sicherlich zusätzlich dazu beitragen, dass bisher weitgehend unbekannte Teilbereiche des Phänomens Kindesmissbrauch in den nächsten Jahren thematisiert und beforscht werden. Zwar ist die Erkenntnis, dass sexueller Missbrauch auch in Institutionen stattfinden kann bzw. tatsächlich stattfindet, nicht neu (vgl. z. B. Bange und Enders 1995), die inhaltliche Auseinandersetzung bezogen auf diesen Themenkomplex steht aber erst am Anfang. Gründe hierfür, die u. a. wohl für manche Einrichtungen der katholischen Kirche zutreffen, sind zum einen die – unter Hinweis auf den Schutz der Institution – stattfindende jahre- bzw. teilweise jahrzehntelange Verleugnung des Problems sowie der Unwillen oder die Unfähigkeit, die zugrunde liegenden strukturellen Defizite zu erkennen und nachhaltig zu verändern (Schneider 2010).

3 Sexueller Kindesmissbrauch und Pädophilie

Der Begriff des sexuellen Kindesmissbrauchs beschreibt einen Straftatbestand (bzw. ist ein Teil mehrere Straftatbestände) und stellt damit zunächst einmal einen juristischen, keinen psychologischen oder medizinischen Begriff dar. Es liegt daher auf der Hand, dass die Gruppe pädophiler Personen nicht der Gruppe der Kindesmissbrauchstäter entspricht (Mokros et al. 2011): So begeht einerseits nicht jede pädophile Person Missbrauchsdelikte, und andererseits erfüllen keineswegs alle Kindesmissbrauchstäter die Kriterien für eine pädophile Störung (Seto 2008). Es ist aber wahrscheinlich, dass eine pädophile Neigung bzw. Präferenzstörung ein Risikofaktor für die Begehung von sexuellen Kindesmissbrauchsdelikten ist (Mokros et al. 2011). Besser nachgewiesen ist, dass eine pädophile Neigung bei Männern, die wegen Kindesmissbrauchs bereits auffällig geworden sind, das Risiko für erneute Übergriffe erhöht.

Die Pädophilie zählt neben dem sexuellen Sadismus und dem Exhibitionismus zu den drei wichtigsten Störungen der Sexualpräferenz im Zusammenhang mit Kindesmissbrauchsdelikten und anderen sexuell motivierten Straftaten (Berner und Briken 2010).

Die Störung der Sexualpräferenz (gemäß der ICD-10; vgl. Dilling et al. 2005) bzw. Paraphilie (gemäß dem DSM in der textrevidierten vierten Version; DSM-IV-TR; vgl. American Psychiatric Association 2000) wird in den entsprechenden Manualen zunächst allgemein folgendermaßen definiert:

- Wiederkehrende, intensive sexuell erregende Phantasien, sexuell dranghafte Bedürfnisse oder Verhaltensweisen, bezogen auf
  – nicht-menschliche Objekte
  – das Leiden oder die Demütigung von sich selbst oder eines Partners
  – Kinder oder andere nicht-einwilligende bzw. nicht einwilligungsfähige Personen
- Dauer der angesprochenen Symptome, um sie als Störung bezeichnen zu können: mindestens sechs Monate
- Die paraphilen Stimuli können obligat für die sexuelle Erregung sein oder eine paraphile Symptomatik kann episodisch vorkommen
- Sie muss zu Leiden oder Beeinträchtigung in sozialen, beruflichen oder anderen Lebensbereichen geführt haben.

Bei der Pädophilie werden vielfach eine *ausschließliche* von der *nicht ausschließlichen* Pädophilie sowie eine *heterosexuelle* von einer *homosexuellen* unterschieden, obwohl es einen beträchtlichen Anteil *gemischt orientierter* Pädophiler gibt. Ein Altersunterschied von mindestens fünf Jahren zwischen Täter und Opfer pädosexueller Handlungen und ein Mindestalter des Täters (der Täterin) von 16 Jahren ist für die Diagnose erforderlich.

Neben der Pädophilie gibt es eine Reihe von anderen Störungen, die differenzialdiagnostisch beachtet werden müssen. In ▶ Tab. 1 werden überblicksartig eine Reihe von psychischen Störungsbildern genannt, die im Einzelfall ebenfalls für die Entstehung von sexuellen Missbrauchsdelikten bedeutsam sein können (vgl. Berner et al. 2007). Im Sinne einer möglichst zielführenden Indikation und Therapieplanung (und damit auch im Interesse zukünftigen Opferschutzes) ist eine differenzierte Diagnostik über die individuell relevanten Störungsbilder unumgänglich (Berner und Briken 2010).

Tab. 1: Störungen, die im Zusammenhang mit Sexualdelinquenz von Bedeutung sein können (vgl. Berner et al. 2007)

Störungen, die Sexualdelinquenz begünstigen:
Störungen der Sexualpräferenz: besonders Pädophilie oder Sadomasochismus. Wichtig ist auch die »Paraphilie verwandte Störung« – eine hohe Frequenz von Masturbation, Telefonsex- oder Pornographie-Konsum
Psychoorganische Beeinträchtigung, Minderbegabung oder schizophrene Psychose: Frontalhirnschädigungen, Temporallappenepilepsie, Läsionen im Bereich des Septums, aber auch Multiple Sklerose oder Prolaktinom, insbesondere leichte Formen von Minderbegabung
Affektive Störung: selten klassische unipolare oder bipolare Affektstörungen, deutlich häufiger Dysphorie und Mischzustände
Zwang und/oder Sucht/Angststörungen: selten komorbid Zwangsstörung, (soziale) Phobie oder andere Angststörung, häufiger einzelne Zwangssymptome und viel häufiger Suchterkrankungen (Substanzmissbrauch/-abhängigkeit bei bis zu 80 %)
Impulsivität: besonders bei offensichtlich wenig geplanten Handlungen besteht manchmal gleichzeitig eine Neigung auch zu anderen Impulshandlungen (Essen, Trinken, Gewalthandlungen, impulsives Stehlen, Spielleidenschaft etc.); bei starker Ausprägung Vollbild einer Impulskontrollstörung
ADHD in der Kindheit oder im Erwachsenenalter bei bis zu 36 % bei Sexualstraftätern
Persönlichkeitsstörung: insbesondere Borderline-, antisoziale, narzisstische, schizoide, schizotypische aber auch zwanghafte und vermeidende Persönlichkeitsstörung. Bei bis zu 50 % der Sexualstraftäter

Zusätzlich dazu liegt mittlerweile eine Reihe von Untersuchungen vor, die nahelegen, dass es sich bei Kindesmissbrauchstätern um eine psychosozial schwer belastete Population handelt. Dennoch werden Sexualstraftäter in der Regel von den Gerichten zwar als psychisch auffällig, nicht aber als krank bewertet und nur ein geringer Anteil aller verurteilten Sexualstraftäter wird in eine psychiatrische Klinik eingewiesen (Birklbauer et al. 2009). In einer aktuellen Untersuchung an einer 430 Kindesmissbrauchstäter umfassenden Stichprobe aus Österreich konnte gezeigt werden, dass annähernd 80 % zumindest eine paraphile Störung aufwiesen (Eher et al. 2010). Darüber hinaus wiesen 60 % der Stichprobe eine Persönlichkeitsstörung auf und 20 % neben der Paraphilie zusätzlich eine sexuelle Funktionsstörung. Wie für Inhaftiertenstichproben nicht ungewöhnlich hatte außerdem mit mehr als 50 % ein vergleichsweise großer Anteil der Stichprobe eine Diagnose wegen Substanzmissbrauch oder -abhängigkeit.

4 Typologien von Missbrauchstätern

Bis heute wurde eine Reihe unterschiedlicher Typologien von Kindesmissbrauchstätern veröffentlicht, die allerdings strukturelle Gemeinsamkeiten aufweisen (Berner et al. 2007; Briken et al. 2005; Briken und Richter-Appelt 2010). So wird meist eine kleine Gruppe von sexuell an Kindern interessierten Personen abgegrenzt, deren Interesse als konstant und von der Pubertät an bestehend eingestuft wird. Sie werden als die *Fixierten* oder *Kernpädophilen* bezeichnet und ihr Anteil liegt je nach Selektionskriterien der untersuchten Gruppe zwischen 12 % und 50 %. Dieser ersten Gruppe steht eine Vielzahl anderer Tätertypen gegenüber, bei denen das sexuelle Interesse sehr unterschiedlich sein kann, und die sich vereinfachend in zwei Gruppen zusammenfassen lassen: Die *Reaktiven* (sie werden auch die *Regressiven* genannt), die nach Frustration in Erwachsenenbeziehungen den leichter dominierbaren kindlichen Partner als Ersatz wählen und die häufig schwer bindungsgestörten *Sozial Desintegrierten* oder *Antisozialen*, die relativ wahllos Partner für ihre Befriedigung benutzen. Zu den *Reaktiven* können z. B. randständige Jugendliche gehören, aber auch Menschen, die durch berufsbedingten intensiven Kontakt zu Kindern und ihr pädagogisches Interesse leichter in die Situation geraten, Kinder oder Jugendliche als Ersatz zu »nutzen«, wenn sie in einer unbefriedigenden Partnerbeziehung frustriert werden. Aber auch die so genannte *Alterspädophilie* gehört hierher, da es sich bei abnehmender Potenz oder bei Abnahme kognitiver Kapazität anbieten kann, die leichter beeindruckbaren kindlichen Partner für die noch vorhandenen erotischen Interessen zu »benutzen«.

Das reaktive Element scheint bei der dritten Gruppe *(Sozial Desintegrierte/Antisoziale)* von sexuell an Kindern Interessierten eine geringere Rolle zu spielen. Es handelt sich um Personen, deren sexuelle Bedürfnisse weitgehend vom Beziehungsbedürfnis (Gefühl von Intimität, Geborgenheit und Sicherheit) abgekoppelt bleiben. Sie nutzen relativ wahllos erscheinend jede Art sexueller Stimulierung zur »Tröstung« oder »Belohnung« bei Spannungszuständen oder in frustrierenden Situationen. Sie erweisen sich so gut wie immer selbst als unsicher gebunden und zwar noch häufiger im Sinne einer Vermeidung von Bindung als im Sinne ängstlicher Bindungsgefühle.

5 Mögliche Ursachen und Bedingungsfaktoren des sexuellen Kindesmissbrauchs

Wie schon aus den oben angeführten Typologien zu sehen ist, muss man neben einer sehr hypothetischen konstitutionellen Komponente von einer ganzen Reihe weiterer »Teilursachen« ausgehen, die die Entwicklung pädosexueller Interessen begünstigen können (Berner und Briken 2007; Berner et al. 2007; Finkelhor 1984).

5.1 Die individuelle Entwicklung sexueller Erregbarkeit und die Traumatisierung in der Kindheit

Die physiologische Reaktion auf das »sexuelle Signal« ist die gemeinsame Endstrecke einer Reihe von Bedingungen. Eine gewisse genetisch beeinflusste Lernbereitschaft wird unter bestimmten hormonellen Konstellationen (Pubertät) zur Partnerwahl führen, wobei dieser Lernvorgang von den Verarbeitungen traumatischer Erfahrungen (u. a. Missbrauch und Misshandlung) bis zum Lernen am Modell (Verhalten von Vorbildern) stark beeinflusst wird. Nach langen wissenschaftlichen Kontroversen über die Bedeutung von Missbrauch und Misshandlung für die sexuelle Entwicklung bei Sexualstraftätern können neuere Arbeiten (z. B. Jespersen et al. 2009) als starke Belege für eine Bedeutung des eigenen Erlebens von sexuellem Missbrauch bzw. körperlicher Misshandlung gewertet werden. In der Metaanalyse von Jespersen et al. (2009) hatten Sexualstraftäter ein 3,36-fach erhöhtes Risiko gegenüber Straftätern ohne sexuelle Delikte, selbst in der Vergangenheit Opfer sexuellen Missbrauchs gewesen zu sein. Das lässt natürlich keineswegs den vereinfachten Umkehrschluss zu, dass Jungen nach sexuellen Missbrauchserfahrungen ein erhöhtes Risiko haben, selbst zum Täter zu werden. Es müssen sicher weitere Bedingungsfaktoren hinzukommen. Nach bisherigen Hinweisen dürfte diese Situation wiederum nur für einen kleinen Teil der selbst von sexuellem Missbrauch Betroffenen gelten (vgl. z. B. Salter et al. 2003).

5.2 Emotionelle Kongruenz mit Kindern

Dieser Faktor gilt wieder nur für einen Teil der an Kindern sexuell Interessierten. Es handelt sich um Menschen, deren »pädagogischer Eros« eine starke Identifikation mit dem kindlichen Denken beinhaltet. Die meisten von ihnen verbringen sehr viel Zeit mit Kindern, bevor es zu oft nur sehr eingeschränkten sexuellen Handlungen (z. B. Streicheln des kindlichen Körpers) kommt. Bei dieser Gruppe von sexuell an Kindern Interessierten kann man den Eindruck bekommen, dass das sexuelle Interesse mehr vom (gestört wirkenden) Beziehungswunsch her in Gang gesetzt wird als umgekehrt, dass sexuelles Begehren den Beziehungswunsch in Gang setzt.

5.3 Schwierigkeiten in der Entwicklung hetero- oder homosexueller Interessen

Es lässt sich nachträglich meist nicht klären, was in der Entwicklung des pädophilen Interesses zuerst kam, das Interesse an kindlichen Körpern oder die Erfahrung, bei Erwachsenen keine Lust zu empfinden. So gibt es viele Fälle, in denen das »Ausweichen auf Kinder« sehr offensichtlich scheint. In mehreren der oben erwähnten Typologien ist der »kontaktarme« Jugendliche – manchmal auch durch Minderbegabung gehandicapt – erwähnt. Noch komplexer scheint die Situation in Fällen, in denen beim Jugendlichen eine tiefe Unsicherheit über die eigene sexuelle Orientierung besteht. Die »Dates« mit Mädchen verlaufen regelmäßig enttäuschend, die sexuelle Attraktivität von Gleichgeschlechtlichen wird zwar wahrgenommen, aber gleichzeitig gefürchtet. In solchen Fällen kommt es nicht selten zu einer Beziehung zu einem viel Jüngeren, dessen sexuelle Unreife wie ein Kompromiss zwischen männlichen und weiblichen Reizen erlebt wird.

5.4 Enthemmung, z. B. durch Senilität oder Alkohol

Von vielen Autoren wird die erst im Alter auftretende Pädophilie beschrieben. Bei ihr ist das »Ausweichen« auf Kinder, weil erfahrenen Erwachsenen gegenüber die trotz Nachlassen der Potenz noch vorhandenen sexuellen Wünsche nicht mehr realisiert werden können, besonders deutlich. Gleichzeitig kann es im Alter durch neuropsychiatrische und kognitive Einschränkungen zu einer

Zunahme von Enthemmung kommen. Vergleichbares dürfte auch für die Enthemmung bei manchen alkoholkranken Menschen gelten.

5.5 Antisozialität und Sadismus

Von Menschen mit ausgeprägter Antisozialität, die häufig sehr stark auf unmittelbare Bedürfnisbefriedigung ausgerichtet sind, werden Bindungs- bzw. Verpflichtungsgefühle oft stark vermieden. Bei ihnen können sich sowohl sexuell libidinöse als auch sadistisch destruktive Bedürfnisse auf beliebig wirkende Objekte – Kinder wie Erwachsene, Mädchen wie Jungen, Frauen wie Männer – richten, von denen sie meist von vornherein Ablehnung erwarten oder die sie massiv um ihr vermeintliches besseres Schicksal beneiden.

Der sexuelle *Sadismus* als eigenständige Störung der sexuellen Präferenz wird häufiger in Kollektiven von Sexualstraftätern als in Kollektiven von psychiatrischen Patienten gefunden und ist bei den Straftätern häufig auch mit Antisozialität verbunden. Sexueller Sadismus wird zwar eher im Zusammenhang mit einer erwachsenen Partnerwahl angetroffen, zu einem nicht kleinen Teil aber ist er auch im Zusammenhang mit Sexualstraftaten gegenüber kindlichen Opfern von Bedeutung.

5.6 Integrative Modelle

Auch in neueren integrativen Pfadmodellen wie z. B. dem von Ward und Siegert (2002) werden ähnliche Hauptfaktoren genannt, die zu Kindesmissbrauchsdelikten führen können:

- Intimitätsdefizite
- Störung des sexuellen Erregungsmusters
- Antisozialität
- emotionale Dysregulation

Zwar soll jeweils ein anderer Hauptfaktor für die Entstehung von besonderer Bedeutung sein, meistens spielen aber auch die anderen in unterschiedlicher Gewichtung eine Rolle oder können in Kombination vorkommen.

5.7 Verhalten im Vorfeld sexueller Missbrauchstaten (Grooming)

Oft werden im Vorfeld sexueller Missbrauchstaten Formen der Kontaktaufnahme (Grooming) gewählt, die manipulativen oder verstärkenden Charakter haben und sexuelle Handlungen zwischen Erwachsenen und Kindern anbahnen, normalisieren oder bagatellisieren (Briken und Richter-Appelt 2010). Dazu gehört u. a. die Kontaktaufnahme speziell zu Kindern aus sozial problematischen, instabilen Verhältnissen, in denen wenig emotionale, zeitliche und unter Umständen auch materielle Unterstützungsmöglichkeiten bestehen. Potenzielle Täter können sich dann unter Umständen durch außergewöhnliches Interesse, viel Zeit, materielle Zuwendungen (z. B. Handys, teure Spiele) und besondere Unternehmungen (z. B. Ausflüge, Zelten, Übernachtungen) annähern. Kontaktaufnahmen können insbesondere über das Internet leicht geschehen – hier auch unter der Angabe falscher Identitäten. Manchmal werden spezifisch Tätigkeiten gesucht, in denen der (u. U. enge) körperliche Kontakt die Rahmenbedingung ist wie z. B. Baby-/Kindersitten oder sportpädagogische Tätigkeiten. Das Zeigen oder gemeinsame Ansehen von Pornografie oder Filmen mit erotischen Szenen kann dazu dienen, eine sexualisierte Atmosphäre zu schaffen und für sexuelle Verhaltensweisen ein gemeinsames Nachahmen anzuregen.

Insbesondere wenn ein Kind von einem Erwachsenen, für den das nicht angemessen erscheint, besondere Geschenke erhält, ein Erwachsener sich außergewöhnlich häufig an Orten mit Kindern aufhält und versucht, die elterlichen Einflussmöglichkeiten zu untergraben, ein Kind im Internet oder über das Telefon immer wieder Kontakt zu einer den Eltern unbekannten erwachsenen Person hat und sich gleichzeitig aus familiären und freundschaftlichen Beziehungen zurückzieht, kann Wachsamkeit angezeigt sein.

5.8 Kognitive Verzerrungen, Störungen der Empathie und Schuldgefühle

Eine Besonderheit von Personen, die Kinder sexuell missbrauchen, aber auch derjenigen, die selbst missbraucht worden sind, ist es, dass sie oft wenig oder kaum Gespür dafür entwickelt haben, wann ihnen etwas Verletzendes angetan wurde bzw. wird, wann Grenzen, die für eine gesunde Entwicklung nötig sind, nicht eingehalten wurden bzw.

werden. Das betrifft in besonderem Maße die Sexualität, worunter aber keineswegs nur genitale Handlungen zu verstehen sind. Sexualität im Erwachsenenalter geht dann oft nicht mit Intimität einher, sondern verhindert Nähe und Beziehungen.

Das Erleben von Schuld und Schuldgefühlen ist eng mit dem Umgang mit Normen verknüpft (Richter-Appelt 2009). Besteht eine Verunsicherung hinsichtlich des Umgangs mit Normen, können Schuldgefühle an Stellen auftreten, an denen ein Außenstehender sie gar nicht erwarten würde, andererseits das Auftreten von Schuldgefühlen in Situationen fehlen, in denen sie durchaus angebracht wären. So ist es auch zu verstehen, dass »Täter« so oft kein Gespür dafür haben (sog. kognitive Verzerrungen, Störungen der Empathie; Berner et al. 2007), dass sie Kindern etwas antun, wenn sie mit ihnen sexuelle Handlungen begehen, auch wenn die Kinder sich nicht wehren.

6 Behandlung von Kindesmissbrauchstätern

Es ist nicht Ziel dieses Beitrags, umfänglich auf die Behandlung von Personen, überwiegend Männern, die Kindesmissbrauchsdelikte begangen haben, einzugehen. Es sollen aber dennoch einige, wichtige Aspekte der Therapie dargestellt werden.

6.1 Psychotherapie

Eine Metaanalyse von Lösel und Schmucker (2005), die 22 181 Sexualstraftäter aus über 60 verschiedenen Therapieprogrammen erfasste und die zum Unterschied zu anderen Metaanalysen auch europäische und deutschsprachig publizierte Studien mit einbezog, eignet sich gut als Grundlage eines Vergleichs unterschiedlicher Therapieansätze. Mit den Daten dieser Analyse lässt sich zeigen, dass sich die Effektivität von verhaltenstherapeutischen und kognitiv-verhaltenstherapeutischen Therapieprogrammen nachweisen lässt, was für die Einsichts-orientierte Therapie und unspezifische Sozialprogramme nicht gelingt.

In den spezifisch für Sexualstraftäter entwickelten kognitiv-verhaltenstherapeutisch strukturierten Psychotherapien geht es um einen deliktspezifischen Ansatz, der sich am betreffenden Risiko, den kriminogenen Faktoren und den Aspekten der Ansprechbarkeit (Andrews und Bonta 2006) orientiert. Die Betroffenen sollen lernen, wie man möglichst früh entsprechende Signale erkennt und ein Risiko in alte Handlungsgewohnheiten zu verfallen, vermeidet. Die gemeinsame Endstrecke einer Entwicklung zu einem sexuellen Übergriff beinhaltet ein Element von Beziehungsfeindlichkeit und Ausblendung der Interessen der betroffenen Opfer dieser Übergriffe, ganz gleich, ob diese Entwicklung sich erst vor dem Hintergrund einer definierbaren psychischen Störung oder aufgrund einer situativ entstandenen Rücksichtslosigkeit abgespielt hat. Die kognitiv-behavioralen Programme haben daher das klare Ziel, Selbsttäuschungen über die Effekte der Handlungen für alle Beteiligten zu begrenzen. Beim Vorliegen umschriebener psychischer oder psychoorganischer Störungen können diese Programme mit anderen Behandlungsoptionen (z. B. der medikamentösen Therapie) kombiniert werden. Die zu erreichenden Therapieziele umfassen u. a. die Stärkung der Motivation, die Arbeit an der Biografie, die Verbesserung der Beziehungsfähigkeit, die Übernahme von Verantwortung für das eigene Verhalten (vor allem, aber nicht nur für die Straftaten), die Verbesserung der Empathiefähigkeit, die Verbesserung der Beziehungsfähigkeit, ggf. die Stärkung alternativer sexueller Verhaltensweisen, die Stärkung von Ressourcen (z. B. auch Arbeit, Freizeitverhalten) sowie letztlich die Entwicklung sozialer und kognitiver Fähigkeiten, die die Person für ein Leben ohne Sexualstraftaten benötigt.

Die Mittel der kognitiven Verhaltenstherapie sind z. B. kognitive Umstrukturierung, Verstärkung und Modelling. Unter kognitiver Umstrukturierung versteht man, dass bestimmte kognitive Verzerrungen, die begünstigen, dass sich Menschen »die Erlaubnis« zur Tat geben, erkannt und durch realistische Kognitionen ersetzt werden (z. B. die Meinung, Kinder würden durch Erwachsene schonender in die Sexualität eingeführt als durch Spiele mit Gleichaltrigen, wird als Selbstbetrug entlarvt und durch die erarbeitbare Erkenntnis ersetzt, dass Kinder durch die Konfrontation mit der Erwachsenensexualität schockiert und eingeschüchtert werden, und dem Erwachsenen aus Scham und Angst nicht zu widersprechen wagen). Positive Einsichten werden verstärkt, sie dienen auch als Modell.

Für die einzelnen Programme (in der sozialtherapeutischen Anstalt, im Maßregelvollzug oder in forensischen Ambulanzen) werden jeweils unterschiedliche Behandlungsmanuale entwickelt, in denen Richtlinien vorgegeben werden, wie die einzelnen Therapieblöcke mit den Betroffenen zu bearbeiten sind.

6.2 Medikamentöse Therapie

Als Wirkstoffe für die medikamentöse Therapie werden vor allem (a) selektive Serotonin-Wiederaufnahme-Inhibitoren (b) Cyproteronacetat und (c) LHRH-Agonisten (z. B. Triptorelin) verwendet.

6.2.1 Serotonin-Wiederaufnahme-Inhibitoren

In dem von Thibaut und Mitarbeitern (2010) gegebenen Überblick über die Behandlung mit SSRI werden neun Studien zitiert, die insgesamt 225 Patienten umfassten und im Wesentlichen psychometrische Prä-Post-Vergleiche anstellten. Keine dieser Studien erfasste Rückfallraten nach einer bestimmten Katamnesezeit. Trotz der großen methodischen Schwächen werden die Effekte als vielversprechend beurteilt, da zumindest acht der neun Studien gegenüber der Ausgangslage eine Reduktion von Masturbation, der Intensität devianter Fantasien, der Depressivität, der Angst und der sexueller Aktivitäten feststellten. Eine von unserer Studiengruppe durchgeführte Untersuchung an 16 Patienten (Kraus et al. 2007) erbrachte ähnliche Ergebnisse. Die Datenlage ist aber insgesamt unbefriedigend. Kontrollierte und randomisierte Studien sind erforderlich.

6.2.2 Cyproteronacetat (Androcur)

Das Medikament blockiert die Androgen-Rezeptoren an den Zielorganen (kompetetiver Inhibitor von Testosteron und Dihydrotestosteron) und reduziert die Sekretion von LHRH, wodurch gleichzeitig die Produktion von Testosteron gehemmt wird. Das führt zu einer Reduktion von Sexualität (Fantasien, Verlangen, Erregbarkeit, Erektion, Ejakulation, Masturbation und Koitus). Auch die Spermaproduktion sistiert. Obwohl Cyproteronacetat (CPA) seit 1967 für Straftäter in Verwendung ist (Laschet und Laschet 1967), muss auch hier gesagt werden, dass es zwar Hinweise auf die Wirksamkeit gibt, es aber an kontrollierten und randomisierten Studien mangelt. Thibaut et al. (2010) fassen die Ergebnisse aus zehn offenen, doppelblinden oder einfach verblindeten cross-over Studien an insgesamt 900 männlichen Patienten so zusammen, dass bei 80–90 % der Fälle eine signifikante Abnahme der selbst berichteten sexuellen Fantasien und sexuellen Aktivitäten einschließlich der Masturbation innerhalb von 4–12 Wochen beobachtet wurde. CPA kann oral oder intramuskulär als Depot verabreicht und in unterschiedlicher Dosierung zu einer teilweisen oder nahezu vollständigen Reduktion des Testosterons verwendet werden. An Nebenwirkungen werden Kopfschmerz, Gewichtszunahme, Gynäkomastie, Thromboembolie, Erhöhung des Prolaktins, Osteoporose, Nebenniereninsuffizienz oder -hyperplasie, Hochdruck, Herzinsuffizienz, herabgesetzte Glukosetoleranz, Nierenfunktionsstörungen, Anämie und Schmerzen an der Injektionsstelle berichtet. In Einzelfällen wurden auch Leberzellstörungen bei Dosierungen über 200–300 mg tgl. berichtet.

6.2.3 Luteotropes-Hormon-Releasing Hormon (LHRH)-Analoga

LHRH-Analoga stimulieren die LH-Ausschüttung aus der Hypophyse, was zu einem vorübergehenden Anstieg des Testosterons im Blut (»flare up«), aber dann – bei kontinuierlicher Verabreichung – zu einer raschen Desensibilisierung der GnRH-Rezeptoren führt. Dies bewirkt eine Reduktion von LH und zu einem geringeren Grad auch von FSH. Durch die Reduktion des LH wird nahezu kein Testosteron im Hoden mehr gebildet, der Testosteronspiegel im Blut sinkt innerhalb von 2–4 Wochen auf Kastrationsniveau. Außerdem wird angenommen, dass GnRH auch als Neuromodulator wirkt und so indirekt Sexualität beeinflusst. Drei verschiedene Analoga des GnRH werden in der Therapie des Prostata-Karzinoms eingesetzt, eine dieser drei Substanzen ist das synthetische Dekapeptid Triporelin, das nun in Form des Salvacyl® auch für die Indikation der schweren Störungen der Sexualpräferenz (z. B. im Zusammenhang mit Sexualdelinquenz, aber keineswegs nur in diesem Zusammenhang) in Deutschland im Handel zur Verfügung steht.

6.2.4 Leitlinien zur Behandlung

Im Jahre 2003 hat unsere Arbeitsgruppe Leitlinien zur Behandlung von Störungen der Sexualpräferenz erarbeitet (Briken et al. 2003), die 2007 als Praxisleitlinien der Deutschen Gesellschaft für Psychiatrie, Psychotherapie und Nervenheilkunde (DGPPN) gemeinsam mit der Deutschen Gesellschaft für Sexualforschung (DGfS) herausgegeben wurden (Berner et al. 2007).

Diese Leitlinien beziehen sich zunächst nur auf Patienten mit einem Risiko für Delinquenz oder tatsächlich straffällig gewordene Patienten, bei denen die Diagnose einer sexuellen Präferenzstörung/Paraphilie gestellt wurde. Sie sollten also keinesfalls bei jedem Fall von Sexualdelinquenz ohne psychiatrische Diagnose angewendet werden. Es wurde betont, dass in allen Fällen Psychotherapie als Basisbehandlung zu verstehen ist und keineswegs die Medikation allein zur Anwendung kommen sollte. Wichtig erschien auch der Unterschied zwischen »hands-off«- und »hands-on«-Delikten, da besonders die mit deutlichen Nebenwirkungen behaftete antiandrogene Behandlung unserer Ansicht nach nur dann zur Anwendung kommen sollte, wenn eine starke Gefährdung zu befürchten ist. Aus heutiger Sicht kann allerdings die Abstufung der Anwendung von CPA und LHRH-Agonisten in der Form, dass LHRH-Agonisten nur dann zur Anwendung kommen sollen, wenn CPA aus verschiedenen Gründen nicht angewendet werden kann, unterbleiben. Sie galt, weil bis ins Jahr 2009 die Gabe von GnRH-Agonisten nur im Rahmen eines individuellen Heilversuchs indiziert werden durfte. Da inzwischen der Indikationsbereich für Triptorelin auch offiziell für die Behandlung bei schweren Störungen der Sexualpräferenz zugelassen ist, kann Triptorelin im gleichen Indikationsbereich eingesetzt werden wie die intramuskuläre Applikationsform von CPA. Mit der oralen Gabe von CPA ist bei guter Compliance gelegentlich eine Absenkung des Testosterons und der damit einhergehenden Dranghaftigkeit sexueller Bedürfnisse möglich, die auf der einen Seite die Kontrolle über paraphile Phantasien und Wünsche ermöglicht, aber dennoch nicht die gesamten sexuellen Funktionen beeinträchtigt.

Literatur

American Psychiatric Association (2000) Diagnostic and statistical manual of mental disorders, fourth edition, text revision (DSM-IV-TR). Washington DC: American Psychiatric Association.

Bange D (2004) Definition und Häufigkeit von sexuellem Missbrauch. In: Körner W, Lenz A (Hrsg.) Sexueller Missbrauch. Band I: Grundlagen und Konzepte. Göttingen: Hogrefe, S. 29–37.

Bange D, Enders U (1995) Auch Indianer kennen Schmerz. Sexuelle Gewalt gegen Jungen. Köln.

Berner W, Briken P (2007) Störung der Sexualpräferenz (Paraphilie) – Diagnostik, Ätiologie, Epidemiologie, Behandlung und präventive Aspekte. Bundesgesundheitsblatt Gesundheitsforschung Gesundheitsschutz 50:33–43.

Berner W, Hill A, Briken P, Kraus C, Lietz K (2007) Störungen der sexuellen Präferenz. In: Gaebel W, Falkai P (Hrsg.) Praxisleitlinien in Psychiatrie und Psychotherapie. Darmstadt: Steinkopff.

Berner W, Briken P (2010) Therapieangebote für Männer mit sexuellen Präferenzstörungen und Sexualdelinquenz. Forensische Psychiatrie, Psychologie, Kriminologie 4(Supplement 1): 8–16.

Berner W, Briken P, Hill A (2007) Sexualstraftäter behandeln. Deutscher Ärzteverlag, Köln.

Birklbauer A, Hirtenlehner H, Ott A, Eher R (2009) Daten und Fakten zum österreichischen Maßnahmenvollzug bei zurechnungsunfähigen geistig abnormen Rechtsbrechern (§ 21 Abs 2 öStG). Neue Kriminalpolitik 21:21–29.

Bradford JM, Pawlak A (1993) Double-blind placebo cross-over study of cyproterone-acetate in the treatment of the paraphilias. Arch Sex Behav 22:383–402.

Briken P, Hill A, Berner W (2003) Pharmacotherapy with long-lasting agonists of luteinizing hormone releasing hormone (LHRH) – A systematic review. J Clin Psychiatry 64:890–897.

Briken P, Hill A, Berner W (2005) Pädophilie. Die Lust am Kind. Gehirn & Geist 3:46–50.

Briken P, Richter-Appelt H (2010) Sexueller Missbrauch – Betroffene und Täter. BZgA Forum Sexualaufklärung und Familienplanung 3:39–44.

Craig LA, Browne KD, Beech AR (2008) Assessing risk in sex offenders: A practitioner's guide. Chichester, UK: Wiley.

Dilling H, Mombour W, Schmidt MH (2005) Internationale Klassifikation psychischer Störungen (ICD-10) – Klinisch-diagnostische Leitlinien. Bern: Huber.

Dünkel F (2005) Reformen des Sexualstrafrechts und Entwicklungen der Sexualdelinquenz in Deutschland. In: Schläfke D, Häßler F, Fegert JM (Hrsg.) Sexualstraftaten. Stuttgart: Schattauer, S. 1–31.

Eher R, Rettenberger M, Schilling F (2010) Psychiatrische Diagnosen von Sexualstraftätern. Eine empirische Untersuchung von 807 inhaftierten Kindesmissbrauchstätern und Vergewaltigern. Zeitschrift für Sexualforschung 23:23–35.

Elz J (2001) Legalbewährung und kriminelle Karrieren von Sexualstraftätern. Sexuelle Mißbrauchsdelikte. Wiesbaden: Kriminologische Zentralstelle.

Finkelhor D (1984) Child Sexual Abuse. New York: The Free Press.

Finkelhor D (1994) The international epidemiology of child sexual abuse. Child Abuse & Neglect 18:409–417.

Finkelhor D, Hotaling G, Lewis IA, Smith C (1990) Sexual abuse in a national survey of adult men and women: Prevalence, characteristics, and risk factors. Child Abuse & Neglect 14:19–28.

Jespersen AF, Lalumière ML, Seto MC (2009) Sexual abuse history among adult sex offenders and non-sex offenders: A meta-analysis. Child Abuse & Neglect 33:179–192.

Kraus C, Strohm K, Hill A, Habermann N, Berner W, Briken P (2007) Selektive Serotonin Wiederaufnahmehemmer (SSRI) in der Behandlung von Paraphilien. Eine retrospektive Studie. Fortschr Neurol Psych 75:351–356.

Kröber H-L (1998) Die Strafrechtsreformen zur Sexual- und Gewaltdelinquenz. Zeitschrift für Sexualforschung 11:59–66.

Laschet U, Laschet L (1967) Antiandrogen treatment of pathologically increased and abnormal sexuality in men. Klin. Wochenschrift 45:324–325.

Lösel F, Schmucker M (2005) The effectiveness of treatment for sexual offenders: a comprehensive meta-analysis. J Experim Criminol 1:117–146.

Mokros A, Osterheider M, Nitschke J (2011) Pädophilie: Prävalenz, Ätiologie und Diagnostik. Der Nervenarzt. Advance Online Publication. doi:10 1007/s00 115–011–3322–7

Pereda N, Guilera G, Forns M, Gomez-Benito J (2009) The international epidemiology of child sexual abuse: A continuation of Finkelhor (1994). Child Abuse & Neglect 33:331–342.

Peters SD, Wyatt GE, Finkelhor D (1986) Prevalence. In: Finkelhor D (Hrsg.) A sourcebook on child sexual abuse. Beverly Hills: Sage, S. 15–59.

Prittwitz C (2000) Reform des Sexualstrafrechts – Verantwortbare Risiken? In: Fegert JM, Häßler F (Hrsg.) Qualität forensischer Begutachtung, insbesondere bei Jugenddelinquenz und Sexualstraftaten. Herbolzheim: Centaurus, S. 107–135.

Rüther W (1998) Internationale Erfahrungen bei der Behandlung von Sexualstraftätern. Monatsschrift für Kriminologie und Strafrechtsreform 81:246–262.

Ryback RS (2004) Naltrexon in the therapy of adolescent sex offenders. J Clin Psychiatry 65: 982–986.

Schaefer GA, Mundt IA, Feelgood SR, Hupp E, Neutze J, Ahlers CJ, Goecker D, Beier KM (2010) Potential and Dunkelfeld offenders: Two neglected target groups for prevention of child sexual abuse. International Journal of Law and Psychiatry 33:154–163.

Schneider HJ (2010) Sexuelle Kindesmisshandlung durch Priester in der katholischen Kirche. Monatsschrift für Kriminologie und Strafrechtsreform 93:177–179.

Seto MC (2008) Pedophilia and sexual offending against children: Theory, assessment, and intervention. Washington, DC.

Schmucker M (2004) Kann Therapie Rückfälle verhindern? Herbolzheim: Centaurus.

Thibaut F, de la Barra F, Gordon H, Cosyns P, Bradford JMW, and WFSBP Task Force on Sexual Disorders (2010) The World Federation of Societies of Biological Psychiatry (WFSBP) Guidelines for the biological treatment of paraphilias. The World Journal of Biological Psychiatry 11:604–655.

Ward T, Siegert RJ (2002) Toward a comprehensive theory of child sexual abuse: A theory knitting perspective. Psychology, Crime, & Law 9:319–351.

Wetzels P (1997) Gewalterfahrungen in der Kindheit: Sexueller Missbrauch, körperliche Misshandlung und deren langfristige Konsequenzen (Interdisziplinäre Beiträge zur kriminologischen Forschung, Band 8). Baden-Baden: Nomos.

Wetzels P (1999) Verbreitung und familiäre Hintergründe sexuellen Kindesmissbrauchs in Deutschland. In: Höfling S, Drewes D, Epple-Waigel I (Hrsg.) Auftrag Prävention. Offensive gegen sexuellen Kindesmissbrauch. München: Hanns-Seidel-Stiftung, S. 104–134.

4 Stigmatisierung der Opfer von Kindesmisshandlung

Georg Schomerus

> **Kapitelübersicht**
> 1 Kindesmisshandlung unter einer Stigma-Perspektive
> 2 Öffentliche Stigmatisierung
> 3 Angst vor Stigmatisierung und Geheimhaltung
> 4 Selbststigmatisierung
> 5 Zusammenfassung und Ausblick

1 Kindesmisshandlung unter einer Stigma-Perspektive

Warum ist Stigma ein relevantes Problem für die Opfer von Misshandlung und Vernachlässigung in der Kindheit? Zunächst sollte man meinen, dass einer Person, die als Kind zum Opfer wird, in erster Linie Mitgefühl, Hilfe und Unterstützung zuteil wird. Dennoch scheint die gesellschaftliche Stellung als Opfer nicht unproblematisch zu sein: Viele Betroffene ziehen es vor, ihr Schicksal geheim zu halten und die »Opferrolle« damit zu vermeiden. Treibel und Seidler (2011) weisen zu recht darauf hin, dass der Begriff »Opfer« unter Jugendlichen in jüngster Zeit auch als Schimpfwort verwendet wird. Opfersein beinhalte auch Aspekte von Demütigung und Verlierersein. Offensichtlich sind mit der Opferrolle negative stereotype Zuschreibungen verbunden, die von Betroffenen als potenziell schädlich und hochgradig unerwünscht erlebt werden (Treibel und Seidler 2011, S. 484f).

Seitdem Erving Goffman (1922–1988) im Jahr 1963 sein wegweisendes Buch »Stigma: Notes on the Management of Spoiled Identity« veröffentlichte, ist die Ausgrenzung und Benachteiligung ganz unterschiedlicher gesellschaftlicher Gruppen aus der Perspektive der Stigmatisierung betrachtet und beschrieben worden. Goffman verwendet in seinem Buch den aus dem Griechischen stammenden Begriff »Stigma« (Brand- oder Wundmal), um Merkmale zu beschreiben, durch die die soziale Identität einer Person tiefgreifend verändert und gestört wird, etwa durch eine entstellende Wunde im Gesicht. Ein Stigma führt dazu, dass eine Person von anderen ausgegrenzt und abgewertet wird.

Misshandelte Kinder leben mit einem besonders tiefgreifenden Stigma. Die Erfahrung von sexueller, emotionaler oder körperlicher Gewalt in der Kindheit ist ein seelisches Wundmal, das die Betroffenen von anderen Menschen unterscheidet und ihre soziale Identität nachhaltig schädigen kann. In der Literatur zur kindlichen Traumatisierung ist folgerichtig auch häufig von der Stigmatisierung der Opfer die Rede, allerdings meist in allgemeiner Form als Schlagwort, ohne dass die Mechanismen, mögliche Inhalte und Konsequenzen der Stigmatisierung näher untersucht werden. In diesem Kapitel soll der Versuch unternommen werden, sozialwissenschaftliche Stigma-Modelle, die bisher vor allem im Zusammenhang mit körperlichen und psychischen Krankheiten untersucht wurden, auf die Situation der Opfer von Kindesmisshandlungen anzuwenden. Dabei sollen bisherige Forschungsergebnisse referiert werden, angesichts großer Forschungslücken gilt es aber auch, wichtige Fragestellungen für zukünftige Forschungsarbeiten zu entwickeln. Die »Stigma-Perspektive« blickt dabei nicht nur auf das Opfer und die unmittelbaren Folgen des Missbrauchs, sondern auch auf die Reaktion des gesellschaftlichen und kulturellen Umfelds. Im Wechselspiel von gesellschaftlicher Ausgrenzung und Vorurteilen, der Antizipation möglicher negativer Reaktionen anderer und den eigenen selbstentwertenden Einstellungen entstehen mittelbare Traumafolgen, die von erheblicher Relevanz für das Wohlergehen des Opfers sind.

2 Öffentliche Stigmatisierung

Die amerikanischen Soziologen Bruce Link und Jo Phelan (Link und Phelan 2001) haben den Prozess der Stigmatisierung in vier unmittelbar aufeinander bezogene Komponenten unterteilt (▶ **Abb. 1**).

2.1 Labeling

Am Anfang des Stigmaprozesses steht die Wahrnehmung und Benennung einer Normabweichung, das *Labeling* (Etikettierung).

Bei Menschen mit Kindheitstraumata findet das Labeling häufig erst in dem Moment statt, in dem sie ihre traumatischen Erfahrungen offen legen. Das kann privat im Gespräch mit einem Partner, der Familie oder mit Freunden erfolgen, oder öffentlich, wenn sie rechtliche Schritte gegen den Täter unternehmen oder sich wie in der jüngsten Vergangenheit an der Aufarbeitung von Missbrauchsfällen an Schulen und Internaten beteiligen. Für die Betroffenen entsteht dabei die paradoxe Situation, dass eine mu-

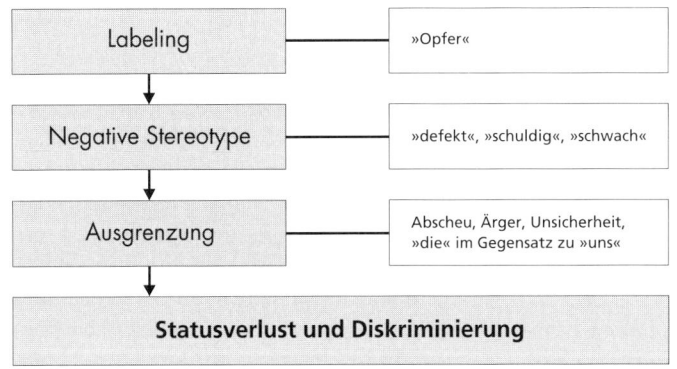

Abb. 1:
Stigma-Prozess (nach Link und Phelan 2001)

tige, aktive Auseinandersetzung mit der eigenen Vergangenheit als Opfer die Opferrolle erst öffentlich macht und den Prozess der Stigmatisierung in Gang setzt. Auch wenn es ältere Befunde gibt, die eine Entlastung und eine Verbesserung des Befindens nach Offenlegung nahelegen (Finkelhor 1990), sind die schädlichen Folgen von negativen Reaktionen des Umfelds auf die Offenlegung eines Kindheitstraumas mittlerweile gut belegt (Ullman 2002). Deutlich wird in der Anwendung von Links modifizierter Labeling-Theorie (Link et al. 1989), dass die Opferrolle sozial konstruiert ist – und dass aus dem Opfer einer spezifischen Situation eine »Opferpersönlichkeit« zu werden droht (Treibel und Seidler 2011).

2.2 Negative Stereotype

Die zweite Komponente der Stigmatisierung ist die Verknüpfung eines Labels mit bestimmten *negativen Stereotypen*. Vorstellbar ist, dass die Öffentlichkeit bei kindlichen Gewaltopfern vermutet, dass sie später selber zu Tätern werden, oder ihnen nicht zutraut, stabile und erfüllende Beziehungen zu führen. Studien zeigen, dass Opfer von früher sexueller Gewalt mit dem Vorurteil einer gestörten sexuellen Orientierung zu kämpfen haben (Chan 1998). Auch das Vorurteil, ein sexueller Missbrauch sei durch verführerisches Verhalten selbst verschuldet, wäre hier einzuordnen. Eine experimentelle Studie mit Fallvignetten zeigte, dass sexuell missbrauchte Jungen und Mädchen eher für kriminell gehalten werden und dass ihnen eher ein deviantes Sexualverhalten unterstellt wird (Chan 1998). Insgesamt sind die stereotypen Vorstellungen der Allgemeinbevölkerung über Erwachsene, die als Kind misshandelt wurden, bisher jedoch kaum systematisch untersucht worden. Da es in hohem Maße sozial unerwünscht ist, negative Haltungen zu Opfern offen zu legen, erfordert die valide Untersuchung prävalenter negativer Stereotype ein sorgfältiges methodisches Vorgehen und stellt ein wichtiges zukünftiges Forschungsfeld dar.

2.3 Ausgrenzung

Die dritte Komponente des Stigma-Prozesses ist die *Ausgrenzung*: der oder die Betroffene gehört nicht mehr zu »uns«, sondern zu den »Anderen«, zu den Opfern, zu den »Beschädigten«. Die Ausgrenzung ermöglicht starke, auf »die Anderen« gerichtete negative emotionale Reaktionen. Als Missbrauchsopfer gezeichnete Personen können bei anderen Menschen Abscheu oder Ärger hervorrufen, aber auch pro-soziale Reaktionen wie Mitleid und Hilfsbereitschaft. Während die große Bandbreite der emotionalen Reaktionen auf ein misshandeltes Kind gut untersucht ist (Elliott und Carnes 2001), fehlen Studien zu emotionalen Reaktionen gegenüber einem Erwachsenen, der seine Misshandlung in der Kindheit offenbart. Ein zwiespältiges, prominentes Beispiel von Zuspruch und Abwertung waren die Zeitungsartikel und Leserkommentare zu den öffentlichen Auftritten von Natascha Kampusch, einer Frau, die sich mutig und offensiv mit ihrer Biographie als Opfer von Freiheitsberaubung und Gewalt auseinandersetzte, für ihre öffentlichen Auftritte jedoch teilweise subtil, teilweise heftig kritisiert wurde[1]. Die mutmaßlich tiefe Verwurzelung negativer Emotionen gegenüber Opfern sexuellen Missbrauchs spiegelt sich auch in dem hohen Stellenwert wider, den die sexuelle Unberührtheit in vielen Kulturen genießt. Der Überhöhung der »Unschuld« entspricht die starke Ablehnung der »Befleckung«. Unklar ist dabei, ob und inwieweit die wachsende sexuelle Toleranz unserer heutigen Gesellschaft zu einer Abnahme solcher negativen Emotionen führt.

---

[1] Vgl. z. B. Berliner Morgenpost, 10. 9. 2010, »Die seltsame Vorstellung der Natascha Kampusch«

Denkbar ist auch, dass eine oberflächliche Toleranz die tief sitzende Ablehnung von Opfern sexuellen Missbrauchs kaum verändert.

2.4 Diskriminierung

Der Prozess der Stigmatisierung mündet schließlich in *Statusverlust und Diskriminierung*, den für die Betroffenen spürbaren negativen Folgen der Stigmatisierung. Dabei können die Opfer von einzelnen Menschen diskriminiert werden (individuelle Diskriminierung), etwa wenn Freundschaften oder Beziehungen abgebrochen werden, oder wenn eine Familie die Hochzeit mit einem Missbrauchsopfer missbilligt. Auch übergroße Fürsorge kann diskriminieren: Als »Benevolenz-Stigma« bezeichnet man die Annahme, der Betroffene sei nicht in der Lage, seine eigenen Angelegenheiten zu regeln und brauche Hilfe wie ein kleines Kind (Corrigan et al. 2001). Übergroße Vorsicht im Umgang mit Gewaltopfern kann von diesen als ebenso abwertend und verletzend empfunden werden wie offene Ablehnung. Die Abweichung von einer stereotypen Opferrolle birgt dann erheblichen Konfliktstoff, auch hier kann die kontroverse Diskussion um die öffentlichen Auftritte von Natascha Kampusch als Beispiel dienen. Ein angemessener, wertschätzender und vorurteilsfreier Umgang mit den Betroffenen wird mutmaßlich durch das tief sitzende Stigma von Gewalterfahrungen erschwert.

2.4.1 Strukturelle Diskriminierung

Diskriminierung kann aber auch auf struktureller Ebene erfolgen: Gewaltopfer können benachteiligt werden, indem Verjährungsfristen, Prozessordnungen oder Polizeistrukturen eine Verfolgung des erlittenen Unrechts erschweren oder gar verhindern, oder indem sie derart abschreckend auf die Betroffenen wirken, dass diese von einer Strafverfolgung absehen. Die vielfältigen Aktivitäten von Opferschutzorganisationen (hier ist in erster Linie der »Weiße Ring« zu nennen) können als notwendige Reaktion auf die strukturelle Diskriminierung von Gewaltopfern verstanden werden. Die Berichterstattung der Medien, die wesentlich durch die Gesetze des Medienmarktes bestimmt ist (und weniger durch individuelle ethische Überlegungen einzelner Journalisten), kann ebenfalls zu einer erneuten, sekundären Schädigung des Opfers führen. Hier sind es die Strukturen des Medienmarktes, durch die Betroffene als Gegenstand einer potenziell gut verkäuflichen Geschichte benachteiligt sein können.

3 Angst vor Stigmatisierung und Geheimhaltung

Gerade bei Gewaltopfern ist jedoch möglicherweise die Angst vor Stigmatisierung die häufigste und schädlichste Stigma-Folge. Die Geheimhaltung der eigenen Missbrauchsgeschichte ist eine naheliegende Strategie, um der Stigmatisierung als Missbrauchsopfer zu entgehen und den Prozess aus Vorurteilen, negativen Reaktionen und Ausgrenzung gar nicht erst in Gang zu setzen; damit kann vermieden werden, in den Augen der Anderen eine Opferrolle einzunehmen. Für den Betroffenen kann dies durchaus die erwünschten Folgen haben, indem der Missbrauch in der Kindheit in den Hintergrund tritt und teilweise sogar gar nicht mehr aktiv erinnert werden kann (Williams 1994). Die negativen Folgen der Geheimhaltung sind jedoch ebenfalls offensichtlich: Geheimhaltung verhindert angemessene Hilfe und Therapie für das Opfer, und sie verhindert das Geltendmachen von rechtlichen Ansprüchen, etwa auf Entschädigung oder Schmerzensgeld. Geheimhaltung schützt aber auch die Täter. Der Skandal um langjährige, regelmäßige Kindesmisshandlungen in Internaten und Kinderheimen zeigt, dass durch die Geheimhaltung der Taten der Kreis der Opfer immer größer werden kann. Gerade bei Opfern von Gewalttaten ist die Geheimhaltung eine ethisch schwierige Coping-Strategie, weil sie ganz unmittelbar zur Gefährdung anderer, zukünftiger Opfer beiträgt. Das moralische Dilemma des Gewaltopfers, entweder die stigmatisierte Opferrolle anzunehmen oder indirekt mitschuldig an zukünftigen Gewalttaten zu werden, ist eine besonders perfide Stigma-Folge. Ein gesellschaftliches Klima, das nahelegt, Gewalterfahrungen zu verschweigen, tut den Opfern damit indirekt erneut Gewalt an.

4 Selbststigmatisierung

Abschließend soll die Selbststigmatisierung als besondere Stigma-Folge erwähnt werden. Sie weist große Überschneidungen mit Konzepten auf, die in der Traumaforschung und -therapie gut etabliert sind und die zentrale Bedeutung für die individuelle Traumabewältigung haben: Selbststigmatisierung ist eng verbunden mit Scham, Schuldgefühlen und Selbstwertverlust. Das Konzept der Selbststigmatisierung stellt dabei eine Verbindung her zwischen dem individuellen Erleben des Traumaopfers und den in der Gesellschaft vorhandenen Vorurteilen und Haltungen. Selbststigmatisierung von Traumaopfern findet statt, wenn diese die Vorurteile und Haltungen der Gesellschaft teilen – schließlich sind sie selbst Teil der Gesellschaft und sind mit denselben Normvorstellungen aufgewachsen wie andere Menschen auch. Als Opfer müssen sie sich nun mit ihren eigenen abwertenden Haltungen auseinandersetzen. Patrick Corrigan hat den Prozess der Selbststigmatisierung in vier Schritte unterteilt, die das »Einsickern« gesellschaftlicher Vorurteile in das Selbstbild des Individuums beschreiben (▶ **Abb. 2**): Selbststigmatisierung beginnt mit der Wahrnehmung gesellschaftlicher Vorurteile, setzt sich in der persönlichen Zustimmung zu diesen Vorurteilen fort, führt zur Anwendung der Vorurteile auf sich selbst und schließlich zum Verlust von Selbstwert und Selbstwirksamkeit (Corrigan et al. 2011). Ein Zusammenhang zwischen der Schwere der individuellen Selbststigmatisierung und der Prävalenz gesellschaftlicher Vorurteile in einem Land konnte für psychische Krankheiten gezeigt werden (Evans-Lacko et al. im Druck). Das Konzept der Selbststigmatisierung stellt somit eine Brücke her zwischen den in der Gesellschaft vorherrschenden Haltungen zu Traumaopfern und deren individuellem Erleben von Scham- und Schuldgefühlen.

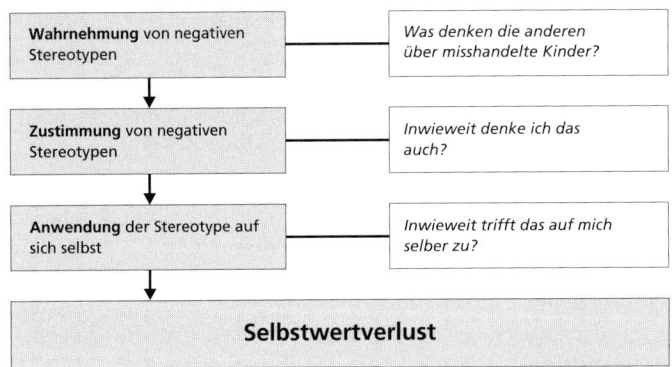

Abb. 2: Modell der Selbststigmatisierung (nach Corrigan et al. 2006)

5 Zusammenfassung und Ausblick

Zusammenfassend kann gesagt werden, dass das theoretische Konstrukt der Stigmatisierung und Selbststigmatisierung für die Situation von Menschen, die als Kinder misshandelt wurden, als überaus angemessen erscheint. Es hilft, das Wechselspiel zwischen gesellschaftlichen Haltungen den Opfern gegenüber und der individuellen Traumabewältigung zu beschreiben. Bisher sind nur sehr wenige empirische Studien zur tatsächlichen Ausprägung des Stigmas kindlicher Gewalterfahrungen durchgeführt worden. Während in diesem Kapitel meist allgemein von »Opfern« oder »Misshandlung« die Rede ist, erscheint es sehr wahrscheinlich, dass emotionale, körperliche und sexuelle Gewalt jeweils mit ganz unterschiedlichen Vorurteilen und Haltungen in der Gesellschaft assoziiert sind. Um dem Stigma von kindlicher Gewalterfahrung wirksam begegnen zu können, muss es bekannt sein – die in diesem Kapitel vorgestellten Überlegungen sind durchgehend empirisch überprüfbar. Es erscheint wünschenswert, die in der differenzierten Untersuchung des Stigmas z. B. verschiedener psychischer Erkrankungen gewonnene methodische Expertise (Schomerus et al. 2011) auf die Untersuchung des Stigmas der erlebten Kindesmisshandlung anzuwenden.

Literatur

Chan ASC (1998) Sex-differential attributional styles for child sexual abuse events: A mediating factor in symptomatic outcome? Diss Abstr Int: Section B: The Sciences and Engineering 58:4439.

Corrigan PW, Edwards AB, Green A, Diwan SL, Penn DL (2001) Prejudice, social distance, and familiarity with mental illness. Schizophr Bull 27:219–225.

Corrigan PW, Rafacz J, Rüsch N (2011) Examining a progressive model of self-stigma and its impact on people with serious mental illness. Psychiatry Res 189:339–43.

Elliott AN, Carnes CN (2001) Reactions of non-offending parents to the sexual abuse of their

child: A review of the literature. Child Maltreatment 6:314–331.
Evans-Lacko S, Brohan E, Mojtabai R, Thornicroft G (im Druck). Association between public views of mental illness and self-stigma among individuals with mental illness in 14 European countries. Psychol Med.
Finkelhor D (1990) Early and long-term effects of child sexual abuse: An update. Prof Psychol Res Pr 21:325
Link BG, Cullen FT, Struening E, Shrout PE, Dohrenwend BP (1989) A Modified Labeling Theory Approach to Mental Disorders: An Empirical Assessment. Am Sociol Rev 54:400–423.
Link BG, Phelan, JC (2001) Conceptualizing stigma. Ann Rev Sociol 27:363–385.
Schomerus G, Lucht M, Holzinger A, Matschinger H, Carta MG, Angermeyer MC (2011) The Stigma of Alcohol Dependence Compared with Other Mental Disorders: A Review of Population Studies. Alcohol Alcohol 46:105–112.
Treibel A, Seidler GH (2011) Wer ist ein Opfer? Über Täter- und Opferstereotypien am Beispiel des Geschlechterstereotyps. In: Seidler GH, Freyberger HJ, Maerker A (Hrsg.) Handbuch der Psychotraumatologie, Stuttgart: Klett-Cotta.
Ullman SE (2002) Social reactions to child sexual abuse disclosures: A critical review. J Child Sex Abus 12:89–121.
Williams LM (1994) Recall of childhood trauma: A prospective study of women's memories of child sexual abuse. J Cons Clin Psychol 62:1167–1176.

Verzeichnis der Autoren und Autorinnen

Arnoud Arntz, Prof. Dr., Clinical Psychological Science, Maastricht University, P.O. Box 616, 6200 Maastricht
arnoud.arntz@maastrichtuniversity.nl

Matthias Becker, Wissenschaftlicher Mitarbeiter der Klinik für Psychiatrie und Psychotherapie der Universität Greifswald, Ellernholzstr. 1–2,
17475 Greifswald
matthias.becker@uni-greifswald.de

Wolfgang Berner, Prof. em. Dr. med., Facharzt für Psychiatrie und Psychotherapie, Rothenbaumchaussee 7, 20148 Hamburg
bernerwolfgang44@gmail.com

Jeannette Bischkopf, Dr., Arbeitsbereich Klinische Psychologie und Psychotherapie, Fachbereich Erziehungswissenschaft und Psychologie, Freie Universität Berlin, Habelschwerdter Allee 45, 14195 Berlin
j.bischkopf@fu-berlin.de

Jörg Bock, PD Dr. rer. nat. habil., Abteilung Strukturelle Plastizität, Institut für Biologie, Otto-von-Guericke-Universität Magdeburg, Leipziger Str. 44,
39120 Magdeburg
joerg.bock@ovgu.de

Martin Bohus, Prof. Dr. med., Ärztlicher Direktor der Klinik für Psychosomatische Medizin und Psychotherapie am Zentralinstitut für Seelische Gesundheit Mannheim, J5 68159 Mannheim
martin.bohus@zi-mannheim.de

Thomas Bolm, Dr. med., Oberarzt Psychiatrisch-psychotherapeutische Ambulanz (PIA), Klinik für Psychosomatische Medizin und Fachpsychotherapie, Klinikum Christophsbad, Faurndauer Str. 6–28,
73035 Göppingen
thomas.bolm@christophsbad.de

Eva-Lotta Brakemeier, Dr. rer. nat. Dipl.-Psych., Psychologische Mitarbeiterin der Abteilung für Psychiatrie und Psychotherapie, Universitätsklinikum Freiburg, Hauptstr. 5, 79104 Freiburg
eva-lotta.brakemeier@uniklinik-freiburg.de

Anna Katharina Braun, Prof. Dr. rer. nat., Abteilung Zoologie/Entwicklungsneurobiologie, Institut für Biologie, Otto-von-Guericke-Universität Magdeburg, Leipziger Str. 44, 39120 Magdeburg
katharina.braun@ovgu.de

Peer Briken, Prof. Dr. med., Direktor des Instituts für Sexualforschung und Forensische Psychiatrie, Universitätsklinikum Hamburg-Eppendorf, Martinistr. 52, 20246 Hamburg
briken@uke.uni-hamburg.de

Stephan Doering, Prof. Dr. med., Leiter der Klinik für Psychoanalyse und Psychotherapie, Medizinische Universität Wien, Währinger Gürtel 18–20, 1090 Wien, Österreich
stephan.doering@meduniwien.ac.at

Verzeichnis der Autoren und Autorinnen

Manuela Dudeck, PD Dr., Oberärztin der Klinik für Psychiatrie und Psychotherapie der Universität Greifswald, HELIOS Hanseklinikum Stralsund, Rostocker Chaussee 70, 18437 Stralsund
manuela.dudeck@uni-greifswald.de

Birger Dulz, Dr. med., Chefarzt der Klinik für Persönlichkeits- und Traumafolgestörungen, Asklepios Klinik Nord – Ochsenzoll, Langenhorner Chaussee 560, 22419 Hamburg
b.dulz@asklepios.com

Michael Dümpelmann, Dr. med., Ltd. Arzt des Funktionsbereichs »Klinische Psycho- und Soziotherapie« des Asklepios Fachklinikums Tiefenbrunn, 37124 Rosdorf
m.duempelmann@asklepios.com

Anja Fischer, Dipl.-Psych., Universitätsklinikum Hamburg-Eppendorf, Zentrum für Molekulare Neurobiologie, Institut für Neuroimmunologie und Klinische Multiple Skleroseforschung (inimis), Falkenried 94, 20251 Hamburg
anja.fischer@zmnh.uni-hamburg.de

Harald J. Freyberger, Prof. Dr., Direktor der Klinik für Psychiatrie und Psychotherapie der Universität Greifswald, HELIOS Hanseklinikum Stralsund, Rostocker Chaussee 70, 18437 Stralsund
freyberg@uni-greifswald.de

Stefan M. Gold, Dr. phil., Universitätsklinikum Hamburg-Eppendorf, Zentrum für Molekulare Neurobiologie, Institut für Neuroimmunologie und Klinische Multiple Skleroseforschung (inimis), Falkenried 94, 20251 Hamburg
stefan.gold@zmnh.uni-hamburg.de

Hans J. Grabe, Prof. Dr. med., Ltd. Oberarzt und stellvertretender Direktor der Klinik für Psychiatrie und Psychotherapie der Universität Greifswald, HELIOS Hanseklinikum Stralsund, Rostocker Chaussee 70, 18437 Stralsund
grabeh@uni-greifswald.de

Christoph Heesen, Dr. med., Institut für Neuroimmunologie und Klinische Multiple Sklerose Forschung und Klinik und Poliklinik für Neurologie, Universitätskrankenhaus Hamburg-Eppendorf, Martinistr. 52, 20246 Hamburg
heesen@uke.uni-hamburg.de

Christine Marcelle Heim, Prof. Dr. rer. nat. Dipl.-Psych., Direktorin des Instituts für Medizinische Psychologie der Charité – Universitätsmedizin Berlin, Campus Charité Mitte, Luisenstr. 57 10117 Berlin

Mathias Hirsch, Dr. med., Simrockstr. 22, 40235 Düsseldorf
mathias.hirsch@t-online.de

Kim Hinkelmann, PD Dr. med., Klinik für Psychiatrie und Psychotherapie, Campus Benjamin Franklin, Charité Universitätsmedizin Berlin, Eschenallee 3, 14050 Berlin
kim.hinkelmann@charite.de

Gitta Jacob, PD Dr. phil. Dipl.-Psych., Klinische Psychologie und Psychotherapie, Universität Freiburg, Engelbergerstr. 41, 79106 Freiburg
gitta.jacob@psychologie.uni-freiburg.de

Sandy Krammer, lic. phil., Psychologin FSP, Universität Bern, Medizinische Fakultät Forensisch-Psychiatrischer Dienst (FPD), Falkenplatz 16, 3012 Bern, Schweiz
sandy.krammer@fpd.unibe.ch

Lea Kreft, Dipl.-Psych., AutismusTherapie-Zentrum (ATZ), Alt-Reinickendorf 29, 14307 Berlin
lea.kreft@dersteg.de

Andreas Maercker, Prof. Dr. phil. Dr. med., Leiter der Fachrichtung Psychopathologie und Klinische Intervention, Psychologisches Institut der Universität Zürich, Binzmühlestr. 14/17, 8050 Zürich
maercker@psychologie.uzh.ch

Jessie Mahler, Dipl.-Psych., Mitarbeiterin des Konsiliar- und Liaisondienstes am Institut für Medizinische Psychologie der Universität Greifswald, Walther-Rathenau-Str. 48, 17475 Greifswald
jessie.mahler@uni-greifswald.de

Felicitas Michels-Lucht, Dr. phil., Leitende Psychologin der Klinik und Poliklinik für Psychiatrie und Psychotherapie der Universitätsmedizin Greifswald am HELIOS Hanseklinikum Stralsund GmbH, Rostocker Chaussee 70, 18437 Stralsund
michels@uni-greifswald.de

Christoph Muhtz, PD Dr. med., Universitäre Klinik für Psychosomatische Medizin und Psychotherapie, Universitätsklinik Hamburg-Eppendorf, Schön Klinik Hamburg Eilbek, Dehnhaide 120, 22081 Hamburg
c.muhtz@uke.de

Sophie Müller-Siemens, Bachelor of Science, Universität Basel, Fakultät für Psychologie, Missionsstr. 60/62, 4055 Basel
sophie_m_s@yahoo.de

Claus Normann, PD Dr. med., Geschäftsführender Oberarzt der Abteilung für Psychiatrie und Psychotherapie, Universitätsklinikum Freiburg, Hauptstr. 5, 79104 Freiburg
claus.normann@uniklinik-freiburg.de

Christian Otte, Prof. Dr. med., Stellvertretender Klinikdirektor, Geschäftsführender Oberarzt der Klinik für Psychiatrie und Psychotherapie, Campus Benjamin Franklin, Charité Universitätsmedizin Berlin, Eschenallee 3, 14050 Berlin
christian.otte@charite.de

Kathlen Priebe, Dipl.-Psych., Klinik für Psychosomatik und Psychotherapie, Zentralinstitut für Seelische Gesundheit Mannheim, J 5, 68195 Mannheim
kathlen.priebe@zi-mannheim.de

Luise Reddemann, Prof. Dr. med., Universität Klagenfurt, Im Mediapark 15, 50670 Köln
L.reddemann@t-online.de

Martin Rettenberger, Dipl.-Psych., Dr. biol. hum., M. A., Wissenschaftlicher Mitarbeiter am Intstitut für Sexualforschung und Forensische Psychiatrie, Universitätsklinikum Hamburg-Eppendorf, Martinistr. 52, 20246 Hamburg
m.rettenberger@uke.uni-hamburg.de

Johanna Rönfeldt, Dr. med., Ärztin, Klinik für Persönlichkeits- und Traumafolgestörungen, Asklepios Klinik Nord – Ochsenzoll, Langenhorner Chaussee 560, 22419 Hamburg
j.roenfeldt@ asklepios.com

Ingo Schäfer, PD Dr. med., MPH, Oberarzt der Klinik für Psychiatrie und Psychotherapie, Universitätsklinikum Hamburg-Eppendorf, Martinistr. 52, 20246 Hamburg
i.schaefer@uke.uni-hamburg.de

Christian Schmahl, Prof. Dr. med., Klinik für Psychosomatik und Psychotherapie, Zentralinstitut für Seelische Gesundheit Mannheim, J 5, 68195 Mannheim
Christian.Schmahl@zi-mannheim.de

Georg Schomerus, PD Dr. med., Oberarzt der Klinik und Poliklinik für Psychiatrie und Psychotherapie der Universität Greifswald im HELIOS Hanseklinikum Stralsund, Rostocker Chaussee 70, 18437 Stralsund
georg.schomerus@uni-greifswald.de

Andrea Schulz, Wissenschaftliche Mitarbeiterin der Klinik für Psychiatrie und Psychotherapie der Universität Greifswald, Ellernholzstr. 1–2, 17475 Greifswald
andrea.schulz@uni-greifswald.de

Keti Simmen-Janevska, lic. phil., Fachrichtung Psychopathologie und Klinische Intervention, Universität Zürich, Binzmühlestr. 14/17, 8050 Zürich
k.simmen@psychologie.uzh.ch

Carsten Spitzer, Prof. Dr. med., Ärztlicher Direktor des Asklepios Fachklinikum Tiefenbrunn und Chefarzt Psychotherapie Erwachsener und Kurzzeittherapie, 37124 Rosdorf
c.spitzer@asklepios.com

Birgit Steiger, cand. psych., Universität Freiburg, Abteilung für Psychologie, Engelbergerstr. 41, 79085 Freiburg
birgit_steiger@yahoo.de

Christian Stiglmayr, PD Dr. phil. Dipl.-Psych., AWP-Berlin, Witzlebenstr. 30 A, 14057 Berlin
christian.stiglmayr@awp-berlin.de

Bernhard Strauß, Prof. Dr. phil., Direktor des Instituts für Psychosoziale Medizin und Psychotherapie, Universitätsklinikum Friedrich-Schiller-Universität Jena, Stoystr. 3, 07740 Jena
bernhard.strauss@med.uni-jena.de

Annette Streeck-Fischer, Prof. Dr. med., Asklepios Fachklinikum Tiefenbrunn, Abteilung für Psychotherapie und Psychiatrie von Kindern und Jugendlichen, 37124 Rosdorf/Göttingen; IPV Berlin, Stromstr. 3, 10556 Berlin
a.streeck@asklepios.com

Volker Tschuschke, Prof. Dr. rer. biol. hum. Dipl.-Psych., Leiter der Abteilung für Medizinische Psychologie an der Klinik und Poliklinik für Psychosomatik und Psychotherapie der Universität zu Köln, Kerpener Str. 62, 50924 Köln
volker.tschuschke@uk-koeln.de

Katja Wingenfeld, PD Dr. rer. nat., Klinik für Psychiatrie und Psychotherapie, Campus Benjamin Franklin, Charité Universitätsmedizin Berlin, Eschenallee 3, 14050 Berlin
katja.wingenfeld@charite.de

Sachwortverzeichnis

A

Abwehr, defizitäre und unreife   375
Acetylierung   24
Achtsamkeitstraining   360, 364
Adoptions-/Adoptivstudie   29, 150
Adrenalin   39
Adrenocorticotropin   37, 154
Adverse Childhood Experiences (ACE)   210, 217
Adverse Childhood Experiences Questionnaire   105, 107, 116
Affektbrückenaktivierung   301
Affekte   162, 174–175
Affektregulation   174–175, 177
Akuter Myokardinfarkt   205
Akute Belastungsstörung   162
Akzeptanz   307, 314, 316, 318
Alkoholabhängigkeit   122
Allostase   53
Alptraumbehandlung   353, 355
Als-ob-Modus   288
Ambivalenz
– gegenüber Behandlung   372
– gegenüber dem Therapeuten   372
Ambulante Einzeltherapie   278
Amnesie   25
Amygdala   26, 37, 39–42
Androgen-Rezeptoren   26
Angst   37–38, 40, 264
Anti-dissoziative Techniken   257
Antipsychotika   141
Antisozialität   407
Anzeigebereitschaft   17
Äquivalenzmodus   288
Artefaktpatienten   186
Arteriosklerose   205–206, 216
Artifizielle Störungen   181
– Ätiologie und Pathogenese   186
– Diagnostik   184
– Therapie   187
Arzt-Patienten-Interaktion   174
Attributionsstil   152
Aufmerksamkeitsdefizite   30
Ausgrenzung   415
Ausschlusskriterien   349, 354
Autobiographisches Gedächtnis   165

Autoimmunerkrankungen   57, 219–222, 225, 227

B

Basisschuldgefühl   244
Bedürfnisse   268
Behandlung   408
Behandlungsleitlinien   349
Beidäugiges Sehen   301
Benevolenz-Stigma   416
Beobachterperspektive   298
Bewusstsein   161, 163, 165
Beziehungsdyade   274
Beziehungserfahrungen
– frühe traumatische   321
– heilsame   329
Beziehungstraumata   233
Bezugspersonen, Prägende   327
Bindung, transgenerationale Übertragung von   90
Bindungserfahrungen   86
Bindungsforschung   88
– bei Erwachsenen   96
– klinische   90
Bindungsmuster, desorganisiertes   289
Bindungsorganisation   86
Bindungsrepräsentanzen   89
Bindungsstil   88, 283
Bindungsstörungen   95
Bindungsstrategien   89
– desorganisierte   92, 94, 98
Bindungstheorie   87
Bindungstrauma   73, 92
Biologische Stressreaktion   53
Biosoziales Ätiologiemodell   307, 310
Bipolare Störungen   134
Body Mass Index   212
Borderline-Niveau der Persönlichkeitsorganisation   273–274
Borderline-Persönlichkeitsstörung   40–43, 45, 166, 169, 178, 181, 307–309, 314–315, 351, 353–354, 364
Brain Derived Neurotrophic Factor   24, 155
Briquet-Syndrom   164, 172

C

Childhood Trauma Questionnaire (TQ) 106–107, 113–114, 116, 153, 225, 324
Childhood Trauma Screener 105, 107, 114
Chronische Schmerzen 173
Chronischer Unterbauchschmerz 173
Cingulärer Cortex 27
Clinician Administered PTSD Scale 111
Cognitive Behavioral Analysis System of Psychotherapy 323
Cognitive Processing Therapy 353, 365
Containing 235
Corticotropin-Releasing-Hormon 36–37, 39, 154
Cortisol 37, 39, 42
CRP- und Leukozytenwerte 227
Cycle of Violence 395
Cyproteronacetat 410

D

DBT-PTBS 311, 315–316, 363
Definition 103–104, 114
Defizit an Empathiefähigkeit 370
Defizite im Symbol- und Spielverhalten 370
Defizite in der Persönlichkeitsentwicklung 370
Deformierte Affekt- und Impulssteuerungen 370
Delinquenz 394–395
Dendriten 25
Depersonalisation 82, 165, 178, 186
Depersonalisationsstörung 165, 167
Depression 38, 42–43, 45–46, 48, 207–208, 214, 216–218, 384
– chronische 321
– double depression 324
Depressive Störungen 146–147
Derealisation 165, 178
Deutung 279–280
Diabetes mellitus 219–220, 222, 227, 229
Diagnostik 103–105, 108, 110–111, 115, 388
Diagnostisches Interview 104
Dialektik 314, 316
Dialektisch-Behaviorale Therapie 307–308, 310–312, 314–315, 352, 360, 365
Diathese-Stress-Modell 163
Diskriminationsübungen, interpersonelle 327
Disorder of Extreme Stress Not Otherwise Specified 348
Dissociative Experiences Scale (DES) 165, 166, 180
Dissoziation 161–163, 165–166, 173–174, 176–178, 180, 297, 308, 317, 371, 384
Dissoziations-Spannungs-Skala 110–111, 116
Dissoziative Amnesie 164, 167, 177
Dissoziative Fugue 164, 167
Dissoziative Identitätsstörung 164, 168–169
Dissoziative oder somatoforme Störungen 162
Dissoziative Störungen 134
Dissoziative Stupor 167
Dissoziative Symptome 139
Dissoziativen Anfällen 169–171
Dissoziativen Bewegungsstörungen 170
Dissoziatives Verhalten 302
Dosis-Wirkungsbeziehung 166–167, 210, 212
Drogen 122
Dropout-Rate 372
Dunkelfeld 15, 401–402
Dynamische Hierarchie 310–311, 316
Dysmorphophobie 173

E

Early Trauma Inventory 106, 108–109, 113, 116
Ego state 297, 299
– Ego state orientierte Arbeit 301
EMDR 256, 351, 353, 360
Emotionale Misshandlungsformen 226
Emotionaler Missbrauch 369
Emotionen 261
Emotionsfokussierte Therapie 261, 360
Emotionsregulation 265, 348, 350, 352, 354, 364
Emotionsregulationsstörung 307, 309
Empathie 326, 408
Endotheldysfunktionen 214
Entschädigung 417
Entwicklungsländer 20
Entwicklungstraumastörung 68
Entzündliche Darmerkrankungen 220, 222
Epidemiologie, (Kindesmisshandlung) 13
Epigenetik 23, 36, 44
Ermüdbarkeit 147
Erschöpfung 147
Etikettierung 414
Exhibitionismus 16
Experimentell autoimmune Enzephalitis (EAE) 225
Exposition 350, 352–354, 360, 364–365
Eye Movement Desensitization and Reprocessing 349

F

Falsche Erinnerungen 168
Familienklima 150
Feedback 375
Fehlentwicklung des Selbst 370
Feindseligkeit 207, 213
Fertigkeitentraining 310, 312, 316

Fibromyalgie 173, 223–224
Fight-or-flight-Handlung 221
Filialprägung 22
FKBP5 156
Focusing 261
Fokussierung, progressionsorientierte 304
Forensische Aspekte 394
Forensische Psychiatrie 400
Fragebögen 104–105, 108, 110
Fragebogen zu Dissoziativen Symptomen 110–111
Fragmentiertes Selbst 370
Freudetagebuch 300
Furchtkonditionierung 24
Furchtstrukturmodell 248

G

Ganser-Syndrom 164, 167
Gedächtnis 161, 165, 167–168
Gefühl der Beschmutztheit 360
Gefühlsüberflutung 296
Gegenübertragung 296, 300, 372
Gehirn 37, 39, 42–44
Gehirnentwicklung 154
Gelernte Hilflosigkeit 151
Gen-Umwelt-Interaktion 36, 43, 155, 216
Gender-spezifische Betrachungsweise 302
Genetik 155
Genmethylierung 149
Geschlechtshormone 220
Geschlechtsspezifische Unterschiede 227
Gestalttherapie 339
Gesundheitsverhalten 213–214
Gewalterfahrungen in physischer oder sexueller Hinsicht 368
Glukokortikoid 55
Glukocortikoid-Rezeptoren 37, 154
Glukokortikoidsensitivität 58
Grenzbereiche, Beachtung der 372
Grenzbildung 234
Grooming 407
Gruppe, sozialer Mikrokosmos der 373
Gruppenansätze, verhaltenstherapeutische 371
Gruppenbehandlung, längerfristig arbeitende 372
Gruppenkonzepte
– Fertigkeiten-Trainings 372
– psychodynamische 372
– psychoedukativ-behaviorale 372
Gruppenleitung, Aufgabe der 374
Gruppenpsychotherapeutische Behandlungsansatz 371
Gruppenpsychotherapie
– Chancen der 373
– Probleme der 373

– Wirkfaktoren der 374
Guter innerer Ort 299
Gyrus dentatus 25

H

Hashimoto-Thyreoiditis 220–221
Hellfeld 14
Herz-Kreislauf-Krankheiten 206
Hilfreiche Beziehung 300
Hilfreiches tröstendes Wesen 299
Hilfs-Ich-Funktionen 243
Hippocampus 37, 39, 41, 44, 55, 154
Histon-Proteinen 24
Holding 235
Hot spots 251
Hyperkoagulabilität 214
Hyperkortisolismus 155
Hypertonie 205–206
Hypnose 163
Hypochondrie 173
Hypothalamus 36–37, 39–40, 48
Hypothalamus-Hypophysen-Nebennieren-Achse (HHNA) 28, 37, 54, 154, 226
Hysterie 162–165, 176–178
Hysterische Charakterzüge 164
Hysterische Persönlichkeit 164

I

Ich-Anteile, verletzte 301
Ich-Funktionen 174, 234
Ich-Psychologie 297
Ich-Stärke 341–342
Identität 161, 165, 167, 273, 277
Identitätsdiffusion 275, 279, 285
Imagery Rescripting and Reprocessing Therapy, IRRT 255
Imagery Rescripting, ImRS 339
imaginatives Überschreiben 339, 345–346
Immunmodulation 55
Immunsystem 219, 222, 225–226
Impact Message Inventory 331
Impact of Event-Scale 111
Impulskontrolle 27
Index-Trauma 317, 352
Inkongruenz 262
Innere Bühne 299, 301
Innere Repräsentanzenwelt 274
Inneres Kind 340
Interessenverlust 147
Internalisierende Störungen 149
International Affective Picture Systems 28
International Society for Traumatic Stress Studies 350

Interpersonelle Abwehr 275
Interpersonelle Psychotherapie 352
Intervention 36, 45
Intrapsychischer Konflikt 163
Intrusive Bilder 339
Invalidierung 308
Ischämische Herzkrankheit 205

J

Jugendhilfe 74

K

Kappa-light-chain-enhancer 222
Kardiotoxischer Effekt 207
Kardiovaskuläre Erkrankungen 205–206, 209–216, 219, 222
Katecholamin- und Serotonin-Spiegel 214
Kiesler Kreis 327
Killerzellen 222
Kinder- und jugendpsychiatrische Versorgung 62
Kinderschutz 74
Kindesmisshandlung
 – Diagnostik bei Kindern und Jugendlichen 65, 74
 – Körperliche Symptome 78
 – Symptome und Entwicklungsfolgen im Kindes- und Jugendalter 64
Kirche 403
Klärung 279
Kognition 385
Kognitiv-behaviorale Behandlungsverfahren 349, 353, 364
Kognitive Therapie 253
Kognitive Umstrukturierung 253
Kognitive Verarbeitungstherapie 254
Kognitive Verzerrungen 408
Kognitives Störungsmodell 248
Kollagenosen 220
Komplexe PTBS 348
Komplexe posttraumatische Belastungsstörung 169, 348
Konditionierung 346
Konfrontation 279
Konsultationsteam 310, 312
Kontraindikation, von interpersonell-dynamischen Gruppenkonzepten 372
Konversion 161–163, 173, 177
Koronare Herzkrankheit (KHK) 205
Körper- und Selbstbild 78
 – Entwicklung 79
 – Instrumente zur Erfassung 80
 – Körperkonzept 80

 – Körperschema 80
 – Selbstkonzept 80
Körperbezogene Interventionen 83
Körpergedächtnis 81, 83, 303
Körpergegenübertragung 242
Körperschemastörungen 80
Krankheitsbeginn, früher 335
Krankheitsverarbeitung 227
Kriminologie 400
Kurzzeitgruppen 376

L

Labeling 414, 419
Langzeiteffekte 147
Langzeitpotenzierung 24
Leere-Stuhl-Arbeit 262
LHRH-Analoga 410
Limbisches System 23, 25

M

Mainzer Strukturierte Biographische Anamnese 106, 109
Medikamentenabhängigkeit 122
Medikamentöse Therapie 409
Mentalisierung 82
Mentalisierungsfähigkeit 283
Metaanalysen 349
Metabolisches Syndrom 215
Metaebene, Technik der 375
Metakognition 91, 97
Methylierung 24
Methylphenidat 31
Mobbing 243
Motivation 386
Motorik 161
Multifaktorielles Ätiologiemodell 247
Multiple Sklerose (MS) 219, 221, 224
Multiple Persönlichkeitsstörung 168
Münchhausen-by-proxy-Syndrom 369
Münchhausen-Syndrom 182
Myelinisierung 26

N

Nähe-Distanzproblemen 375
Narrative Konfrontation 255
National Comorbidity Survey (NCS) 210
Negative Stereotypen 415
Neugieriges Nichtwissen 291
Neurobiologische Veränderungen nach Missbrauchs- und Misshandlungserfahrungen 370

Neuronale Plastizität 23
NF-κB 222
NMDA-Rezeptoren 29
Noradrenalin 39
Nucleus accumbens 26

O

Objektbeziehungstheorie 273, 285
Objektkonstanz. 274
Objektrepräsentanzen 235
Ödipusmythos 239
Operante Konditionierung 248
Opferidentität 238
Opferrolle 413, 415–416
Opferschutzorganisationen 416
Orbitofrontaler Cortex 27
Östrogen-Rezeptoren 26
Oxytocin 36, 40–41, 45, 48

P

Pädophilie 400, 403, 406
Palpitationen 208–209
Paranoide Wut 237
Paraphilie 403, 410
Periphere arterielle Verschlusskrankheit (pAVK) 205
Peritraumatische Dissoziation 248
Personale Identität 165
Persönliches Einlassen 327
Persönlichkeitsstörungen 191
– Ängstlich-vermeidende 198
– Antisoziale 195, 395
– Borderline-Persönlichkeitsstörung 187, 196
– Cluster A 193
– Cluster B 195, 289–290
– Cluster C 198
– Dependente 198
– Depressive 199
– Histrionische 197
– Narzisstische 187, 197
– Paranoide 193
– Passiv-aggressive 199
– Psychotherapie der 199
– Schizoide 193
– Schizotype 194
– Zwanghafte 199
Polizeiliche Kriminalstatistik 401
Polymorphismus 43
Postmortem Untersuchungen 26
Posttraumatische Belastungsstörung (CPTBS) 38, 82, 105, 111, 147, 197, 246, 348, 349, 352, 394
– Komplexe PTBS (KPTBS) 383

Präfrontaler Cortex 24, 39, 42
Präfrontalen-limbischen Schaltkreise 23
Prägung 328
Prägungsexperimente 22
Prävalenz, (Kindesmisshandlung) 13
Pretreatment 291
Primär- und Sekundärprävention 216
Primitive Abwehr 275, 277
Primitive Aggression 276
Primitives Über-Ich 276
Problemlöseaufgabe, Strukturierte soziale 332
Projektive Identifizierung 236, 275, 279
Psychoanalyse 273, 280, 284–285
Psychoanalytischen Entwicklungspsychologie 273
Psychodramatische Elemente 240
Psychodynamik 163, 176
Psychodynamisch imaginative Traumatherapie (PITT) 296, 360, 364
Psychologische Charakteristika 325
Psychologische Automatismen 163
Psychoneuroimmunologie 52
Psychopathologie 53, 63, 192
Psychopharmakotherapie 141
Psychosen 134
Psychosexuelle Dimension 163
Psychosoziale Risikofaktoren 207
Psychosozialer Stress 162
Psychosoziale Interventionen 227
Psychotherapeutische Interventionen 45
Psychotherapie 408

Q

Qualität der Objektbeziehungen 275

R

Randomisierte kontrollierte Studien 351, 355
Realitätskontrolle 234
Realitätsprüfung 276
Reattribution 340
Reflektierender Modus 288
Reinszenierung 69, 72, 74, 186, 291
Reizdarm (irritable bowel syndrome; IBS) 172
Rekonstruktion 291
Resilienz 151, 296
Ressourcen 146, 297, 299
Ressourcennutzung 296
Reviktimisierung 252
Rheumatoide Arthritis (RA) 219, 221, 223
Risikofaktor 36, 38, 42–43
Rollenübernahme, flexible therapeutische 291

S

Sadismus 407
Säuglingsforschung 90
Scham 235, 264
Schematherapie 339, 342, 345–347
Schilddrüsenerkrankungen 220, 222
Schmerzensgeld 417
Schneidersche Symptome 165
Schuld 264
Schutzalter 17
Schwangerschaft 221, 227
Schwellenländer 20
Schwierigkeiten im interpersonellen Beziehungsbereich 370
Screeningverfahren 104–106, 116
Seeking Safety 352
Selbst 273–275, 278–279, 281
Selbst-Objekt-Grenzen 238
Selbstberuhigung 304
Selbstbeziehung 300
Selbstbild 263
Selbstentwicklung 369
Selbstobjekt 369
Selbstregulation 299
Selbstschädigendes Verhalten 184
Selbststigmatisierung 413, 417–418
Selbsttröstungskompetenz 299
Selbstverletzendes Verhalten 82, 308, 310, 313, 317
Selbstwirksamkeit 299, 417
Selektive Serotonin-Wiederaufnahmehemmer 156, 409
Sensibilität 161, 164
Sensible Phase 22
Sensorik 161
Separations-Individuations-Entwicklungsphasen, gestörte 375
Serotonin 43, 45
Serotonintransportergen 156
Setting
– multidisziplinäres stationäres Konzept 325
– stationäres 296
Sexualdelikte
– Dissoziative Phänomene 396
– Opfer-Täter-Transfer 396
Sexualdelinquenz 404
Sexualprägung 22
Sexualstraftäter 404
Sexualwissenschaft 400
Sexuell motivierte Tötungsdelikte 400
Sexuelle Orientierung 406
Situationsanalyse 327
Skills 312
Skills-assisted exposure 317
Social-Facilitation-Modell 249

Somatisierung 161–162, 165–167, 171, 173–174, 177
Somatisierungsstörung, 171
Somatoforme Schmerzstörung 165, 173
Somatoforme Störungen 161, 164–165, 171, 177
Somatoforme autonome Funktionsstörung 172
Somatoforme Dissoziation 166
Soziale Identität 413
Soziale Verlustspirale 385
Soziale Folgen 148
Sozialpädiatrie 74
Sozialwissenschaftliche Stigma-Modelle 414
Sozio-Interpersonelles Kontext-Modell 385
Soziokognitives Modell 168
Sozioökomischer Status 223
Spaltung 235, 274–275, 280–281
Spaltungsabwehr 274–275
Spiegeln 288
– inkongruentes 289
– unmarkiertes 289
Stabilisierung 257, 348, 360, 364
Startle 40
Statistisches Bundesamt 15
Statusverlust und Diskriminierung 416
Stellenwert von Bildung 371
Stigma 413–419
Stimuluscharakter 329
Strafverfolgung 416
Stress 36–44, 49
Stresshormone 56
Stressmanagement 227
Stresstests 38
Strukturelles Interview 276, 284
Strukturelle Störung 273
Strukturiertes Interview zur Persönlichkeitsorganisation (STIPO) 277
Strukturiertes Trauma Interview (STI) 106, 109, 172
Substanzmissbrauch und -abhängigkeit 119, 236
Suizid 324
Supervision 273, 283, 312, 315
Symbolbildung 234
Symbolisierungs- und Mentalisierungsfähigkeit 234, 373
Sympathie 234
Sympathisches Nervensystem (SNS) 37, 226
Synapsendichte 30

T

T-Helferzellen 220
Täter-Opfer-Umkehr 236
Täteranteile, Verinnerlichte (sog. Täterintrojektion) 301

Teilobjektrepräsentanzen 275
Telefonkontakte 312
Teleologischer Modus 288
TH-1/2-Paradigma 220
TH-17-Zellen 221
Therapeut, hohe persönliche Präsenz 292
Therapeut-Klient-Beziehung 265
Therapeutische Beziehung 250
Therapeutische Neutralität 280
Therapieplanung 252
Therapieresistenz 324
Therapievertrag 277–278, 289
Time-out 311
Tötungsdelikte 402
Transaktionales Stressmodell 221
Transaktionskreis, maladaptiver 375
Transference-Focused Psychotherapy, TFP 273
Transparenz 291
Trauma-Landkarte 251
Traumaerfahrungen, transgenerationale Weitergabe von 99
Traumafokussierte Verfahren 254
Traumafolgestörungen 147
Traumakonfrontation 298, 300
Traumaskript 254
Traumata, man made-Traumata 298
Traumatische Regression 233
Traumatisierte Kinder und Jugendliche
– Entwicklung der Persönlichkeit 72
– Gehirnentwicklung und Stressregulation 70
– Symptomverlauf 70
– Versorgung 74
Traurigkeit 264
Trennungsschuldgefühl 244
Typ D-Persönlichkeit 207
Typ I-Trauma 63
Typ II-Trauma 63
Typologien 405

U

Über-Ich-Funktionen 234

Übertragung 238, 287, 296, 300
– Übertragungshypothesen 327
– Übertragungsneurose 297
Übertragungsdeutungen 235, 277, 289
Übertragungsfokussierte Psychotherapie 273, 285
Unbewusste Inszenierung 164
Unschuldsvermutung 235

V

Validieren 266
Validierungsstrategien 314
Verdingkind 381
Verführungstheorie 163, 169, 176
Verhaltensanalyse 251, 311
Vernachlässigung 15, 18, 104, 106, 108–109, 114–115
– emotionale 322
Vitalitätsschuldgefühl 244
Vulnerabilitäts-Stress-Coping-Modell 147

W

Wahrnehmung der Umwelt 161
Wahrnehmungsverzerrungen, von Patienten mit Missbrauchs- und Gewalterfahrungen 375
Weltgesundheitsorganisation WHO 211
WHO World Mental Health Survey 211
Widerstandsfähigkeit 152
Wirksamkeit 269, 335
Wirksamkeitsnachweise 345
Wisconsin Longitudinal Study (WLS) 211
Würde 302
Wut 264

Z

Zeit-Dosis-Wirkungsbeziehungs-Verhältnis 373
Zeitfaktor 373
Zentralnervensystems (ZNS) 55, 224
Zerebrovaskuläre Krankheiten 205
Zielanalyse 252
Zytokine 55